Schattauer

Die digitalen Zusatzmaterialien haben
wir zum Download auf www.klett-cotta.de
bereitgestellt. Geben Sie im Suchfeld auf unserer
Homepage den folgenden Such-Code ein:
OM40155

Martin J. Waibel

Körperpsychotherapie bei chronischen Schmerzen

Integrative Leib- und Bewegungstherapie (IBT)

Schattauer

Martin J. Waibel
Im Obstgarten 6
88326 Aulendorf
info@mjwaibel.de

Besonderer Hinweis
Die in diesem Buch beschriebenen Methoden sollen psychotherapeutischen Rat und medizinische Behandlung nicht ersetzen. Die vorgestellten Informationen und Anleitungen sind sorgfältig recherchiert und nach bestem Wissen und Gewissen weitergegeben. Dennoch übernehmen Autor und Verlag keinerlei Haftung für Schäden irgendeiner Art, die direkt oder indirekt aus der Anwendung oder Verwertung der Angaben in diesem Buch entstehen. Die Informationen sind für Interessierte zur Weiterbildung gedacht.

Schattauer
www.schattauer.de

Cover: Jutta Herden, Stuttgart
unter Verwendung einer Abbildung von Adobe Stock/Manu Reyes
Gesetzt von Eberl & Koesel Studio, Kempten
Gedruckt und gebunden von Friedrich Pustet GmbH & Co. KG, Regensburg
Lektorat: Karla Seedorf
Projektmanagement: Dr. Nadja Urbani
ISBN 978-3-608-40155-4
E-Book ISBN 978-3-608-12033-2
PDF-E-Book ISBN 978-3-608-20609-8

Bibliografische Information der Deutschen Nationalbibliothek
Die Deutsche Nationalbibliothek verzeichnet diese Publikation in der Deutschen Nationalbibliografie; detaillierte bibliografische Daten sind im Internet über http://dnb.d-nb.de abrufbar

Inhalt

1 Einführung

Die Ausführungen in diesem Buch sind die Ergebnisse meiner Arbeiten und Erkenntnisse zu Schmerzen, die ich zunächst im somatischen Bereich in der Arbeit bei Wirbelsäulenerkrankungen mit Kindern und Adoleszenten (Skoliose, Kyphose etc.) in den späten 1970er-Jahren in der Arbeit mit Massage und Krankengymnastik sowie Psychomotorik kennengelernt habe, z. B. der Skoliosetherapie nach Lehnert-Schroth. Sehr hilfreich waren in dieser Zeit für mich therapeutische Begleiterinnen wie die Krankengymnastin, Psychologin und Integrative Bewegungstherapeutin Gabi Rütschi-List (1988) und Hildegund Heinl (1980/1991), die als Fachärztin für Orthopädie und Psychosomatikerin mein Denken in der orthopädischen Psychosomatik und damit bezogen auf verschiedenste Schmerzerkrankungen maßgeblich beeinflusst hat. Die frühen 1990er-Jahre waren geprägt von einer lebendigen Entwicklung der »psychosomatischen Orthopädie«, die leider mit dem Kliniksterben im Reha-Bereich, ausgelöst durch die »Kurkrise« Ende der 1990er-Jahre, ein jähes Ende fand. Bei meinem Lehrer Prof. Petzold bedanke ich mich ganz besonders, denn die Ausbildungen in Leibtherapie und das Studium der Supervision waren für mich entscheidend auf meinem Weg zu einer modernen Humantherapie.

Erste Publikationen zur seelischen Bedeutung bei Wirbelsäulenerkrankungen erfolgten von meiner Seite ab 1993 in Fachzeitschriften wie »Praxis der Psychosomatik und Psychotherapie«, die inzwischen umbenannt wurde in »Psychotherapeut«, und in der »pt – Zeitschrift für Physiotherapeuten« (1995). Parallel erschienen zwei Ratgeberbücher für Betroffene (Waibel 1994), hier mehr aus einer populärwissenschaftlichen Perspektive.

In meiner Tätigkeit als Bewegungstherapeut, als Körperpsychotherapeut und Leiter von spezialtherapeutischen Fachbereichen lernte ich das Symptom Schmerz in seiner vielfältigsten Form in der klinisch-stationären Arbeit in der Psychosomatik in 41 Jahren intensiv kennen: auf den unterschiedlichsten Stationen wie auf den Allgemeinstationen (Depression, Angst u. a.), bei älteren Menschen und bei jungen Erwachsenen. Im gastroenterologisch-psychosomatischen Bereich, bei Essstörungen als auch auf der psychoonkologischen Station ging es ebenso immer wieder um die vielfältigen Formen chronischer Schmerzen. Die Begegnungen mit anderen Kolleginnen, psychosomatischen Fachärzten, systemisch-orientierten Psychologinnen, Analytikern, Verhaltenstherapeuten und Supervisoren wie Prof. Kächele waren für mich äußerst unterstützend und bereichernd auf dem Weg des Verstehens von chronischem Schmerz. Damals war es nicht immer ganz einfach, die vielfältigen chronischen Schmerzen einem entsprechenden Krankheitsbild differentialdiagnostisch genau zuzuordnen.

Die Literatur hierzu war breit mit z.T. sehr konträren Auffassungen, zumeist biologistisch geprägt, und daher wenig differentiell. Für mich war daher das erste Modell von Egle (2003) sehr hilfreich, um in einem interdisziplinären Diagnostikverständnis ein Wissen davon zu bekommen, wie die jeweilige Schmerzsymptomatik bei den einzelnen Patienten vorläufig einzuschätzen sei. Dieses bio-psycho-soziale Modell war auch sehr hilfreich in Lehre und Praxis für die unterschiedlichen Berufsgruppen (Psychologen, Physiotherapeuten, Ergotherapeuten, Krankenschwestern, Sozialarbeiter u.a.), die ich als Dozent in der Lehre an Fachschulen und Hochschulen unterrichtet habe. In der Publikation 2009 zur Integrativen Leib- und Bewegungstherapie (Jakob-Krieger/Waibel 2009) diente es in drei Artikeln als grundlegendes Verständnismodell bei chronischen psychosomatischen Schmerzen.

Nach der Jahrtausendwende hatte ich die Möglichkeit, an der Psychosomatischen Fachklinik, an der ich arbeitete, sowohl im Reha- als auch im Akutbereich beim Aufbau einer störungsspezifischen Station für chronische-psychosomatische Schmerzerkrankungen mitzuwirken. Die körperpsychotherapeutische Gruppen- und Einzeltherapie (IBT) war neben der verbalen Psychotherapie ein wesentlicher Grundpfeiler der stationären Versorgung. Wir haben hier im Team miteinander in den folgenden Jahren nochmals viel Neues hinzugelernt.

Meine klinisch-stationäre Arbeit endete schließlich 2019, wo ich die Möglichkeit hatte, zusammen mit einem sehr professionellen Team die letzten Jahre meiner bewegungstherapeutisch-körperpsychotherapeutischen Arbeit auf einer Schmerzstation zu verbringen. Heutzutage arbeite ich sowohl in Einzelpraxis als Therapeut als auch als Supervisor und Lehrtherapeut in einem ganz anderen Setting. Auch diese Erfahrungen mit ambulanten Patienten, die unter unterschiedlichsten Schmerzsyndromen leiden, sind in dieses Buch eingeflossen.

Aus der Fülle der Erfahrungsschätze in diesen 41 Jahren klinischer Therapie habe ich versucht, die »Essenz der Erkenntnisse« zu systematisieren und zusammenzustellen, um vielleicht dadurch jüngeren Bewegungs- und Körpertherapeuten manche Klippen zu ersparen, die wir als Pioniere in diesem Arbeitsbereich überwinden mussten. All den Kolleginnen und Kollegen aus den anderen Berufsgruppen und Spezialtherapien, Dr. Rahm als Chefarzt der Schmerzstation, Dr. Matzek als Supervisor, Dr. Hölzer als Chefarzt der Klinik und Geschäftsführer sowie Dr. Kovanetz als Ärztin und Psychotherapeutin kann ich nur danken für die ko-kreativen Austauschprozesse, die eine liebevolle und lebendige Arbeit mit unseren Patientinnen ermöglichte. Wenn Sie auch mit Schmerzpatientinnen arbeiten sollten, dann verlieren Sie nie die Freude und Lust, täglich mit dem »Unbekannten« und an dem »Unmöglichen« zu arbeiten. All meinen Patientinnen danke ich für ihre Offenheit und Bereitschaft, sich auf eine intensive Therapie einzulassen, für ihre bewegenden und berührenden Schilderungen ihrer Lebenserfahrungen. Das hat mir wesentliche Erkenntnisse im Bereich der psychosomatischen Schmerztherapie vermittelt, die ohne sie nie möglich gewesen wären.

Die Komplexität der Erkrankung bei chronischen Schmerzerkrankungen ist sowohl in der Anamnese, Diagnostik, beim Krankheitsverständnis und schließlich auch bei den Interventionen sehr hoch. Ich habe versucht, hier viel zu reduzieren. Letztendlich aber würden gewisse komplexe Zusammenhänge in ihrer Aussagekraft einiges verlieren, wenn man noch weitere Vereinfachungen vorgenommen hätte. So ist es hoffentlich gelungen, ein »einfaches, praxisnahes Buch« für viele Berufsgruppen zu schreiben über das, was wir hier in der Körperpsychotherapie und Integrativen Leib- und Bewegungstherapie bei chronischen Schmerzerkrankungen machen. Viele meiner Kolleginnen beklagen, dass es ihnen so schwer möglich sei, ihre eigene Arbeit, die von vielen Patienten als sehr hilfreich erlebt wird, den anderen Fachkolleginnen differenziert zu erläutern. Das ist, so meine Erkenntnis, auch nur schwer vermittelbar, weil letztendlich leibliches Erleben nicht nur kognitiv verstanden werden kann, sondern erfahrungsbereit »am eigenen Leib« erlebt werden muss. Meinen Patienten, die manchmal eine Einführung zur IBT nicht ganz verstanden haben, gebe ich folgenden Vergleich: Sie gehen in ein gutes Restaurant und studieren intensiv die Speisekarte. Nachdem Sie mehrere Minuten gelesen haben, sind Sie einerseits begeistert, haben jedoch auch Zweifel, ob es wirklich so gut schmeckt. Um das herauszufinden, müssen Sie eines tun: essen.

Dabei kann Ihnen dieses Buch etwas helfen. Sie können natürlich die Übungen ausprobieren. Noch besser ist es, ein Körperpsychotherapieseminar bei den zahlreichen Kolleginnen zu besuchen. Das Erleben am eigenen Leib ist durch kein kognitives Wissen zu ersetzen!

Das zentrale Anliegen dieses Buches möchte ich mit einem persönlichen Erlebnis veranschaulichen. Mein Enkel, knapp zwei Jahre alt, wollte an einem schönen Frühlingstag mit mir spazieren gehen. Also setzte ich ihn auf die Treppe, zog ihm die Schuhe an und holte seine Jacke. Er »hampelte« dann sitzend ein wenig hin und her und da passierte es: Er schlug sich den Kopf am Treppengeländer an. Auf sein Schreien hin rannte ich zu ihm, nahm ihn in den Arm und spürte deutlich, wie er sich an mich kuschelte. Bis wir beim Wasserhahn waren, hatte er sich schon etwas beruhigt. Ich nahm einen kalten Tupfer, um damit seine Schläfe und Kopfseite zu kühlen. Er hatte nun aufgehört zu weinen, konnte mir aber nicht sagen, wo er sich genau angeschlagen hatte. So kühlte ich weiter seine Schläfe, bis er meine Hand wegschob. Es war gut! Mein nächstes Sedativum »Heile, heile Gänsle, heile heile Mausespeck …« interessierte ihn gar nicht mehr. Ich setzte ihn an den Frühstückstisch und gab ihm etwas zu essen. In diesem Moment kam meine Frau von der Arbeit. Er freute sich, sagte aber sofort »Aua, bum bum« und zeigte an seinen Kopf. Hierbei wurde er wieder weinerlicher. Inzwischen bemerkte ich eine etwa ein Euro große Prellung an seiner Schläfe. Meine Frau meinte, »Nimm doch einen Löffel zum Kühlen.« Den Löffel fand er sehr interessant und der Schmerz spielte keine Rolle mehr. Er beschäftigte sich wieder mit Essen und einem Spielzeugtraktor. Jetzt sah ich die ziemlich große Beule, die sich blau gefärbt hatte, und wunderte mich ein wenig über seine geringe Schmerzreaktion.

Wie anders hätte dies mein Enkel verarbeitet, wenn ich ihn ausgeschimpft hätte, wieso er nicht aufgepasst habe. Und warum er sich jetzt so anstelle und rumheule? Wenn ich ihn am Arm gepackt hätte, ihn nach draußen gezerrt und gesagt hätte: »Wir gehen jetzt spazieren.« Oder noch schlimmer, ihm eins auf den Hintern gegeben hätte, wenn er nicht gleich aufhört zu weinen und »rumbockt«. Unvorstellbar – aber wie ich aus zahlreichen Krankheitsgeschichten und Berichten von Patientinnen erfahren durfte, waren solche Reaktionen in deren Leben oft »ganz normal«. Sie haben selten Hilfe, Unterstützung und Verständnis, geschweige denn Zuwendung und mitmenschliche Sorge bei ihren Schmerzerlebnissen erfahren. Im Gegenteil – körperliche Schädigungen, emotionale Misshandlungen, Verachtung, Unverständnis, Gefühlskälte, Entwertungen und trostloses Leid waren Erfahrungen, die sie erleben und erleiden mussten.

Der Vorfall mit meinem Enkel enthält alle helfenden Erfahrungen, die unseren chronischen Schmerzpatientinnen oft gefehlt haben:

- Gleich nach dem ersten Schock und dem Eintreten des Schmerzes hatte mein Enkel einen sicheren Halt und Schutzraum. Ich nahm ihn sofort auf den Arm und dicht an den Körper. Ich nehme an, es kam zu einer guten schmerzdämpfenden Hormonausschüttung (Oxytozin). Unsere chronischen Schmerzpatientinnen erlebten bei ihren ursprünglichen Schmerzereignissen (Trauma, Vernachlässigung, Ausstoßung) in der Regel weder einen Schutzraum noch Halt, sondern Kontrollverlust und tiefe Verunsicherung.
- Der Schmerz wurde sofort versorgt und in seiner biologischen Ursache gemildert. Psychologisch wären mir noch Trost und Ablenkung (Lied) zur Verfügung gestanden, das war aber gar nicht mehr nötig. Unsere chronischen Schmerzpatienten hingegen waren zumeist allein dem Schmerzereignis ausgesetzt, es fehlte an adäquater Hilfe, Trost und Ablenkung.
- Das Schmerzereignis war logisch und selbst verursacht. Erlebte und erlittene Schläge sind bei unseren Schmerzpatientinnen häufig fremdverursacht, völlig unverständlich, ungerecht, menschenunwürdig und nicht nachvollziehbar. Es fehlte sowohl die Kontrolle als auch die Sinnhaftigkeit bei dem Erlebten.
- Mein Enkel drückte seine Emotion aus. Danach versuchte er, das Schmerznarrativ meiner Frau gegenüber zu verbalisieren. Emotionen für den Schmerz werden bei unseren Patientinnen häufig unterdrückt, nicht mehr wahrgenommen, noch weniger differenziert oder verbalisiert.
- Zwei Wochen später saß mein Enkel auf der Treppe und wir zogen wieder die Schuhe an. Er sagte »Bum bum« und ich verstand es im ersten Moment gar nicht. Das ursprüngliche Schmerzereignis hatte er nun als lustiges Schmerznarrativ eingeordnet. Denn er zeigte es mir und lachte. Damit hatte er eine gesunde Distanz zum ursprünglichen Schmerz geschaffen, eine wichtige Form der Bewältigung.

Das Buch ist so aufgebaut, dass ich zunächst ausgehend vom klassisch-medizinischen Schmerzmodell einen Weg zu einem modernen Schmerzverständnis aufzeige. Es folgt ein kurzer Abriss über die Körperpsychotherapie, dann der Integrativen Leib- und Bewegungstherapie im Verfahren der Integrativen Therapie. Es soll hier jedoch keine schulenspezifische Verengung eintreten, vielmehr sollen die Sichtweisen zu chronischem Schmerz und zum Menschen herausgearbeitet werden an dem Ort, wo der chronische Schmerz seinen Ausdruck findet: dem Leib.

Die Diagnostik orientiert sich an den bekannten diagnostischen Kriterien, bezieht jedoch einige kreative mediale Zugänge zum Leib ein, die es ermöglichen, implizite lebensgeschichtliche Narrative bewusst zu machen und auszudrücken. Systematisch an einem wissenschaftstheoretischen Modell orientiert folgt nun die Praxeologie, d.h. welche wichtigen Gesichtspunkte für eine erfolgreiche Praxis mit den Patientinnen zu berücksichtigen sind. Schließlich wendet sich der größte Teil des Buches an die Praktikerinnen unter Ihnen und bietet in den Modalitäten systematische Vorgehensweisen aufgrund des Entwicklungsstandes der Patientinnen an. Den Abschluss des Buches bilden die besonderen Möglichkeiten der leibtherapeutischen Einzeltherapie unter Berücksichtigung wichtiger Rahmenbedingungen für eine erfolgreiche Behandlung. Für die interessierte Leserin zeige ich dann zum Schluss geeignete Weiterbildungsmöglichkeiten auf.

Meine Kritik ist grundsätzlich immer wohlwollend gemeint und soll diskursive Anregungen für die Reflexion der eigenen beruflichen Praxis geben.

Vorweg sei gleich gesagt: Alle Ausführungen im Buch begrenzen sich nicht auf ein cartesianisches Weltbild, dem leider viele modernen erklärenden Ansätze in der Schmerztherapie bei chronischen Schmerzerkrankungen aus medizinischer Sicht, viele physiologistischen Theorien und leider auch die Neurobiologie größtenteils anhaften, sondern will das Phänomen Schmerz breiter als subjektive Erlebens- und Leidensform des Menschen in seiner Gesamtheit erfassen. Insofern versucht diese Publikation, einen weiten Bereich von medizinisch-naturwissenschaftlicher Perspektive bis hin zu phänomenologisch-hermeneutischen Betrachtungen abzubilden. Beginnend von der biografischen Anamnese und dem Befund, der Diagnostik bis hin zur Therapie, geleitet von intersubjektiven ko-respondierenden Interventionen, die niemals als Tools und Techniken zu verstehen sind, sondern aus einer zwischenleiblichen Bezogenheit entstehen.

Nebst den umfangreichen Hinweisen und Zitaten verweise ich u.a. auf das Schattauer-Archiv, wo Sie Anleitungen, Filmbeispiele, farbiges Bildmaterial und erweiterte Informationen (z.B. kostenfreie Internetquellen) finden. Der Leserin erschließt sich hiermit ein reichhaltiges Archiv mit vertiefenden Quellen und vielen ergänzenden Erfahrungsangeboten. Durch diesen Service können Sie auf umfassendere Wissensbestände zugreifen. Als Käuferinnen dieses Buches erhalten Sie hierzu einen Zugangscode.

Die Integrative Therapie als übergreifendes Verfahren und die Methode der Integrativen Leib- und Bewegungstherapie als eine »Entwicklungstherapie in der Lebensspanne« sieht Menschen – genderbewusst Frauen und Männer – als Körper-Seele-Geist-Wesen im sozialen und ökologischen Kontext/Kontinuum, als informierte Leibsubjekte in der Lebenswelt. Im klinisch-stationären Bereich sind die Betroffenen von chronischem Schmerz mehrheitlich Frauen. Aus diesem Grunde habe ich aus genderbewusster Sensibilität in Absprache mit meiner Lektorin Frau Dr. Nadja Urbani im Buch die weibliche Sprach- und Anredeform gewählt, da chronischer Schmerz nicht selten auch ein Ausdruck der Schädigung leiblicher Identität von Frauen durch Übergriffe in einem langen historischen Prozess sind. Selbstverständlich sind Männer und Therapeuten jeweils mitgemeint.

Für die Durchsicht des Manuskripts und die vielen Anregungen danke ich Peter Krieger, Robert Stefan und Andrea Michel und natürlich meiner Lektorin Karla Seedorf.

Alle Autorinnen, die ein Buch schreiben, wissen auch, wie sehr die direkte soziale Umgebung von uns Buchautoren darunter leidet. In den letzten beiden Jahren danke ich daher besonders meiner Frau Sonja Bumiller, denn sie spürte: Da war immer ein »Dritter im Bunde«: dieses Buch.

Martin J. Waibel im Oktober 2022

2 Ein modernes Schmerzverständnis

Vom biomedizinischen Modell zu einer phänomenologisch-integrativen Sichtweise

In diesem Abschnitt zeichne ich die Denklinien ausgehend von einem biomedizinischen Schmerzverständnis hin zu einem psychosomatischen Schmerzverständnis und weiterführend zu einem modernen bio-psycho-sozial-ökologischen Schmerzverständnis auf. Unser neurobiologisches Wissen hat uns aus einer materiellen Sichtweise beim Verstehen der Komplexität von Schmerzen in den letzten 20 Jahren erheblich weitergebracht. Um den Menschen jedoch in seinem Schmerz zu verstehen, ist eine philosophische und phänomenologische Sichtweise unverzichtbar. Dies führt schließlich zu einem modernen integrativen Denkansatz, in dem Materielles und Transmaterielles gleichsam berücksichtigt wird.

2.1 Um welche Schmerzen geht es in diesem Buch?

In diesem Buch geht es um chronische Schmerzen. Bei Schmerzen, die länger als drei bis sechs Monate andauern, spricht man von chronischen Schmerzen. Die Ursachen eines akuten Schmerzereignisses sind nach dieser Zeit abgeheilt. Der akute Schmerz hat eine Warnfunktion und ist biologisch sinnvoll: Er führt dazu, dass wir unsere Aufmerksamkeit auf das Schmerzereignis lenken und weitere Schädigungen damit verhindern. Diese Alarm- und Schutzfunktion des akuten Schmerzes geht beim chronischen Schmerz nahezu verloren. Chronische Schmerzen sind hochkomplex und daher gibt es auch über die Ursachen bei den verschiedenen Autorinnen aus medizinischer, psychologischer, sozialer und ökologischer Sicht unterschiedliche Auffassungen und Vermutungen. Zwar scheint sich die Fachwelt bei der Verursachung chronischer Schmerzen heutzutage im Rahmen eines bio-psycho-sozialen Modells geeinigt zu haben, es gibt hierzu allerdings sehr unterschiedliche fachspezifischen Überzeugungen und Therapiestrategien. Egle et al. 2020 kritisiert, dass die Realisierung eines bio-psycho-sozialen Schmerzverständnisses nach wie vor in der Versorgungsrealität der Patientinnen meist eine leere Worthülse bleibe. Warum dies so ist, versuche ich anhand der Modelle des Verständnisses von Schmerz in Kapitel 2.2 zu beschreiben und zu problematisieren.

Die physiologischen und neurobiologischen Zusammenhänge bei akutem und chronischem Schmerz sind in den Lehrbüchern aus Medizin, Psychologie und Neurobiologie umfangreich und eingehend nachzulesen. Um nicht gleich zu Beginn des Buches ein rein naturalistisches Weltbild zu zeichnen und damit über einen »cartesianischen Fallstrick zu stolpern«, habe ich hierauf verzichtet. Dieses Wissen ist jedoch zum Gesamtverständnis für chronischen Schmerz unabdingbar, aber eben nicht ausschließlich. Ich verweise mehrfach auf diese Publikationen.

Ich versuche, mich in diesem Buch dem chronischen Schmerz aus einer phänomenologisch-hermeneutischen Sichtweise zu nähern, d.h. den chronischen Schmerz sowohl in seiner Materialität als auch in seine Transmaterialität zu begreifen. Chronischer Schmerz ist wie gesagt ein sehr komplexes Phänomen. Aus medizinischer Sicht hat er eine eindeutige physiologische Ursache und ist dementsprechend mit therapeutischen Interventionen zu behandeln. Die medizinische Perspektive ist heutzutage immer noch die bestimmende! Aus psychologischer Sicht sind hingegen seelische Ursachen vor allem für die Schmerzverursachung verantwortlich und diese belasten das Individuum und die zwischenmenschlichen Beziehungen erheblich. Die sozialökologische Perspektive zu Schmerz sieht die Ursachen von Schmerz im Beziehungsgeflecht sozialer Netzwerke und einer Mensch-Umwelt-Passung. Pädagogische Sichtweisen hingegen befassen sich damit, wie Schmerz und insbesondere chronischer Schmerz durch entsprechende Erziehung, Vermeidung von Gewalt und Vernachlässigung erst gar nicht entstehen sollte. Hier ist auch die Sozialpädagogik und Sozialarbeit aufgerufen, durch rechtzeitige Interventionen Kindesmissbrauch zu verhindern und mutige Verfechterinnen für das Kindeswohl zu sein, denn wir wissen, dass lebenslaufbezogene seelische und körperliche Vernachlässigung und Schädigung erheblich zur Entwicklung chronischer Schmerzen beitragen. Entsprechend ist auch die Politik gefragt, sich nicht nur um die eigenen Bürgerinnen und Bürger zu kümmern, denn chronische Schmerzen sind nicht selten die Spätfolgen von Migration, Vertreibung, Trauma, Gewalt, emotionaler Misshandlung und Folter.

Die philosophische Sichtweise von Schmerz ist vielfältig, unterscheidet beispielsweise zwischen Schmerz und Leid, und man könnte sie als ein »Gebrochensein der Person zu seiner Lebenswelt« umschreiben, Schmerz stellt hiermit einen Bruch des Individuums zur Welt dar. Wir erweitern damit die rein materiell-medizinische Betrachtungsweise und nähern uns dem chronischen Schmerz als transmaterielle Emergenz, wie wir ihn in einem integrativen Verständnis verstehen. Gefühle, Gedanken, Willensakte, psychische und geistige Prozesse insgesamt stellen eine transmaterielle Wirklichkeit dar. Transmateriell meint, dass das Erleben von chronischem Schmerz über das Materielle hinausgeht. Es ist rein naturwissenschaftlich nicht zu erfassen. Emergenz beschreibt die Tatsache, dass beispielsweise die im Gehirn ablaufenden und mit modernen bildgebenden Verfahren zwar darstellbare, neurophysiologischen Prozesse etwas gänzlich Neues herausbilden wie Gedanken und Gefühle. Denn die Aktivität der Amygdala ist nicht mit dem persönlichen Angstempfinden eines Menschen gleichzusetzen. Mit dem Begriff der transmateriellen Wirklichkeit werden also subjektive Erlebnisinhalte erfasst.

Körper(psycho)therapie und die Integrative Leib- und Bewegungstherapie (Integrative Therapie) sind eine Therapie am Körper bzw. besser ausgedrückt am Leib. Das ist der Ort, wo der chronische Schmerz erlebt wird und Menschen ihr Leid erleben. Was könnte näherliegen, als sich daher mit diesem leib- und körperpsychotherapeutischen Verständnis dem Phänomen des chronischen Schmerzes zu nähern? Davon handelt dieses Buch: von interessanten Denkmodellen und lebendigen Formen in der Befundaufnahme hin zur Diagnostik und schließlich von der Praxis mit vielen leib- und körpertherapeutischen Ansätzen im Rahmen eines modernen Leibverständnisses.

2.2 Das biomedizinische Schmerzverständnis

Unsere grundsätzliche Auffassung von Schmerz ist: »Schmerz ist körperlicher Schmerz!«

Diese grundsätzliche Auffassung von Schmerz hat sich trotz vieler moderner widersprechender Publikationen in den Köpfen nicht nur von Ärzten, sondern in nahezu allen medizinischen Berufen seit der Formulierung des Körper-Seele-Dualismus von Descartes festgesetzt. Der Philosoph René Descartes (1596–1650) formulierte im 17. Jahrhundert dieses Konzept der Schmerzentstehung auf einer naturwissenschaftlichen Grundlage. Er ging davon aus, dass der Schmerzreiz über Nervenbahnen in das Gehirn geleitet und dort als Schmerz wahrgenommen wird. Zu damaliger Zeit war diese Erkenntnis bahnbrechend und äußerst sinnvoll, weil von nun an Schmerz als ein körperliches Warnsignal und nicht mehr als Strafe für Sünden galt, was die Kirche bis dahin proklamierte. Leider beeinflusste sein Denken auch die Sichtweise auf den Körper des Menschen als mit einer Maschine vergleichbar. Dieses naturalistisch-reduktive Menschenbild hat jedoch auch in unserer Gegenwart eine hohe Attraktivität, nachdem sich Vertreter der künstlichen Intelligenz (KI), Informationstechnologie und Robotik auf den Weg gemacht haben, den Menschen seinesgleichen nachzubilden (vgl. Fuchs 2020).

Geht man von Schmerz als einem akuten Geschehen aus, dann ist diese Auffassung sehr nützlich und hilfreich, weil auf mechanistisch-naturwissenschaftlichem Wege (Medikamente, physikalischen Maßnahmen und Bewegung) zumeist Abhilfe geschaffen werden kann. Es handelt sich hierbei um effektive Diagnostik und Interventionen, die sicherlich jede/r von uns schon in seinem Leben wohltuend erlebt hat. Tatsächlich hegen wir jedoch noch immer die tiefe innere Überzeugung: »Schmerzen ohne dieses organische Korrelat sind psychische Schmerzen«. Und das bedeutet nicht nur unter Patientinnen, sondern auch bei biomedizinisch orientierten Therapeutinnen: Diese Schmerzen haben keine eindeutige Ursache, sind womöglich übertrieben, eingebildet, im besten Fall halt ohne nachweisbare Ursache und daher rätselhaft. Das ist schlichtweg falsch! Obgleich wir das inzwischen längst wissen, arbeiten nach wie vor viele

Menschen in den verschiedensten medizinischen und paramedizinischen Berufen nach diesem verkürzten monokausalen Denkkonzept. Die Ursache hierfür ist, dass viele Berufsgruppen (Medizinerinnen, Physiotherapeutinnen, Krankenpflegerinnen, Ergotherapeutinnen u. v. a.) nach wie vor einseitig nach dem biomedizinischen Krankheitsmodell aus- und weitergebildet werden. Dieses geht wie schon Descartes von der Annahme eines einfachen Ursache-Wirkungs-Modells auf rein körperlicher Ebene aus (vgl. Pschyrembel 2020).

Das biomedizinische Erklärungsmodell (Siegrist 2005) basiert auf vier Punkten, nämlich

- Annahme einer bestimmten und erkennbaren Ursache für jede Erkrankung.
- Die Ursache führt zu einer Schädigung von Zellen oder Gewebe oder zu einer Dysregulation von mechanischen oder biochemischen Prozessen.
- Aufgrund der äußeren Anzeichen einer Krankheit (Symptome) können wissenschaftlich ausgebildete Ärzte eine Diagnose erstellen und eine Therapieempfehlung aussprechen.
- Die Krankheitsverläufe sind beschreibbar und vorhersagbar und verschlimmern sich ohne medizinische Intervention.

Für den akuten Schmerz ist dieses Modell absolut effektiv und hilfreich, um die verschiedensten Schmerzen erfolgreich zu behandeln. Das sei keinesfalls infrage gestellt und stellt damit auch einen Segen für die Menschheit dar, weil wir heutzutage damit nahezu die meisten organisch akut verursachten Schmerzen mit Medikamenten oder physikalischen Maßnahmen gut behandeln können.

Franzkowiak 2018 kritisiert die biomedizinische Perspektive und führt an: »Für Handlungsfelder wie Psychiatrie, Psychosomatik und Psychotherapie kann die ungefilterte Übertragung des biomedizinischen Paradigmas problematische und u. U. fatale Auswirkungen zeitigen – individuell, kulturell und ökonomisch.« Das US-amerikanische Gesundheitssystem wird auch für die Mental Health seit mehr als drei Jahrzehnten von einem biologisch fokussierten Ansatz in Wissenschaft, Politik und Praxis dominiert. Die Folgen waren ein massiver Anstieg der Verschreibung psychiatrischer Medikation und eine (professionelle und sich in das Kultur- und Alltagsverständnis einschreibende) Verengung des Verständnisses psychischer Störungen auf im Kern biochemische Fehlfunktionen des Gehirns, deren Korrektur effektiv nur mit krankheitsspezifischen Medikamenten erfolgen könne. Der neurowissenschaftliche Zugriff auf die klinischen Felder hat nach Deacon jedoch keinesfalls zu klinischer Innovation oder einer »Revolutionierung« der Mental Health Practice geführt – im Gegenteil: eher zu verschlechterten Ergebnissen in diesem Feld, zudem zu einer Spaltung zwischen Ätiologie- und Therapieforscherinnen vs. Praktikerinnen. Deacon bezweifelt daher grundsätzlich die Validität wie die Nützlichkeit des biomedizinischen Paradigmas in psychiatrischen und vergleichbaren klinischen Feldern.

Egle/Zentgraf 2021 kritisieren, dass die Behandlung von chronischen Schmerzerkrankungen weiterhin stark von fachspezifischen Therapiestrategien geprägt sei. Dabei stünde die Verordnung von Analgetika – zunehmend von Opiaten – bei anästhesiologischen Schmerztherapeuten, aber auch bei Orthopäden, Rheumatologen und Neurologen ganz im Vordergrund, ohne dass dies durch die wissenschaftliche Studienlage legitimiert sei. Die Nebenwirkungen von Opiaten sind immens (vgl. ebd., 130), eine opiatinduzierte Hyperalgesie ist die Folge bei langzeitopiatbehandelten Schmerzpatienten und führt neben der Schmerzverstärkung häufig zur Opiatabhängigkeit sowie zur Einschränkung der Wirksamkeit psychotherapeutischer und damit auch körperpsychotherapeutischer Interventionen. Ich konnte dies im stationären Rahmen häufig beobachten, dass eine entsprechende stationäre Therapie erst nach mühsamem Opiatentzug langsam Wirkung zeigte.

Wenn Sie als Leserin biomedizinisch ausgebildet sind und daran einseitig festhalten, führt dieses Denken unausweichlich in die Sackgasse. Damit sind weder der chronische Schmerz verstehbar noch unsere Patientinnen, die darunter leiden. Um es noch einmal zu wiederholen: Eine fokussierte biomedizinische Perspektive ist für unsere chronischen Schmerzpatienten nicht nur wissenschaftlich komplett veraltet, sondern auch falsch, was die neurobiologische Forschung (vgl. Kapitel 2.5) in den letzten 20 Jahren ziemlich deutlich belegt hat.

Egle et al. 2020 kritisieren, dies bedeute letztendlich, dass die therapeutisch Tätigen bei einer Vielzahl von Patienten mit chronischem Schmerz die Komplexität von Schmerzen nicht oder nur unzureichend erfassen. Dies fördere die Chronifizierungsprozesse von Schmerzpatientinnen, die unter einer differenzierten Betrachtungsweise vermindert werden könnten.

2.3 Ein psychosomatisches Schmerzverständnis

Eigentlich müssten wir es besser wissen. Engel, dessen Studie bereits im Jahr 1959 im American Journal of Medicine über die Psychosomatik des Schmerzes erschien, vermittelte zu diesem Zeitpunkt schon ein sehr komplexes Verständnis von Schmerz. Engel formulierte:

1. Schmerz schützt den Körper vor Verletzungen. Er trägt entscheidend bei zur Entstehung des Körperbildes und zur Erfahrung der Umwelt. Jeder Körper hat ein eigenes »Schmerzgedächtnis«.
2. Schmerz hat eine sehr enge Beziehung zur Entstehung sozialer Beziehungen überhaupt: Schmerz führt zum Weinen, das Weinen ruft die Mutter, die Mutter tröstet und nimmt so den Schmerz. Für manchen Erwachsenen ist gewissermaßen die Hoffnung auf Tröstung den chronischen Schmerz wert.
3. Schmerz und Strafe werden ebenfalls in der frühen Entwicklung verbunden. Schmerz wird zum Signal, dass man »böse« ist, wird so zum Zeichen für Schuld und kann in der Form der Sühne die Voraussetzung zur Entlastung von Schuld werden. Auch dieser Mechanismus scheint bei vielen Schmerzpatienten von großer Wichtigkeit zu sein.

4. Schmerz hat auch eine frühe Beziehung zur Aggression und Macht. Der Schmerz der anderen befriedigt unsere Aggression. In der Wendung des Schmerzes gegen das eigene Selbst des Patienten wird viel Aggression befriedigt, nur ist er selbst jetzt das Opfer.
5. Damit hängt eng zusammen die Verbindung zwischen Schmerz und realem oder befürchtetem Verlust einer geliebten Person. Verluste schmerzen den Menschen, der Schmerz kann aber wiederum auch die Qual des Verlustes lindern. Der Patient leidet sozusagen mehr unter dem Schmerz als unter dem Verlust. In der Umgangssprache wird dieser Zusammenhang als »schmerzhafter Verlust« beschrieben.
6. Schmerz kann eine Beziehung zu sexueller Erregung haben. Die Kombination mit Schmerz kann zu einer Verstärkung der Erregung führen. Die entsprechenden sexuellen Empfindungen werden als sadistisch und masochistisch beschrieben.

Dies war ein erster wichtiger Schritt hin zu einem modernen Schmerzverständnis.

Obgleich in der Literatur akuter und chronischer Schmerz aufgrund ihrer zeitlichen Dimension gut abzugrenzen waren, zeigte sich in der Terminologie und Klassifikation von Schmerzzuständen und Schmerzbeschreibungen insbesondere bei den chronischen Schmerzerkrankungen eine undurchsichtige Vielfalt, gekennzeichnet durch die verschiedenen Auffassungen, was Ursache und Diagnostik betraf. Stellvertretend sei hier nur das Fibromyalgie-Syndrom genannt.

2.4 Das bio-psycho-soziale Schmerzverständnis

Egle und Nickel (Egle et al. 2003) stellten ein Modell vor, das gleichermaßen biologische, psychologische und soziale Sichtweisen für die Diagnostik, Differenzialdiagnostik und Therapie bereitstellte und damit den Weg für ein bio-psycho-soziales Schmerzverständnis bahnte. Ich habe dieses Modell sowohl in der Lehre benutzt, bei Kolleginnen und in psychoedukativer Form bei Schmerzpatientinnen. Es vermittelt bei allen Gruppen ein übersichtliches und zugleich transparentes Verständnis für Schmerzerkrankungen und ist für die Praxis besonders gut geeignet.

Egle teilt chronische Schmerzen im Rahmen seines bio-psycho-sozialen Schmerzverständnisses in fünf Subgruppen ein.

Er konzipiert hierbei sein Modell in drei Achsen: Die vertikale Achse (biologisch) stellt Schmerzerkrankungen dar, die vornehmlich aufgrund biologischer Ursachen zu sehen sind. Die horizontale (psychische) Achse hingegen zeigt die vornehmlich seelischen Ursachen auf. Schließlich zeichnet er eine diagonale Achse, wo soziale Schmerzverursachungen mitverantwortlich sind. Das Modell ist einfach und sehr übersichtlich konzipiert und seine fünf Subgruppen decken einen Großteil von akuten und chronischen Schmerzerkrankungen ab, ohne in der Komplexitätsreduzierung die Wirklichkeit zu verfälschen. Ein Physiotherapieschüler sagte zu mir einmal im Unter-

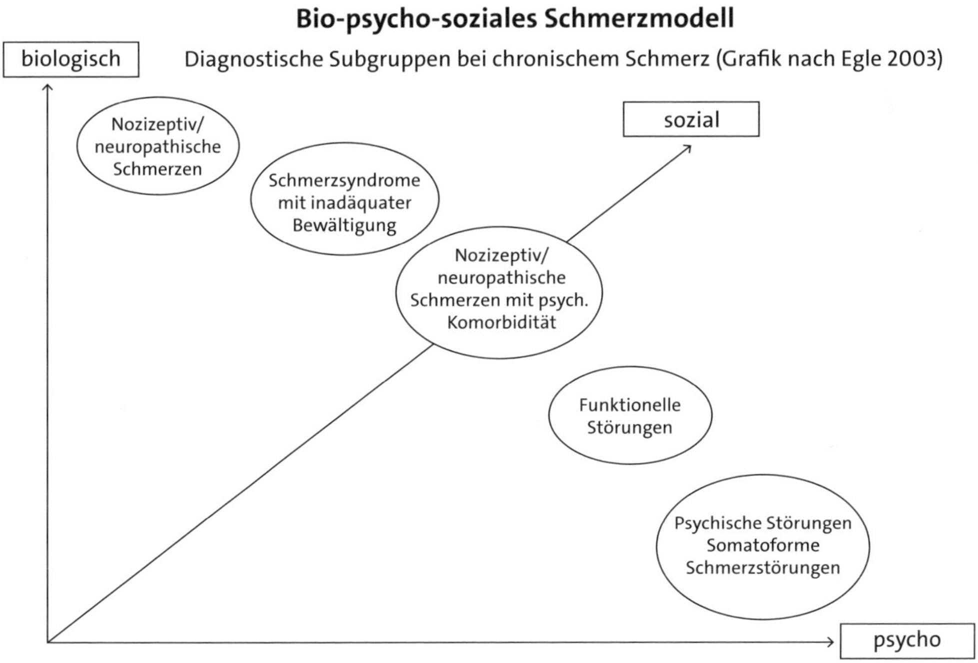

Abb. 2-1: Diagnostische Subgruppen bei chronischem Schmerz (nach Egle et al. 2003), grafisch neu erstellt von M. J. Waibel.

richt: *»Jetzt habe ich endlich das bio-psycho-soziale Modell verstanden, zuvor waren das immer nur Worthülsen, die ohnehin niemand umsetzte.«*

Egle spricht ausgehend von links oben bei den **primär nozizeptiven bzw. neuropathisch bedingten chronischen Schmerzzuständen** von der biomedizinischen Schmerzverursachung. Hier entspricht die Symptomatik weitestgehend den anatomischen Gegebenheiten und den physiologischen Untersuchungsbefunden. Die Schmerzschilderungen als auch die Affekte des Patienten sind adäquat. Es können jedoch sekundäre psychische Veränderungen in Form von Gereiztheit, depressiver Verstimmtheit etc. bestehen. Beim nozizeptiven Schmerz werden periphere oder viszerale Nozizeptoren durch gewebeschädigende Reizen stimuliert. Zu diesen Krankheitsbildern gehören insbesondere Arthrosen, Morbus Bechterew, rheumatoide Arthritis u. a.

Ein kleines Prozessbeispiel aus einer meinen frühesten ambulanten Arbeiten aus den 1970er-Jahren soll dies verdeutlichen.

PROZESSBEISPIEL

Ein 18-jähriger Patient mit Morbus Scheuermann kommt in die ambulante Praxis. Er klagt seit vielen Jahren über heftige Lumbalgien und teilweise auch Brachialgien. Er möchte gerne Massagen, damit der Schmerz weggehe. Ansonsten habe er sich immer vom Arzt gesund spritzen lassen. Dieser würde das jedoch jetzt verweigern und meint, er soll lieber zu »natürlichen Methoden« greifen. Ich verfügte selber über spezifische Massagetechniken (z. B. nach Dr. Marnitz), die recht gut wirksam sind und auch reflektorisch wirken. Gerade komme ich jedoch von einem Kurs in Funktioneller Bewegungstherapie nach Klein-Vogelbach und erkläre ihm mit großer Überzeugung, dass passive Maßnahmen ihm auf die Dauer nicht helfen würden. Ich schlage ihm eine aktive körperkorrigierende krankengymnastische Arbeit vor und vermittle ihm hierzu einige grundlegende Übungen und Techniken in sechs Behandlungseinheiten. Als ich ihn drei Jahre später wiedertreffe, frage ich ihn, wie es ihm denn jetzt gehe. Er antwortet, es sei klar, dass er immer wieder leichte Kreuzschmerzen und auch Brustschmerzen habe, aber er könne inzwischen gut damit umgehen, weil er sich die einfachen und eindrücklichen Übungen gemerkt habe und jetzt weiß, worauf er achten müsse. Wenn die Schmerzen kommen, dann sei das für ihn auch logisch (z. B. falsches Heben oder bei langem Sitzen). Er sei inzwischen auch in einer anderen Krankengymnastikpraxis gewesen und habe dort weitere Übungen erlernt und jetzt wisse er ja, was er tun müsse.

Davon unterscheidet sich der **neuropathische Schmerz** infolge von Schädigungen des peripheren oder zentralen Nervensystems. Typische Erkrankungen sind hier Trigeminusneuralgie, chronische Schmerzen bei Zustand nach Schlaganfall, Rückenmarksverletzungen oder Plexusausrisse.

Bei nozizeptiven und neuropathischen Schmerzen kann man neben den medizinischen Maßnahmen gute Erfolge mit verschiedenen physiotherapeutischen und physikalischen Techniken erzielen. Hat man hier eine differenzierte Schmerzverursachung diagnostisch abgeklärt, so kann die Therapie entsprechend erfolgreich angewendet werden.

Die zweite Gruppe sind Patienten mit »organischen Schmerzen« und einer **inadäquaten Krankheitsbewältigung**. Die maladaptive Krankheitsbewältigung ist gekennzeichnet durch ungenügende Krankheitsbewältigungsmechanismen. Diese Patienten haben bezüglich des Schmerzes external-personenbezogene Kontrollüberzeugungen oder sogar external-fatalistische Kontrollüberzeugungen; ein sich schicksalhaftes Ergeben gegenüber den Schmerzen. Weitere Formen sind Medikamentenmissbrauch, die Neigung zum Katastrophisieren sowie ein sekundärer Krankheitsgewinn (z. B. Rentenbegehren). Hintergründe der ungenügenden Copingstrategien sind fehlende soziale Unterstützung, finanzielle bzw. berufliche Existenzängste oder andere belastende Lebenssituationen.

Die dritte Gruppe sind nozizeptiv/neuropathische Schmerzen mit psychischer Komorbidität.

Aufgrund epidemiologischer Studien in Deutschland liegen seelische Grunderkrankungen bei 20 bis 25 Prozent in der Bevölkerung vor, d. h. dass rein statistisch jeder vierte bis fünfte Patient mit einer körperlichen Erkrankung auch eine psychische Komorbidität aufweist. Eine solche Miterkrankung kann das Schmerzgeschehen deutlich verstärken. Depression, Angst- und Suchterkrankungen sind die häufigsten psychischen Komorbiditäten. Leider werden die Grunderkrankungen zunächst nicht erkannt und die Diagnostik und Therapie zielt auf das auslösende Ereignis wie z. B. ein

Schleudertrauma. Doch der Schmerz bleibt nach acht bis zwölf Wochen weiterhin beständig, es gibt nur geringe oder keine Verbesserungen trotz der sonst wirksamen Behandlungen. Unsere Kommentare waren hier häufig, das können Sie sich vorstellen: »Na, das ist halt psychisch, die hat einen Krankheitsgewinn, das scheint nur eingebildet zu sein« usw. Auch fanden wir die Schmerzschilderungen eigenartig, die Schmerzintensität affektiv übertrieben, die geschilderten Zusammenhänge bzgl. des Auftretens und der Intensität des Schmerzes unlogisch und die anatomischen Gesetzmäßigkeiten nicht stimmig. Wie vielen Patientinnen haben wir aufgrund unseres mangelhaften Wissens damals Unrecht getan oder sie sogar entwertet?

Diagnostisch ist es sehr hilfreich, die Grunderkrankung der Patientin frühzeitig zu erkennen und entsprechend früh zu behandeln. Allerdings sind die Patientinnen häufig auf ihre körperlichen Symptome fixiert: »Ich hab's doch im Rücken und nicht im Kopf ...!« Es braucht viel Geduld, um ihnen psychoedukativ und leibhaftig die Zusammenhänge zwischen der seelischen und der körperlichen Erkrankung zu vermitteln. Das kann auch in einer Gruppentherapie leibhaftig geschehen, denn das Erleben von Schmerz z. B. in einer Stresssituation oder das Nachlassen von Schmerz durch Entspannung ist eine tiefergehende und vitalere Einsicht als nur rein kognitives Verstehen. Ich werde im Praxisteil hierfür einige Beispiele aufführen, die hilfreich zur Erarbeitung einer Therapiemotivation gerade bei dieser Patientengruppe sind.

Psychosozialer Stress ist die Hauptursache bei Patienten **mit funktionellem Schmerzsyndrom**. Es treten verschiedene Symptome wie Muskelverspannungen, Magenkrämpfe, primäre Kopfschmerzen und verschiedene psychovegetative Symptome etc. als Reaktionen auf. Vor allem eine ängstliche Grundpersönlichkeit bzw. die Neigung zu Angst verstärken das Stresserleben. Die Bewältigungsstrategien des Patienten in Bezug auf die äußeren Anforderungen sind zu gering. Vorrangige Krankheitsbilder sind die chronisch rezidivierende Lumbalgie und Kopfschmerzen.

Bei der letzten Gruppe der **somatoformen Schmerzstörungen** sind vornehmlich seelische Prozesse für das Schmerzgeschehen verantwortlich. Hierzu sind insbesondere nach ICD-10 die Ziffern F45 (somatoforme Störungen) zu berücksichtigen. Ebenso sind die posttraumatische Belastungsstörung und auch depressive Störungen als zu berücksichtigende Komorbiditäten hinzuzurechnen.

Noch bevor ich die Arbeiten von Prof. Egle kennengelernt hatte, erlernte ich im Rahmen meiner Ausbildung zum Integrativen Leib- und Bewegungstherapeuten, einen ganz anderen »Blick« auf diesen Patientinnen zu werfen. Dafür bin ich meinen Lehrern Sylvester Walch, Hilarion Petzold und insbesondere Hildegund Heinl Ende der 1980er-Jahre zu großem Dank verpflichtet. Sie öffneten die Lebensgeschichten ihrer Patientinnen hinter den Türen des Schmerzes, der Angst und der Depression. Obgleich ich damals schon fast zehn Jahre u. a. in einer psychosomatischen Klinik arbeitete, war mein Körper- und Leibverständnis immer noch sehr motorisch und funktionell orientiert. Die »erdrückende stumme Macht« komorbider Erkrankungen bei chronischen Schmerzen, die oft jahrelange Leidensgeschichte dahinter, der sprachlose Raum und die vorsichtige Suche nach dem, was »hinter den vordergründigen Schmerzen« steckt, nämlich der viel tiefer erlittene Schmerz in den Leibgeschichten der Patientinnen, konnte ich jetzt erst langsam entdecken. Heinl beschreibt viele solcher Patientenschicksale sehr nah und lebendig nachvollziehbar in ihren Publikationen. Die folgende Prozessbeschreibung habe ich stellvertretend dafür aus ihrem Buch »Körperschmerz – Seelenschmerz« entnommen (Heinl/Heinl 2004, S. 71):

> »So kam im Jahre 1991 eine 40-jährige Patientin direkt aus der orthopädischen Fachklinik, in der sie trotz fünfwöchiger physikalisch-orthopädischer Behandlung keine Besserung ihrer chronischen Rückenschmerzen erfahren hatte, in ein Rückenseminar. Sie war wegen viele Jahre anhaltender Rückenschmerzen an einem Bandscheibenvorfall L1–L2 (zwischen dem ersten und zweiten Lendenwirbel) operiert worden, aber trotz der Operation nie mehr schmerzfrei.
> Die ersten beiden Tage verbrachte die Patientin nur liegend in der Gruppe. Andere Gruppenmitglieder und auch ich selbst halfen ihr bei der Lagerung und beim Lagewechsel und deckten sie liebevoll zu. Es war der Patientin anzusehen, wie schmerzvoll jede Bewegung für sie war. Schmerz, Trauer, ja Verzweiflung spiegelten sich in ihrem Gesicht wider. Dennoch nahm die Patientin aufmerksam, wenn auch schweigend, am Gruppengeschehen teil.
> Am dritten Tag jedoch wurde die Patientin unerwartet von starken Gefühlen der Verlassenheit und von Ängsten überfallen, ja schier überwältigt. Unter heftigem Weinen berichtete sie dann, dass sie ein Findelkind sei. Als Neugeborene sei sie auf der Treppe eines städtischen Waisenhauses abgelegt worden. Ihre Kindheit hatte sie unter körperlichen Misshandlungen und seelischer Pein in Pflegefamilien durchlitten.
> Trotz dieses traurigen Schicksals war es der Patientin möglich, Vertrauen zu mir zu fassen und in eine leibtherapeutische Arbeit einzuwilligen, deren Ziel es war, zu versuchen, ihr auf diesem Wege verdrängte, psychologische Ursachen für ihre chronischen Rückenbeschwerden bewusst zu machen.
> Ich legte meine Hände behutsam auf ihren schmerzenden Rücken. Während ich dies tat und dann sanft mit meinen Händen über ihren Rücken strich, wurde ihr ganzer Körper von wellenförmigen Stößen und einem tiefen Schluchzen erfasst, wie ich es nur bei Säuglingen kenne. Ich fühlte, wie sich ihre bislang seilartig angespannte Rückenmuskulatur allmählich unter der sanften Berührung meiner Hände zu lösen begann und weicher wurde. Schließlich nahm ich sie bergend in meine Arme und tröstete sie, bis ihr Weinen versiegte. Eingehüllt in Decken ruhte sich die Patientin im Schoß der Co-Therapeutin aus. Eine halbe Stunde später schlug sie die Decken zurück, öffnete die Augen und blickte, so als ob sie aus einem Traum erwacht, mit gelösten Gesichtszügen um sich. [...]
> Auch fünf Jahre nach diesem ersten Seminar ging es ihr insgesamt gesehen gut: In der Regel war sie schmerzfrei. Ihre Rückenschmerzen meldeten sich immer nur dann, wenn sie unter starkem äußerem Druck stand, wie bei finanziellen Sorgen oder bei schwierigen, konflikthaften Beziehungen.«

Psychosomatische Modelle und ein diesbezügliches Grundverständnis zu Schmerz verschaffen einen ersten guten Überblick über die komplexen Ursachen, Symptome und Zusammenhänge bei den verschiedensten Schmerzerkrankungen. Sie reduzieren auch die Komplexität von Schmerz nicht in unzulässiger Form und sind in der Lehre als auch im Team zum gegenseitigen Verständnis unterschiedlicher Berufsgruppen zunächst gut geeignet.

2.5 Ein neurobiologisches Schmerzverständnis

Die neurobiologische Forschung hat gerade in Bezug auf das Verständnis des chronischen Schmerzes viele neue Erkenntnisse vermittelt. Beeindruckend für mich war die fMRI-Studie von Eisenberger et al. 2003, wo sie und ihr Team in einer Neuroimaging-Studie nachweisen, dass die neuronalen Korrelate sozialer Ausgrenzung denen des körperlichen Schmerzes ähnlich sind.

Der neurobiologischen Forschung ist es zu verdanken, dass wir heutzutage ein generell anderes Schmerzverständnis bei chronischen Schmerzen haben. Neurobiologen konnten aufzeigen, dass es gerade bei chronischen Schmerzen zu Veränderungen in den Bereichen des Rückenmarks und im Gehirn kommt. Es vermehren sich neurobiologische Hinweise und korrelative Befunde (Amygdala, Hippocampus, Gyrus cinguli u. a.) für die vielfältige chronische Schmerzverursachung, die neben organischen Ursachen besonders durch Entwicklungsdefizite, Traumata, Vernachlässigung und soziale Ausgrenzung verursacht werden können. Gerade in der Psychoedukation sind solche körperlichen Korrelate für Patientinnen zum Verständnis ihrer Erkrankung (»Man sagt mir, ich hätte nichts …«) schon heute für die Praxis sehr wichtig (… man sieht hier was!). Aus einem naturwissenschaftlichen Verständnis gibt es nun medizinische Belege für das Vorhandensein der chronischen Schmerzerkrankung. Und das kann für die Einsicht und Motivation zu einer umfassenden Schmerztherapie äußerst hilfreich sein. Egle (Egle et al. 2020, Egle/Zentgraf 2021) konzipiert inzwischen sein gesamtes Verständnis von Schmerzerkrankungen auf einem evidenzbasierten neurobiologischen Modell mit dem zuvor beschriebenen bio-psycho-sozialen Modell.

Der seit der Jahrtausendwende eingetretene »neurobiologische Hype« in der Psychotherapie (Brunner 2017) ist allerdings inzwischen wieder etwas abgekühlt. Es gibt zwar immer mehr neurobiologische Forschung gerade auch zur Schmerztherapie, die Tendenz neurobiologischer Befunde, menschliches Verhalten und Erleben vorschnell zu interpretieren, ist inzwischen jedoch einer größeren Zurückhaltung gewichen.

Brunners Ausführungen (ebd.) zu den komplexen Wechselwirkungen zwischen Genetik und Umwelteinflüssen belegen, dass z. B. Traumatisierungen in der Kindheit lebenslange psychobiologische Narben (*Scars*) im limbischen System und im präfrontalen Kortex hinterlassen. Diese weisen auf seelische Erkrankungen und chronischen Schmerz hin. Misshandlung und Missbrauch führen zu breit gefächerten epigenetischen Veränderungen. Damit sind Veränderungen der Genexpression/Genregulation gemeint, die durch Umwelteinflüsse hervorgerufen werden, die Gensequenz aber nicht verändern. Brunner betont jedoch, dass die neurowissenschaftliche Forschung hier keineswegs Anlass zu neurobiologischem Fatalismus oder therapeutischem Nihilismus geben sollte, denn Entwicklungsdefizite und -störungen sind auch später noch partiell korrigierbar oder zumindest modifizierbar. Welche psychotherapeutischen und insbesondere körperpsychotherapeutischen Vorgehensweisen gerade bei chronischem Schmerz besonders effektiv sind in Bezug auf epigenetische Veränderungen, wird zukünftiger Forschung vorbehalten sein. Ich bin mir jedoch sicher, dass eine Schädigung am Leibe auch eine Therapie am Leibe erfordert.

Fuchs 2020 kritisiert das neurobiologische Konstruktivismusmodell gleichsam wie schon den Dualismus bei Descartes, da beide auf der »doppelten Entleiblichung« beruhen. Der lebendige Leib, das, was wir wahrnehmen, fühlen, erleben, ja, unsere gesamte Subjektivität wird nun reduziert auf das bloße Körperding und hier auf das Gehirn bzw. auf das Rückenmark. Aber nicht das Gehirn empfindet Schmerz, sondern wir erleben den Schmerz als Person an unserem Leibe. Nicht das Gehirn ist es, das fühlt, denkt, wahrnimmt oder sich bewegt, sondern wir als Lebewesen, als ganze lebendige Organismen. Wir werden für unsere Mitmenschen nicht nur durch unsere Gehirne und unser Denken wahrnehmbar, sondern doch vor allem durch unsere Erscheinung, unsere Bewegungen, unseren Ausdruck, unseren Kontakt und die Begegnung mit anderen.

Das Problem in der neurobiologischen Forschung ist bei aller beeindruckenden Erkenntnis: Sie reduziert die lebendige Welt auf physikalisch-chemische Prozesse und damit wird die Lebendigkeit, die Subjektivität des menschlichen Erlebens, gebunden an den eigenen Leib, zur Achillesferse der neurobiologischen Beweisführung. Der Mensch ist mehr als sein Körper. Wäre er nur materieller Körper, dann wäre auch ein Leichnam ein Mensch. Was macht also das Menschsein aus? Sein Leib, seine Lebendigkeit und seine Subjektivität. Der chronische Schmerz greift alle drei Bereiche des Menschseins an.

Nun ist die neurobiologische Wissenschaft im Verstehen von chronischem Schmerz schon weit vorgedrungen. Jedoch selbst Forscher (Deissenroth 2021), die mit modernsten Methoden wie der Optogenetik und dem Hydrogelgewebeverfahren arbeiten und damit Hirnforschern völlig neue Möglichkeiten der Beobachtungen am lebenden Gehirn ermöglichen, kommen zu dem Ergebnis, dass diese keinen direkten Einblick in das innere Erleben eines anderen Menschen vermitteln. Deissenroth (ebd.) spricht bei der Erforschung der menschlichen Gefühle (»Der Stoff, aus dem die Gefühle sind«) von drei Erkenntnisachsen: Die erste Achse sei die Geschichte des Psychiaters, die er von sich und seinen Patienten erzählt. Auf dieser Achse erfahren wir einen Teil des unsichtbaren inneren Erlebens unserer Patientinnen aus einer interpretativen fachlichen Sicht. Die zweite Achse sind die Emotionen der subjektiven Innenwelt von Menschen. Das sind universelle Empfindungen wie Verlust und Trauer in zwischenmenschlichen Beziehungen, die wir alle kennen, deren Auftreten und Äußerungen jedoch individuumsspezifisch sind. Und auf der dritten Achse beschreibt Deissenroth das rasch sich entwickelnde wissenschaftliche Verständnis, mit dem neue bildgebende Verfahren uns verstehen lassen, was physiologistisch in unserem Gehirn passiert. Er begeht aber nicht den Kategorienfehler anderer Neurowissenschaftler, messbare physiologisch-materielle Vorgänge auf dieser dritten Achse dahingehend zu interpretieren, was wir unter menschlichem Bewusstsein, Geist, Subjektivität, menschlichem Erleben, Lebendigkeit und Spüren verstehen. Vielmehr sind es drei unterschiedliche, einander ergänzende Sichtweisen.

In der körper-, leib- und bewegungstherapeutischen Vorgehensweise stützen sich viele Methoden auf das Sichtbare, Bewegte, durch Körper und Leib Ausgedrückte. Das ist vergleichbar mit Deissenroths erster und zweiter Achsenperspektive. Hier gleiten wir noch nicht in cartesianische Denkmuster ab, wenn wir die Phänomene unserer Patienten wahrnehmen, erfassen und zu beschreiben versuchen.

Ich will mich nun im folgenden Abschnitt aus drei Gründen der phänomenologischen Methode eingehender widmen: weil sie sich erstens mit der cartesianischen Spaltung in den Wissenschaften intensiv auseinandersetzt und einen wichtigen Gegenpol hierzu darstellt (Frank/Weidtmann 2010, Schmitz 2019, Fuchs 2021), weil sie sich zweitens aus einer philosophischen Sicht mit dem befasst, was für Menschen in ihrem leiblichen und räumlichen Erleben tatsächlich wichtig ist (z. B. Lebenserfahrungen und affektive Betroffenheit), und weil sie drittens für eine leibtherapeutische Arbeit eine optimale Zugangsweise zu unseren chronischen Schmerzpatienten bietet, ohne deren Denken, Erleben in Objekt-Subjekt-Relationen zu teilen bzw. in wahr/falsch-Relationen zu interpretieren.

2.6 Ein philosophisch-phänomenologisches Schmerzverständnis

Wenn man die phänomenologische Literatur, beginnend von ihrem Begründer Edmund Husserl bis hin zur neueren Phänomenologie bei Hermann Schmitz, in Bezug auf den chronischen Schmerz sichtet, dann ist das wirkliche Subjekt chronischen Schmerzes weder das körperlose Bewusstsein noch der physiologische Körper, sondern die verkörperte Subjektivität. Diese verkörperte Subjektivität des chronischen Schmerzerlebens findet sich in der Person selbst. Eine rein medizinische bzw. neurophysiologische Identifizierung des Körpers als objektiver Ort chronischen Schmerzes ist aus dieser Sichtweise schon allein deswegen abzulehnen, weil dies zu offenkundigen Mängeln und Verkünstelungen der psychologistisch-reduktionistisch-introjektionistischen Vergegenständlichung führt (vgl. Schmitz 2007, S. 15). Schmitz meint damit, was auch schon Deissenroth als neurobiologischer Forscher betont: Man kann Gefühle und Empfindungen, aber auch Gedanken nicht einfach psychologisch interpretieren, man kann sie nicht in materielle Substrate zerlegen oder vereinfachend sagen: »Die Angst sitzt in der Amygdala. Jetzt wissen wir, was Angst ist.« Das sind Kategorienfehler und Vereinfachungen, die versuchen, Materielles (Organfunktionen) und Transmaterielles (Gefühle, Gedanken, subjektives Erleben) zu vermischen, über einen Kamm zu scheren. Der spürbare Leib, so Schmitz, würde hier ganz vergessen oder, soweit man Restbestände wie den Schmerz nicht vergessen kann, in einen Zustand des sezierbaren Körpers aufgelöst (ebd.). Es ist der Versuch, den Menschen zu objektivieren, doch der Mensch ist ein Leib-Subjekt in der Lebenswelt, denn jeder Mensch erlebt und verarbeitet Schmerz in seinem Auftreten und seiner Intensität subjektiv und individuell. Das Subjekt ist aber im Gehirn nicht zu finden, das betont Fuchs 2021. Das Gehirn ist vielmehr das Organ, das unsere Beziehung zur Welt, zu den Mitmenschen und zu uns selbst vermittelt: Das Gehirn ist ein Beziehungsorgan. Auch Fuchs ist der Überzeugung, dass wir in unserer lebensweltlichen Selbsterfahrung nicht zwischen Körper, Seele und Geist unterscheiden. Wir sind verkörperte seelisch-geistige Wesen, vereinfacht und zugleich kompliziert gesagt: leibhaftige Wesen. Es ist zu erahnen, wie viel hinter diesem Begriff steckt. Wir bezeichnen uns auch als persönliche Wesen oder ganz einfach als Personen. Dadurch wird verständlich, was damit gemeint ist, wenn Phänomenologen davon sprechen, dass die verkörperte Subjektivität des chronischen Schmerzerlebens sich in der Person selbst findet.

Der chronische Schmerz trifft somit nicht vorrangig den physiologischen Körper des Menschen wie vornehmlich beim akuten Schmerz, sondern die ganze Person.

Was heißt es, eine Person zu sein? Geniusas 2015 definiert den Begriff in Anlehnung an Edmund Husserl 1952 folgendermaßen:

> »Eine Person zu sein bedeutet, ein verkörpertes Subjekt von kognitiven, emotiven und praktischen Handlungen zu sein. Eine Person zu sein bedeutet, in einer intentionalen Beziehung zu seiner Umgebung sowie in einer kommunikativen Beziehung zu anderen zu stehen. Eine Person zu sein heißt, eine einzigartige Geschichte zu haben, die in hohem Grad den eigenen Lebensstil bestimmt.«

Geniusas (ebd.) greift das Konzept des chronischen Schmerzes in Bezug auf die Husserlschen Definition der Person auf und spricht von einem Bruch, der den tiefsten Kern persönlicher Existenz betrifft. Er sieht hier vier Aspekte:

- Erstens unterbreche der chronische Schmerz die normale Beziehung zwischen dem Selbst und dem Leib, sodass der Betroffene meint, sein Körper sei gegen ihn, als hätte er einen Feind oder er würde zu etwas Fremdem werden.
- Zweitens verändert der Schmerz das Selbstverständnis oder Selbstverhältnis zur Person, weil der Schmerz das Gefühl der Verlässlichkeit zum eigenen Leibe raube und selbst einfache Tätigkeiten wie Treppensteigen oder Gehen zu einer Herausforderung werden.
- Drittens unterbreche der Schmerz unsere wahrnehmungsbasierten, emotiven und konzeptuellen Beziehungen zur Welt, weil ständige Kopfschmerzen es uns schier unmöglich machen, klare Gedanken zu fassen, oder chronische Rückenschmerzen

unsere emotionalen Beziehungen zu anderen vergessen lassen und der eigene Körper damit zum einzigen wahrnehmbaren, emotionalen und konzeptionellen Objekt wird.

- Und viertens bringt der Schmerz die Beziehungen zu anderen Menschen aus dem Gleichgewicht, weil die Person den Schmerz nicht mit anderen teilen kann. Schmerz hat eine isolierende Natur, denn irgendwann glaube einem die Schmerzerfahrung niemand mehr oder sie mache von anderen Menschen abhängig, ja sogar einsam.

Die phänomenologische Argumentation besticht hierbei, dass nämlich aufgrund dieser Schmerzerfahrungen nicht der physiologische Körper vorrangig betroffen ist, sondern vielmehr die ganze Person als lebendiges Subjekt in seiner Lebenswelt.

Buytendijk 1961 betont, »je vehementer der Schmerz ist, desto tiefer geht er, und beeinflusst so nicht nur das Körper-Selbst, sondern auch unsere eigentliche Persönlichkeit«.

Wenn die Person selbst Subjekt des Schmerzes ist, dann kann man sehr trivial argumentieren, dass der Schmerz von der Person nicht abgekoppelt und auf eine rein physiologistische Form reduziert werden kann. Schmerz betrifft den Menschen immer als gesamte Körper-Seele-Geist-Einheit. Selbst ein kleiner Tritt auf einen Nagel, um mal beim Descartes-Beispiel zu bleiben, tut nicht nur körperlich weh, er führt zum Affektausdruck (»Auaahh!«), und möglicherweise sogar zu einer Reflexion (»Warum habe ich mich so dumm angestellt und den Nagel nicht gesehen?«) bzw. zu einer sozialen Bezogenheit (»Wer hat diesen Nagel dort hingelegt?«). Die cartesianische Spaltung, die physiologische Reduzierung ist eine künstliche, in der wir wie gefangen sind. Aus einer biologistisch-cartesianischen Sicht wird der Schmerz vergegenständlicht und von der Person des Menschen abgetrennt. Das führt wie oben beschrieben zu einer besonderen Bürde für Patientin und Behandelnde.

Hermann Schmitz, einer der bekanntesten Phänomenologen unserer Zeit und Begründer der Neuen Phänomenologie (2019), kritisiert in seinen Werken die in unserer Kultur dominierende Vergegenständlichung, die vom cartesianischen Denken bis hin zu den modernen Naturwissenschaften bestimmend sei und damit für unser Weltbild prägend ist. Damit befänden wir uns in einer »materialistischen Sackgasse«, in der wir wichtige menschliche Seinserfahrungen wie »Schönheit, Anmut, eindrucksvolle Atmosphären, Ergriffenheit«, aber eben auch negative Erfahrungen wie den chronischen Schmerz und Leid, die für uns lebensbestimmend sind, nicht erfassen.

Was ist für uns Menschen eigentlich wichtig und was zeichnet den Menschen aus? Diese Frage stellt sich in unserer Zeit noch einmal ganz aktuell, da wir im Begriff sind, humanoide Roboter zu erschaffen.

Der Phänomenologie und Psychiater Thomas Fuchs (Fuchs 2020) schreibt einen denkwürdigen Satz in seinem neuen Buch »Die Verteidigung des Menschen«: »Leib, Subjektivität und Lebendigkeit sind die letzten Bastionen, die es für Künstliche Intelligenz, Informationstechnologie und Robotik zu überwinden gilt, um menschengleich zu werden.« Ich bin mir sicher, falls dies eines Tages gelingen sollte, würden dort keinesfalls Schaltkreise für chronischen Schmerz installiert werden. Sicherlich würden diese »humanoiden Roboter« über entsprechend vielfältige Rückkoppelungsmechanismen verfügen, doch kann ich mir nicht vorstellen, dass bei einer Fehlermeldung auf dem Display oder in der Robotersprache die Meldung kommt: »Ich habe Schmerzen.« und vielleicht nach drei Monaten »Ich habe chronische Schmerzen.« Vielmehr würde die Meldung lauten: »Die S45aX-Leitung ist beschädigt, bitte um Überprüfung.« Die Vorgehensweise bei künstlicher Intelligenz, in den modernen Informationstechnologien und in der Robotik ist aber mit der vergleichbar, die wir heute in der Medizin und den Naturwissenschaften anwenden: Wir versuchen, pathologische Vorgänge auf ihr materielles Substrat zu untersuchen, um dieses zu verstehen und entsprechende Lösungen zu finden. In der letzten Konsequenz versuchen wir, so auch menschenähnliche Lebewesen in der Zukunft zu erschaffen. Halt – hier ist sprachlich schon ein Kategorienfehler entstanden, denn Lebewesen sind Geschöpfe, die »Leben« in sich tragen, und das würden wir wahrscheinlich oder hoffentlich von humanoiden Robotern nicht sagen.

Für die hautnahe Auseinandersetzung mit diesem Thema empfehle ich den Film »Ich bin dein Mensch« (2021), in dem die Protagonistin sich auf das Experiment einlässt, für zwei Wochen mit einem nach ihren Vorstellungen erschaffenen humanoiden Roboter zusammenzuleben. Der Film greift all diese Gedankengänge auf: Was ist menschlich und was kann durch materialistische Wissenschaft erschaffen und erklärt werden?

Leib, Lebendigkeit und Subjektivität sind spezifisch menschliche Eigenschaften, die unser Menschsein überhaupt erst ausmachen, und dazu gehört leider auch der Schmerz. Der Schmerz selbst und insbesondere der chronische Schmerz wäre sicherlich in der »schönen neuen Welt« nicht mehr vorhanden. Schmerz gehört zum Menschsein, doch bei dieser Aussage würden wohl die allermeisten Patientinnen sagen: »Danke, darauf kann ich gut verzichten!«. Ist demnach der chronische Schmerz eine bösartige willkürliche Ausprägung der Natur oder ein besonderer Ausdruck menschlichen Seins, eine spezifische Form des Leids, das uns so menschlich macht? Und will er uns etwas sagen oder ist er einfach sinnlos?

Wenn jemand vom Schmerz spricht, wird zugleich das Widrige, das, was einen berührt, bewegt oder bedrängt, angesprochen. Maio (Maio/Bozzaro/Eichinger 2015) spricht vom Schmerz als Widerfahrnis und bezeichnet ihn als eine »tyrannische Erscheinung«. Er bricht in die Welt des Menschen ein und macht sich in ihr breit. Er okkupiert jeden Raum, zwängt sich dem Menschen auf und nimmt keine Rücksicht darauf, wer wir sind, was wir wollen und wie wir unser Leben führen. Maio (ebd.) führt dies drastisch und sehr treffend aus: »Der Schmerz bewirkt somit nichts weniger als eine totale Gefangennahme des Menschen«. Der Schmerz sei wohl das dramatischste und totalisierendste Widererfahrnis, das der Mensch erleben kann. Er bedroht nicht nur die Gegenwart, sondern auch die gesamte Zukunft. Das verleitet dazu, dass Patienten sich zurückziehen, weil gerade der chronische Schmerzpatient irgendwann aufhört, sich den Mitmenschen erklären zu wollen, da die Normalität des Daseins außer Kraft gesetzt ist und er es nicht zulässt, ein Leben wie die anderen zu führen. Der chronische Schmerz hat eine vereinsamende Wirkung und nimmt den Menschen aus einer

Gesellschaft, die auf Zufriedenheit, Glück, Leistung und Wettbewerb setzt. Als Folgen sind häufig die Gefährdung des Arbeitsplatzes und ein möglicher ökonomischer und sozialer Abstieg zu befürchten.

Somit wird der Schmerz aber zu einer extremen Herausforderung für Patienten und Behandelnde: Wie kann er besiegt werden, welche Methoden helfen? Die Ursache für den chronischen Schmerz zu finden, und seien es auch »nur« neurobiologische Zusammenhänge, ist zweifelsfrei eine Aufgabe aller am Behandlungsprozess Beteiligten und der erste wichtige Schritt. Zugleich setzt er sowohl Patientinnen als auch Therapeutinnen unter fast unerträglichen Erfolgsdruck und verstärkt die Angst vor einer Niederlage, wenn die Schmerzen nicht objektiviert werden können bzw. trotz Objektivierung nicht besser werden. Hier stellt sich dann schnell die Schuldfrage, die letztendlich in eine Sackgasse führt. Maio (ebd.) spricht hier von einem in unserer Welt beherrschenden Kontrollimperativ: »Der Schmerz kann besiegt werden«. Was passiert aber, wenn er nicht besiegt wird? Der falsche Arzt? Die falsche Methode? Die ewige Suche nach jemandem, der ihn besiegen kann? Oder bilde ich mir die Schmerzen nur ein? Bin ich schuld? Was ist los mit mir, dass ich die Schmerzen nicht loswerde? Bin ich verrückt?

Diese Machbarkeitsideologie wird nicht nur Patientinnen, sondern auch den Behandlerinnen zum Verhängnis – besonders dann, wenn Schmerzfreiheit die einzige Zielsetzung ist bzw. keine Arbeit mit dem Patienten dahingehend stattfindet, dass auch ein Leben mit Schmerzen möglich ist und der Schmerz zur Bewältigungsaufgabe wird. Auch Schmerzen lassen Freiheitsräume zu, dies erfordert aber, dass unsere Patienten ihr Leben neu einrichten, eine große Herausforderung für die Behandelnden als auch die Schmerzpatientinnen. Nicht die Angst vor dem Schmerz, sondern der Einsatz für ein möglichst gut arrangiertes Leben mit dem Schmerz steht nun im Vordergrund. Das heißt, die gesamte Energie nun auf die Ressourcen zu fokussieren. Wo gibt es Möglichkeits-, Handlungs- und Spielräume auf den leiblichen, sozialen, betätigenden, materiellen und Sinnebenen? Diesbezügliche Sinnebenen beschreibe ich in Form der Ressourcenarbeit u. a. in den Kapiteln 4.5.4 und 6.3.

Eine andere Seite des Schmerzes ist der »schmerzhafte Verlust«. Schmerz ist auch ein Gefühl für etwas, was uns verlorengegangen ist, sei es ein liebgewonnener Mensch, eine Überzeugung oder einfach ein Stück Gesundheit. Ein »guter« Schmerz lässt uns diesen Verlust verarbeiten, z. B. in Form von Trauer. Darauf werde ich in der therapeutischen Arbeit in Kapitel 6.4.7 näher eingehen.

2.7 Das leibparadigmatische Schmerzverständnis in der Integrativen Therapie

In unserem integrativen Verständnis sehen wir den chronischen Schmerz als eine transmaterielle Emergenz des Organismus (Petzold 2007). Darunter verstehen wir, dass materielle neurophysiologische Verarbeitungsprozesse biochemische und transmaterielle Informationen in Form von motorischen, emotionalen, ikonischen oder sprachlichen Schemata bzw. Narrativen emergieren lassen. Das heißt: Schmerz ist ein Phänomen, das zwar teilweise messbar und sichtbar ist, gerade bei organisch ursächlich bedingten Schmerzen wie einer Nervenläsion (biologistische Sichtweise), aber ebenso nicht konkret fassbar und objektivierbar wie z. B. bei emotionalen und sozialen Schmerzursachen.

Schmerz und Schmerzerleben haben zum einen materielle, organismische Grundlagen wie alle Lebensprozesse, zum anderen sind sie jedoch mit unseren physikalisch-naturwissenschaftlichen Beschreibungen nur begrenzt bzw. nicht zu erfassen und damit transmateriell. Ein Beispiel: Das schmerzende Fußgelenk, mit dem ich gerade umgeknickt bin, ist für mich greif- und sichtbar, z. B. durch Schwellung, Rötung usw., und auch die unsichtbaren biochemischen Prozesse wie die Ausschüttung von Entzündungsmediatoren oder die Signalübertragung der Nozizeptoren an das zentrale Nervensystem sind prinzipiell nachweisbar und damit materieller Natur. Dagegen beschreiben meine Gefühle, Gedanken, Willensakte, also psychische und geistige Prozesse insgesamt, die transmaterielle Wirklichkeit. Ich ärgere mich beispielsweise darüber, dass ich den Bordstein übersehen habe, an dem ich gerade umgeknickt bin. Und ich bin traurig, dass ich nun am Wochenende nicht auf die Tanzparty kann.

Das subjektive Schmerzerleben eines Individuums ist ohnehin in seiner Komplexität niemals zu objektivieren. Das widerspräche auch unserem metatheoretischen Leibverständnis. Ludwig 2013 betont, dass in der Integrativen Therapie der Leib als ein Zusammenwirken von materieller und transmaterieller Wirklichkeit gesehen wird. Die materielle Wirklichkeit umfasse den biologischen Organismus, der die Grundlage aller Lebensprozesse bildet, einschließlich der neuronalen, immunologischen und genetischen Speichersysteme. Transmateriell besagt hingegen, dass die oben beschriebenen Phänomene über das Materielle hinausgehen. Emergenz beschreibt die Tatsache, dass beispielsweise die im Gehirn ablaufenden und mit modernen bildgebenden Verfahren darstellbaren neurophysiologischen Prozesse etwas Neues herausbilden (Gedanken, Gefühle etc.), das auf die Eigenschaften der an diesen Prozessen beteiligten Elemente (chemische Substanzen, Hirnzellen, Synapsen etc.) nicht zurückzuführen ist. Denn Neurotransmitter oder die Aktivität der Amygdala ist nicht mit dem persönlichen Empfinden von Ärger oder Unzufriedenheit gleichzusetzen!

Schmerz ist für uns eine spezifische Erlebens-, Erleidens- und Ausdrucksform des Leibes, die sich in unterschiedlichen Phänomenen äußert. In der Therapie ist es unser Ziel, die Phänomene des schmerzenden Leibes unserer Patientinnen wahrzunehmen, zu erfassen, zu verstehen und in entsprechenden therapeutisch wirksamen Interventionen zu lindern. Eine umfassende kreative und leibhaftige Anamnese und Diagnostik ist hierbei Ausgangspunkt unseres Handelns. Eigenleibliches Spüren und Erleben, exterozeptives und interozeptives Wahrnehmen, Verarbeiten, Memorieren und Lernen werden hierbei sorgfältig miteinander verknüpft.

Die hierbei bio-psycho-soziale und ökologische Sichtweise werde ich eingehend in den nachfolgenden Kapiteln immer wieder aus verschiedenen Aspekten von der Diagnostik bis hin zur Therapie ausführen. Weiter nimmt die entwicklungsbezogene Perspektive im gesamten Lebenslauf unter salutogenetischen, pathogenetischen, defizitgenetischen und ressourcengenetischen Gesichtspunkten eine entscheidende Rolle ein. Sie ist bedeutsam in der Befunderhebung und Diagnostik (vgl. Kapitel 4) als auch in der Praxeologie (vgl. Kapitel 5) und in der klinischen Praxis (vgl. Kapitel 6).

3 Körper-, Leib- und Bewegungstherapie

3.1 Was ist Körperpsychotherapie?

Die Körperpsychotherapie wird definiert, ihre Entstehungsgeschichte kurz beschrieben und in ihren Grundlagenkonzepten insbesondere hinsichtlich Gemeinsamkeiten erklärt. Der Begriff Körper und Leib wird problematisiert.

Patientinnen als auch interessierte Menschen und möglicherweise sogar Fachleute werden bei der Begrifflichkeit der Körperpsychotherapie (KPT) möglicherweise zuallererst Wikipedia konsultieren.

3.1.1 Definition

Hier wird KPT definiert (Wikipedia 2022):

> »… gleichbedeutend mit ›körperorientierte Psychotherapie‹, ist die Bezeichnung für unterschiedliche Psychotherapiemethoden, die die psychischen und körperlichen Dimensionen menschlichen Erlebens gleichwertig behandeln. Sie teilen die Annahme, dass Körper und Psyche eine nicht trennbare Einheit bilden. Fast alle Körperpsychotherapiemethoden sind humanistisch oder tiefenpsychologisch orientiert und nutzen die Körperwahrnehmung als Möglichkeit, unbewusste psychische Prozesse aufzudecken, also ins Bewusstsein zu bringen. Körperpsychotherapiemethoden arbeiten erfahrungsorientiert, was bedeutet, dass das momentane und vor allem körperlich empfundene Erleben während des Therapieprozesses im Fokus der Aufmerksamkeit steht.«

Diese Definition versucht einen breiten Bogen zu spannen, um die vielfältigen Methoden und Techniken, die im letzten Jahrhundert in der Körperpsychotherapie aus ganz unterschiedlichen Quellen entstanden sind, zu erfassen.

Unter dem unspezifischen Begriff »Körpertherapie« (KT) werden heutzutage eine Vielfalt an heterogenen therapeutischen Verfahren bzw. Körpertechniken subsumiert. Loew et al. 2006 halten eine Systematisierung dieser Unterschiede für eine differenzierte Betrachtung für unabdingbar. Sie betrachten die Bezeichnung »Körpertherapie« als Oberbegriff für alle Ansätze, die in therapeutischer Absicht auf den menschlichen

Leib ausgerichtete Selbst- und/oder Fremdeinwirkungen einsetzen, um physische und/oder psychische »Verbesserungen« zu erzielen. Entsprechend sind sowohl Massagen, physiotherapeutische Maßnahmen, Heilgymnastik, Atemtherapien, Entspannungsverfahren, Yoga, Qigong, Eutonie usw. als auch die Körperpsychotherapien (KPT) im engen Sinne als Körpertherapien aufzufassen. Als Körperpsychotherapie (KPT) ordnen sie eine Therapieform jedoch nur dann ein, wenn sich dieses Verfahren zusätzlich als eine Psychotherapieform gemäß Strotzka 1975 definiert, als ein Handeln, das mit psychologischen Mitteln und Methoden im Erleben und Verhalten zum Zwecke der Behandlung von seelisch bedingten Krankheiten oder deren Vorbeugung ansetzt. Zusätzlich sehen sie eine weitere Abgrenzung für notwendig an: Eine Reihe psychotherapeutischer Verfahren verwenden unter anderem auch körperpsychotherapeutische Übungen bzw. sogenannte »Körpertechniken«. Diese Verfahren zielten jedoch nicht in erster Linie auf ein therapeutisches Einwirken auf die Psyche bzw. die Leib-Seele-Einheit via den Körper, wie bei den KPT im engeren Sinne, sondern die jeweils verwendeten körpertherapeutischen Übungen würden als ein Element unter vielen betrachtet. Diese werden von Loew et al. 2006 als »psychotherapeutische Verfahren, die auch körpertherapeutische Elemente beinhalten«, bezeichnet. Eine solche Entwicklung ist aktuell auch bei den Richtlinienverfahren (vgl. Kapitel 3.1.3) zu beobachten. Zur weiteren Vertiefung empfehle ich den Artikel von Geuter 2013.

In diesem Buch versuche ich zu verdeutlichen, dass gerade bei einem komplexen Krankheitsgeschehen wie dem chronischen Schmerz die unterschiedlichsten Ansätze, wie diese oben von Loew definiert werden, Sinn machen und synergetisch-synoptisch zusammenwirken. Ich nehme aus wissenschaftstheoretischer Sicht insbesondere bei der Praxeologie und Praxis genaue Differenzierungen in Form der Modalitäten vor, hier insbesondere übungs-, erlebnis- und konfliktzentriert, und betone, dass diese Modalitäten von unterschiedlichen Berufsgruppen je nach Aus- und Weiterbildung geleistet werden können. Als Beispiel sei hier die Ausdauertherapie genannt, die sowohl funktional-motorisch (übungszentriert) als auch psychotherapeutisch (konfliktzentriert) je nach Profession der Therapeutin durchgeführt werden kann. Entsprechend verwende ich in diesem Buch die Begriffe Leibtherapie, Bewegungstherapie, Körpertherapie und Körperpsychotherapie sowohl methodisch als auch auf die einzelnen Professionen bezogen. Letztendlich sprechen wir in unserem integrativen Verständnis von »Humantherapie« (Petzold 1988a), die notwendigerweise einen weiten Bogen spannt. Was wir letztendlich behandeln, ist der Mensch und spezifisch seinen Leib.

3.1.2 Entstehung der Körperpsychotherapie

Geuter 2015 zeichnet als Therapieforscher die Entstehungslinien der Körperpsychotherapie akribisch auf und spricht von zwei frühen Quellen: erstens von der Psychoanalyse mit den Vertretern Georg Groddeck, Sandor Ferenczi und Wilhelm Reich. Zweitens von der Reformgymnastik um Elsa Gindler, der Atem- und Leibpädagogik sowie des

Ausdruckstanzes nach Mary Wigmann und Rudolf von Laban. Viele der heutigen körperpsychotherapeutischen Methoden berufen sich tatsächlich auf eine oder mehrere dieser Personen. Allein der Einfluss von Elsa Gindler und ihrer Schülerinnen ist immens und es kam in der Folge zur Ausbildung ganz unterschiedlicher Schulen.

Viele körperpsychotherapeutische Methoden greifen auf die o.g. Gründermütter und -väter zurück.

In den 1960er- und 1970er-Jahren kam es im Zuge der Humanistischen Psychologie und Psychotherapie zu einer dritten Quelle der Körperpsychotherapie. In der Studenten- und der Hippiebewegung wollte man sich intensiv fühlen und erleben. Vor allem die junge Generation in Deutschland, Europa und Nordamerika wollte die vorhandenen Grenzen der bürgerlichen Gesellschaft überwinden und suchte nach Formen der Befreiung, der Kreativität und des intensiven Körpererlebens. In Filmen wie »Woodstock« (1969) sieht man neben der Musik eine Mischung aus fernöstlichen Praktiken, Körpertechniken bis hin zur Propagierung eines freien Lebens, freier Sexualität, in dem der Körper eine wesentliche Rolle spielte. Man könnte durchaus sagen, es wurde mit allem Neuen, das einen von der Herrschaft der Vernunft befreite, experimentiert (Roszak 1971). Geuter 2015 beschreibt, dass die Humanistische Psychotherapie sich damals neben der Psychoanalyse und der Verhaltenstherapie als »dritte Kraft« etablierte. Die Körperpsychotherapie war hierbei ein wichtiger Bestandteil, die sich u.a. im Kontext gegenkultureller, alternativer Bewegungen entwickelte.

Seitdem ist die Diskussion über die Einbeziehung des Körpers in der Psychotherapie nie mehr abgeklungen. Auf der einen Seite finden wir die klassische Psychoanalyse. Selbst heute noch lehnen es viele Psychoanalytiker ab, ihren Patientinnen die Hand zu geben, geschweige denn, sie während der Behandlung anzuschauen. Die andere Seite hingegen äußerte, dass eine Therapie ohne Einbeziehung des Körpers gerade bei psychosomatischen Erkrankungen völlig ungenügend sei. Ich habe solche Debatten z.B. auf den Psychotherapietagen in Lindau 1991 erlebt, wo namhafte Vertreterinnen und Vertreter von Psychoanalyse und Körperpsychotherapie wie Helmut Thomä, Hartmut Stolze, Tilman Moser, Hildegund Heinl und Ilse Orth heftig über die Rolle des Körpers in der Psychotherapie diskutierten.

3.1.3 Moderne Entwicklungen und Institutionalisierung

Tatsächlich werden Körper-, Leib- und Bewegungs(psycho)therapien seit den 1960er-Jahren in unterschiedlichster Form im klinisch-stationären Bereich angewendet. Andritzky 1996, der der Frage nachging, welche Methoden neben den Richtlinienverfahren in deutschen psychiatrischen und psychosomatischen Kliniken Anwendung finden, schrieb 545 stationäre Einrichtungen an. Insgesamt 128 verschiedene »unkonventionelle« Methoden wurden von den 314 an dieser Untersuchung teilnehmenden Institutionen praktiziert. Dabei wurden am häufigsten Kunst- und Ausdruckstherapien (in 58 Prozent der Stichprobe) eingesetzt, gefolgt von Körpertherapien (54,1 Prozent), Entspannungsverfahren und Meditation (40,1 Prozent) sowie Körperpsychotherapien im engeren Sinne (9,6 Prozent). Demnach wurde schon damals vor über 25 Jahren zumindest eine Form der Körpertherapie in etwa der Hälfte der stationären Einrichtungen angeboten. In nahezu allen psychosomatischen, psychotherapeutischen und vielen psychiatrischen Kliniken werden körperpsychotherapeutische Methoden oder Anwendungen heutzutage wie selbstverständlich praktiziert: Methoden wie die Konzentrative Bewegungstherapie, Funktionelle Entspannung, Integrative Bewegungstherapie, aber auch allgemein unspezifisch Körpertherapie oder Spezialtherapie genannt, sind inzwischen institutionalisiert (Hölzer/Wöller/Berberich 2018).

Aktuell gibt es sogar einen erhöhten Bedarf an sogenannten »Körpertherapeuten« im klinischen Bereich, der fachlich gar nicht abgedeckt werden kann, wie man in Stellenanzeigen liest und von institutioneller Seite hört.

Seit dem Erscheinen des Standardwerks von Francisco Varela, Evan Thompson und Eleanor Rosch »The Embodied Mind: Cognitive Science and Human Experience« (Varela/Thompson/Rosch 2016) hat nun Ende des letzten Jahrhunderts der Körper-Geist-Bezug neuen Aufwind aus den Kognitionswissenschaften bekommen. Varela et al. formulieren die These des verkörperten Geistes, der »embodied cognition«. Es wird von den Forschern die These vertreten, dass ohne Bezug auf den Körper psychische und kognitive Konstrukte nur unzureichend spezifiziert seien. Dies wird uns in diesem Buch in Bezug auf Schmerz besonders interessieren. Bemerkenswert ist in diesem Zusammenhang, dass zunehmend auch klassische Richtlinienverfahren (Leuzinger-Bohleber/Emde/Pfeifer 2013, Bayerischer Landespsychotherapeutentag 2017) versuchen, dem Körper in ihrem Denkgebäude, das vorher für eine größere Bedeutung des Körpers gar nicht offen war oder einfach keine Rolle spielte, auch einen gewissen Platz einzuräumen und ihn sogar in die Behandlung zu integrieren.

3.1.4 Grundlagenkonzepte von Körperpsychotherapie

Eine Übersicht zu den Grundlagenkonzepten der Körperpsychotherapie vermittelt das »Handbuch zur Körperpsychotherapie« von Marlock/Weiss 2006 und die beiden Bände von Geuter 2015, Geuter 2019b). Geuter geht im ersten Band auf die verschiedensten Begriffe und Definitionen der Körperpsychotherapie ein, stellt die Geschichte der Körperpsychotherapie vor und erarbeitet wichtige Zusammenhänge wie die Systemebenen des Erlebens sowie das Körpererleben als Basis des Selbsterlebens. Die experimentelle Embodiment-Forschung zeigt hierbei, wie sehr Denken und Fühlen mit Körperhaltungen und Körperbewegung verknüpft sind. Die Körperpsychotherapie verfolgt einen prozesshaften Zugang zu den verkörperten Problemen, die sich auf allen Ebenen des Erlebens mitteilen. Hierbei werden die Empfindungen und Bewegungen genauso wie die Gedanken, Gefühle oder Fantasien miteinbezogen. Die Therapeutin spielt mit ihrer ganzen leiblichen Präsenz im Therapieprozess eine wichtige Rolle, da sie zum einen die zwischenleiblichen Resonanzen, besonders auch die unbewussten, bei den Patientinnen aufzunehmen vermag und diese bewusst machen kann. Im therapeutischen Prozess ist es ihr dadurch möglich, dysfunktionale Regulationsmuster des Erlebens und Verhaltens mit ihren Patientinnen durchzuarbeiten. Die Beziehungsaufnahme über Mimik, Gestik, Körperhaltung und Intonation ist hierbei besonders wichtig, da entwicklungsgeschichtlich die Herausbildung von emotionalen Mustern gerade in frühen Phasen mit dementsprechender Körpersprache verbunden ist. Sulz 2005 geht sogar so weit, dass er eine Arbeit mit Gefühlen untrennbar mit Körperarbeit verbunden sieht. Die Veränderung dysfunktionalen Denkens, wie es in der kognitiven Therapie praktiziert werde, könne ohne die Einbeziehung des Körpers und der damit assoziierten Gefühle nicht verändert werden.

Berührung spielt in einigen Methoden eine wichtige Rolle und wird sehr vorsichtig und sorgsam eingesetzt. Entwicklungsgeschichtlich und neurowissenschaftlich (Brunner 2017, Grunwald 2020) hat die Berührung deshalb einen besonderen Stellenwert, da sie sich auf die Neurophysiologie, die emotionale Regulierung und das Kontaktverhalten der Patientinnen sehr positiv auswirkt.

Geuter hat als einer der Ersten versucht, die vielfältigen und individuellen körperpsychotherapeutischen Verfahren, Methoden und Techniken in Form einer gemeinsamen Systematik zu beschreiben.

Er nennt dies die zehn körperpsychotherapeutischen Prinzipien (Geuter 2019b):

Wahrnehmen und Spüren ist das erste Prinzip. Es ist der Zugang zum Menschen oder, wie Geuter es formuliert: »Wahrnehmen und Spüren heißt, Kontakt zu sich selbst und zur Welt aufzunehmen.« Das zweite Prinzip auf diesem Weg heißt **Gewahrsein und Gegenwart**. Gewahrsein wird als der geistige Zustand vorgestellt, in dem die Aufmerksamkeit auf die Wahrnehmung gerichtet wird, um sich das zu vergegenwärtigen, was im Moment ist. Noch vor einigen Jahren hätten sicherlich manche Kolleginnen stirnrunzelnd gefragt, was denn damit gemeint sei. Aber in den letzten Jahren hat die »Achtsamkeitswelle« die gesamte Psychotherapie erfasst. Achtsam-therapeutisches Arbeiten hat eine lange Tradition in der Körper- und Bewegungsarbeit u. a. bei Gindler in Deutschland in der 1920er-Jahren und ebenso bei der Gestalttherapie von Fritz Perls in den 1960er-/1970er-Jahren. Es stellt ein Kernprinzip bewegungstherapeutischer und körperpsychotherapeutischer Arbeit dar.

Erkunden und Entdecken stehen für das das dritte Prinzip. Hierbei werden die Patienten eingeladen, eine Entdeckungsreise zu sich selbst zu unternehmen, um ihrer Empfindungen, Handlungen, Gedanken usw. besser gewahr zu werden und damit Möglichkeiten zu ihrer Veränderung zu erhalten. Es geht hierbei nicht um Deutung oder Aufdeckung von Verhaltensweisen des Patienten vonseiten des Therapeuten, vielmehr nimmt dieser eine wohlwollende dialogische Haltung ein, um den Patienten zur Selbsterkundung zu bewegen. Der Hinweis, dass aufdeckende Vorgehensweisen gerade bei somatoformen Störungen, aber auch bei vielen psychosomatischen Krankheitsbildern sogar schädlich sind, ist wichtig und wird heute nicht nur von humanistisch orientierten Kolleginnen berücksichtigt, der Gedanke findet zunehmend auch bei psychoanalytischen Kolleginnen immer mehr Akzeptanz. Geuter beschreibt hierbei beispielhaft das Mikrotracking nach Pesso, indem der Therapeut auf kleine Veränderungen in Mimik, Gestik und Körperhaltung des Klienten achtet. **Aktivieren und Ausdrücken** als das vierte Prinzip versinnbildlicht wie kaum ein anderes sowohl die Ablehnung als auch Begeisterung für körperpsychotherapeutisches Arbeiten. Hier tritt Geuter dem Vorwurf von Berufskolleginnen entgegen, dass die Patienten sich in der Körpertherapie nur ausagieren würden. Er beschreibt mit prätentiöser Sicherheit, wie wichtig es ist, dass Patientinnen Gefühle von Ärger, Hass oder Verachtung in der Körpertherapie ausdrücken dürfen. Er bezieht hier auch gegenüber problematisch arbeitenden Methoden klar Stellung und zeigt Indikationen (Möglichkeiten) als auch Kontraindikationen (Gefahren) auf.

Im fünften Prinzip geht es um das **Regulieren und Modulieren**. Damit ist zum einen die Kontrolle von überschießenden emotionalen Reaktionen gemeint, zum anderen, wie übermäßige Kontrolle und Erstarrung aufgelöst werden kann. Thematisch geht es hierbei hauptsächlich um Stressregulation bzw. Selbstregulation. Zielgruppe beim fünften Prinzip sind Menschen mit Persönlichkeitsstörungen (Borderline-Erkrankung u. a.), Traumafolgestörungen und strukturelle Störungen.

Zentrieren und Erden sind die mit bekanntesten Techniken der Körpertherapie, die im sechsten Prinzip vorgestellt werden. Zentrieren bedeutet, den eigenen Schwerpunkt und die eigene Mitte zu finden, Erden bedeutet, einen sicheren Stand zu finden, und wird in der körperpsychotherapeutischen Arbeit häufig mit der Aufrichtung in vielen Modifikationen verbunden.

Berühren und Halten in der Therapie gehört zu den großen Vorbehalten in der Psychotherapie seit Freuds Abstinenzgebot vor über hundert Jahren. Dessen Nutzen und Schaden wird heutzutage immer noch von Gegnern und Befürwortern intensiv diskutiert. Geuter betont, welch grundsätzliche Bedeutung die Berührung aus wissenschaftlicher Sicht für die menschliche Existenz hat. Er weist auf die Widersprüchlichkeiten der Berührungsgegner hin und löst letztendlich deren Ablehnung auf, indem er betont: »Berührung ist an sich weder hilfreich noch gefährlich. Sie kann passend oder unpassend, heilsam oder unheilsam sein, genauso wie Worte, abhängig von ihrer Intention und ihrem Kontext.« Berührung wird damit zu einer wichtigen Intervention im psychotherapeutischen Dialog.

Inszenieren und Interagieren greift Elemente aus der Gestalttherapie und des Psychodramas auf. Ausgehend vom psychodynamischen Konzept des Enactments bis hin zum Rollenspiel beschreibt Geuter die verschiedenen Formen des Dialogs, die sich im szenischen Handeln entwickeln können.

Das **verkörperte Erleben** ist für die therapeutische Transformation genauso wichtig wie das verbalisierte Verstehen. Das betont Geuter im neunten Prinzip und argumentiert mit wissenschaftlicher Prägnanz letztendlich dafür, dass Körperpsychotherapie neben der verbalen Therapie ein zentrales Verfahren ist. Verkörpern und Handeln sind wichtige Ziele in der Therapie, gerade bei Menschen, die sich von ihrem Körper als entfremdet erleben, ein gestörtes Körperbild haben oder zu ihrem eigenen Körper in einer objektiven, nicht zu überwindenden Distanz stehen.

Reorganisieren bedeutet schließlich, dass ein Mensch seine Erfahrungen neu organisiert, vor allem indem er bedeutungsvolle neue und verkörperte Erfahrungen macht.

Transformieren meint hingegen, die affektmotorischen Schemata des Erlebens und Verhaltens in einer Weise zu verändern, dass ein Mensch Möglichkeiten findet, ein symptomfreies, zufriedenstellenderes und besseres Leben zu führen. Das steht natürlich am Ende einer Therapie und ist letztendlich Ziel jeder Körperpsychotherapie und Psychotherapie.

3.1.5 Körperpsychotherapie als Verfahren

Körper- und Leibtherapien werden häufig auf der sogenannte praxeologischen oder sogar auf der Praxisebene gesehen. Viele Therapieverfahren (Tiefenpsychologie, Verhaltenstherapie, Systemische Therapie) versuchen heute mehr und mehr, sogenannte »Körperarbeit« oder Körpertherapie in ihre Verfahren zu integrieren, weil sie als wirksam gelten, bei den Patienten gut ankommen und vor allem, weil sie am Körper ansetzen, dort, wo sich die Krankheitssymptome zeigen. Röhricht/Geuter 2020 (S. 736) weisen darauf hin, dass sich in den etablierten Verfahren ein Trend zur schulenübergreifenden methodischen Integration abzeichnet, bei dem die besonderen Symptome und Schwierigkeiten der Patienten und weniger die metatheoretischen Grundannahmen zur Ätiopathogenese am Ausgangspunkt der Therapieplanung stehen. Techniken aus der körpertherapeutischen Arbeit würden demnach gern eingesetzt. Der Vorwurf des Eklektizismus wird hier immer wieder laut. Zu Recht, so denke ich, wenn körpertherapeutische Techniken ohne differenzierte Indikation, Geeignetheit der Zielgruppe, metatheoretische Überlegungen und praktische (Selbst-)Erfahrung eingesetzt werden.

Röhricht/Geuter 2020 (S. 737) betonen daher, dass die Körperpsychotherapie eine weitere eigenständige Säule in Bezug auf die oben genannten Hauptverfahren ist. Neben den schon etablierten und bekannten Verfahren wäre es die fünfte Säule.

Verfahren verstehen wir in unserem integrativen Verständnis als theoretisch und methodisch differenziert ausgearbeitete Richtungen wie z. B. die Tiefenpsychologie/Psychoanalyse, die Verhaltenstherapie, die Systemische Therapie und die Humanistische Therapie. Die Konzentrative Bewegungstherapie könnten man beispielsweise als eine erlebnisorientierte Methode der Tiefenpsychologie/Psychoanalyse (Schreiber-Willnow 2016) beschreiben oder die Hypnotherapie nach Erikson als eine Methode der Systemischen Therapie. Eine Methode sollte über ein in sich konsistentes wissenschaftliches Paradigma verfügen, das sie in der Regel von ihrem übergeordneten Verfahren bezieht. Integrative Leib- und Bewegungstherapie ist eine Methode des Verfahrens der Integrativen Therapie.

Verfahren sollten auf der metatheoretischen Ebene und hinsichtlich der realexplikativen Theorien, wie wir es bezeichnen, ein in sich stringentes Konzept vorweisen können (vgl. Kapitel 3.2).

Hilfreich ist daher zum einen eine gute metatheoretische Einbettung (bio-psycho-sozial-ökologisches Denkmodell bei chronischem Schmerz), ein umfassender Bezug zu realexplikativer Theorie (Entwicklungsbetrachtung der Entwicklung von Schmerzen in der Lebensspanne) und zum anderen eine Praxeologie, die sich durch Systematik und kritische Reflexion auszeichnet, sowie eine wirksam in Klinik und Ambulanz umsetzbare Praxis.

3.1.6 Problematik der Begriffe von Körper und Leib

Angesichts der Begrifflichkeit empfinde ich aber schon beim Titel dieses Buches ein gewisses Unbehagen. In der Integrativen Leib- und Bewegungstherapie definieren wir den Körper anders, wie Sie gleich erfahren werden. Der Begriff des »Körpers« ist für uns Ausdruck einer cartesianischen Spaltung, auf die ich beim chronischen Schmerz immer wieder eingehen werde. Wir sprechen vom Leib. Tatsächlich halte ich dieses Unbehagen aus, da die Integrative Leib- und Bewegungstherapie in der Körperpsychotherapie als eine wichtige, wirkungsvolle und innovative Methode betrachtet wird. Ich will mich hier nicht ausgliedern. Hilarion Petzold, der Begründer der Methode der IBT und des Verfahrens der Integrativen Therapie, sieht allerdings die Integrative Therapie als eigenständig an, als ein fünftes Verfahren neben den tiefenpsychologischen, den behavioristischen, den systemischen und den humanistischen Therapieverfahren und nicht als eine Methode oder ein Verfahren der Humanistischen Psychotherapie oder der Körperpsychotherapie.

Röhricht/Geuter beschreiben im neuen Übersichtswerk zur Psychosomatik (Egle et al. 2020) die Körperpsychotherapie als klinisches Verfahren vor dem Hintergrund ihrer historischen Wurzeln ebenso als eine eigenständige »fünfte Säule«. Die Körperpsychotherapie gehe theoretisch und praktisch anders als in den anderen Verfahren immer auch auf den Körper des Menschen, auf das körperliche Erleben seiner selbst und das in der Interaktion wichtige expressive und kommunikative Bewegungsverhalten ein.

An dieser Stelle wird ebenso diskutiert, dass sich die Körperpsychotherapie aufgrund ihres hohen integrativen Potenzials als integraler Baustein einer allgemeinen Psychotherapie, die nicht schulenspezifisch ist, etablieren könne.

Diese Vielfalt der Begrifflichkeiten und methodischen Vorgehensweisen ist für die Praxis eine Chance, kann aber auch unübersichtlich und verwirrend sein. Mit der Integrativen Leib- und Bewegungstherapie habe ich in diesem Buch versucht, eine Systematik, aufbauend auf dem *Tree of Science* (Wissenschaftsbaum), von den Metatheorien über die realexplikativen Theorien bis hin zur Praxeologie und zur Praxis zu geben, um zu veranschaulichen, wie differenziert Interventionen eingesetzt werden können und warum diese so durchgeführt werden. Ich hoffe, damit der Leserin nachvollziehbare Vorgehensweisen vermitteln zu können.

Unterschiede werden ohne Wertung und kritische Auseinandersetzung aus wissenschaftlicher Sicht dort beschreiben, wo es nötig ist, um der Leserin Klarheit zu vermitteln. Ein Beispiel sei genannt: Bei den meisten körperpsychotherapeutischen Methoden wird die motorisch-funktionelle Aktivierung der Patientinnen gerade bei

Schmerz als wichtig erachtet, diese werden jedoch mehr dem Arbeitsgebiet der Physiotherapeuten und Sporttherapeuten zugerechnet. In diesem Buch erläutere ich, warum diese Aktivierung auch in den Händen von Körperpsychotherapeuten gerade in Bezug auf medizinische Indikation, Motivation, Verhaltensänderungen und Volition sowie im Rahmen eines erweiterten körperpsychotherapeutischen Bewegungsbegriffes so wertvoll ist (vgl. Kapitel 6.2.1).

3.1.7 Weiterführende Literatur

Der Leserin sollen die o. g. Ausführungen eine kurze Übersicht zur Körperpsychotherapie vermitteln. Die Welt der Körperpsychotherapie ist insgesamt sehr komplex, vielfältig und von ganz unterschiedlichen Methoden und Denkansätzen geprägt.

Für eine umfassende und vertiefende Auseinandersetzung mit der Körperpsychotherapie empfehle ich das Handbuch zur Körperpsychotherapie von Marlock/Weiss 2006, die o. g. Werke und die beiden Bände von Geuter (Geuter 2015, Geuter 2019b). Eine kurze treffende und aktuelle Zusammenfassung findet sich in dem Beitrag »Klinische Körperpsychotherapie« von Röhricht/Geuter 2020. Die Fachzeitschrift »körper – tanz – bewegung« (Reinhardt-Verlag) vermittelt Grundlagen und Anregungen zur Theorie und Praxis psychotherapeutischer Arbeit mit dem Körper, mit Tanz und Bewegung. Die vierteljährliche Erscheinungsweise gibt einen Einblick in die vielfältige Welt körperpsychotherapeutischer und tanztherapeutischer Methoden.

3.2 Was ist die Integrative Leib- und Bewegungstherapie (IBT)?

Die Integrative Leib- und Bewegungstherapie (IBT) als Methode der Integrativen Therapie wird mit 14 Fragestellungen vorgestellt. Mit einer Auswahl von Grundkonzepten werden die theoretischen Bezüge und das therapeutische Vorgehen erläutert. Anschauliche Kurzbeispiele aus der leib- und bewegungstherapeutischen Arbeit mit schmerzerkrankten Patientinnen veranschaulichen der Leserin, die mit körpertherapeutischen, leibtherapeutischen und bewegungstherapeutischen Methoden noch wenig vertraut ist, die praktische Vorgehensweise. Ergänzend gibt es vertiefende Hinweise auf Primärliteratur.

3.2.1 Integrative Leib- und Bewegungstherapie (IBT)

ITB ist eine ganzheitliche Therapiemethode, die auf der Grundlage der Integrativen Therapie bewegungsagogische, leibtherapeutische und psychotherapeutische Maßnahmen miteinander verbindet. IBT ist eine ressourcenorientierte und persönlichkeitsbildende Methode. Sie kann übungszentriert-funktional, erlebniszentriert und konfliktzentriert in klinischen, heilpädagogischen, präventiven oder rehabilitativen Kontexten eingesetzt werden. In der IBT werden entspannungs-, atem- und körpertherapeutische Maßnahmen mit kreativer Medienarbeit und verbaler Aufarbeitung verbunden. Grundlegende Ziele sind die Reduzierung von akuter oder chronischer Stressphysiologie, der Abbau psychischer Belastungszustände, die Förderung einer gesunden Wohlfühlphysiologie und nicht zuletzt gesundheitsfördernde »Lebensstilveränderungen«.

3.2.2 Wie entstand die Integrative Leib- und Bewegungstherapie?

Die Integrative Leib- und Bewegungstherapie hat ihren Ursprung Mitte der 1960er-Jahre in Paris, wo Hilarion G. Petzold und Johanna Sieper daran gearbeitet haben, verschiedene Psychotherapie-, Kreativ- und Körpertherapieverfahren auf gemeinsame und unterschiedliche Wirkfaktoren hin zu untersuchen. Hieraus entstand ein neues Therapieverfahren, das, ausgehend von philosophischer Anthropologie (Marcel, Merleau-Ponty), von psychophysiologischer und neuropsychologischer Grundlagenforschung (Lurija, Bernšteijn) wirkkräftige Elemente verschiedener Therapierichtungen wie die ungarische Psychoanalyse (Ferenczi, Balint, Iljine), die humanistisch-psychologische Ansätze des Psychodramas (Moreno) und der Gestalttherapie (Perls, Goodman), der Bewegungs- und Leibtherapie (Gindler, Ehrenfried, Råknes, Budo-/Wushu-Kampfkünste, Petzold/Bloem, Moget) sowie der Verhaltenstherapie (Kanfer) unter einer systemischen Sicht verband: die Integrative Therapie (Petzold 2004). Von Beginn an war die Integrative Leib- und Bewegungstherapie als spezifische Methode zentraler Bestandteil des Verfahrens der Integrativen Therapie.

Das nachfolgende Schaubild 3-1 gibt eine Übersicht.

Mit Rückgriff auf die neurowissenschaftliche, klinisch-psychologische und sozialwissenschaftliche Forschung wurde gerade in der IBT eine sehr breite, innovative Praxeologie entwickelt. Für die Arbeit mit psychosomatischen Schmerzerkrankungen sind hierbei die Arbeiten von Hildegund Heinl, Orthopädin und Psychosomatikerin, als besonders herausragend zu erwähnen aufgrund der phänomenologisch-leiborientierten Vorgehensweise, ihrer Offenheit und ihres Menschenbildes, die der Leserin eine lebendige und leicht nachvollziehbare Praxeologie vermitteln. Ich empfehle neben den umfangreichen Artikeln (s. Bibliografie) insbesondere hierzu ihr Buch »Körperschmerz – Seelenschmerz« (2004). Darin werden ihre heilsamen Interventionen bei

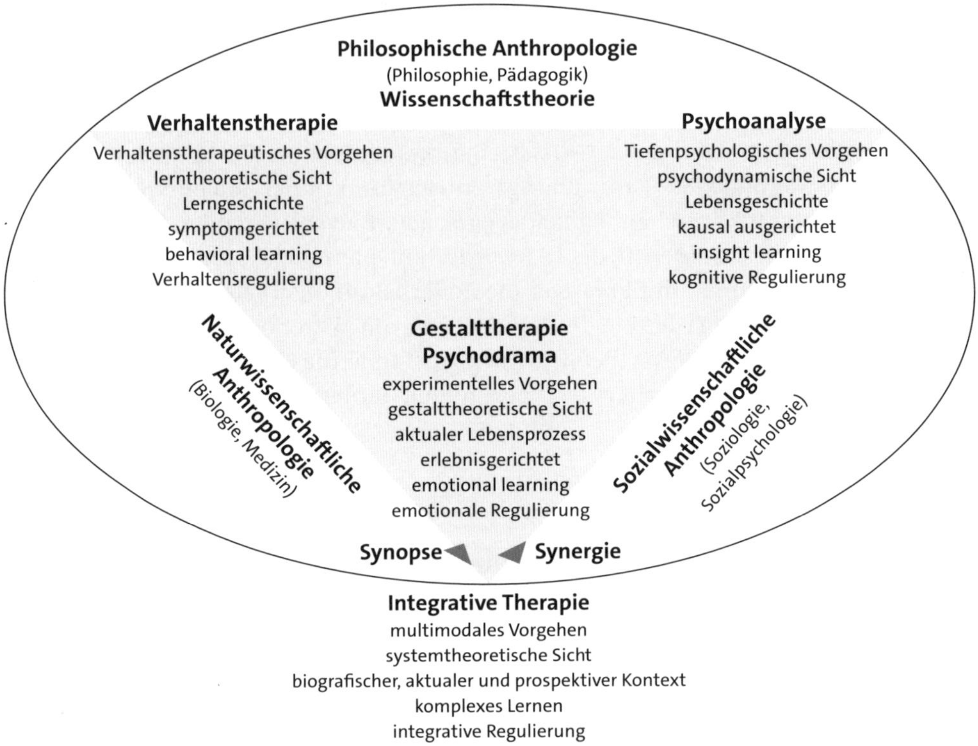

Abb. 3-1: Entwicklung der Integrativen Therapie (aus: Waibel/Jakob-Krieger 2009: Integrative Leib- und Bewegungstherapie).

den unterschiedlichsten Körperschmerzen gerade aus dem orthopädischen Bereich eindrucksvoll dargestellt. Hildegund Heinl kann man heutzutage als wichtige psychosomatische Mitbegründerin und Vertreterin des Integrativen Verfahrens betrachten.

3.2.3 Was bedeuten die Begriffe »integrativ«, »Leib« und »Bewegung«?

Bedeutung des »Integrativen«

Das Wort **»integrativ«** verpflichtet zu einem hohen Anspruch, denn es geht darum, das, was richtig, recht, wirksam und sinn-voll ist, zu verbinden, ohne in einen additiven Eklektizismus zu verfallen. Neue Praktiken und Techniken in ein Verfahren zu integrieren, bloß weil diese gerade en vogue sind, entspricht nicht unserem Ansatz. Es geht darum, mit anderen Verfahren und Methoden, ja, mit dem gesamten wissenschaftlichen Output (und der ist enorm) in einem ständigen diskursiven Austausch zu stehen, in POLYLOGEN, wie wir es sagen, um einen beständigen diskursiven und lebendigen Austausch zu pflegen. Leib-, Körper- und Bewegungstherapie, besonders wenn sie sich einem breiten Ansatz verpflichtet fühlt, der von der funktionalen bis hin zu intensiver Leib- und Bewegungsarbeit in der Entwicklungsspanne des Menschen reicht und auf eigenleibliches Spüren, Arbeit mit Gefühlen, Sinn, sozialer Bezogenheit und vitaler Evidenz in der klinischen Arbeit fokussiert, bedarf einer dauerhaften Auseinandersetzung und Reflexion im aktuellen wissenschaftlichen Feld. Als konkretes Beispiel führe ich unsere POLYLOG-Reihe an (www.ibt-verein.de/polylog), wo bekannte Wissenschaftler und Lehrtherapeuten in einem ständigen Praxis- und Theorieaustausch zu Themen wie Aggression, Zwischenleiblichkeit, verschiedenen Krankheitsbildern, Virtualität und die Auswirkung auf Menschen usw. stehen. Ziel hierbei ist es, ein hohes Maß an Vernetzung von Wissen metatheoretischer, theoretischer und praktischer Art zusammenzuführen.

Das Phänomen chronischer Schmerz ist mehrperspektivisch zu sehen. Das aktuelle bio-psycho-sozial-ökologische Verständnis des chronischen Schmerzes macht dies ohnehin schon deutlich. Das heißt: Wenn wir Menschen mit chronischen Schmerzen therapeutisch begleiten wollen, dann müssen wir neben den Erkenntnissen der Medizin und Psychologie auch Neurobiologie, Arbeitswissenschaften und ebenso Ergebnisse anderer Forschungsrichtungen wie der Sozialmedizin, der Psychobiologie mitberücksichtigen, da sie verschiedene Chronifizierungsfaktoren herausgearbeitet haben. Voraussetzung für ein solches Vorgehen ist die Fähigkeit, eine exzentrische Position einzunehmen und die Erfahrungen und Kenntnisse verschiedener Fachrichtungen zu integrieren. Dadurch werden unterschiedliche Wissensbestände miteinander vernetzt, sodass Neues entstehen kann. Ich werde also dort, wo es notwendig und sinnvoll erscheint, die neurophysiologischen Grundlagen des Schmerzerlebens mit den Ergebnissen anderer Forschungsrichtungen und mit praktischen Erfahrungen in Beziehung setzen, um einige grundlegende Regeln für eine in erster Linie übungszentriert-funktionale Bewegungstherapie mit erlebniszentriert-agogischen Anteilen zu entwickeln.

Integrativ heißt aber auch, für unsere Patienten ein breites Repertoire an therapeutischen Möglichkeiten zur Verfügung zu haben, um eine gute Passung zu finden. Bewegung ist gut bei Schmerz, das kann man getrost als evidenzbasiert verzeichnen. Es ist jedoch eine besondere Herausforderung, gerade adipöse Schmerzpatienten zu Bewegung zu motivieren. Und welche Bewegung meine ich? Ausdauertraining, Schwimmen, spielerische Bewegung, Tanz, Fahrrad fahren? Letztendlich entscheidet nicht, dass aufgrund einer aktuellen Studie z. B. Tai-Chi bei Fibromyalgiepatienten wirksamer als Ausdauertraining ist (Wang/Schmid et al. 2018), sondern wie ich meinen Patienten zu einem gesünderen und bewegungsaktiveren Lebensstil verhelfen kann. Hierzu sind menschliche Beziehungsqualitäten notwendig (vgl. Kapitel 5.3), fachliche Qualitäten, Fachwissen über Motivation und Volition sowie ein gutes Repertoire an Bewegungsformen, die aus fachlicher Sicht bei Schmerzpatienten sinnvoll eingesetzt und umgesetzt werden können.

So kann man abschließend zum Integrationsgedanken Petzold zitieren, der 2000 formuliert hat:

> »Erarbeite therapeutische Konzepte und Methoden so, dass sie an die Grundlagenwissenschaften (z. B. Psychologie, Neurobiologie, Medizin) und die Forschungsergebnisse der Psychotherapieforschung anschlussfähig sind und durch neue Forschung überprüft werden können. Entwickle Beiträge so, dass sie nicht nur der eigenen Richtung dienen, sondern für das gesamte Feld der Psychotherapie und vor allem für PatientInnen von Nutzen sind. Was wirklich grundlegend wichtig ist, muss *für alle Richtungen* und für PatientInnen Bedeutung haben und mit ihnen *partnerschaftlich* umzusetzen sein.«

In dieser Tradition soll auch das vorliegende Buch stehen. Kommen wir nun zum Begriff des Leibes.

Bedeutung von »Leib« und »informierter Leib«

Der Begriff des Leibes ist vielen Menschen zunächst fremd. Wir unterscheiden generell zwischen Körper und Leib. Der Körper ist der biologische Organismus und damit materielle Grundlage aller Lebensprozesse. Leben und Lebendigkeit erfordert einen Körper und damit wird der Körper zum Leib. Der Körper benötigt aber als reine materielle Basis zunächst kein Leben, keine Lebendigkeit und keine Subjektivität. Er ist tote Materie. Hermann Schmitz (Schmitz et al. 2010), Leibphilosoph und Leibphänomenologe, geht sogar so weit, dass er sagt, wir benötigen den Begriff des Körpers nicht. Der Mensch mit seinen Gedanken, Gefühlen, Willensakten, seinen psychischen und geistigen Prozessen, seiner Personalität ist daher nicht auf einer rein materiellen körperlichen Ebene zu erfassen. Wir bezeichnen diese Phänomene als transmateriell. Dementsprechend definieren wir den chronischen Schmerz im Weiteren auch als transmaterielles Phänomen. Für den lebendigen, bewegten Körper verwenden wir grundsätzlich nur den Leibbegriff. Das hat auch den Vorteil, dass es von vornherein eine cartesianische Begriffsspaltung und entsprechend implizites Denken verhindert.

Petzold (1988a) unterscheidet zwischen dem perzeptiven Leib (Wahrnehmungsleib), dem expressiven Leib (Ausdrucksleib), dem memorativen Leib (Erinnerungsleib), dem reflexiven Leib (Nachdenk-Leib) und dem prospektiven Leib (Zukunftsleib). Für unsere Schmerzpatientinnen sind alle Ebenen in ihrem Alltag äußerst bedeutsam. Hierzu ein kleines Beispiel:

PROZESSBEISPIEL

Der 49-jährige Patient mit wiederkehrenden heftigen Kreuzschmerzen, zunächst sehr somatisch fixiert, erlebt in der Gruppe auf der memorativen Leibebene, dass in der Vergangenheit nicht nur bei den anderen Gruppenmitgliedern, sondern auch bei ihm »manches schiefgelaufen ist«, so seine Worte. Schläge habe er häufig erfahren, zumeist Stockhiebe seines Vaters, später im DDR-Gefängnis. Mit Stäben kann er in der IBT nicht arbeiten (perzeptiv), das triggert sofort die alten Erfahrungen, allein der Anblick sei schon schmerzhaft für ihn. Über die Sprache (expressiver Leib) kann er dies ausdrücken. Er zitiert aus Bettina Wegeners Lied »Sind so kleine Hände« den

Satz: »Menschen ohne Rückgrat haben wir schon genug …«. Bei weiteren Reflexionen über die Zusammenhänge (reflexiver Leib) wird ihm deutlich, dass die vergangenen Schläge vergleichbar mit vielen Grenzübertretungen in seinem jetzigen Leben sind. In Zukunft (prospektiver Leib) will er das nicht mehr zulassen und sich schützen.

Die Förderung unserer Patientinnen auf den verschiedenen Leibebenen ist wichtig zum Verstehen und Verändern chronischer Schmerzen.

Das Leibparadigma ist zentral in der Integrativen Leib- und Bewegungstherapie. Wir sprechen vom »informierten Leib« (Petzold 1992/2002). Darunter sind die neurobiologischen Prozesse von Lernen und Gedächtnis, von Fühlen (emotion), Denken (cognition), Wollen (volition), Handeln (action), Kommunizieren (communication) zu verstehen, die »leibhaftig« in neuronalen und immunologischen Prozessen der »Regulationskompetenz und -performanz« stattfinden durch Genexpression und Genregulationen. Diese komplexen Vorgänge haben Neurowissenschaftler, Physiologen, Neuropsychologen wie Bernstein und Lurija in Russland und Kandel, Damasio sowie LeDoux im angloamerikanischen Raum, um nur einige zu benennen, begonnen zu erschließen. Durch Wahrnehmung und Verarbeitungsprozesse von Wahrgenommenem wird der Leib durch das soziokulturelle und ökologische Umfeld »informiert«, bilden sich neuronale Strukturen und dadurch wurde das Gehirn im evolutionären Prozess ein »social brain«. Evolutionsbiologische und -psychologische Überlegungen sind bedeutsam. Gleichzeitig ist es der ganze, leibhaftig in der Welt anwesende Mensch, der informiert wird, das Leibsubjekt, eingebettet in die menschliche Kultur. Mensch und Kultur, und das werde ich häufig in diesem Buch begründen, sind etwas anderes als »Neurobiologie« pur. Die Emergenzprozesse (Herauskommen neuer Eigenschaften, neue Seinsstufen) des »informierten Leibes« sind grundlegend für Bewusstsein, Selbsterleben und Kultur. Sie dürfen aber nicht mit diesen Phänomenen gleichgesetzt werden. Die Frage der Verbindung von neurowissenschaftlicher und phänomenologisch-hermeneutischer Leibtheorie stellte sich bereits im vorangegangenen Kapitel. Es geht darum, sich in unterschiedlichen Diskursen anzunähern: den neurobiologischen, den phänomenologisch-hermeneutischen und den psychologischen (den klinisch-, entwicklungs-, sozialpsychologischen) sowie den kulturalistischen (Kunst, Literatur, Geschichte). Der chronische Schmerz fordert gerade zu diesen Diskursen heraus. Leib- und bewegungstherapeutische Prozesse unterstützen bei diesen Annäherungsvorgängen und und prägen diese. Sie müssen Menschen helfen, dysfunktionale neurophysiologische Prozesse neu anzubahnen und sich und ihr Umfeld besser zu verstehen, Sinn für sich und ihr Leben zu finden. Das alles vor dem Hintergrund des komplexen soziokulturellen Geschehens einer transversalen Moderne mit ihren vielen Herausforderungen (Umweltkrise, Krieg, totalitäres Denken usw.) und der beständig fortschreitenden Wissens- und Erkenntnisströme, in denen wir Menschen uns allmählich immer umfassender zu verstehen beginnen (vgl. Petzold 2002). Ein vorsichtiges Voranschreiten ohne einseitige oder reduktionistischen Festschreibungen ist ein wesentliches Ansinnen in diesem Buch.

Somit kommen wir abschließend zum Begriff der Bewegung.

Bedeutung des Begriffs »Bewegung«

Jede bewegungstherapeutische Methode verfügt über einen mehr oder weniger präzise definierten Bewegungsbegriff. Bewegung wird aus der Sicht der IBT als ein metatheoretisches Konzept aufgefasst mit epistemologischen, ontologischen und anthropologischen Implikationen. Ein wichtiges Charakteristikum hierbei ist die methodische Suchbewegung: Erkenntnis entsteht mit unseren Patientinnen in der systematischen Suchbewegung nach Ursachen, Auswirkungen und Erleben des Schmerzes. Unser Bewegungsbegriff begrenzt sich somit nicht nur auf die »bloße Lokomotion«, die Fortbewegung eines Dingkörpers von einer Stelle im Raum zu einer anderen, oder einer rein funktionalen Bewegung, wie wir sie aus der Physiotherapie, dem Sport oder der Ergotherapie kennen. Er ist vielmehr auf das Lebensphänomen »Bewegung« gerichtet. An die »e-motio«, die nach außen in die Welt gerichtete Bewegung des berührten, affizierten Leibes. Sie schließt gedankliche Beweglichkeit ein. Geistige Regsamkeit und innere Bewegtheit, die Bewegungen des sozialen Miteinanders, Zu- oder Abneigungen, Hin- oder Wegwendungen sind oft schmerzhafte Bewegungen im Lebenskontext unserer Patientinnen. Wir bewegen uns somit gemeinsam auf dem Lebensweg unserer Patientinnen, manchmal von den ersten Lebensjahren an, wobei wir nur atmosphärisch die damaligen Geschehnisse, guten Erfahrungen und das gesamte Leid erfassen können, über die Schulzeit, die Zeit der Pubertät, des Jugendalters usw.

H. Petzold formuliert es folgendermaßen (Petzold 1991):

> »Bewegung heißt Aktivität in einer gegebenen Gegenwart, heißt immer auch Herkommen und stets auch Fortgang. Vergangenheit, Gegenwart und Zukunft kennzeichnen »Bewegung im Ablauf«. Diese Zeitstruktur unseres Bewegungskonzeptes [...] verlangt von uns, den Lebensweg in seiner Gesamtheit in den Blick zu nehmen, Anfang und Ende, Geburt und Tod und die ganze Erstreckung, die zwischen diesen beiden Extrempolen menschlicher Existenz liegt. [...] Doch diese Aussage steckt nicht nur einen Rahmen für therapeutische Verstehensprozesse und Handlungsstrategien ab, sondern verweist auf eine Lebensorientierung, für die die Offenheit des Horizontes, die Vielfalt von Zielen und Wegen kennzeichnend ist. Eine solche *philosophy* spannt einen weiten Freiheitsraum aus. Sie bietet – vordergründig gesehen – wenig Sicherheiten, und das macht Angst. Die Menschen haben die Tendenz, sich an gut ausgezeichnete, gradlinige Straßen zu halten. Die Schönheiten abgelegener Routen, verborgener Pfade gehen ihnen dabei verloren.«

Somit ist in der Arbeit mit unseren Schmerzpatientinnen immer eine bewegte Arbeit in der gesamten Lebensspanne erforderlich. Schmerz hat viele Gesichter und nachvollziehbare, aber auch völlig unbekannte komplexe Ursachen. Wir können uns mit kreativen Medien und vielfältigen Ausdrucksmöglichkeiten den wichtigen Lebensmomenten und -orten in unserer Lebenspanne zuwenden, um den Schmerz in seiner Verursachung zu verstehen und diese Ereignisse narrativ und emotional einzuordnen.

Gerade die körpertherapeutischen und bewegungspsychotherapeutischen Methoden machen es möglich, Patienten auch in den ersten drei vorsprachlichen Lebensjahren zu begleiten, in denen wir basale leibliche Erfahrungen machen, die unserem bewussten Verbalisieren noch nicht zugänglich sind. Wo die Sprache versiegt, sind andere therapeutische Mittel gefordert wie Leiberleben, atmosphärisches Erleben, Symbolisierung, Körperausdruck u.v.a. Die Bewegung in Form der Kommotilität zielt auf diese frühe Zeit. Das intrauterine, pränatale Miteinander ist Kommotilität, lange bevor die Kindsbewegungen für die Mutter bewusst spürbar werden. Das Konzept der Kommotilität wurde von Petzold Anfang der 1970er-Jahre entwickelt (ebd.). Es geht von der Beobachtung grundsätzlicher Lebensphänomene als Bewegungsaktionen aus: von der nonverbalen Interaktion zwischen Eltern und ihren Säuglingen, Kleinkindern, von Spielsituationen unter Kindern durch die Beobachtungen von Gruppen- und Mannschaftsspielen, in denen die Bewegungen des einen auf die des anderen höchst präzise abgestimmt sind. In all diesen Situationen kann festgestellt werden, dass sich der bewegende Leib »mit der Welt« bewegt, Bewegung sich ausrichtet an den Bewegungen anderer Menschen, sie vorwegnehmend, Reaktionen antizipierend. Es erfolgen Feinabstimmungen und Ko-orientierungen in der Wahrnehmung, Koordination in den Aktionen – in der motorischen Performanz wie in der emotionalen Reaktion –, in der gedanklichen Ausrichtung wie in situativen Bewertungen. Werden gelungene und gesunde Bewegungsinteraktionen bewusst im Alltag wahrgenommen, dann sind die sensomotorischen, emotionalen, kognitiven und volitionalen Phänomene eingeschränkter Bewegungsmuster in einer Schmerzgruppe gut zu beobachten. Übrigens auch für die Mitpatientinnen, die buchstäblich in den Gruppeninteraktionen aufgefordert werden, das Gegenüber wahrzunehmen. Im Praxisteil des Buches werden dazu viele Beispiele beschrieben. Die Kommotilität findet sich als Grundphänomen bewegter Interaktion zwischen Menschen. Bei Schmerzerkrankungen ist ein herausstechendes Faktum die Einschränkung oder Störung des bewegten Zusammenspiels, des Miteinanders in der Bewegung. In der IBT wird deshalb durch eine Vielfalt von Erfahrungsangeboten sowohl in Einzeltherapie, dyadischer Therapie, triadischer Therapie und in der Gruppe mit Imitation, Synchronisation, Spiegelung o.Ä. von Bewegung und Bewegungsabläufen gearbeitet. Patientinnen sollen hierbei die Fähigkeit (wieder-) erlernen, sich einzustimmen, sich einfühlen zu können, sich mit- oder gegenzubewegen. Damit wächst Ausdruck und Lebendigkeit der Bewegung und dies führt zu Verbesserung, Gesundung und Heilung. Kommotilität ist damit als ein Basisprinzip therapeutischen Handelns anzusehen und bestimmt das therapeutische Prozedere der IBT für die praktische Arbeit in der Einzel- und Gruppentherapie nachhaltig.

Dieses komplexe Verständnis von Bewegung ermöglicht es, implizite Lebenserfahrungen und Beziehungsmuster in das Bewusstsein zu bringen. Entscheidend hierbei ist jedoch die Erfahrung, dass man gehen kann und dass man nicht allein gehen muss, denn IBT-Therapeuten sind Begleiter auf dem Lebensweg. Verirrungen, Verlassenheit, Verlorensein können wir durch Wegbegleitung mit Trost, durch Anteilnahme und Verstehen von erfahrenem Leid begegnen.

3.2.4 Hat die IBT ein Menschenbild?

Therapieformen haben in der Regel ein medizinisches, psychoanalytisches, behaviorales, systemisches oder humanistisches Menschenbild, um mal bei den großen Therapieverfahren zu bleiben. Die therapeutischen »Wege zum Menschen« – denn als solche kann man Bewegungs-, Körper- und Psychotherapien gleichsam verstehen – sind zumeist durch ihr implizites oder explizites Bild vom Menschen bestimmt. In der IBT gilt wie in der Integrativen Therapie:

> »Der Mensch – Mann und Frau – wird im Integrativen Ansatz als Körper[1]-Seele[2]-Geist[3]-Wesen gesehen, d. h. als **Leib**[4], als Leibsubjekt[5], das eingebettet ist in die Lebenswelt[6], in ein ökologisches[7] und soziales[8] Kontext/Kontinuum[9], in dem es mit seinen Mitmenschen[10] seine Hominität verwirklicht.« (Petzold 2004)

Die Körperdimension (1) erfordert körperorientierte Therapie, die Dimension des Seelischen (2) Psychotherapie, die des Geistigen (3) meditative, sinnorientierte Wege. Das alles umfasst der Begriff »Leib« (4), der als Leib-Selbst durch Subjektivität und Personalität (5) gekennzeichnet ist, deshalb Leibtherapie als Therapie der Persönlichkeit (sie umfasst Selbst, Ich, Identität). Menschen leben in der Lebenswelt, d.h. der persönlich wahrgenommen Welt ihres Lebens (6), die deshalb auch Thema der Therapie werden muss: als ökologisches Umfeld (7) – Wohnverhältnisse, Quartier, Landschaft sind da zu beachten, und natürlich auch das soziale Umfeld (8), das ggf. Familien- und Netzwerktherapie erfordert. All diese Dimensionen und Kontexte stehen in der Zeit, im Kontinuum (9) von Vergangenheit, Gegenwart, Zukunft, was in der Therapie berücksichtigt werden muss. Keine Dimension, auch nicht die prospektive, darf vernachlässigt werden. Sein Menschenwesen, seine Hominität, gewinnt man durch die Mitmenschen (10). Deshalb ist Therapie ein eminent zwischenmenschliches Geschehen, wirkt durch Beziehung und in Beziehungen. Dieses Konzept wird leiblich in der Schmerztherapie vom ersten Moment an subjektiv erlebbar gemacht, damit die Patientinnen dies explizit und implizit erleben dürfen.

PROZESSBEISPIEL

Ein neuer Patient in der Ausdauergruppe, in der alle Patienten aus dem Schmerzteam dabei sind, sagt: »Das macht doch keinen Sinn. Die Rollstuhlfahrerin kommt doch niemals mit mir mit. Ich bin schon Marathon gelaufen.« Im Rahmen der Therapie macht er nun eine Erfahrung körperorientierter Therapie (Ausdauer), seelischer Therapie (später merkt er, wie verletzend seine Aussage war), meditativer Therapie (denn bei einer Naturbetrachtung des Lebendigen geht es nicht um äußere Mobilität, sondern innere Beweglichkeit) und auch seine Bedeutung in der sozialen Gemeinschaft (er ist stolz, später die Bitte der Rollstuhlfahrerin erfüllen zu können, sie hoch auf den Berg im Park zu schieben). Seine stressbezogene, egozentrische Grundhaltung am Anfang der Therapie (Kontinuum) wird ihm im Laufe der Therapie immer bewusster, ebenso seine chronifizierten Rückenschmerzen, die sich in seiner »Lebenshaltung« ausdrücken.

Wir brauchen den Anderen, die Anderen, wir leben in sozialen Netzwerken als Weggeleit/Konvoi. Auch der Therapeut, die Therapiegruppe gehören neben Familie, Freunden, Kolleginnen und Kollegen zum Netzwerk, was in Therapien berücksichtigt werden muss. Denn dann gibt es keine »Einzeltherapie«, weil virtuell die relevanten Netzwerkpersonen immer wieder ins Spiel kommen – als Belastungen und Ressourcen.

Es wird deutlich, welche Wirkungen und Konsequenzen ein integratives Menschenbild für die Therapie hat. Ziel einer umfassenden Therapie ist es, die o. g. Dimensionen in der IBT bereitzustellen.

3.2.5 Hat die IBT ein wissenschaftstheoretisches Modell?

Die IBT ist an einem wissenschaftstheoretischen Modell orientiert, dem sogenannten »Tree of Science« (Petzold 1993). Dieser gliedert sich in vier wissenschaftsstrukturelle Ebenen:

- Metatheorien,
- klinische (realexplikative) Theorien,
- Praxeologie und
- Praxis.

Metatheorien sind Theorien von großer Reichweite. Es sind Theorien über das Wesen des Menschen, den Sinn des Lebens und die Geheimnisse der Welt. Ebenso weltanschauliche Annahmen, die wegen ihres umfassenden Charakters durch empirische Forschung nicht überprüft werden können. Sie werden durch Konsens- und Dissenzprozessen im Diskurs entwickelt. Das »Grundgesetz« ist z. B. eine metatheoretische Einigung, wie Menschen in der Bundesrepublik Deutschland zusammenleben.

Das Leibkonzept ist eine wichtige Metatheorie im Rahmen der Integrativen Therapie.

Zu den **Metatheorien** gehören Erkenntnistheorie, Wissenschaftstheorie, Kosmologie, Anthropologie, Gesellschaftstheorie, Ethik und Ontologie.

Realexplikative Theorien sind Theorien »mittlerer Reichweite«. Sie sind auf konkrete Situationen bezogen, wie sie von den angewandten Humanwissenschaften behandelt werden. Sie haben eine geringere Reichweite als Metatheorien. Sie sind für die empirische Überprüfung ihrer Annahmen und Aussagen prinzipiell geeignet. Aber eine Erforschung ist derzeit noch nicht für alle Annahmen und Aussagen geeignet. Zu diesen Theorien gehören z. B. die Allgemeine Theorie der Beratung und Therapie, Psychotherapieforschung, Persönlichkeitstheorien, Entwicklungstheorien, Gesundheits- und Krankheitslehre sowie die Theorie von Institutionen.

Die Unterscheidung zwischen akutem und chronischem Schmerz ist beispielsweise hier eine wichtige Fragestellung.

Praxeologie ist die Wissenschaft von der »systematischen Praxis«. Es ist die Lehre von der Umsetzung theoretischer Konzepte in Praxis bzw. von der Theorie methodisch-praktischer Maßnahmen. Die Praxeologie ist spezifisch, z. B. hier für Schmerzpatientinnen dargestellt. In allen Bereichen tauchen jedoch übergreifende und allgemeine Elemente auf, z. B. sprechen wir in der Gruppentherapie von spezifischen Gruppenprozessen. In der Praxeologie kommen alle Bereiche der Metatheorien und realexplikativen Theorien zum Tragen. Dies ermöglicht die Entwicklung übergreifender Integrationsprinzipien auf der Praxisebene, welche sich wiederum auf die Theorieebene bzw. Theoriebildung auswirken. Praktische Erfahrungen und wissenschaftliche Erkenntnisse durchdringen sich gegenseitig, führen zu einer Veränderung der Perspektiven und zu einer Erweiterung des Verständnishorizonts.

Zur Praxeologie gehören u. a. Prozesstheorien, Interventionslehre, Theorien zu Settings, Fokal-, Kurzzeit- und Langzeittherapie, Lehre von den Techniken, Methoden, Stilen.

Die **Praxis** ist die konkrete Umsetzung von Theorie- und Erfahrungswissen aus Metatheorien, realexplikativer Theorie und Praxeologie in die therapeutische Arbeit. Hieraus wählt der Praktiker seine Interventionen. Diese sind wesentlich beeinflusst von den durch die Patientin hervorgerufenen Resonanzen bei der Therapeutin. Das praktische Handeln gründet sich stets auf intersubjektive Bezogenheit. Die Praxis findet in dyadischer Form und in Gruppen statt. Der Rahmen und die Dauer der Therapie in unterschiedlichen Institutionen haben erheblichen Einfluss auf die Ergebnisse.

Dieses Buch setzt sich schwerpunktmäßig mit der Praxeologie und Praxis chronischer Schmerzerkrankungen auseinander. Maßgebliche Konzepte zur Metatheorie und zu den realexplikativen Theorie werden erörtert. Die Leserin erhält hierzu insbesondere zahlreiche und ausführlichere Quellen- und Vertiefungshinweise. Daher werden die weitergehenden Werke der genannten Autorinnen besonders empfohlen.

3.2.6 Welche Rolle spielt die therapeutische Beziehung in der IBT?

Die therapeutische Beziehung ist absolut zentral in der IBT und in der Arbeit mit Patientinnen, die unter chronischen Schmerzen leiden, besonders wichtig. Daher wurde diesem Aspekt ein eigenes praxeologisches Kapitel gewidmet (Kapitel 5.3).

3.2.7 Was versteht man unter intersubjektiver Ko-respondenz?

Intersubjektive Ko-respondenz ist ein Herzstück der Integrativen Leib- und Bewegungstherapie und greift von der Metatheorie bis hin zur Praxis. Sie ist primordial, d. h. eine Grundvoraussetzung des Beziehungsgeschehens von Menschen im gemeinsamen »Sein in der Welt«. Wir gehen über unsere Mimik, Gestik, Haltung, unsere Sprache, ja, mit unserem gesamten Leib in Kontakt zum Mitmenschen und tauschen uns sowohl auf der bewussten wie der unbewussten Ebene aus. Wir ko-respondieren miteinander leibhaftig. Daher ist bei uns das ko-, das »mit« mittels eines Bindestrichs betont. Unser Leib ko-existiert in der Lebenswelt mit Anderen, eingebettet in primordialer Ko-respondenz. Wir Menschen sind Subjekte, Patientin und Therapeutin, d.h. jede verfügt über individuelle Erfahrungen, Erlebnisse und Wahrheiten. Diese werden in einem therapeutischen Prozess auf allen Sinnesebenen ausgetauscht. Bei chronisch seelisch verursachten Schmerzen werden unsere Patientinnen (Leibsubjekte) durch Erkrankung, Entwicklungsdefizite, Konflikte, soziale und ökologische Belastungen in ihrer Fähigkeit zu guter Ko-respondenz eingeschränkt. Ich gehe auf die intersubjektive Ko-respondenz immer wieder im Rahmen des Buches, aber besonders im Kapitel 5.3 »Die Bedeutung der therapeutischen Beziehung« ausführlich ein.

3.2.8 Gibt es eine besondere Methodik oder Technik, welche die IBT von anderen Methoden unterscheidet?

Die IBT hat ein breites Repertoire an methodischen Vorgehensweisen und Techniken entwickelt. Eine Übersicht ersehen Sie hierzu im folgenden Kapitel 3.2.9. Ein zentraler Zugang zum eigenen Leib ist jedoch das **Spüren** bzw. **eigenleibliche Spüren** (Schmitz 2007). Man könnte ihn auch als den »Königsweg« zu eigenleiblicher Bewusstheit (awareness) bezeichnen.

Spüren heißt, sich den Regungen des Leibes zu öffnen, denn das eröffnet dem Menschen einen Zugang zu sich selbst und zur Welt.

In der Arbeit mit Schmerzpatientinnen wird das eigenleibliche Spüren oft durch das alleinige Spüren des Schmerzes überdeckt. Häufig sind Einschränkungen in der Affektwahrnehmung zu beobachten, es kann auch eine erhöhte physiologische Reaktionsbereitschaft bestehen, ebenso eine Fehlbewertung körperlicher Empfindungen durch einen interozeptiven Wahrnehmungsstil: Normale körperliche Empfindungen werden intensiver wahrgenommen und als Zeichen von Erkrankung gedeutet, z.B. leichte Spannungsschmerzen nach dem Muskelaufbautraining.

Hier ist die Leib- und Bewegungsarbeit gerade zu Beginn der Therapie oft schwierig, weil vor allem Patienten bei Spür- und Erfahrungsangeboten zumeist am Anfang auf den Schmerz fokussiert sind und wenig Differenzierungsfähigkeit besteht. Durch die Förderung angenehmer Sinneserfahrungen, die Förderung leiblicher Differenzierung und wenn sie den eigenen Leib auch als Ressource erleben, korrigieren sie konditionierte Erwartungen (»Bewegung tut weh«), lernen die Patientinnen zu differenzieren (»Ärger ist eine wichtige Emotion zur Abgrenzung«) und ihre Krankheitsauffassung verändert sich (»Auch sozialer Schmerz ist ähnlich schmerzhaft wie körperlicher Schmerz«). Sie werden angeleitet, ihre Aufmerksamkeit auf andere Leibinseln (Schmitz 2007) zu fokussieren bzw. konditionierte Erwartungen zu relativieren.

PROZESSBEISPIEL Unangenehme/angenehme Leibinsel

In der Selbstregulationsgruppe berichten einige Patientinnen, dass sie hauptsächlich den andauernden Schmerz wahrgenommen hätten. Es sei ihnen nicht möglich gewesen, die allgemeine Entspannung mitzumachen. Wir machen daraufhin eine geführte Atemübung. Diese wird dann ganz anders erlebt: leicht, entspannend und sehr wohltuend.

PROZESSBEISPIEL Konditionierte Erwartung

Die Therapeutin kündigt an, sie möchte die Gruppe nun in die Jacobson-Entspannung einführen. Sofort entsteht ein Widerstand bei mehreren Gruppenmitgliedern. Da würden sie nicht mitmachen, das hätten sie nur negativ erlebt. Die Therapeutin ist verwundert. Allmählich stellt sich heraus, dass diese Gruppenmitglieder sehr negative Erfahrungen mit Jacobson-Entspannung gemacht hätten: in engen, stickigen Räumen, wo man nah aufeinander saß und der Therapeut gelangweilt irgendwelche formelhaften Sätze vom Blatt ablas ...

Später, als die Therapeutin eine abgeänderte Form von Jacobson-Entspannung machte mit physiotherapeutischen Elementen und systematischer Entspannungsbeobachtung, war die ganze Gruppe begeistert. Im Grunde war die Technik die gleiche, nur die Vorgehensweise und das Setting waren anders.

Das eigenleibliche Spüren wird in der IBT gefördert durch

- das Fokussieren auf den eigenen Körper u. a. mithilfe von kreativen Medien,
- das Experimentieren mit Haltung, Mimik, Gestik, Atem und Bewegung sowie
- die systematische Exploration des Körpers des Patienten durch den Patienten selbst, mit Mitpatienten und/oder durch den Therapeuten.

Hierbei werden unterschiedliche Modalitäten (vgl. Kapitel 6) eingesetzt.

3.2.9 Könnte man die IBT auf einem Blatt kurz darstellen?

Ja, obgleich die IBT eine sehr komplexe Therapieform ist, zeichnet sie sich durch Klarheit, Strukturiertheit und Übersicht aus. Wir legen Wert darauf, dass IBT als ein durchdachtes und strukturiertes »Handwerk« gut gelehrt werden kann.

Die Integrative Leib und Bewegungstherapie ist eine **Methode** im **Verfahren** der Integrativen Therapie. Als Methode hat sie konsistente, theoriegeleitete Strategien, die in diesem Buch in Bezug auf den chronischen Schmerz vorgestellt werden. Eine Methode kann spezifische **methodische Ansätze** entwickeln wie die Ausdauertherapie (→ Kapitel 6.2.1). Auf die **Modalitäten** der IBT werde ich besonders ab Kapitel 6 eingehen, **Techniken** werden ebenfalls beispielhaft erläutert. Der Einsatz von **Medien** ist sehr hilfreich für das Bewusstmachen impliziter Lebenserfahrungen und in der Förderung von emotionalem Ausdruck. Ich werde viele Medien, insbesondere Naturmaterialien, vorstellen. **Stile** des therapeutischen Vorgehens werden sehr individuell in der Gruppen- und Einzelarbeit eingesetzt, wobei wir schon bei den verschiedenen Ausrichtungen sind. In der Schmerztherapie ist die **halb-offene Gruppentherapie** neben der gezielten **Einzeltherapie** die häufigste Anwendungsform.

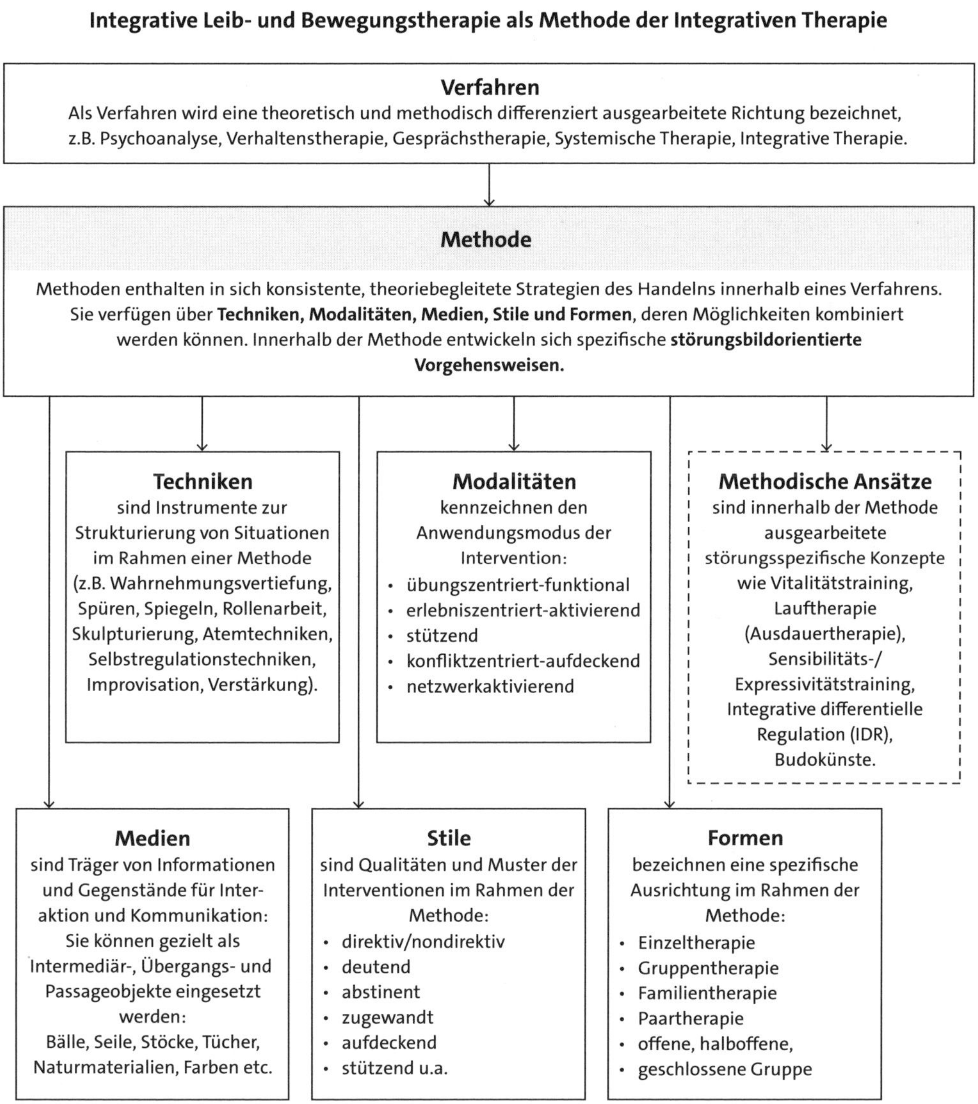

Abb. 3-2: Integrative Leib- und Bewegungstherapie in der Übersicht (aus: Waibel/Jakob-Krieger 2009).

3.2.10 Gibt es eine Theorie in der IBT, die auch in anderen Verfahren bekannt geworden ist?

Ja, es ist ein Auszug aus der Persönlichkeitstheorie von Prof. Petzold: die »Fünf Säulen der Identität«, die heutzutage in unzähligen Publikationen im Bereich, Pädagogik, Psychologie, Psychotherapie, Betriebswissenschaften, Coaching, Supervision, Therapie und vielen weiteren u. a. im Internet zu finden sind. Gerade weil sie ein hervorragendes überschaubares Modell menschlicher Persönlichkeit darstellen, das in seiner Komplexität auf Fünf Säulen reduziert ist und alles beinhaltet, was für Menschen in ihrer Identität wichtig ist. Damit kann man gut in der Diagnostik, Therapie und sogar in der Forschung arbeiten. Venkat (Venkat 2021) nutzt beispielsweise dieses Modell zur Veranschaulichung einer biopsychosozialen Therapie bei Schmerzerkrankungen unter einer kultursensiblen und genderperspektivistischen Sichtweise. Eine Abbildung zu den Fünf Säulen (Abb. 4-5) finden Sie in Kapitel 4.

Schattauer Medien-Archiv 1: Eine Übungsanleitung zu den »Fünf Säulen der Identität« für die persönliche Selbsterfahrung und zur Anleitung für die Patientinnen finden Sie im Schattauer Archiv mit Ihrem Zugangs-Code.

Auf dieses sehr bekannte Modell der »Fünf Säulen der Identität« werde ich sowohl in der Diagnostik (vgl. Kapitel 4) als auch in der therapeutischen Anwendung (vgl. Kapitel 6) eingehen.

3.2.11 Welche Bedeutung hat Lernen in der IBT?

Durch Lernen wird der Umgang mit sich selbst, den Mitmenschen und der Welt in den konkreten Lebensvollzügen ermöglicht. Lernen heißt immer auch Veränderung auf vielfältigen Ebenen. Wir sprechen in der IBT vom komplexen Lernen. Lernen wird nach unserer Auffassung in hohem Maße veränderungswirksam, wenn sich in ihm

- körperliches Erleben,
- emotionale Erfahrungen und
- kognitive Einsicht in
- zwischenmenschlicher Bezogenheit

zu Ereignissen von **vitaler Evidenz** verbinden, die ein anderes **Wollen** und Handeln oft erst möglich machen.

In der Therapie sollten vitale Evidenzerlebensmöglichkeiten hergestellt werden, weil diese leibliche Einsichten vermitteln, die nicht nur als verstandesmäßig »richtig« erkannt werden (»ich verstehe, das ist richtig«), sondern begleitet sind von tiefem körperlichem Erleben (»ich spüre, das ist richtig«) und emotionaler Übereinstimmung (»wenn ich das so mache, habe ich ein gutes Gefühl«). Wenn außerdem eine Kongruenz zu den sozialen Beziehungen stattfindet, sind das optimale Lernvoraussetzungen.

Körperliches Erleben zeigt sich in der Spannung, Entspannung, Engung, Weitung, Erregung, Erleichterung, in der Mimik, Gestik, Haltung und Bewegung. Veränderungen kann das gut geschulte Auge des Therapeuten wahrnehmen. Körperliche Verhaltens- und Haltungsmuster können durch Bottom-up-Approaches verändert werden (z. B. Umstimmungen über eine aufrechte Haltung). Populär geworden hierzu sind die sogenannten »Embodiments«, auf die ich in Kapitel 6.3.6 eingehen werden.

Emotionale Erfahrungen sind damit eng verbunden, da durch »movement produced information« physiologische und emotionale Prozesse verschränkt werden (Shafir 2016). Die Modulation von Gefühlen und Stimmungen verändert »emotionale Ereignisbewertungen« (valuations). Neue Möglichkeiten des »emotings«, des Aufrufens oder der Regulation von Gefühlen, sind für Veränderungsprozesse unerlässlich, z.B. wenn der dauerhafte Schmerz einfach nur schlechte Stimmung macht. Wir beschreiben solche Veränderung als »Arbeit an den emotionalen Stilen«.

Kognitive Einsicht heißt, dass die aktuelle Situation von außen betrachtet werden kann und ein anderer kognitiver Bezugsrahmen z. B. durch eine systematische Analyse der bisherigen Gedankengänge gefunden wird. Beim Lernen werden neue Wege gegangen, neue Inhalte und Bedeutungen aufgenommen und andere Bezüge hergestellt.

Lernen ist dann besonders produktiv, wenn es in **interpersonalen Systemen von Bezogenheit**, in zwischenmenschlichen Beziehungen stattfindet: in der therapeutischen Beziehung zwischen Therapeutin und Patientin oder in den interpersonalen Beziehungen einer therapeutischen Gruppe oder Gemeinschaft. Lernen hat jedoch auch viel mit **Veränderungswillen** zu tun. Nicht selten müssen bei Patienten »*volitionale Stile*« des Entscheidens und des Durchtragens selbst verändert werden, gerade bei chronischen Schmerzerkrankungen, wo möglicherweise Rentenbegehren, Begehren nach regressiver Versorgung oder andere Formen der Vermeidung implizit oder explizit im Hintergrund stehen. Die Lebensgeschichte dieser Patientinnen ist nicht selten eine Anhäufung defizitärer Erfahrungen und Ungerechtigkeiten. Es ist verständlich, dass diese »nachgeholt werden wollen«, die Schmerzsymptomatik sich jedoch hierbei kaum verändert.

Diese Aspekte gehören zu den schwierigsten Fragen der Leib-, Körper- und Bewegungstherapie. Das Willensthema ist in der Psychotherapie, aber auch in den Spezialtherapien bislang zu kurz gekommen.

PROZESSBEISPIEL

Eine 54-jährigen Patientin hatte schon mehrere Rentenanträge gestellt, die jedoch immer wieder abgelehnt wurden. In den vergangenen klinischen Aufenthalten zeigten sich teilweise Verbesserungen (Schmerzreduktion, Gewichtsabnahme, bessere Mobilität), die jedoch beim nächsten Aufenthalt zumeist nicht nachhaltig waren. Sie machte dafür hauptsächlich ihre Arbeit als Kassiererin in einer Discounter-Kette verantwortlich. Diese sei zu schwer, zu hektisch und mit wenig Anerkennung verbunden. Und in ihrem Alter können sie den Job nicht mehr wechseln, da nehme sie niemand. Eine wirkliche Veränderung ihres passiven Lebenskonzepts gelang nicht. Ausdauertherapie und körperliche Aktivitäten hasste sie …

Drei Jahre später kam sie wieder. Ich erkannte sie kaum wieder, sie war adipös, nur schwer beweglich und atmete heftig schon bei den geringsten Anstrengungen. Auf meinen erstaunten Blick sagte sie: »Ja, ja, Sie erkennen mich nicht wieder. Vor eineinhalb Jahren wurde meinem Widerspruch zum abgelehnten Rentenantrag überraschend stattgegeben.« Anfangs habe sie sich gefreut, doch jetzt sei sie depressiv, haben keinen Lebenssinn mehr, würde nur noch stundenlang fernsehen. Sie merke, wie ihr die Arbeitskolleginnen, aber eben auch die tägliche Mühe, etwas zu tun, fehle. Sie sei nur noch träge und faul geworden. Sie schäme sich vor sich selber.
Wir versuchten einen neuen Anfang ...

3.2.12 Wird in der IBT gedeutet?

Deuten ist in der IBT nicht mit bloßem verbalen »Erklären« oder »Auslegen« gleichzusetzen. Der Gewinn von Erkenntnis ist ein sehr komplexer Prozess, der keineswegs nur in distanzierter, abstrakter verbaler Form gewonnen wird, sondern vielmehr stets in intersubjektiver, »zwischenleiblicher« Ko-respondenz erfolgt. In der wechselseitigen guten Bezogenheit zwischen Therapeutin und Patientin, aber auch zwischen Patientinnen untereinander wird versucht, Sinn-, Bedeutungs- und Wertesysteme auf den unterschiedlichsten Ebenen des Bewusstseins zu erfassen.

Die nachfolgende Grafik der heraklitischen Spirale zeigt den sorgsamen Prozess des Verstehens und Erklärens auf.

In der klinischen Arbeit machen wir die Patientinnen mit dieser Vorgehensweise vertraut, damit sie sich selber in ihrem Handeln wahrnehmen, erfassen, verstehen und erklären können gemäß der heraklitischen Spirale (→ Abb. 3-3).

Zunächst geht es nur um die **Wahrnehmung**: Was sehe ich, was erspüre ich, was höre ich, was fällt mir auf? In dieser Phase wird nur die wache Wahrnehmung geschult. Häufig kommt es hier auch zu Erkenntnissen.

Das **Erfassen** heißt nichts anderes als »neutrale Wahrnehmung/Beobachtung« plus emotionales Fühlen. Das Wahrgenommene wird emotional – nicht verstandesmäßig – bewertet. Stimmungen, Gefühle und Atmosphären tauchen nun auf. Diese sollen frei geäußert werden, ohne zu bewerten!

Schließlich gehen wir weiter in den Bereich des **Verstehens**, d. h., dass die Dinge vor dem Hintergrund des Lebens, der erlebten und vergessenen Erfahrungen, die allesamt gespeichert sind, einen Sinn ergeben. Dieser Sinn ist kein abgegrenzter kognitiver Sinn, sondern entsteht aus der Sinneswahrnehmung und dem emotionalen Erfassen. Schließlich können daraus **Erklärungen** gewonnen werden, die in eine reflexive Sinnlichkeit gebettet sind.

Das letztendliche Ziel dabei ist es immer, dass die Patientin über einen solchen Zugang sich selber erkennt und sich nicht von fragwürdigen Deutungen und vereinfachenden Interpretationen verführen lässt. Viele Schmerzpatientinnen haben ein ausgeprägtes Bedürfnis nach einfachen Kausalitätszuschreibungen. Verstehen ist oft

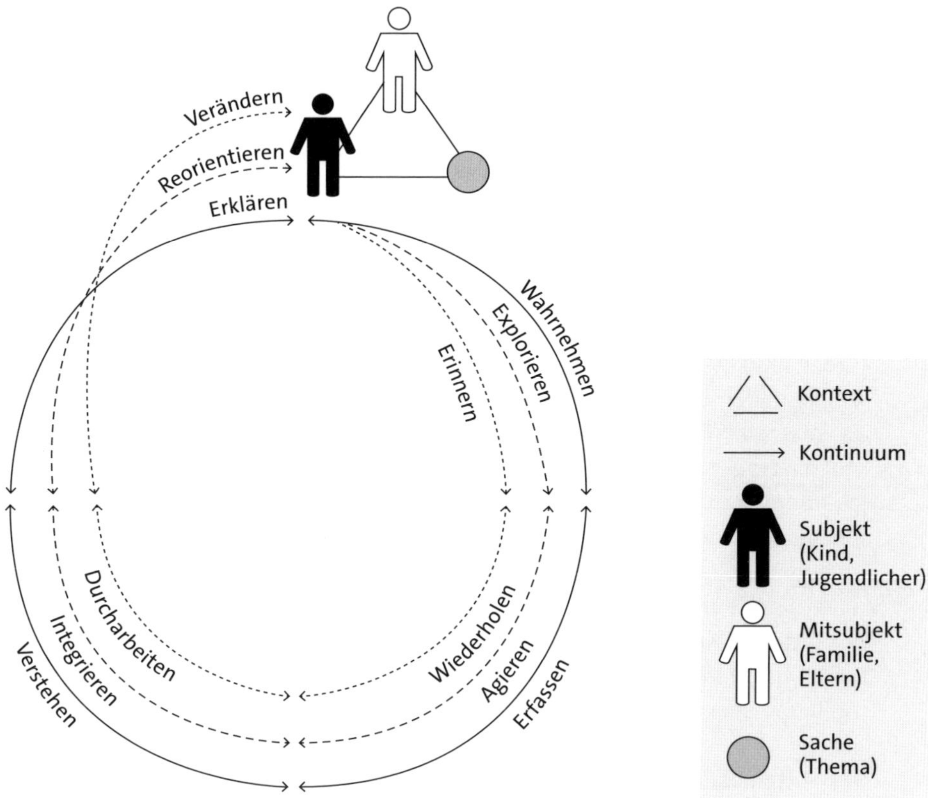

Abb. 3-3: Heraklitische Spirale des Erkenntnisgewinns (aus: Waibel/Jakob-Krieger 2009).

ein anstrengender Prozess und erfordert viel Ausdauer, Disziplin, eigenleibliches Spüren, emotionales Gewahrsein und kritische Distanz zur eigenen Rationalität. Hilfen sind dabei: der Patientin seine leiblichen Erkenntnisse auf der Wahrnehmungs- und Erfassungsebene mitgeben als Hausaufgabe, um z.B. weiter zu explorieren. Hilfreich bei diesem Erkenntnisgewinn sind die meditative Ruhe in der Natur, das Gehen, Laufen und Wandern sowie die Besinnung in eigenleiblicher Bezogenheit in geeigneter Umgebung (Kapelle, Naturplätze, eigene gute Räume).

In der IBT differenzieren wir zwischen vier verschiedenen Deutungsformen:

1. Apprehensive Deutungen
2. Komprehensive Deutungen
3. Kontextdeutungen
4. Stimulusdeutungen

Apprehensive Deutungen (erlebnishafte Deutungen) sind Interventionen, die der Patientin ein erlebnishaftes Erfassen seiner Lebenssituation ermöglichen. Es wird zunächst nicht auf ein Verstehen abgezielt. Durch Umsetzung der Erzählungen der

Patientin (Narrationen) in Bewegung, durch Einnahme von Haltungen und Positionen, durch das Entstehenlassen von Atmosphären oder durch die unterschiedlichsten Erfahrungsangebote über verschiedene Medien werden komplexe Beziehungsstrukturen deutlich.

PROZESSBEISPIEL

Eine Patientin (Protagonistin) beschreibt zu Beginn einer Gruppensitzung ihre aktuelle Lebenssituation, die durch Überforderung und übermäßige Belastung gekennzeichnet ist. Sie sei stets ein aktiver Mensch gewesen. Zwar habe sie schon lange Schmerzen gehabt, habe damit aber irgendwie umgehen können. Nach einem Arbeitsplatzwechsel, den ständigen Querelen mit ihrem Mann und schließlich der beginnenden Demenz ihrer Mutter sei sie jedoch zusammengebrochen. Sie habe Schmerzen am ganzen Körper, sie könne nicht mehr.

Auf die Frage, was ihr denn aktuell am wichtigsten sei, beschreibt sie die Beziehung zu ihrem Mann, den sie immer hinterherziehen müsse. Man habe ihm gekündigt und er sei zunehmend depressiv geworden, nachdem er keine Arbeit mehr bekommen habe. Die Gruppe schwingt sich schnell in die Hilflosigkeit der Patientin ein und ist der Auffassung, dass alles besser wäre, wenn ihr Mann nicht so passiv wäre.

Ich bitte die Patientin, ihre Beziehung durch eine bewegte Skulptur mit zwei Gruppenmitgliedern darzustellen. Sie selber soll daran nicht teilnehmen, damit sie eine Außenperspektive einnehmen kann und nicht sofort in der Situation »gefangen« ist.

Daraufhin baut die Patientin sehr schnell eine Skulptur, bei der sich die zwei Gruppenmitglieder (sie und ihr Mann) in einem Abstand von 80 cm frontal gegenüberstehen. Die Gruppenmitglieder schildern in ihren Resonanzen (Wahrnehmen in der hermeneutischen Spirale), dass die beiden sich gegenüberstehen, nicht richtig miteinander in Kontakt träten, möglicherweise könnten sie auch miteinander, es gebe da eine gemeinsame Basis, sie seien aber völlig unbeweglich und wirkten energielos. Mit diesen ersten apprehensiven Anregungen kann die Patientin jedoch nichts anfangen.

Nun lassen wir die Skulptur in Bewegung kommen wie in der wörtlichen Beschreibung der Patientin: »Ich muss meinen Mann hinterherziehen ...«

In der Skulptur fasst jetzt die Frau den Mann an der Hand und zieht ihn mit. Dabei gewinnt die Frau an Kraft und Energie. Je mehr die Frau zieht, desto mehr lässt sich der Mann hängen, bemerkt später ein Gruppenmitglied. So geht es immer weiter. Die Frau gibt weder auf, noch lässt sie los. Die Übung wird hier zunächst unterbrochen.

In diesem Beispiel erhält die Patientin mehrere Möglichkeiten, um ihre Situation zu erleben. Noch ist es ihr nicht möglich, die Anregungen (nur Wahrnehmung, keine Interpretation) der Gruppenteilnehmer aufzunehmen. Mit diesem Einstieg gelingt es ihr jedoch mehr und mehr, ihre Situation zu erspüren. Sie merkt, dass ihre Bewegungen auch mit den Bewegungen ihres Mannes zu tun haben und sie nicht passives Opfer, sondern aktiv Handelnde ist. Diese Erfahrungen soll sie bis zur nächsten Gruppenstunde auf sich wirken lassen. Damit nichts vergessen wird, werden zentrale Bewegungsmuster von einem Gruppenmitglied aufgeschrieben (»Ich bin die Hilflose« versus »Ich bin die Aktive«, »Ich möchte, dass mein Mann sich bewegt«, »Wir haben eine gute Basis«, »Je mehr ich aktiv werde, desto passiver wird mein Mann«).

Komprehensive Deutungen setzen ein kognitives Verständnisniveau voraus. Das Verstehen wird angesprochen und geht über das Wahrnehmen, Begreifen, Erleben und Erfassen des Sinnzusammenhangs hinaus. Es ermöglicht das Erkennen und Verstehen spezifischer Bedeutungsinhalte. Um dies zu erreichen, wird nun nicht ein dem Therapeuten aufgrund des klinischen Materials oder aus den Bewegungsmustern erkennbarer evidenter Zusammenhang einfach verbal interpretiert, sondern es wird versucht, die Prägnanzhöhe des Zusammenhangs zu steigern. Die Patientin soll hierbei in eine Position versetzt werden, die es ihr ermöglicht, bislang ausgeblendete Zusammenhänge wahrzunehmen und zu erkennen. Techniken hierfür sind Skulpturierung, Rollentausch, Rollenarbeit, Verdichtung, Verstärkung und Verlangsamung von Bewegungssequenzen, Lernen durch Imitation (spiegelneuronales Lernen) sowie Verstärkung von Haltungsmustern.

PROZESSBEISPIEL

In der nächsten Stunde berichtet die Patientin, dass die Übungen sie zwar beeindruckt habe, sie aber nicht so recht weitergekommen sei. Auch mit den Notizen könne sie nicht viel anfangen. Ich nehme die Szene erneut auf und bitte nun die Patientin, selbst ihre eigene Rolle einzunehmen. Ein Mitpatient spielt ihren Ehemann. Dieser lässt sich durch den Raum ziehen und hängt sich immer mehr und mehr an die Patientin ran. Zum Erstaunen der Gruppenmitglieder hält die Patientin sehr lange durch, am Ende schleift sie den Mitpatienten fast schon durch den Raum (komprehensive Verstärkungstechnik). Sie lässt weder los noch verändert sie ihre Bewegung. Ja, genauso gehe es ihr, meint sie sichtlich bewegt, so hilflos fühle sie sich. Sie weint. Ein weibliches Gruppenmitglied durchbricht die Hilflosigkeit, die die Gruppe erfasst hat, indem sie sagt: »Warum lässt du eigentlich nicht einfach mal los? Dann muss er sich selber bewegen.« Sie spielt kurz die Szene nach und lässt den Mann los (spiegelneuronales Lernen). Dann bleibt sie in seiner Nähe stehen. »So, genau so würde ich es machen«, sagt die Mitpatientin und spricht zum halb auf dem Boden liegenden Mann: »Jetzt bist du dran!«
Die Patientin (Protagonistin) schaut sich diese Szene mit überraschtem Blick an, schüttelt aber den Kopf und sagt, das sei für sie keine Lösung. Die Gruppe wirkt ein wenig entnervt an diesem Tag.

Kontextdeutungen (Zusammenhangsdeutungen) zielen auf das szenische und atmosphärische Geschehen, ohne dass hierbei auf spezifische Theoreme wie Tiefenpsychologie oder Systemtheorie rekurriert wird. Hierbei verdeutlicht die Therapeutin dem Patienten ein Verhalten, eine Fantasie, eine Stimmung, ein Traumbild oder eine Situation. Die zu erfassenden und zu verstehenden Zusammenhänge müssen mit den Alltagstheorien des Patienten übereinstimmen. Voraussetzung für Kontextdeutungen ist, dass das Wissen aus dem Bezugssystem des Patienten geschöpft wird, der Therapeut die Alltagstheorien des Patienten zu verwenden weiß und der Kontext durch erlebnisaktivierende Methoden wie in der apprehensiven und komprehensiven Deutung über das leibliche Erleben versinnlicht wurde.

PROZESSBEISPIEL

In der nächsten Stunde werden zu Beginn der Gruppe mit der Patientin und den anderen Gruppenmitgliedern die bislang gewonnenen Erfahrungen aufgearbeitet. Die Gruppenmitglieder spiegeln der Mitpatientin, dass ihnen auffällt, wie schwer es der Patientin auch außerhalb der Gruppe falle, sich einfach mal hängen zu lassen. Bei der Ausdauertherapie würde sie immer vorneweg laufen und Stress machen, zu Schwimmen und Wellness habe sie keine Lust. Oft sei sie auch sehr bestimmend im zwischenmenschlichen Kontakt (vergleichender Kontext). »Wovor rennst du eigentlich weg?«, fragt sie ein Mitpatient. Sie renne nicht weg, erwidert sie, sondern hetze sich vielmehr immer für andere ab. Das sei in ihrem Leben immer so gewesen (lebensgeschichtlicher Kontext). Ab diesem Zeitpunkt beginnt die Patientin, sich mehr und mehr mit sich selber und ihrem Lebenshintergrund auseinanderzusetzen. Die Physiotherapeutin berichtet im Team, dass sie sich zum ersten Mal auf eine Massage eingelassen habe, und nicht aktive Krankengymnastik wollte.

Stimulusdeutungen (theoretische Anregungen) verbaler oder nonverbaler Art sind theoriegeleitete Interventionen, die im Unterschied zum Selbstdeutungsvorgang eine Auslegung einer Situation, Szene, Bewegung oder Haltung durch den Therapeuten vorgeben. Dieses Erkennen wäre dem Patienten aufgrund seiner Alltagstheorie zunächst nicht ohne Weiteres möglich. Stimulusdeutungen zielen darauf ab, den Wirklichkeitsauffassungen des Patienten eine andere Sichtweise gegenüberzustellen, um dann seine Resonanz zu erfahren und mit ihm darüber in Korrespondenz zu treten. Stimulusdeutungen sind häufig konfrontativ. Hierbei ist es wichtig, dass nicht der Patient die Stimulusdeutung akzeptiert, sondern ein diskursiver Prozess der Aneignung oder Abweisung beginnt.

PROZESSBEISPIEL

In den folgenden Stunden arbeitet die Gruppe in der IBT mit Erfahrungen des Loslassens. Auffälliges Phänomen: Die Patientin lässt nicht los. Als ein Gruppenmitglied ihr Seil loslässt, weil es ihm zu anstrengend wird, geht sie aus dem Raum. Nachdem sie zurückgekehrt ist, frage ich sie nach Beziehungsabbrüchen in ihrem Leben (Stimulus). Sie verneint dies. In der biografischen Einzeltherapie zeigen sich jedoch nach und nach schwere Verlusterlebnisse der Patientin, die ihr nicht mehr bewusst waren: beginnend mit dem frühen Tod des Vaters im sechsten Lebensjahr, einer völlig überforderten Mutter, die kurz nach ihrem 18. Lebensjahr starb, bis hin zu ihrer großen Jugendliebe, die sie verließ, was besonders schmerzhaft für sie war. Diese schmerzhaften Erfahrungen wurden nie aufgearbeitet und sie hatte sich geschworen, das Leben im Griff zu behalten. Ihr Mann sei für sie emotional wie ein Vater und sie könne sich nie vorstellen, ihn loszulassen.

Diese vier Formen des Deutens ermöglichen den Patienten, in einen intensiven Auseinandersetzungsprozess mit dem Ziel einer guten Selbsterkenntnis zu gehen, die nicht fremdgesteuert ist. Deutungen und Interpretationen werden nicht einfach übergestülpt, sondern in einem vorsichtigen hermeneutischen Erkenntnisprozess gewonnen. Ziel ist hierbei immer die vitale Evidenz, d. h. der Patient sollte körperliche Erfahrung, emotionales Fühlen, kognitives Verstehen in sozialer Bezogenheit leibhaftig als übereinstimmend erleben. Dies kann in jedem Deutungsvorgang von Patient und Therapeut geprüft werden, indem man z. B. eine neu gewonnene Erkenntnis durch Wahrnehmung des Patienten auf seine körperliche Resonanz, auf seine gefühlsmäßige Resonanz und auf seine kognitive Resonanz prüfen lässt, nicht nur gedanklich, sondern auch in Form leiblichen Erlebens (evidenzzentrierte Ergebnisprüfung). Gibt es eine Übereinstimmung aller vier Ebenen, dann mag es stimmen, entstehen jedoch Dissonanzen zwischen den Ebenen, dann müssen sich in der Regel Therapeut und Patient auf einen neuen Weg des Suchens im Sinne der sich immer wiederholenden hermeneutischen Spirale begeben.

PROZESSBEISPIEL

Einfach loszulassen war für die Patientin auch nach dem achtwöchigen Aufenthalt in der Klinik noch nicht möglich (Evidenzprüfung: starke körperliche Reaktionen, starke Gefühle des Alleingelassenseins). Doch in der Seilübung mit einem Mitpatienten konnte sie inzwischen zumindest mal nachlassen, hin und wieder sich sogar den Bewegungen des Gegenübers ein wenig anpassen. Sie hatte damit einen Weg gefunden, den sie in der ambulanten Therapie weiterverfolgen wollte. Die Schmerzen wurden zu ihrer Überraschung viel geringer und sie führte dies auf die gesunkenen Belastungen zurück. Mich überzeugte diese Erklärung weniger, denn sie telefonierte täglich mit ihrem Mann und ihrer Mutter und auch die Chefin des neuen Arbeitsplatzes wollte sie sprechen. Mitpatientinnen rieten ihr sogar, die Kontakte etwas zu reduzieren, was sie nicht machte. Ihre Aussage ganz nebenbei am Ende der Gruppensitzungen schien mir für die Entwicklung des reduzierten Schmerzes überzeugender: Sie dankte der Gruppe für die Zuneigung und das große Verständnis. Sie selber und die Gruppe war noch mehr berührt, als sie den Satz äußerte: »Ich danke euch allen so, weil ich so was noch nie in meinem Leben erlebt habe.«

3.2.13 Wieso sollte der Körper bei chronischen Schmerzpatientinnen überhaupt einbezogen werden?

Reichen nicht die psychotherapeutischen Verfahren wie Tiefenpsychologie, Verhaltenstherapie, systemische Therapie aus, die vornehmlich einen verbalen psychotherapeutischen Zugang wählen?

Auf diese Fragestellung werde ich in diesem Buch immer wieder eingehen. Wobei ich nicht den Körper meine, sondern den Leib. Vorab sollen aber ein paar einfache Argumente für die Einbeziehung des Körpers in die Psychotherapie benannt werden.

Vertreterinnen der oben genannten Verfahren erkennen inzwischen die Defizite in der Therapie nicht nur bei Schmerzpatientinnen. Zunehmend verwenden sie auch Körpertechniken und -übungen, weil körperliche Erfahrungen etwas anderes sind als rein kognitive Erkenntnisse.

- Der chronische Schmerz wird durch eine Verletzung des Körpers/Leibes verursacht. Daher ist es logisch, den Körper in die Therapie miteinzubeziehen.
- Das cartesianisch-dualistische Modell »res cogitans und res extensa« führt besonders bei chronischen Patienten zu einem Sackgassendenken und reduziert die leibliche Lebenswelt auf einen Körper, einen Geist und eine unbestimmte Seele. Dieses Modell wird nicht nur von der WHO inzwischen heftig kritisiert.
- Mit Körper- und Leibtherapie kann man an Körpererfahrungen und Leibphänomenen arbeiten, die verbal nicht zugänglich sind, also im Gedächtnis des Leibes nur averbal oder periverbal gespeichert sind. Ebenso ist es möglich, Zugänge zu verdrängten Lebenserfahrungen zu bekommen, die verbal nur schwer oder nicht erreichbar sind.
- Eine rein kognitive Erkenntnis reicht für eine lebensverändernde Haltung oft nicht aus. Diese muss »embodied« (körperlich verinnerlicht) werden durch neue und andere Lebenshaltungen, z. B. über das Einüben anderer Haltungs- und Bewegungsmuster. Emotionen sind leibgebunden! Was längst Alltagswissen (z. B. Sprichwörter, Redewendungen) ist, haben die modernen Kognitionswissenschaften nun aber auch wissenschaftlich belegt.

Diese fünf Argumente stehen nur stellvertretend für die vielen Gründe, die in diesem Buch genannt werden, warum unsere Schmerzpatientinnen von Körper(psycho)therapie besonders profitieren.

3.2.14 Wird in der IBT Berührung eingesetzt?

Berührungen kommen in nahezu allen therapeutischen Verfahren und Methoden vor, wenn sie wirksam sind. Das liegt in der Natur der Sache: Der Hirnforscher und Neurobiologe Gerald Hüther (Hüther 2016) hat zwei seiner Kernaussagen in vielen Publikationen und Interviews wiederholt: »Lernen muss unter die Haut gehen« und »Viel wichtiger als Wissen ist die Erfahrung, die berührt«.

Hüther begründet seine Aussagen damit, dass es eine der bemerkenswertesten Erkenntnisse aus der Hirnforschung sei, dass das Hirn nicht so funktioniere wie ein Muskel. Dieses kann man nicht trainieren durch Brainjogging oder stures Auswendiglernen. Wenn im Gehirn etwas langfristig verankert werden soll, dann muss es unter die Haut gehen. Es muss zu einer Aktivierung der emotionalen Zentren und damit zur Freisetzung neuroplastischer Botenstoffe im Hirn kommen, sodass die neuen Informationen in Form von neu aufgebauten Netzwerken verankert werden. Die neuroplastischen Botenstoffe, die diese Umbauprozesse in Gang bringen, wirken wie Dünger im Gehirn.

Leib-, Körper- und Bewegungstherapie zielten schon immer auf das Erfahrungslernen, ein Lernen, das unter die Haut geht und das den Menschen berührt, besonders beim emotionalen Lernen.

Berührungen finden somit in der IBT in vielfältiger Form statt und wir müssen daher zunächst die unterschiedlichen Berührungsinterventionen differenzieren. Wir unterscheiden zwischen

- dem non-touching-approach,
- dem self-touching approach und
- dem touching approach.

Im non-touching-approach berühren wir den Patienten über Blicke, Stimme, Gestik, Körperhaltung, Raum und Sprache. Sobald Kontakt entsteht, befinden wir uns im non-touching-approach. Hierbei findet keine taktile Berührung statt.

PROZESSBEISPIEL

In der Entspannungstherapie spricht ein Patient die Therapeutin an: »Darf ich das, was Sie in den Stunden sagen, mit dem Handy aufnehmen?« »Nein«, sagt die Therapeutin, »aber das bekommen Sie als CD oder im Internet sogar umsonst und in viel besserer Qualität.« Unsicher entgegnet der Patient: »Ach, wissen Sie, ich habe schon viele solcher CDs angehört. Die bringen mir nichts. Es ist Ihre Stimme, die mich berührt. Übungen, die mir zuvor nie gelungen sind, klappen mit Ihrer Anleitung spielend leicht …«

Der self-touching-approach bezieht die eigenleibliche Berührung ein, die Patientin wird ermutigt, den eigenen Leib selbst zu berühren und zu erkunden. Das Abklopfen des eigenen Körpers zum Wachwerden und Bewusstwerden ist eine Standardübung aus der Bewegungstherapie. Der Patient kann sich ebenso von seiner materiellen Umgebung (Boden, Natur, Bäume, Luft und Wasser) berühren lassen.

PROZESSBEISPIEL

Die Bewegungstherapeutin gibt einer komplextraumatisierten Patientin als Hausaufgabe mit, im Alltag darauf zu achten, wie sie sich gut von ihrer natürlichen

Umgebung und den Umgebungsreizen berühren lassen kann, ohne dass sie in Angst, Panik oder dissoziative Zustände gerät. Die Patientin hat bis zur nächsten Stunde einige Erfahrungen dazu gesammelt. Sie merke, dass das warme Duschen eigentlich ganz angenehm sei, und habe versucht, das zu genießen. Auch habe sie gestern einen sanften Wind gespürt, das sei ebenfalls sehr schön gewesen. Sich selber zu berühren gehe noch nicht. Da spüre sie nichts. Aber sie habe probiert, sich im Park an eine Esche zu lehnen, und das sei gut gewesen, besonders, als sie sich getraut habe, ihr Körpergewicht ganz langsam an den Baum abzugeben. Zu diesem habe sie Vertrauen gehabt.

Im touching-approach berührt die Therapeutin den Patienten körperlich in unterschiedlicher Absicht und Intensität. Das kann eine stützende Berührung sein (z. B. Geste des Trostes, der Zuwendung und des Halts), Berührungen als Aufmerksamkeitsfokussierung (z. B. Atembewegung bewusst machen oder lenken) und Berührung als Konfrontation (Konfliktaktivierung).

Dieser erfordert eine spezifische Weiterbildung.

So viel kurz zusammengefasst zur Integrativen Leib- und Bewegungstherapie. Zur Vertiefung empfehle ich die Bände von Höhmann-Kost (Höhmann-Kost/Siegele/Waibel 2018), Petzold (Petzold 1988a), Waibel und Jakob-Krieger (Waibel/Jakob-Krieger 2009) und Hausmann/Neddermeyer (Hausmann/Neddermeyer 1996). Ein großes Archiv an Artikeln aus über 30 Jahren in der klinischen Anwendung finden Sie unter: https://www.fpi-publikation.de/integrative-bewegungstherapie/

Podcasts und Filme zur Integrativen Bewegungstherapie finden Sie unter: www.ibt-verein.de

Wenden wir uns nun dem Kapitel der Anamnese, der Diagnostik und den Erkenntnissen für wirksame Interventionen zu.

4 Fünf Module einer Integrativen Psychotherapeutischen Diagnostik (IPD)

In diesem Kapitel stelle ich die Prozessuale Diagnostik (Theragnostik) auf der Grundlage eines bio-psycho-sozial-ökologischen Krankheitsverständnisses unter einer longitudinalen Lebenslaufperspektive vor. Das bedeutet, dass wir das Erkennen von Krankheit und Gesundheit in einem fortlaufenden diagnostischen und therapeutischen Rückkopplungsprozess in der Behandlung sehen. Die Schmerzen unserer Patientinnen können durch komplexe körperliche, seelische, soziale und ökologische Verursachungen entstehen. Alle Erfahrungen im bisherigen Lebensverlauf sind wichtig, um das aktuelle Krankheitsgeschehen zu verstehen. Wir gehen grundsätzlich von fünf Stufen aus: der Anamnese, der Klassifikation, der Ätiologie, den Ressourcen und der Behandlungsplanung. Das Besondere an dieser Diagnostik ist, dass wir projektive Techniken und leibbezogene Phänomene miteinbeziehen.

4.1 Grundsätzliche Positionen in der Diagnostik (Theragnostik)

Die Grundlage der Behandlung chronischer bzw. psychosomatischer Schmerzerkrankungen in der Integrativen Leib- und Bewegungstherapie basiert auf einem bio-psycho-sozial-ökologischen Schmerzverständnis im Rahmen einer longitudinalen Lebenslaufperspektive. Dies soll zunächst vereinfacht beschrieben werden, da die therapeutischen Herangehensweisen und Interventionen handlungsleitend individuell auf dieser Grundlage erarbeitet und ausgeführt werden. Das Besondere in der therapeutischen Vorgehensweise ist die systematische Handhabung des Therapieprozesses vor dem Hintergrund der Lebensspanne der Patientinnen. Wir haben hier unsere Vorgehensweise bereits 2009 (Waibel/Jakob-Krieger 2009) skizziert und immer weiter ausdifferenziert.

Ich verweise auf verschiedenen Publikationen (Bauder/Waibel 2009; Breil-Weiss 2008; Ludwig 2013), in der diese Vorgehensweise im Rahmen der multidisziplinären Teamarbeit beschrieben wurde. Die ausführlichen grundlegenden Beschreibungen der Integrativen Prozessualen Diagnostik (IPD) findet man in den Lehrbüchern bei Petzold (Petzold 1993) und Osten (Osten 2019).

4.2 Anthropologische und klinische Krankheitslehre

Wir vertreten die Ansicht, dass Krankheit/Gesundheit im bio-psycho-sozial-ökologischen Verständnis heutzutage aus einer entwicklungsorientierten Sicht (Waibel/Jakob Krieger 2009) in der Lebensspanne gesehen werden muss unter den Perspektiven der Salutogenese, Pathogenese, Defizitgenese und Ressourcengenese.

In Anwendung des bio-psycho-sozial-ökologischen Modells unterscheiden wir in unserer integrativen Perspektive zwischen

- der anthropologischen Krankheitslehre und
- der klinischen Krankheitslehre (Petzold 2003).

Erstere geht vom Konzept der multiplen Entfremdung und Verdinglichung aus, d.h. der Entfremdung vom eigenen Leibe, von den Mitmenschen, von der Lebenswelt, von der Arbeit und von der Zeit. Verdinglichung geht in unserem Ansatz zumeist mit Destruktion und Desintegration, mit der Beschädigung der Integrität des personalen Leib-Subjekts, des sozialen Kontextes und des ökologischen Lebensraumes einher, der zum Verlust der Hominität (Menschlichkeit) und der Zerstörung der Lebenswelt führen kann, z.B. bei Kindesmisshandlung, Vernachlässigung oder fortgesetztem Mobbing. Auf die gesellschaftstheoretischen Rahmenbedingungen bezogen (z.B. Arbeitslosigkeit, Asyl, Migration, Verarmung, Billiglohnarbeit, Prekariat etc.) würde es zu kurz greifen, Erkrankungen aus der rein »klinischen individualisierten Brille« zu betrachten.

4.3 Multifaktorielle Genese – multimethodische Therapie

In der klinischen Krankheitslehre sprechen wir bei der Entstehung von Krankheit von einer multifaktoriellen Genese: Biologische, psychologische, soziale und ökologische Faktoren können in unterschiedlicher Form Krankheit verursachen und Gesundheit beeinflussen. Kliniken verfügen in der Regel über ein multiprofessionelles diagnostisch-therapeutisches Team (Hölzer et al. 2018). Ein Team in der Klinik verbindet somit die Sichtweisen verschiedenster Erkrankungen aus biologischer Perspektive (z.B. Arzt, Pflegekraft, Ergotherapeutin, Physiotherapeutin), psychologischer Perspektive (z.B. Psychotherapeutin, Spezialtherapeutinnen) und öko-sozialer Perspektive (Sozialarbeiterin, Sozialtherapeutinnen, Ernährungsberaterinnen, Kreativtherapeutinnen) (vgl.

Kapitel 7.1). Für die Praxis in der Klinik ist daher ein solches bio-psycho-sozial-ökologisches Krankheitsverständnis (Egger 2015, Petzold 2003) sehr bedeutsam.

Ein multimethodischer Ansatz in der Therapie ist daher unerlässlich für ein erfolgreiches therapeutisches Handeln. Sprache allein genügt nicht, die Ausdrucks- und Erlebnisfähigkeit unserer Patienten muss neben der Verbalisierung in Form leiborientierter und kreativtherapeutischer Ansätze und Ansätze berücksichtigt und gefördert werden. Präverbale Ansätze, die u.a. in diesem Buch beschrieben werden, sind hierbei zentral, weil der Leib prägende präverbale Erfahrungen u.a. aus der frühen Kindheit über andere, nonverbale Formen menschlichen Ausdrucks (Bewegung, Gestik, Mimik, Nähe-Distanz-Verhalten, Atmosphäre, Zwischenleiblichkeit und Symbolisierung) vermittelt.

Chronische Schmerzerkrankungen sollten aus integrativer Sichtweise demnach differenziert mit den Optiken einer somatischen Störung (biologisch), einer Störung des Erlebens und Verhaltens (psychologisch), als das Ergebnis einer pathogenen Mensch-Umwelt-Passung (öko-sozial) in Zusammenschau unter einer phänomenologisch-hermeneutischen Perspektive gesehen werden. Eine solche trennende Sichtweise schafft zwar sofort auch wieder eine gewisse Dichotomie, doch ist es weder wissenschaftslogisch/erkenntnistheoretisch noch praxeologisch möglich, das »Ganze« zu erfassen. Wir benötigen daher für unsere Arbeit, wie es Egger (Egger 2015) formuliert, eine »hinausreichende synoptische Kreativität«.

Damit können therapeutische Ziele reflexiv und wirksam gebildet und umgesetzt werden, besonders das Ziel, für Patientinnen neue Wege des »Mentalisierens« und »Verkörperns« (embodiment), d.h. des Denkens, Fühlens und Wollens und des leiblich-konkreten Tuns (z.B. Ausdauertherapie, Umgang mit Stress, emotionale Regulierung, Naturerfahrung) zu eröffnen. Das sind Wege, die über ein anderes Handeln zu neuen Lebensvollzügen und Lebensstilen führen. In der klinisch-stationären Arbeit zeigt es sich hierbei gerade bei schweren Störungen (Hölzer et al. 2018), dass angemessene »Bündel von Maßnahmen«, wie es Petzold schon 1974 beschrieben hat, eine gute Wirksamkeit haben.

4.4 Der Weg zur Erkenntnis: »Von den Phänomenen zu den Strukturen hin zu den Entwürfen«

Leib- und bewegungstherapeutische Arbeit ist grundsätzlich phänomenologisch-hermeneutisch ausgerichtet. Daraus entsteht der Leitsatz »Von den Phänomenen zu den Strukturen hin zu den Entwürfen« Was zeigen die Patientinnen im Kontakt mit sich, mit uns (Zwischenleiblichkeit) und den anderen Mitpatientinnen? Wie ist der Körperausdruck in Haltung, Mimik und Gestik, welche zwischenleibliche Atmosphäre entwickelt sich, wie ist die Kleidung (**Phänomene**)? Wie bedeutsam gerade die Zwischenleiblichkeit in der Diagnostik ist, beschreibt auch Fuchs (Fuchs 2022), indem er betont, dass aus leibphänomenologischer Sicht diese der primäre Ort der intuitiven Erfahrung, die verkörperte Begegnung zwischen zwei Menschen mit den vielfältigen Phänomenen der nonverbalen Kommunikation, des leiblichen Ausdrucks und Verhaltens, der affektiven Resonanz und des atmosphärischen Kontakts ist. Es seien subtile Prozesse, die meist unbewusst verlaufen, aber doch jede Begegnung und Beziehung maßgeblich bestimmen.

Mögliche Beobachtungsfelder für eine differenzierte phänomenologische Beobachtung haben wir in Waibel/Jakob-Krieger 2009 beschrieben. Das vermittelt denjenigen Menschen, die noch nicht mit der phänomenologischen Diagnostik vertraut sind, eine gewisse Systematik. Eine scheinbar objektivierende Interpretation dieser sichtbaren Phänomene lehnen wir im Sinne einer differenzierenden Hermeneutik jedoch strikt ab. Die Phänomene werden nur beschrieben und wir versuchen mit unseren Patientinnen, dem gesamten Team, die dahinterstehenden **Strukturen** zu beleuchten, zu erfassen und zu verstehen. Die Stimmigkeit der strukturellen Musterbildungen und unserer Hypothesen, die sich im Kontakt und in der Begegnung zeigen, prüfen wir gemeinsam. Somit gelangen wir zu den **Entwürfen**, d. h. der aktuellen und zukünftigen Beziehungs- und Lebensgestaltung. In diesem gemeinsamen Erleben, Erfassen und Erkennen versuchen wir, mit unseren Patientinnen vorsichtig neue Wege der Schmerzreduktion bzw. im günstigsten Fall Schmerzfreiheit in der Therapie zu beschreiten. Eine solche Diagnostik ist immer unmittelbar am Patienten ausgerichtet, ausschließlich an der Individualität und dem, was unsere Patientinnen phänomenologisch zeigen. Gerade durch diese Vorgehensweise ist es für Außenstehende erstaunlich, dass geübte phänomenologisch ausgebildete Therapeutinnen sehr schnell die wichtigen Punkte des Krankheitsgeschehens fokussieren, da sie sich vom Sichtbaren und Erlebbaren leiten lassen und nicht von theoretischen Modellen und Überzeugungen. Erkenntnis wird daher in intersubjektiven Ko-respondenzprozessen (vgl. Kapitel 3.2.7 und 5.3) gewonnen. Darunter verstehen wir, dass Menschen als Subjekte durch wertschätzende Begegnung und Beziehung in Auseinandersetzung treten. Um dieses Miteinander, diese gegenseitige Bezogenheit hervorzuheben, benutzen wir die Schreibweise: Ko-respondenz (Höhmann 1994).

PROZESSBEISPIEL

Frau M. ist in der Gruppe sehr zurückhaltend und sagt nichts, wenn sie nicht gefragt wird. Sie wirkt, als ob sie sich verstecken möchte, unscheinbar und fast unsichtbar. Ihre Kleidung ist unauffällig, ihre Bewegungen vorsichtig. Sie ist stets zuvorkommend und vorsichtig freundlich. Wenn in der Gruppe ein Sharing (Selbstoffenbarung) vorgenommen wird, kommt sie zumeist an letzter Stelle oder meldet sich gar nicht. Selbst vom Therapeuten wird sie manchmal übersehen und Gruppenmitglieder sprechen dann für sie **(Phänomene)**. Als ein Gruppenmitglied ihr mitteilt, wie gern sie sie mag, und bedauert, dass sie den Kontakt vermeide und sich immer zurückziehe, antwortet sie, damit habe sie keine guten Erfahrungen gemacht. Auf intensives weiteres Nachfragen des Gruppenmitglieds meint sie, zu Hause habe der Vater alle unterdrückt, Wutausbrüche und Entwertungen seien an der Tagesordnung gewesen. Daher sei es besser gewesen, ruhig zu sein, sich zu ducken oder am besten unsichtbar zu machen, damit der jähzornige Vater nicht gereizt würde. Auch in der Schule und in der Ausbildung habe sie das so gemacht. Damit sei sie am besten zurechtgekommen **(Strukturen)**. Ihre Schmerzen, das merke sie, verstärken sich bei Konflikten und wenn es laut wird. Daher wäre es ihr am liebsten, wenn man sie gar nicht wahrnehme. Dementsprechend verhalte sie sich **(Entwürfe)**. Damit gehe es ihr am besten.

Diese Phänomene zeigen sich symbolisch auch in der Gruppe (die Patientin kann keinen eigenen Raum bauen, wenn überhaupt, dann ohne Grenzen), ihre Strukturen (Vermeidung, Zurückhaltung, Ausweichen, Flucht) werden sehr deutlich, als die Gruppe interaktionell immer lebendiger wird. Dadurch gerät sie »unter Druck«. Sie bittet dann höflich darum, auf die Toilette gehen zu dürfen. Sie habe eine Reizblase. Oder sie sagt, die Schmerzen seien so stark, sie würde gern auf ihr Zimmer gehen. Die Entwürfe für die Zukunft in der zwischenmenschlichen Interaktion sind damit sehr eingeschränkt. Schmerz, so die Arbeitshypothese, wird zum Beziehungsregulator, wenn Vermeidung und Flucht nicht weiterhelfen. Im weiteren Verlauf der Therapie gelingt es ihr, eigene Räume zu gestalten und sich zu erlauben, sich mehr zu zeigen. Das Erleben guter zwischenmenschlicher Kontakte führt dazu, dass sie sich immer mehr auf Begegnungen einlassen kann. Sie erlebt immer wieder »hautnah« solche angenehmen Erfahrungen. Sie spürt aber auch ihre starken Emotionen, den inneren Stress und die Zunahme des Schmerzgeschehens, sobald sie in der Beziehung gefordert ist, z. B. durch Abgrenzung oder eine damit verbundene Übung. Und das kann sie nun allmählich auch verstehen. Damit ist es uns möglich, gemeinsam neue und andere Wege zu gehen, nicht, weil die Patientin eine direktive fremde Deutung ihres Verhaltens erlebt hat, sondern weil sie eine vitale Evidenzerfahrung über körperliches Erleben und emotionales Erfassen hin zu kognitivem Verstehen in zwischenmenschlicher Bezogenheit (vgl. Kapitel 3.2.12 und 6.3.7) machte.

4.5 Fünf Stufen (Module) der Integrativen Psychotherapeutischen Diagnostik (IPD)

Nachfolgend soll zunächst die prozessuale Diagnostik (Petzold 2003, Osten 2000, Osten 2019) anhand der Übersichtsskizze (Abb. 4-1) im Rahmen des therapeutischen Prozesses in der multidisziplinären Teamarbeit aufbauend auf fünf Stufen (Module) beschrieben werden.

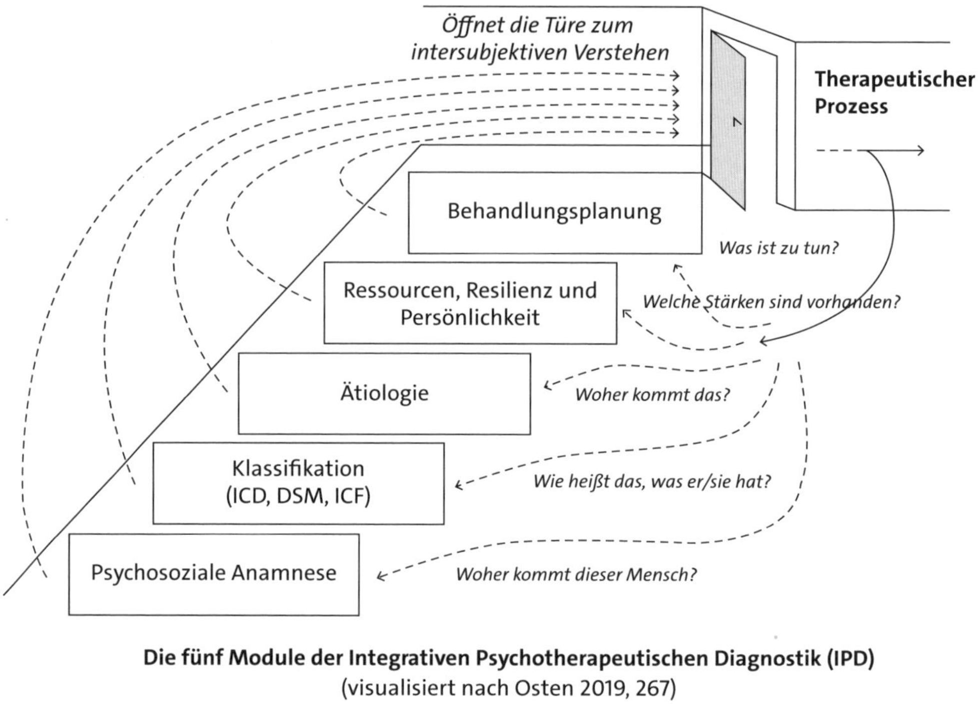

Abb. 4-1: Stufenprozess in der Integrativen Psychotherapeutischen Diagnostik (IPD).

Dieser Aufbau leitet sich aus recht einfachen Fragestellungen (Osten 2019) ab.

1. Woher kommt dieser Mensch?
2. Was hat sie oder er?
3. Woher kommt das?
4. Welche Stärken sind trotz allem da?
5. Was ist zu tun?

Die erste Frage zielt auf das Wissen vom Menschen, auf die eingehende Beleuchtung der Lebensbiografie der Patientinnen. Vor allem daraus kann ein Schmerzverständnis für das Behandlerinnenteam und die Patientinnen gewonnen werden. Die Geschichte der Patientinnen lehrt uns, warum es keinen anderen Lösungsweg in der Vergangenheit und aktuellen Lebenswelt außer denjenigen des Schmerzes gegeben hat und gibt. Über eine gute psychosoziale Anamnese wird oft vieles schon verständlich.

Die zweite Frage führt zur Klassifikation. Ich werde mich hier auf den neuen ICD-11 und den bisherigen ICD-10 beziehen und hierzu kritische Punkte anmerken.

In der dritten Frage geht es um die Entstehungsgeschichte und ein mögliches Verstehen der chronischen Schmerzerkrankung. Über die Ursachen chronischer Schmerzerkrankungen haben wir in den letzten 20 Jahren einen gewaltigen Wissenszuwachs erlebt, ausgelöst durch die neurobiologische Forschung. Die ätiopathogenetische Diagnostik (Ätiologie) wird in einem bio-psycho-sozial-ökologischen Verständnis in der gesamten Lebensspanne unserer Patientinnen erhoben.

In der vierten Frage gehen wir von der wichtigen Tatsache aus, dass Menschen, obgleich sie an einer chronischen Schmerzerkrankung leiden, immer noch ein breites Spektrum an Ressourcen, Resilienzen und Potenzialen besitzen. Das wird in den Therapien nach wie vor zu wenig berücksichtigt. Hier beziehe ich mich auf die Persönlichkeitsdiagnostik mit den Dimensionen Selbst, Ich und Identität, und die Ressourcendiagnostik, die longitudinal, querschnittlich und prognostisch angelegt ist und protektive Faktoren sowie Resilienzen berücksichtigt.

Schließlich befassen wir uns bei der fünften Frage damit, was zu tun ist. Dies wird einen Schwerpunkt des Buches aus körperpsychotherapeutischer Sicht bilden.

In der prozessualen Diagnostik fließen in einem zirkulären und in einem Rückkoppelungsprozess ständig neue Informationen aus dem Behandlungsprozess ein und führen so zu einer weiteren Feindifferenzierung in den oben genannten Schritten. Wir sprechen auch von Theragnostik, weil Diagnostik und Therapie im Erkenntnisprozess zusammenfließen. Entsprechend werden die therapeutischen Interventionen eingesetzt, verändert und den neuen Erkenntnissen im Team angepasst.

4.5.1 Die erste Stufe: Psychosoziale Anamnese, Motivation

Unter der psychosozialen Anamnese verstehen wir das systematische Sammeln von Informationen, Daten und Eindrücken (Osten 2000), die bereits vorhandenen Anamnesen und Berichte, die in der Klinik bereits in der Eingangsphase erstellt wurden, ergänzend und erweiternd. In unserer Arbeit ermöglichen wir hierbei unseren Schmerzpatienten, ihre Lebens- und Krankheitsgeschichte nicht nur verbal darzustellen. Wir machen kreative Angebote, damit die Patientin ihre Leibgeschichte erfahren kann. Dies unter einer longitudinalen Perspektive, wobei sowohl gesunde Einflüsse (Ressourcen) und krank machende Erfahrungen (Traumata, Konflikte, Störungen und Defizite) unter einer bio-psycho-sozial-ökologischen Perspektive betrachtet werden. Im integrativen Verständnis versuchen wir, mit dieser Vorgehensweise auf die »Archive des Leibes« unter einem heuristischen Gedächtniskonzept zuzugreifen. Wir bezeichnen dies als transversales, integrales Leibgedächtnis (Petzold 1993), indem auf der Grundlage der neuronalen bzw. neurobiologischen Ausstattung des Leibes Wahrnehmungen ganzheitlich und differentiell, multimodal und intermodal bzw. holografisch abgespeichert werden können. Für eine vertiefte Auseinandersetzung verweise ich hierzu auf das Konzept des informierten Leibes (vgl. Kapitel 3.2.3, Petzold 2002), auf das ich im laufenden Text immer wieder eingehen werde. Darunter sind die neurobiologischen Prozesse von Lernen und Gedächtnis, von Fühlen, Denken, Wollen, Handeln und Kommunizieren zu verstehen, die »leibhaftig« in neuronalen und – hierauf weisen neuere Forschungen hin – immunologischen Prozessen stattfinden. Durch Wahrnehmung und implizite Informationsprozesse des Wahrgenommenen werden Erfahrungen aus dem soziokulturelle und ökologische Umfeld verleiblicht (informierter Leib). Der Mensch als »Leibsubjekt in der Lebenswelt« ist eingebettet in die menschliche Kultur. Die erlebte Leibgeschichte wird von unseren Patientinnen nicht nur in der distanzierten Beschreibung geschildert, sondern in Bildern, Symbolen und Wegen erspürt, gefühlt und verstanden. In der sozialen Bezogenheit zu Mitmenschen und Umwelt öffnen sich die Speicher der memorierten Lebensgeschichte: des Leibes aus dem atmosphärischen, perzeptiven, ikonischen und szenischen Leib-Gedächtnis (vgl. Petzold 1993). Es muss jedoch betont werden, dass eine solche Anamnese nur in einer stabilen therapeutischen Beziehung gewonnen werden kann. Die Therapeutin sollte möglichst selbst die nachfolgend beschriebenen Möglichkeiten bzw. Techniken erlebt haben und sich deren Intensität bewusst sein, um diese achtsam einsetzen zu können. Diese als Tools oder verdinglichende Techniken zu nutzen, lehnen wir strikt ab. Dies kann zu Schäden an der Leiblichkeit unserer Patientinnen führen.

Ich stelle hierbei zwei bewährte Möglichkeiten der **Längsschnitterfassung** (Lebenspanorama, Lebenslinie) und eine Möglichkeit der Querschnittserfassung (Body Chart) vor.

Das Lebenspanorama (Längsschnitterfassung)

Das Lebenspanorama wurde von Petzold (Petzold/Orth 1993) bereits in den 1960er-Jahren als Methode in der klinischen Diagnostik und Behandlung eingesetzt. Durch diese Panoramatechnik wird das Leben als Ganzes in der Überschau erfahrbar mit seinen vielfältigen Aspekten, Verwicklungen, Erlebnissen von Glück und Leid, von Erfolgen und Misserfolgen sowie von Verfehltem und Gelungenem. Das Lebenspanorama wird am besten auf einer langen Tapetenrolle mit Formen und Farben als Serie von Bildern, Eindrücken u. a. auch in Worten erstellt. Wichtige Erlebnisse und Erfahrungen aus der gesamten Lebensspanne, die noch nicht so konkretisiert sind (Vorbewusstes, Erahntes, Gespürtes, verdrängte Atmosphären usw.) werden aufgezeichnet.

Im Lebenspanorama kann auch ein **Schmerzpanorama** eingearbeitet werden, was diagnostisch wertvoll ist, gerade für das gemeinsame Verständnis von Patientin und Behandlerin in Bezug auf die Entstehung, das subjektive Erleben und das erste Auftreten längerer Schmerzphasen in der Lebensspanne bis hin zur Chronifizierung im Verbund mit wichtigen Lebensereignissen.

Mit dem Lebenspanorama können wir uns vorsichtig den schmerzhaften Erfahrungen in der Lebensgeschichte annähern, in Distanz zum Geschehenen, was die kreative Technik prädestiniert für eine narrative Einordnung insbesondere traumatischer Erlebnisse. Es vermittelt wichtige Erkenntnisse zum Verständnis der aktuellen chronischen Erkrankung durch den weiten Blick auf die Lebensspanne. Verschüttetes, Verdrängtes und Abgespaltenes kann sowohl diagnostisch im Prozess erarbeitet werden als auch für die Krankheitsverarbeitung und das Krankheitsverständnis therapeutisch genutzt werden. Daher sprechen wir von einer Theragnostik: Therapie und Diagnostik fließen im Prozess zusammen.

Im dreizügigen Lebenspanorama fokussieren wir **Ressourcen, Defizite und Konflikte**

in der Lebensspanne, was auf die Erkenntnis der Longitudinalforschung (Osten 2000, Osten 2019) abstellt, dass die menschliche Persönlichkeit in ihren gesunden und kranken Dimensionen aus der Interaktion zwischen »salutogenen Erlebnissen«, »pathogenen Erfahrungsströmen« und »prolongierten Mangelerfahrungen« verstanden werden muss. Diese Zusammenhänge werden gerade für die Patientinnen in der Einstimmungsphase zum Lebenspanorama psychoedukativ zur Verfügung gestellt und bewusst gemacht.

Eine Fülle von Bildern und Beispielen zum Lebenspanorama finden Sie bei Petzold und Orth (Petzold/Orth 1993). Dieser Artikel ist auch in der Internetdatenbank frei verfügbar (https://www.fpi-publikation.de/polyloge/26-2012-petzold-h-g-orth-i-1993a-therapietagebuecher-lebenspanorama-gesundheits-krank/).

Im **Schattauer Medien-Archiv Nr. 2** finden Sie eine Anleitung, wie das Lebenspanorama erstellt werden kann.

Aus praktisch-zeitlichen Gründen wende ich im bewegungstherapeutischen Alltag vermehrt die Technik der »Lebenslinie« an.

Die Lebenslinie (Längsschnitterfassung)

Aus meiner Erfahrung in der alltäglichen klinischen Therapie gerade in der IBT hat sich gezeigt, dass das Lebenspanorama eine nicht unerhebliche Zeit in Anspruch nimmt (ca. 45 bis 60 Minuten). Häufig möchten die Patienten ihr Panorama dann in den folgenden Stunden noch ergänzen. Hinzu kommt, dass durch das übliche klinische Setting der halb offenen Gruppen ständig Patienten ab- und wieder anreisen und der Aufwand, dass jeder sein Lebenspanorama in der Gruppe zur Verfügung hat, nicht unbeträchtlich ist. In der Einzeltherapie ist dies natürlich leichter zu handhaben. Für die Gruppentherapie hat die Arbeit an der »Lebenslinie« entscheidende Vorteile, da sie in einem zeitlich begrenzten Rahmen gut erstellt, bearbeitet und jederzeit darauf zurückgegriffen werden kann. Die Patientin legt hierbei zuerst ein oder mehrere Seile auf den Boden. Diese Seile stellen die Lebenslinie von Geburt bis zum aktuellen Tag dar. Nun schreitet die Patientin ausgehend vom aktuellen Tag in kleinen Schritten noch einmal (falls motorisch möglich!) ihre Lebenslinie rückwärtsgehend ab und rekapituliert Szenen und Bilder vor einem Jahr, vor fünf, zehn Jahren usw. Die Vorgehensweise wird hier kurz beschrieben.

Im **Schattauer Medien-Archiv Nr. 3** finden Sie ebenso eine Anleitung, wie die **Lebenslinie** erstellt werden kann.

Zunächst werden in einem ersten Schritt beginnend bei der Geburt die **Ressourcen**, also die Quellen des Lebens, an einzelne Lebenswegstationen gelegt (Ressourcenaktivierung). Diese können mit verschiedenen Gegenständen, die im Bewegungstherapieraum vorhanden sind, dargestellt werden oder mit vorher gesammelten Naturmaterialien (Blüten, Zweige, Steine etc.).

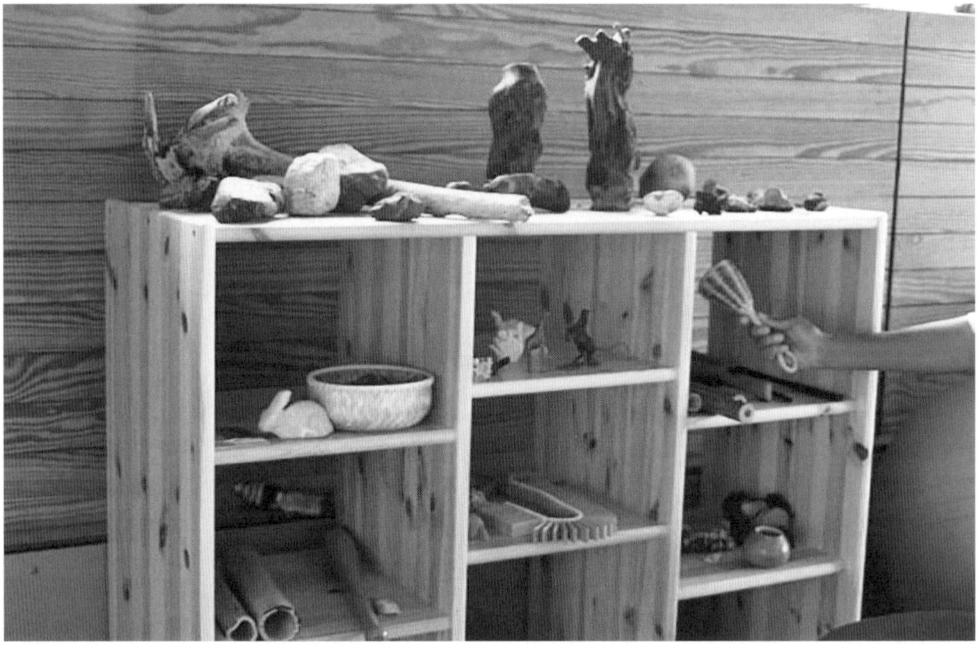

Abb. 4-2: Kreative Materialien (diese Abbildung finden Sie in anderer Ausführung farbig im Schattauer Medien-Archiv Nr. 3).

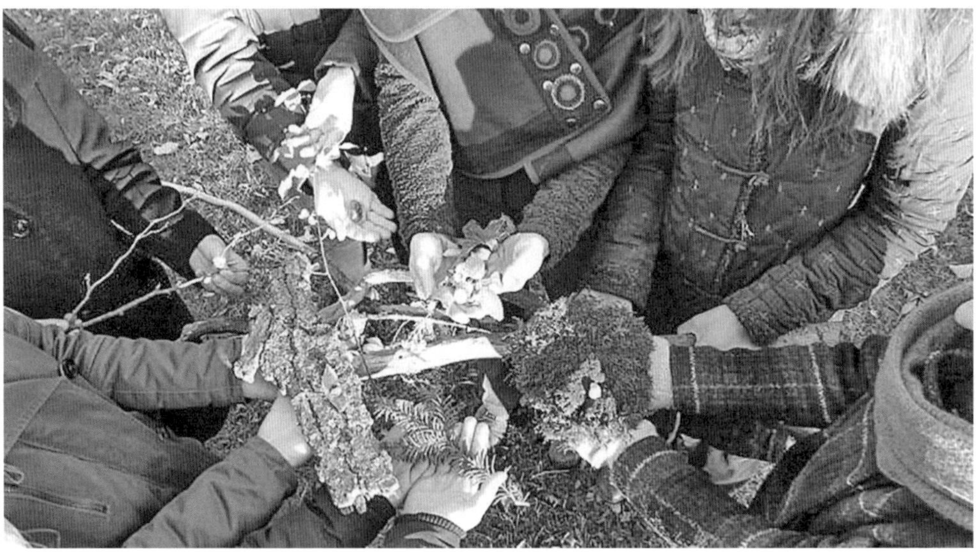

Abb. 4-3: Naturmaterialien (diese Abbildung finden Sie farbig im Schattauer Medien-Archiv Nr. 3).

Im **zweiten Schritt** wird auf das »Fehlende«, die Mangelerfahrungen (Defizite) eingegangen. Patienten nehmen hier oft Symbole für »Verkümmertes, Abgestorbenes, Nicht-Entwickeltes« wie vertrocknete Blätter.

Im **dritten Schritt** werden dann widrige, kritische Lebensereignisse (Konflikte, Störungen, Traumata) auf die Lebenslinie gelegt. Patienten verwenden hier oft Steine.

Diese Symbolisierung gestattet es den Patienten, dass leibhaftig Erfahrenes ausgedrückt werden kann in Distanz, ohne Offenbarung und ohne Differenzierung bzw. genauere Betrachtung. Dies geschieht dann erst im laufenden Therapieprozess bzw. muss manches noch zunächst schützend abgedeckt werden.

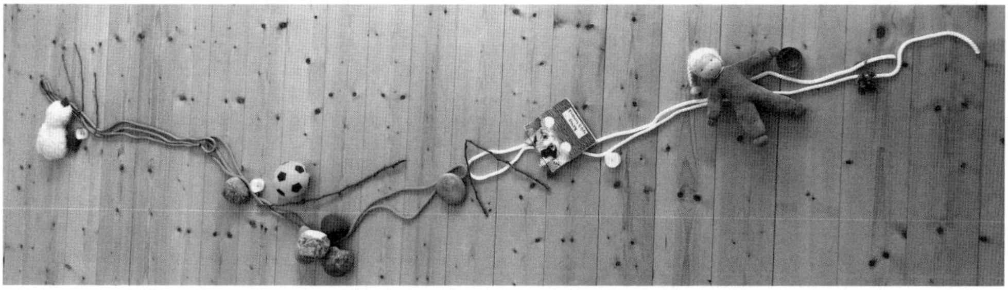

Abb. 4-4: Lebenslinie (diese Abbildung finden Sie farbig im Schattauer Medien-Archiv Nr. 3).

Die Lebenslinie ist nicht nur eine Aufreihung unverbundener Einzelerlebnisse, sondern diese werden als eine Textur erlebt, deren Muster und Regelhaftigkeiten ins Auge springen und deren Sinn sich dem Betrachtenden ganzheitlich erschließt. Es wirkt selbsterklärend, weil es in den Gegebenheiten des Lebens wurzelt. Der »Sinn« von Schmerz erzählt sich dann schon häufig aus einer sinngebenden Aneinanderreihung kritischer Lebensereignisse, einem Fehlen und Mangel unterstützender Leiblichkeit und Ressourcen. Daraus können für den Therapieprozess hilfreiche und wirksame Interventionen abgeleitet werden.

PROZESSBEISPIEL

Eine Patientin erlebt bei der ersten Betrachtung ihrer Lebenslinie, wie wenig Schutz und Grenzen in vielen Phasen ihres Lebens vorhanden waren. Niemand hatte Verständnis, als sie in der Schule geschlagen wurde, sie hatte kein eigenes Zimmer, geschweige denn eine eigene Ecke, musste alles mit ihrer Schwester teilen, und auch innerfamiliäre Grenzen waren kaum vorhanden (»anrüchiges Geschwätz« des Onkels). Wenn ihr jemand ab dem 16. Lebensjahr zu nahe kam, hatte sie Schmerzen am ganzen Körper. In der Gruppe beginnen wir mit dem Aufbau hilfreicher Grenzen und sie beobachtet sehr genau, wann die Schmerzen stärker werden. Der Schmerz als Begleiter einer sicheren Grenze wurde für sie schnell nachvollziehbar.

Body Charts (Körperbilder als Querschnittserfassung)

Auch die **Body Charts** (Körperbilder) wurden von Petzold schon Mitte der 1960er-Jahre entwickelt und von Heinl gerade für Schmerzpatientinnen in den 1980er-Jahren verfeinert u. a. auch in Tonskulpturierungen.

Eine gute Übersicht hierzu finden Sie bei Hübner/Petzold 2018 in Bezug auf die Bearbeitung von Schmerz und Traumata. Dieser Artikel ist frei zugänglich (https://www.fpi-publikation.de/polyloge/23-2018-huebner-l-petzold-h-g-2001-2017-integrative-bewegungs-therapie-und-koerperbilder/) und zeigt historische Entwicklungen in der Traumatherapie und Schmerztherapie aus einer Querschnittsperspektive mit der Technik von Körperbildern auf. In vielen Prozessbeschreibungen wird die Diagnostik von Körperbildern anschaulich dargestellt.

Der Patient malt dabei ein Bild von seinem eigenen Körper/Leib. Das, was »in die Glieder gefahren ist«, was »in den Knochen sitzt«, und das, was in »Fleisch und Blut übergegangen ist«, wird dargestellt. Erlebte Widerfahrnisse am eigenen Leib werden im Querschnitt in einer Momentaufnahme erfasst. Hildegund Heinl (Petzold/Sieper 1993) benutzte in der Psychosomatik Umrisszeichnungen des Körpers, in die sie die Patienten ihre Beschwerden einzeichnen ließ. Sie ergänzte die Zeichnung durch eine Liste von Begriffen zur Beschreibung der Beschwerden, die Patienten konnten Zutreffendes ankreuzen. So wurden Zusammenhänge zwischen Schlägen in der Kindheit und medizinisch nicht erklärbaren orthopädischen Beschwerden ersichtlich. Manche leiblichen Zusammenhänge werden erst mithilfe der Körperbilder sichtbar und der Therapie zugänglich.

Für die körperpsychotherapeutische Praxis in Gruppen- und Einzeltherapie ist darüber hinaus die Arbeit mit **Körperumrissen unserer Patientinnen mithilfe von Seilen** besonders gewinnbringend.

In dieses Abbild der äußeren Körpergrenzen werden Symbole für Körpererfahrungen und das eigene Körpererleben auf die einzelnen Leibinseln hineingelegt.

Leider werden diese Körperbilder und Körperumrisse oft kopiert und plagiiert, häufig auch als oberflächliche »Kreaübung« übernommen, ohne den integrationstheoretischen Rahmen zu berücksichtigen oder die neurobiologischen, klinischen, leibphänomenologischen bzw. leibhermeneutischen Grundlagen des »Informierten Leibes« und die Rückbindungen an die longitudinale Entwicklungsforschung. Das kritisiert Petzold (ebd.) zu Recht. Körperbilder stellen sensible und hochintensive projektive Techniken dar, in denen unsere Patientinnen in einem Querschnitt Erlebtes ausdrücken. Das erfordert einen stabilen Therapierahmen, eine gute vertrauensvolle Therapiebeziehung und eine Begleitung und Aufarbeitung mit einer Hermeneutik, die distanziertes beziehungsloses Deuten ablehnt.

4.5.2 Die zweite Stufe: Klassifikation nach dem neuen ICD-11 und dem bisherigen ICD-10

ICD-11 Somatische Belastungsstörung

Hänel et al. 2016 beschreiben die Einführung der neuen DSM-5 300.82 Ziffer: »Somatic Symptom Disorder« bzw. »Somatische Belastungsstörung« als eine »Revolution in der Psychosomatik«. Der in der Vergangenheit verwendete Begriff »Somatoform« sei von Patienten nicht akzeptiert worden und für viele Nichtpsychiater ein schleierhaftes Konstrukt gewesen. Letztere ziehen ohnehin Symptomdiagnosen vor (z. B. atypischer Thoraxschmerz oder nicht näher bezeichnete Rückenschmerzen). Auch die »Depression« wurde mitunter unstatthaft als Substitut für somatoform bzw. »nicht erklärbare« körperliche Symptome verwendet. Der Leib-Seele-Dualismus wurde durch »medically unexplained physical symptoms« zementiert. Wichtig ist nun, dass es dezidiert keine Rolle mehr spielt, ob somatische Symptome medizinisch erklärbar sind oder nicht! Ohnehin muss betont werden, dass die bisherige Krankheitscodierung der komplexen psychosomatischen Schmerzerkrankungen hier im ICD-10 vom klassischen Denken des medizinischen Krankheitsmodells geprägt war und einem modernen bio-psycho-sozialen Denkansatz, wie er schon lange von der WHO gefordert wird, nicht standhalten konnte.

Der Begriff der »somatischen Belastungsstörung« (SBS) trägt der klinischen Tatsache Rechnung, dass Patienten unter körperlichen Symptomen leiden, auch wenn man dafür keine medizinische Erklärung findet. Dies verunsichert die Patienten umso mehr und kann Ängste und depressive Symptome hervorrufen oder verstärken.

Die Aufhebung des Leib-Seele-Dualismus ist Hänel zufolge (ebd.) bei der Suche nach Erklärungen für »medizinisch nicht erklärbare« körperliche Symptome revolutionär und wirkt potenziell entstigmatisierend. Die Diagnostik einer SBS entbinde Mediziner aller Fachrichtungen nicht davon, eine bio-psycho-soziale Diagnostik lege artis durchzuführen und sowohl somatische als auch psychiatrische Krankheiten in Betracht zu ziehen, welche die somatischen Symptome (mit)erklären könnten. Gegen katastrophisierende Gedanken, exzessive Ängste und ungünstiges Krankheitsverhalten kann und muss therapeutisch etwas unternommen werden. Hierzu muss man deren klinische Bedeutung erst würdigen, was mit der Begrifflichkeit der »somatischen Belastungsstörung« nun erfolgt sei (vgl. ebd.).

Für die klinische Arbeit ist das ein wesentlicher Schritt: Natürlich haben fortschrittliche Therapeuten auf einer Station mit Patienten mit unterschiedlichen Schmerzerkrankungen zumeist schon bio-psycho-sozial gedacht und gehandelt, von der Anamnese bis zur Intervention, wie ich sie hier für die Körperpsychotherapie explizit beschreibe. Die stigmatisierende und reduzierte diagnostische Einschätzung im Rahmen des ICD-10 war jedoch trotzdem für den Patienten folgenreich.

Ende Mai 2019 hat die Weltgesundheitsorganisation (WHO) die elfte Version der Internationalen statistischen Klassifikation von Krankheiten und verwandten Gesundheitsproblemen (ICD-11) verabschiedet. Mit dem Inkrafttreten der ICD-11 zum 1. Januar 2022 wird der chronische Schmerz nun erstmals nicht mehr nur als Symptom erfasst:

Unter der Diagnose-Ziffer MG30 findet sich eine eigenständige Kategorie für die Klassifizierung chronischer Schmerzen.

Schmerz als somatische Belastungsstörung im ICD-11

Die Empirie zeigt, dass unerklärbare körperliche Beschwerden häufig nicht nur in der Allgemeinmedizin anzutreffen sind, sondern durch alle somatische Fachdisziplinen hindurch. Etwa ein Drittel aller Körperbeschwerden in der somatischen Diagnostik sind aufgrund der Befundlage nicht erklärbar (Weigel 2021). In der Vergangenheit erlebte ich oft, wie dies bei unseren Schmerzpatientinnen zu Stigmatisierung führte (»Du hast doch nichts«, »Bei dir findet man nichts«, »Das bildest du dir doch nur ein«), sowohl von ärztlicher als auch von Familie, Freunden oder Kollegen. Diese stigmatisierenden Fremdattributionen führten durch das Erleben von Ohnmacht, Selbstwertverlust, dem Gefühl des Nichtverstandenwerdens nicht selten zu einer depressiven Entwicklung oder zu Abhängigkeitserkankungen (Sucht) bis hin zu suizidalen Entwicklungen.

Hinzu kommt, dass selbst bei somatischen Krankheitsbildern wie der Colitis ulcerosa, ja, selbst nach Krebserkrankungen funktionelle Erkrankungen wie das schmerzhafte Reizdarmsyndrom u. a. diagnostiziert werden können.

Wie schon oben angeführt ist es in psychosomatischen Kliniken meist die Realität, dass auf einer Schmerzstation Patientinnen mit unterschiedlichen Komorbiditäten behandelt werden, welche in wechselseitiger Beeinflussung die Schmerzintensität verstärken können. Es war daher in der Diagnostik höchste Zeit, hier einen Umbruch einzuleiten, weil das Konzept somatoformer Störungen für die Patientinnen höchst stigmatisierend war und ist. Dieses Konzept somatoformer Störungen wird vom medizinisch-therapeutischen Fachkräften ebenso nicht genutzt. Wenn man eine moderne bio-psycho-soziale und neurobiologische Brille aufsetzt, dann ist ein solches Konzept der medizinischen Unerklärbarkeit als Denkansatz nicht mehr haltbar. Es beruht auf einem vereinfachenden medizinischen Krankheitsmodell, macht die somatoforme Störung zur Ausschlussdiagnose und zementiert die Trennung zwischen Psyche und Körper.

Im DSM-V wurden 2013 die neue Ziffer »Somatic Symptom Disorder« (SSD) und im ICD-11 2018 »Bodily Distress Disorder« eingeführt. Die deutsche Übersetzung ist hierfür gleichsam die »somatische Belastungsstörung«.

Die diagnostischen Kriterien sind nun:

A: Eines oder mehrere somatische Symptome, die belastend sind oder zu erheblichen Einschränkungen der täglichen Lebensführung führen.

B: Exzessive Gedanken, Gefühle und Verhaltensweisen bzgl. der somatischen Symptome, z. B. starke Gesundheitsängste.

C: Anhaltender Zustand der Symptombelastung (mindestens sechs Monate).

Zum Stellen der Diagnose muss das Kriterium A erfüllt sein und mindestens ein Aspekt aus dem B-Kriterium sowie das C-Kriterium.

Das B-Kriterium ist nun zum ersten Mal ein psychisches Kriterium, das hierbei benannt wird, jedoch unspezifisch dargestellt wird. Hierzu führt Weigel 2021 in einer eigenen Studie aus, dass Menschen, die die Diagnose einer somatischen Belastungsstörung erfüllen, am Tag mindestens vier Stunden über ihre Symptome nachdenken, Menschen ohne SSD nur 30 Minuten am Tag. Dennoch bleibt die Frage, was »exzessive Gedanken« sind, völlig offen.

Was wird aus den anderen ICD-10-Ziffern aus dem F45-Kapitel?

Die Ziffern F45.0 Somatisierungsstörung, F45.1 Undifferenzierte Somatisierungsstörung, F45.3 Somatoforme autonome Funktionsstörung wurden zusammengefasst zur Somatischen Belastungsstörung.

F45.4 Anhaltende Schmerzstörung mit den Unterziffern F45.40 Anhaltende somatoforme Schmerzstörung und F45.41 Chronische Schmerzstörung mit somatischen und psychischen Faktoren wurden gestrichen, doch es besteht die Möglichkeit, mit den sogenannten Specifiers die Schmerzdominanz zu benennen.

Auch F45.2 Hypochondrische Störung wurde gestrichen, nennt sich jetzt »Krankheitsangststörung« und kann verwendet werden, wenn minimale körperliche Symptome vorhanden, aber große Ängste bezüglich der Ernsthaftigkeit der Symptome vorhanden sind. Die Krankheitsangststörung stellt eine Differenzialdiagnose zur somatischen Belastungsstörung dar.

ICD-10

Psychosomatische Schmerzerkrankungen waren bislang im Wesentlichen in der ICD-10 in **Kapitel** V, in der **Gruppe** F40–F48 Neurotische, Belastungs- und somatoforme Störungen abgebildet. In der **Kategorie** F 45 Somatoforme Störungen subsumiert sich das, was wir unter psychosomatischen Schmerzerkrankungen verstehen. Die ICD-11 soll ab 1.1.2022 in den Mitgliedsstaaten, so auch in Deutschland, eingeführt werden. Wann die ICD-11 zur Verschlüsselung der Morbidität in den einzelnen Ländern verwendet und vollständig umgesetzt wird, ist heute jedoch unklar. Mit Erscheinen dieses Buches wird die ICD-10 sicherlich auch noch weiterhin angewandt, denn es ist zu erwarten, dass diese Umstellung in den Abrechnungssystemen und in der klinischen Arbeit eine beträchtliche Zeit in Anspruch nehmen wird. Und DIMDI (2021) kündigte bei Verfassen des Buches eine revidierte Vorabfassung der ICD-10-GM für 2022 an. Aus diesen Gründen nehme ich Bezug auf die ICD-10.

Hier werden im klinischen Bereich häufig im engeren Sinne für Schmerzerkrankungen mit psychosomatischer Ursache die **Subkategorien** Ziffer F45.4 Anhaltende Schmerzstörung mit den Unterziffern F45.40 Anhaltende somatoforme Schmerzstörung und F45.41 Chronische Schmerzstörung mit somatischen und psychischen Faktoren verwendet. Aus der praktischen Erfahrung in der klinischen Arbeit werden aber auch Patientinnen auf der Schmerzstation mit weiteren Diagnosen oder Zweitdiagnosen wie der Ziffer F45.0 Somatisierungsstörung, F45.1 die Undifferenzierte Somatisierungsstörung, F45.3 Somatoforme autonome Funktionsstörung wie Reizdarm und F45.8 Sonstige somatoforme Störungen und F45.9 Somatoforme Störung, nicht näher bezeichnet, aufgenommen, seltener hingegen die Ziffer F44 Dissoziative Störungen wie Konversion, F45.2 Hypochondrische Störung und F48.0 Neurasthenie. Tatsächlich haben wir aber bei unseren Patientinnen aufgrund von Komorbiditäten eine weitere Anzahl an Diagnosen aus dem Bereich der Depression und verschiedene organische Erkrankungen. Nicht selten sind 12 bis 15 verschiedene Diagnosen aufgeführt. Das fordert das gesamte Team, um einen guten Fokus in der Behandlung zu finden.

Kritik

Die **Klassifikation** nach der ICD-10 (Dilling 2006) und die Veränderungen in der ICD-11 zeigen das »notwendige Übel« der diagnostisch vereinfachenden Klassifizierung auf: Es ist immer mehr zu beobachten, dass nicht nur Therapeutinnen ihre Patientinnen auf Diagnosen reduzieren, sondern auch die Patientinnen selbst sich weniger als Mensch sehen und sich durch die Diagnose definieren: »Ich bin Schmerzpatient!« Menschen sind jedoch entwicklungsfähige Persönlichkeiten mit all ihren Konflikten, Problemen, aber auch Ressourcen, Chancen und Potenzialen. Der amerikanische Psychiater Allen Frances (Frances 2013), der federführend an der Entwicklung des DSM IV (Diagnostisches und Statistischer Manual Psychiatrischer Störungen) mitgewirkt hat, kritisiert auf Schärfste Therapeuten und Patientinnen, die den DSM wie ein »Kochbuch« benutzen. Für den therapeutischen und klinischen Gebrauch sind die im DSM – die ICD lehnt sich stark an den DSM an – versammelten Krankheitsbilder und Diagnosen nur von beschränktem, allenfalls vorläufigem Wert, weil sie mit der Individualität der Patientin und ihrem Leiden niemals zur Deckung kommen können. Frances plädiert für eine konservative, zurückhaltende Psychomedizin, die im Wissen um die Vorläufigkeit ihrer Diagnosen die Selbstheilungskräfte des Patienten zum Zuge kommen lassen soll. Aus unserem integrativen Verständnis heraus kommt uns eine solche selbstkritische Haltung sehr entgegen, da wir uns stets gegen eine an Diagnosen oder rein an der Störung orientierte Therapie und entsprechende manualisierte Programme gestellt haben. Die Individualität des Menschen, seine persönliche Biografie, seine Vorlieben und Schwächen und ebenso seine Probleme, Konflikte, Ressourcen und Potenziale müssen immer im Zentrum eines integrativen Verständnisses stehen. Störungsspezifische Ansätze, wie wir sie in Waibel/Jakob-Krieger 2009 publiziert haben, können die Lehrbarkeit einer Therapie verbessern, ein vertieftes Verständnis für die Erkrankung und den Menschen schaffen, jedoch niemals das stets individualisierte Vorgehen ersetzen. Die in diesem Buch beschriebenen Ansätze stehen in der diskursiven Tradition des praktisch Machbaren. Welche Maßnahmen und Interventionen helfen unserem Patienten? Was lässt sich gut in der Praxis umsetzen? Wie können die besonderen Lebenslagen und Lebensräume berücksichtigt werden? Was muss individualisiert modifiziert werden? All diese Fragen sind zentral.

Nach diesem kritischen Diskurs, der sich aus einem phänomenologisch-hermeneutischen und einem bio-psycho-sozial-ökologischen Verständnis ergibt, wenden wir uns der dritten Stufe zu: der Ätiologie chronischen Schmerzes.

4.5.3 Die dritte Stufe: Ätiologie

Nachfolgend sollen zum Verständnis die Ursachen für chronische Schmerzerkrankungen aus einem integrativ bio-psycho-sozial-ökologischen Verständnis im Rahmen der Integrativen Diagnostik (Petzold 1993) und Integrativen Psychotherapeutischen Diagnostik (IPD) (Osten 2019) beschrieben werden. Erkenntnisse über die Entstehung der Erkrankungen werden durch umfassende nonverbale, verbale, projektive und leibliche Informationen in einem intersubjektiven Ko-respondenzprozess sowohl für die Diagnostik als auch für die Therapie (Theragnostik) in einem zirkulären Prozess gewonnen. Die Informationen aus der gesamten Lebensspanne (life-developmental-approach) der Patientinnen sind bedeutsam und ergänzen die vorhandenen medizinischen, psychotherapeutischen und sozial-ökologischen Erkenntnisse.

Aus einem bio-psycho-sozial-ökologischen Verständnis kristallisieren sich angesichts der Fülle schmerzverursachender Faktoren verschiedene Ebenen heraus. Diese Ebenen dürfen auf keinen Fall monokausal verstanden werden. Vielmehr hat ein chronisches Schmerzgeschehen aus einer integrativen Sichtweise eine vielschichtige Kausalität, die

- im ersten Blick auf humanwissenschaftliche Überlegungen zu Gesundheit und Krankheit gerichtet ist und
- im zweiten Blick auf longitudinal ausgerichtete Überlegungen und Fragen akkumulativer Dynamik, in denen erst das Zusammenwirken von Risiken, Vulnerabilität, Belastungs- und Protektivfaktoren, Resilienz und Ereignisattribution valide Aussagen zur Ätiologie ermöglicht (vgl. ebd.).

Biologische Ursachen

Aus biologischer Sicht unterscheiden wir zwischen dem nozizeptiven und dem neuropathischen Schmerz (vgl. Kapitel 2.2) Wir gehen von drei möglichen Hauptgruppen der biologischen Verursachung chronischer Schmerzerkrankungen aus:

- Anlage und Erbfaktoren
- Erkrankungen
- Operationen und Unfälle

Anlage und Erbfaktoren

Der Begriff Anlage (im Englischen *nature*) bezieht sich auf die genetischen Erbinformationen, die in den Chromosomen enthalten sind. Die genetische Ausstattung eines Menschen, sieht man von Mutationen ab, verändert sich während seines gesamten Lebens nicht. Die genetischen Erbinformationen werden von den Eltern an ihre Kinder weitergegeben. Die in der DNA-Sequenz festgelegten Informationen steuern sämtliche biologischen Prozesse. Allerdings werden verschiedene Gene zu unterschiedlichen Zeitpunkten aktiv und beeinflussen mit ihrer Aktivität die weitere Entwicklung des Menschen (Epigenetik). Epigenetische Vorgänge beeinflussen die Genregulation. Es handelt sich um Vorgänge auf molekularer Ebene, welche die Aktivität von Genen

Biologische Ursachen	Psychische Ursachen	Sozial-ökologische Ursachen
Anlage und Erbfaktoren genetische Dispositionen, Epigenetik, Erbkrankheiten, Missbildungen	**Defizite & prolongierte Mangelerfahrungen** Vernachlässigung, Verwahrlosung, Misshandlung, schwere Erkrankungen der Bezugspersonen (z. B. Depression)	**Soziale Synergieeffekte** Geschwisterrivalitäten, autoritäre und repressive Familienstrukturen, problematische Erziehungsstile, schwierige familiäre Kommunikationsmuster, soziale Isolation
Erkrankungen frühe Erkrankungen im Kindesalter, diverse Erkrankungen in der Lebensspanne (Arthrose usw.), insuffizientes postoperatives Schmerzmanagement	**Konflikte** Trennung/Scheidung der Eltern, chronische familiäre Disharmonie und Beziehungskonflikte, Störungen wie Feindseligkeit, Double Bind, Schuld, Buße etc., soziale Vergleichsprozesse	**Transgenerationale Aspekte** trangenerationale Weitergabe von Traumata, transgenerationale Identifikation von Lebensereignissen
Operationen und Unfälle postoperative Komplikationen und Auswirkungen (z. B. M. Sudeck), Arbeits-, Freizeit – und Autounfälle z. B. mit Schleudertraumata	**Dysfunktionalle Lernmodelle** Schmerz in der Beziehungsgestaltung, Familienmitglieder mit chronischem Schmerz, Perfektionismus, hohe Leistungsorientierung, erlernte Hilflosigkeit	**Globale Kultur- und zeitepochale Einflüsse** Kulturspezifische Verhaltenweisen und Verarbeitungsmechanismen, Migration, Krieg, Folter, Flucht
	Überforderung/zeitextendierter Stress Parentifizierung, Pflege von Angehörigen, maligne progressive Entwicklung wie frühe Verantwortungs- und Pflichtenübernahme (z. B. für Geschwister), Unabkömmlichkeit im elterlichen Betrieb, Leistungsorientierung und Selbstüberforderung	**Lebenslage** prekäre Arbeitsverhältnisse, Armut, Arbeitslosigkeit, Verschuldung, Mobbing
	Traumatisierungen sexueller Missbrauch, Vergewaltigung, körperliche Züchtigung, Misshandlung, Folter, Kriegserfahrungen	**Lebensraum** problematische Wohn- und Landschaftsräume, stressreiche Wohnungsumgebung, negative Umwelteinflüsse (Flughafen, Bahn, Verkehr)
Klinische Entwicklungspsychologie und Lebenslaufforschung – Perspektiven: Salutogenese, Pathogenese, Defizitgenese, Ressourcengenese		

Tab. 4-1: Ätiopathogenesemodell bei chronischen Schmerzen unter einer bio-psycho-sozial-ökologischen Perspektive (Waibel 2022)

regulieren, indem sie die Genexpression beeinflussen (vgl. Brunner 2017). Die Schmerzempfindung wird hierbei moduliert. Durch bestimmte Prädispositionen oder im Zusammenwirken mit der Umwelt kann die Entstehung einer chronischen Schmerzerkrankung begünstigt werden. Genetische Dispositionen wie z. B. Angst sind bedeutsam, da sie im Behandlungsprozess negative Kontrollüberzeugungen forcieren können. Rüegg 2018 beschreibt eine ganze Reihe neurobiologischer Faktoren, die großen Einfluss auf das Krankheitsgeschehen haben können. Erbkrankheiten, organische Missbildungen und darauffolgende Mehrfach-Operationen können ebenso ein chronisches Schmerzgeschehen in Gang setzen.

Erkrankungen

Erkrankungen sind häufige Ursachen für chronische Schmerzen (vgl. Egle et al. 2003). Dazu gehören Verschleißerscheinungen des Bewegungsapparats wie Arthrose, Skoliose, Schmerzen nach einem Schlaganfall oder Diabetes (neuropathische Schmerzen), Schmerzen aufgrund von Gefäßerkrankungen (wie periphere arterielle Verschlusskrankheiten) oder Tumorschmerzen. Die Tumorschmerzen habe ich wie die meisten anderen Autoren in den Ausführungen zu diesem Buch ausgeklammert. Sie bedürfen einer spezifischen Tumorschmerztherapie. Wenngleich seelische Ursachen und sozialökologische Ursachen mitunter bedeutsam sind, können die beschriebenen Behandlungsansätze ebenso in der Krebsnachsorge hilfreich sein. Auch in der Tumorschmerztherapie können kreative Therapieansätze (Musiktherapie, Kunsttherapie, Körper- und Bewegungstherapien und Entspannung) eine wichtige Rolle spielen. Diese Patientengruppe ist aber nicht spezifisch Gegenstand dieses Buches. Wenn neben bzw. nach der Krebserkrankung z. B. auch eine somatoforme Schmerzstörung diagnostiziert wurde oder bei schweren Operationen und deren Folgen sind die Behandlungsansätze sinnvoll. Auch wenn es z. B. durch diese operativen Maßnahmen zu traumatischen Erfahrungen infolge oder aufgrund mangelnder Anästhetisierung kam. Wir sprechen dann von leiblichen Dekarnationen (vgl. Kapitel 5.6).

Zu den primär chronischen Schmerzerkrankungen, die periodisch auftreten, zählt die Migräne. Viele Menschen leiden auch an wiederkehrenden und chronischen Missempfindungen und Schmerzen im Bauch- und Brustbereich oder Kopfschmerzen.

Operationen und Unfälle

Nach Operationen entwickeln etwa 10 Prozent der Patienten mittlere oder starke chronische Schmerzen (CPSP, »chronic postsurgical pain«), die mit erheblichen negativen Auswirkungen auf die Lebensqualität einhergehen können (Geil et al. 2019). Risikofaktoren für CPSP sind vor allem präoperativ chronische Schmerzen, eine Opioideinnahme und schmerzbezogenes Katastrophisieren, intraoperative Nervenverletzungen sowie starke postoperative Schmerzen. Besonders häufig wird nach Thorax- und Brusteingriffen, Amputationen und orthopädischen Operationen von CPSP berichtet.

Beispielhaft sei auch das Komplexe regionale Schmerzsyndrom (CRPS, auch unter Morbus Sudeck bekannt) genannt, das sich mit einer variablen Latenz bei 2 bis 5 Prozent der Patienten entwickelt, die eine Verletzung einer Extremität erleiden, besonders im Handbereich wie z. B. bei einer Radiusfraktur, insbesondere aber auch nach Operationen aufgrund schwerer traumatischer Verursachung wie Trümmerfrakturen oder bei einer Nervenverletzung jeglicher Art. Sprunggelenksfrakturen, intraartikuläre Frakturen, eine vorbestehende Erkrankung aus dem rheumatischen Formenkreis, vorbestehende chronische Schmerzen allgemein und ein weibliches Geschlecht sind Risikofaktoren für ein CRPS nach Trauma (Beerthuizen et al. 2012). Die weitere Entwicklung des CRPS ist abhängig von noch nicht näher zu spezifizierenden Patientenfaktoren. Neben dem weiblichen Geschlecht und einem Alter zwischen 40 und 60 Jahren scheinen vor allem auch kulturelle Hintergründe und eine sozial prekäre Lebenslage eine bedeutsame Rolle zu spielen. Nix/Houdenhove 2003 haben hierzu ein bio-psycho-soziales Pathogenesemodell entwickelt, das emotionale Deprivation, eine ängstlich-depressive Grundpersönlichkeit, ein kritisches Lebensereignis mit einem Unfalltauma verbindet.

Bei Unfällen und nachfolgenden Operationen ist chronischer Schmerz die wichtigste Langzeitkomplikation für die spätere Gesundheit sowie die Wiederherstellung der Arbeitsfähigkeit (Maier/Hoffmann 2020). Die WHO trägt dem Rechnung: In der ab 2022 gültigen ICD-11-Klassifikation wird diese Untergruppe chronischer Schmerzen mit dem Code MG 30.2 »Chronic postsurgical or post traumatic pain« gekennzeichnet. Per definitionem ist das ein Schmerz, der mindestens drei Monate nach einer Operation oder einem Gewebetrauma entsteht oder sich seitdem gravierend verstärkt. Zusätzlich kann als weitere, therapeutisch relevante Untergruppe das Vorliegen neuropathischer Schmerzen anhand bestimmter Kriterien kodiert werden.

Unfälle können ein chronisches Schmerzgeschehen auslösen. Chronische Schmerzen nach einem Schleudertrauma, vor allem Nacken- und Rückenschmerzen, können Folge eines Autounfalls sein. Eine große repräsentative US-Studie zeigte eine Häufigkeit (Prävalenz) für chronifizierten Schmerz von 63 Prozent (ebd.). Hier waren chronische Schmerzen besonders häufig nach Eingriffen an der Wirbelsäule, an den unteren Extremitäten und nach Mehrfachverletzungen bei Autounfällen zu verzeichnen.

Psychische Ursachen

Bei den psychischen Ursachen von chronischem Schmerz unterscheiden wir folgende Ebenen:

- Defizite und prolongierte Mangelerfahrungen,
- Konflikte und andere spannungsreiche Störungen,
- dysfunktionale Lern- und Adaptionsmodelle, maladaptive Lernerfahrungen,
- akute Überforderung und zeitextendierter Stress und
- Traumatisierungen.

Defizite und prolongierte Mangelerfahrungen

Defizite und prolongierte Mangelerfahrungen sind im therapeutischen Prozess oft nicht direkt erkennbar. Sie zeigen sich allmählich über die Phänomene des Körpers und des Verhaltens unserer Patientinnen. Denn was im Leben schlimm war, was für

Menschen belastend war, darüber können sie reden. Das haben sie bewusst erlebt und ist neben den guten Erfahrungen häufig erinnerungsfähig. Was jedoch gefehlt hat (z. B. aufgrund emotionaler Vernachlässigung), ist Menschen oft überhaupt nicht bewusst, denn sie haben den Mangel als »normal« erlebt. Defizite sind Unterstimulierungen bzw. fehlende Stimulierungen in der Lebensgeschichte. Wir sprechen auch von prolongierten Mangelerfahrungen. Egle et al. 2016 berichten bei 48 Prozent der Patientinnen mit der Diagnose Fibromyalgiesyndrom von emotionaler Vernachlässigung in der Kindheit. Afari et al. 2013 berichten in einer Metaanalyse, die den Zusammenhang von belasteter Kindheit (u. a. aufgrund von Vernachlässigung) und dem späteren Auftreten verschiedener funktioneller Syndrome untersucht, von einer 2,5-fach erhöhten Vulnerabilität für Fibromyalgie und sogar einer 3,4-fach erhöhten Vulnerabilität für multilokulären Schmerz.

Osten 2019 betont, dass man sich ein wissenschaftlich fundiertes Bild als Therapeutin aneignen sollte, um zu verstehen, was zu einer gesunden ressourcenorientierten Entwicklung führt. Altersgerechte Reifungsprozesse, psychosoziale und gendersensible Unterstützung sind notwendig, um die Folgen missglückter und deprivierter Entwicklungs- und Reifungsschritte auszugleichen. Haben diese gefehlt, so sollten sie in der Therapie zur Verfügung gestellt werden. Ich werde diese Vorgehensweise im zweiten Weg der Heilung (Kapitel 5.1.2) und bei den verschiedenen Modalitäten in der Therapie näher beschreiben. Durch das Ermöglichen korrektiver und alternativer körperlicher, emotionaler und kognitiver Erfahrungen können Defizite in der Persönlichkeitsentwicklung ausgeglichen werden. Wir sprechen hier von einem entwicklungsorientierten Ansatz.

Bindungstheoretische Überlegungen können hier sehr hilfreich sein, wir ziehen allerdings der häufigen typologischen Zuordnung von Bindungsmustern mit der Gefahr einer starren Klassifizierung eine differenzierte Beschreibung der phänomenologischen Besonderheiten der Beziehungsgestaltung vor. Wir begrenzen die Perspektive der Defizite und prolongierte Mangelerfahrung nicht nur auf die Phase früher Entwicklungen. Sie haben zwar bis zum 18. Lebensmonat eine große Bedeutung, wenn das Repräsentationsgeschehen noch nicht ausgereift ist (Stern 2003, Papousek 2010), und auch für unter Dreijährige, die noch nicht über eine *Theory of Mind* verfügen. Sie spielen jedoch lebenslang eine bedeutsame Rolle. Ihre »versteckte Wucht und Auswirkungen« auf Krankheitsentstehung (mangelnder Kontakt, mangelnde Resonanz, mangelnde Nähe und Körperkontakt) haben wir gerade in der Coronakrise »hautnah« in vielen Bevölkerungsgruppen erleben können.

Konflikte und andere spannungsreiche Störungen

Konflikte sind gegenläufige, widerstreitende Stimulierungen. Sie hinterlassen, wenn sie nicht gelöst oder ausgeglichen werden, Spannungszustände im Leib-Selbst, Widersprüchlichkeiten und Zerrissenheit im Ich sowie Unvereinbarkeiten und Widersprüchlichkeiten in der Identität.

Über die gesamte Lebensspanne spielen bewusste und unbewusste intra- und interpersonelle Konflikte für den Menschen eine Rolle. Allerdings gehören Ambiguität und

Ambivalenz, Mehrdeutigkeit und Zerrissenheit zu den anthropologischen Grunderfahrungen des Menschen in einer komplexen und vieldeutigen Welt. Durch den Modus der Verdrängung oder durch Akzeptanz (»Es ist halt so«) störender Inhalte werden viele Konflikte (kognitive Dissonanz) gelöst. Konflikte erhalten dann eine Relevanz, wenn sie intrapsychisch unbewusst sind oder interpersonell chronifizieren. Sie erzeugen in beiden Fällen, wenn sie nicht lösbar sind, potenziell pathogenen Stress. Ausgangspunkt solcher Konflikte sind Bedürfnisse, die konträr zu Gewissensnormen stehen, oder den Wünschen, Normen und Werten der sozialen Umgebung entgegenstehen.

Der Begriff der **Störungen** wird inzwischen in der Integrativen Theorie in die Ebenen der Konflikte kategorisiert (vgl. Osten 2019). Störungen entstehen durch inkonstante und uneindeutige Stimulierungen. Sie können psychosomatische Reaktionen, Instabilitäten im Icherleben und eine schwankende, labile Identität entstehen lassen. Wir unterscheiden drei Formen von Störungskontexten: expressed emotions (Leff/Vaughn 1985), Double-Bind-Theory (Bateson 1972) und maligne soziale Vergleichsprozesse (Suls/Wheeler 2000).

- In »**High Expressed Emotions Families**« sind Familienbindungen und -kommunikation von übermäßiger Kritik, Reizbarkeit, Missbilligung, Abneigung, Nörgelei, Groll, Streit und Feindseligkeit auf der einen Seite und emotionalem Überengagement, intrusivem und kontrollierenden Verhalten sowie emotionaler Bedürftigkeit auf der Elternseite gekennzeichnet. Dieses Familienklima ist ein Prädiktor für hohe Rückfallquoten nach einem stationären Aufenthalt.
- **Double-Bind-Botschaften** sind zwei oder mehrere Botschaften verpackt in einer, die diskrepant, paradox und nicht eindeutig zu erfassen ist. Sie finden sich bei chronischen Schmerzpatienten sowohl bei der Patientin als auch in seiner sozialen Umgebung: »Geh ruhig weg, ich bleibe zu Hause, die Schmerzen sind zu groß«. »Wie kann es dir nur schlecht gehen, wo ich doch alles für dich tue?« Voraussetzung für die pathogene Wirkung von Double-Bind-Botschaften ist die Form einer existenziellen Abhängigkeit von der manipulierenden Person (Kind-Eltern). Das Muster ist Ausdruck passiver Aggressivität und der Versuch, physische oder psychische Gewalt auszudrücken und gleichzeitig verdecken zu wollen. Eine Double-Bind-Botschaft ist nicht auflösbar, sie führt zur Überlegenheit des Agierenden und zu chronischen Stressphänomenen beim Adressaten.
- **Soziale Vergleichsprozesse** können pathogene Dynamiken entwickeln. Der Zustand der Vergleichspersonen wird dabei entweder vorgefunden oder aktiv durch Herabwürdigungen, Angriffe oder Entwertungen herbeigeführt. Herabsetzung, Verachtung, Bloßstellung, Verleumdung, Beschämung und weitere sozial negative Attributionen können bei der betroffenen Person desintegrierende Auswirkungen auf die Selbstregulationsfähigkeiten haben. In fast jeder Therapiegruppe erfahre ich bei chronisch schmerzerkrankten Personen, gerade von Frauen, die schlimme und beschämende Zuschreibungen des Partners erfahren (z.B. »Sex mit einer so fetten Frau will ich nicht haben.«, »Schau mal, wie attraktiv deine Schwester ist.«) Kysely 2022 beschreibt eindrucksvoll, wie belastend solche Vergleiche z.B. nach einer überstandenen Krebserkrankung für die Partnerschaft sind.

Dysfunktionale Lern- und Adaptionsmodelle, maladaptive Lernerfahrungen

Menschen leben in Gruppenkontexten von Beginn an über die gesamte Lebensspanne hinweg. Wir werden von anderen berührt, gehalten, angeschaut – es finden leibliche Begegnungen in vielfältigster Form statt. Hier entwickeln sich Interaktionsmuster, Kommunikationsmuster, emotionale Stile und Austauschprozesse in einem komplexen Modell von Lernen.

Dysfunktionales Lernen kann sich dabei in allen Bereichen menschlichen Verhaltens äußern. Familienspezifische Bewegungs-, Haltungs- und Verhaltensmuster werden in Imitationsprozessen eingeleibt, in den aktuellen Beziehungen gelebt und generationsübergreifend weitergegeben, wie z.B. bei Kreuzschmerzen (»Lass dir nichts anmerken!«), schmerzhaften Körperhaltungen (»Man muss durchhalten/aushalten.«). Sie sind das Ergebnis chronifiziert eingeleibter Lernprozesse und werden engrammiert. Leibliche (molekularbiologische, neuroimmunologische) Prozesse des Lernens sind nicht bewusstseinsfähig, demnach introspektiv nicht zu erfassen. Menschen sind aufeinander bezogen (Mutualität). In mitmenschlicher Bezogenheit entwickeln wir Rollen und Verhalten, die besonders durch Atmosphären (z.B. Atmosphäre des Schweigens oder der Krankheit) geprägt sind. Langjährige chronische Erkrankungen von Familienmitgliedern können sich auf das gesamte Familiensystem im Verhalten und Erleben der einzelnen Mitglieder auswirken. Solche Prozesse werden in der Primärgruppe in der Regel unbewusst internalisiert, implizit gespeichert und sind oft hinlänglich kompensiert. Bei den unterschiedlichsten Stressbelastungen, z.B. bei familiären oder Arbeitsplatzkonflikten, aber auch bei einer Pandemie wie Corona kommen diese dann Jahre oder Jahrzehnte später in Form von Schmerz zum Ausdruck.

Ein spezifisches Konzept dieser dritten Ebene ist die erlernte Hilflosigkeit nach Seligman 1979. Dieses Modell beschreibt Lernerfahrungen, in denen das hilflose Ausgesetztsein und/oder länger anhaltende aversive Erlebnisse dazu führen, dass Menschen ihre Fähigkeiten, etwas zu verändern, nicht mehr einsetzen, obgleich sie aus objektiver äußerer Sicht dazu fähig wären. Sie erleben einen Kontrollverlust und reagieren mit emotionaler, kognitiver und motivationaler Passivität. Dadurch fallen auch die Erwartung und Vorhersage von Ereignissen pessimistisch aus. Die Erfahrung, mit der hilflosen, jahrelang erkrankten Mutter zusammenzuleben, kann beispielweise bei der Tochter zur Selbstüberzeugung der eigenen Hilflosigkeit führen. Der Verlust der eigenen Wirksamkeitserfahrung bei chronisch erkrankten Familienmitgliedern mit dem Symptom Schmerz und deren Angehörigen ist in der Familienanamnese besonders zu beachten.

Akute Überforderung und zeitextendierter Stress

Stress in der Arbeit (Angerer et al. 2014) ist neben familiären Stresssituationen einer der häufigsten Auslösefaktoren für chronischen Schmerz. Durch zeitextendierten Stress wird Schmerz ebenso aufrechterhalten. Manchmal kann ein Arbeitsplatzwechsel bzw. eine Herausnahme aus einer Überforderungssituation die chronische Stresssymptomatik erheblich reduzieren, bisweilen sogar beseitigen. Stresstheorien nach Lazarus 1984 und Hobfol 1988 betrachten vor allem kritische Lebensereignisse als ätiologische Faktoren für die Entstehung von Krankheit: Mobbing, unempathische Bezugspersonen, Stress durch jahrelange chronifizierte Konfliktsituationen u. v. m. Dies führt zu der Überlegung, dass es zwischen Schmerz und Stress eine enge Verbindung geben müsste.

In Bezug auf Stress und Grundlagenforschung zu Schmerzforschung haben sich in den letzten Jahren tatsächlich wesentliche neue Erkenntnisse ergeben. Schmerz muss nicht ausschließlich peripher bedingt sein, wie schon in Kapitel 2.2 beschrieben, sondern wird durch neuronale Reizverstärkungsmechanismen (zentrale Sensitivierung) wesentlich verstärkt oder kann damit sogar gänzlich erklärt werden (Egle 2016, Egle 2020). Auch ohne schadhaften peripheren Input kann zentralnervös eine Schmerzempfindung entstehen und diese ist von einem peripher nozizeptiven Schmerzreiz vom Individuum nicht zu unterscheiden.

Egle (ebd.) spricht davon, dass bei chronischen Schmerzzuständen neben einer primär nozizeptiven Genese und einer primär neuropathischen Genese als dritter pathogenetischer Mechanismus eine stressinduzierte Hyperalgesie (SIH) abzugrenzen ist. Stressinduziertes verstärktes Schmerzempfinden ist eine Folge von emotionaler Deprivation und psychischer Traumatisierung in der Kindheit, sozusagen frühem Disstress. Es kommt zu einer erhöhten Schmerzsensibilisierung im Gehirn, die direkt den neuroendokrinen Einwirkungen des Stresserlebens unterliegt. Während kurzzeitige Einwirkungen negativer Emotionen z. B. bei einem körperlichen Trauma zur Einschränkung der Schmerzwahrnehmung führen (Hypalgesie), führt über längere Zeit einwirkender und individuell nicht bewältigbarer psychosozialer Stress zu einer Senkung der Schmerzschwelle und damit einer verstärkten Schmerzwahrnehmung, zu einer Hyperalgesie. Bei Patienten mit somatoformer Schmerzstörung kommt es sowohl bei der Verabreichung peripherer Schmerzreize als auch bei Leistungsstress im Vergleich zu Gesunden zu einer signifikant stärkeren Aktivierung von Amygdala, Hippocampus und vorderem Gyrus cinguli, also jener Bereiche der zentralen Schmerzverarbeitung, welche für die Stressverarbeitung zuständig sind (ebd.).

Den Fokus auf aktuelle stressverursachende Parameter zu richten, ist daher ein wichtiger Gesichtspunkt in der Diagnostik, weil sie vergangene, oft implizite Stresserfahrungen triggern und eine erhöhte Vulnerabilität (Schmerzsensibilisierung) besteht. Für die therapeutische Arbeit bedeutet dies, dass die Art des Stressors, dessen Erleben und dysfunktionale Bewältigung gleichermaßen in die Bewertung von Stressmomenten eingehen. Ebenso sind auch ressourcenreiche biografische Lebenserfahrungen in die Betrachtung einzubeziehen, da sie Stress abpuffern und eine einseitige belastungszentrierte Sichtweise modifizieren können. Longitudinale Akkumulation und Vulnerabilität spielen in diesen Betrachtungen eine große Rolle. Unverzichtbar für valide Einschätzungen der Stressoren ist hier die Auseinandersetzung mit der klinischen Entwicklungspsychologie in der Lebensspanne und der Life-Event-Forschung.

Im Kapitel 6.4.6 stelle ich ein emotionales Kurzzeit-Differenzierungsmodell für Stress vor: die Stressampel. In der Querschnittsdiagnostik zu Stress kann diese als einfaches, gut zu praktizierendes diagnostisches Tool benutzt werden. Auf der vitalen Evidenzebene werden nicht nur Kognition, sondern ebenso Emotion, Körpererleben und soziale Bezogenheit berücksichtigt nebst dem geübten Auge der Beobachterin. Die Stressampel kann somit gut als phänomenologisches Stressdiagnostikum gerade bei impliziten Stressmustern eingesetzt werden. Für die notwendige entwicklungsbezogene Langzeitbetrachtung ist das Lebenspanorama und die Lebenslinie einzubeziehen. Hier kann bei Bedarf auch ein Stresspanorama erstellt werden.

Traumatisierungen

Traumatisierungen durch Übergriffe, Kämpfe, Kriege und Folter gehören zum Leben des Menschen. Diese Grund- und Alltagserfahrung findet sich in allen Kulturkreisen. Unter einem evolutionsbiologischen Blick kann man sogar davon ausgehen, dass wir unter der Herausbildung biologischer und sozialer Strukturen dafür ausgerüstet wurden, mit Gefahren, Belastungen und traumatischem Stress umzugehen (vgl. Petzold 2021 et al.). Traumata und belastende Lebenserfahrungen können mitunter eine Ursache für körperliche und seelische Erkrankungen sein. Die meisten Patientinnen mit komplexer posttraumatischer Belastungsstörung klagen auch über chronische Schmerzen und Patientinnen mit chronischem Schmerzerleben haben oft erhebliche Traumatisierungen erlebt, die ihnen manchmal erst in der Behandlung bewusst werden. Dabei überlagert die Wahrnehmung des körperlichen Schmerzes zunächst das psychische Schmerzerleben (Backmann/Waibel 2018). Inzwischen gilt wissenschaftlich als gesichert, dass vor allem kindliche, aber auch spätere Traumatisierungen die Vulnerabilität für ein chronisches Schmerzsyndrom deutlich erhöhen können (Egle 2021).

Unter **Trauma** verstehen wir eine extreme Stimulierungssituation (massive Unter- bzw. Überstimulierung), die für die Person eine existenzbedrohende, ohnmächtig machende, überwältigende Wirkung hat, z. B. akute Deprivation, Misshandlung, sexuelle Übergriffe, Unfälle etc. Die vielfältigen Publikationen zu den Langzeitfolgen von Traumata hat neben der entsprechenden klassifikatorischen Kategorie des »posttraumatischen Stresssyndroms« (PTBS) auch die sichere diagnostische Einschätzung anderer psychopathologischer Syndrome (Ängste, Depressionen, Verhaltensauffälligkeiten, Persönlichkeitsstörungen) ins Wanken gebracht. Heutzutage sollte bei den verschiedensten Schmerzsyndromen immer auch ein möglicher traumatischer Hintergrund als Ursache in Betracht gezogen werden. Andererseits ist die posttraumatische Belastungsstörung (PTBS) auch zur modischen Generalerklärung geworden und »overdiagnosed«. Umgangssprachlich ist die stereotype und oft »lockere« Aussage in Alltagssituationen von Patientinnen (»Das hat mich traumatisiert«) im Sinne einer seriösen Diagnostik nicht zielführend. Das ist bagatellisierend, denn Traumatisierungen sind erschütternde und schockierende Extremerfahrungen (Sack/Gromes 2020).

Singuläre, komplexe und deprivative traumatische Erfahrungen sind in unserem Modell bei der spezifischen Diagnostizierung bei chronischen Schmerzerkrankungen zentrale ätiologische Konzepte. Damit unterscheiden wir uns kaum von den Modellen der stressinduzierten Hyperalgesie (SIH), wie sie Egle 2021 im deutschsprachigen Bereich publiziert. International gehört diese Bezeichnung zum Standard. Auch die definitorischen Ausführungen von Sack/Gromes 2020 sind weitestgehend mit unseren Auffassungen übereinstimmend. Spezifisch traumatherapeutische Behandlungsansätze sind teilweise auch in der Behandlung bei chronischen Schmerzerkrankungen indiziert. Viele der in diesem Buch dargestellten praktischen Vorgehensweisen sind bei Patientinnen mit traumatischem Hintergrund in der Therapie ebenso gut geeignet. Auf weitere spezifische traumatherapeutische Ansätze gehe ich hier nicht ein, da die differenzierte Erläuterung zu umfangreich ist. Ich verweise in diesem Zusammenhang auf die Publikation Petzold et al. 2021, in der die aktualisierte Form »Integrativer Traumatherapie« vorgestellt wird. Auch diese Publikation ist frei zugänglich. (https://www.fpi-publikation.de/polyloge/22-2021-petzold-h-g-wolff-u-landgrebe-b-josic-z-steffan-a-2000-integrative-traumatherapie-modelle-und-konzepte-fuer-die-behandlung-von-patienten-mit-posttraumatischer-b/)

Sozial-ökologische Ursachen

Bei den sozial-ökologischen Ursachen stehen schwerpunktmäßig fünf Betrachtungsfelder im Vordergrund:

- soziale Synergieeffekte,
- transgenerationale Aspekte,
- globale Kultur- und zeitepochale Einflüsse,
- Lebenslage und
- Lebensraum.

Soziale Synergieeffekte

Unter evolutionsbiologischer Perspektive wird der Mensch als eine in Gruppen lebende und durch wechselseitige Unterstützung überlebende Spezies gesehen. Der Mensch ist zeitlebens von sozialen Netzwerkeinflüssen abhängig. Ein soziales Netzwerk ist ein Geflecht von Beziehungen, das sich durch unterschiedliche Kontakte und Verbindungen eines Menschen auszeichnet. Hierbei unterscheidet man die Quantität, also die Größe des Netzwerks, und die Qualität, d. h. die soziale und sozioemotionale Einbindung, die sich im entsprechenden Rückhalt (social support) zeigt. Soziale Netzwerke haben herausragende gesundheitsfördernde und -erhaltende Effekte (vgl. Siegrist 2005) Größere soziale Netzwerke sind mit einer höheren Schmerztoleranz (Johnson/Dunbar 2016) verbunden.

Jedoch finden sich in sozialen Netzwerken ebenso belastende Aspekte wie autoritäre, repressive Familienstrukturen, Geschwisterrivalitäten, Ungerechtigkeiten im Familiensystem, schwierige familiäre Veränderungen nach Trennung (Hass/Petzold 1999).

Beutel et al. 2006 beschreiben, dass Personen, die besonders sensitiv gegenüber Zurückweisung sind, auch eine niedrigere Schwelle gegenüber körperlichen Schmerzreizen hätten. Chronisch Schmerzkranke seien aufgrund klinischer Beobachtungen nicht nur häufig sozial isoliert, sondern auch besonders empfindlich gegenüber sozialer Zurückweisung. Gerade Patienten mit somatoformer Schmerzstörung fühlten sich von ihren behandelnden Ärzten (und ggf. Psychotherapeuten) in ihrem Krankheitserleben zurückgewiesen, wenn diese versichern, dass man ihren Schmerz medizinisch nicht erklären könne. Zu beobachten sei ein Teufelskreis aus sozialer Isolation, Groll, Angst vor Zurückweisung, Depressivität und Schmerzverstärkung.

In diesem Betrachtungsfeld gibt es auch gewisse Überschneidungen zu den dysfunktionalen Lernmodellen, z. B. Schmerz als beziehungsgestaltendes Element.

Transgenerationale Aspekte

Betrachtet man chronische Schmerzerkrankungen nicht nur unter einer vereinfachenden monokausalen Sicht, wie es zumeist unter einer rein medizinischen Perspektive vorgenommen wird (vgl. Kapitel 2.2), sondern bezieht die vielfältigen lebensbiografischen Ereignisse in der Genese von Schmerz mit ein, dann ergibt sich oft ein Strang akkumulativer Dynamiken, wie in Kapitel 4.5.3 beschrieben. Dieses Denken durchzieht dieses Buch wie ein roter Faden: genetische und epigenetische Ursachen, Unfälle, Konflikte, Defizite, Traumata, ungünstige Umweltbedingungen u. v. m. können im Leben eines Individuums schmerzverursachend sein. Ressourcen und Resilienzen können sich hingegen als schützend erweisen. Verkürzt könnte man sagen, dass ein Mangel an Ressourcen/Resilienzen und ein Übermaß an belastenden Lebensereignissen die Entwicklung einer chronischen Schmerzerkrankung begünstigt. Dennoch ist auch eine solche komplexere Sichtweise noch nicht vollständig, denn der Mensch wird nicht in einen »neutralen Raum« hineingeboren, es gibt kein »tabula rasa« am Anfang des Lebens. Vielmehr sind, wie es Osten 2019 bildlich sehr treffend formuliert, Familie und Umfeld schon da und eher mit einer »Tunke« zu vergleichen, in die das Neugeborene hineintaucht, von der es umgeben und durchdrungen ist wie der Fisch vom Wasser. Wie wird der neue Mensch begrüßt, berührt, behütet, geschützt? Inkarnierungen (gute Einleibungen) auf der leiblichen Ebene (vgl. Kap. 5.6) werden von der Mutter bzw. Bezugspersonen und der ganzen Umgebung vorgenommen, die bereits fest im Leben präsent sind, bevor das Neugeborene das Licht der Welt erblickt. Und diese Personen wurden wiederum in ihrer Leiblichkeit von Generationen zuvor geprägt und inkarniert bzw. mangelhaft inkarniert oder gar dekarniert. Sacks 2015 beschreibt eindrucksvoll in seiner eigenen Lebensgeschichte viele solcher Inkarnierungen und Dekarnationen bei sich und seinen Brüdern. Diese haben ihre Wurzeln in der Elterngeneration, der Großelterngeneration, weiteren Generationen zuvor und wurden auch maßgeblich von zeitepochalen Einflüssen (Krieg und Nachkriegszeit) geprägt. Daher ist ein Blick auf die Bedeutsamkeit transgenerationaler Aspekte bei chronischem Schmerz unerlässlich.

Hierbei sind zwei Formen transgenerationaler Dynamiken (Osten 2019) zu unterscheiden: erstens die **transgenerationale Weitergabe von Traumata** über zwei Generationen (Huber 2012). Traumatisierte Eltern, aber auch neurotische Eltern sind möglicherweise nicht in der Lage, empathisch auf die Bindungsbedürfnisse der Kinder zu antworten. Empfindungen der Verlassenheit, Hilflosigkeit oder des Ausgeliefertseins, die den Kern ihrer eigenen Erfahrungen ausmachen, werden so den Kindern vermittelt. Einschränkungen in den Resonanzerfahrungen (z. B. bei einer schweren Depression der Mutter) können zu Deprivationserfahrungen und Verstörungen führen. Es gibt empirische Beweise dafür, dass die Stressempfindlichkeit von Kindern durch den elterlichen Umgang mit Stressbelastung geprägt wird. Desorientierung der Bindungs- und Identitätsentwicklung, des Leiberlebens und der Selbstregulation können u. a. die Folge sein (Rutter 1989).

Zweitens ist die **transgenerationale Identifikation** mit Entwicklungsthemen, verletzenden Beziehungen oder schwerwiegenden Lebensereignissen der Vorfahren über zwei oder mehr Generationen hinweg bedeutsam. In diesem Modus, so betont Osten 2019,

> »... identifiziert das Kind sich auf prozeduraler Ebene mit unaufgelösten Konflikten, den Folgen traumatischer Erfahrungen oder schweren Schicksalsschlägen, verstörenden oder destruktiven Beziehungsdynamiken und verhinderten Entwicklungsmöglichkeiten früherer Familienangehöriger.«

Es erfolgt eine implizite Einleibung, die zunächst für das Individuum verstörend und kognitiv kaum nachvollziehbar ist. Auf der memorativen unbewussten Leibebene zeigen sich Störungen, Konflikte in Form von Stimmung, Haltung und leiblicher Atmosphäre und drücken sich in dysphorischem eigenleiblichem Erleben bis hin zu Schmerzen, die »völlig unverständlich sind«, aus (Wolynn 2020).

Der Unterschied der beiden Dynamiken besteht darin, so betont Osten 2019, dass das Kind im ersten Modus die neurotischen oder Traumafolgestörungen seiner Eltern am eigenen Leib erlebt, im zweiten Modus hingegen verläuft diese Einleibung nicht notwendigerweise erzähl- und erlebniskonkret, vor allem, wenn Schicksale der Vorfahren tabuisiert, verleugnet oder dissoziiert wurden. Es kommt zu subtilen atmosphärischen Identifikationen. Zu benennen sind hier schmerzhafte Trennungen, schuldhafte Lebensereignisse z. B. durch Unfall, Totgeburten, Unterdrückung, Rache, Missbrauch, Gewalt, Verschuldung usw. Solche Themen können über Generationen in den Raum der Familie hineinragen, man denke nur daran, wenn der Vater SS-Offizier war und mit seinen Befehlen unzählige Juden getötet hat. Forschungen zur Transgenerationalität (Radebold et al. 2008) haben gezeigt, dass eine Weitergabe bis zu drei Generationen möglich ist. Wichtig ist aber zu betonen, dass diese Dynamik keinen Determinismus darstellt!

Inwieweit auch kulturübergreifende globale und zeitepochale Einflüsse hierbei bedeutsam sind, werde ich im nächsten Betrachtungsfeld erörtern. Denn die Kultur war schon vor dem Individuum da, auf zeitepochale Einflüsse kann es lediglich reagieren und hat zumeist nur eine geringe Einflussnahme.

Globale, kultur- und zeitepochale Einflüsse

Einstellungen und Überzeugungen wie die Schmerzerwartung und Schmerzakzeptanz, erlernter Schmerzausdruck, soziale Rollen und Erwartungen, aber auch Genderaspekte, Glaube und Spiritualität, wahrgenommene Diskriminierung, Zugehörigkeit zu kulturellen Gruppen u. a. spielen eine bedeutsame Rolle für das Krankheitsverständnis bei chronischen Schmerzerkrankungen. In jeder Kultur gibt es gewisse Wertvorstellungen und Normen darüber, wie Gefühle in entsprechenden Situationen ausgedrückt werden. Sie legen auch fest, was als unangemessen und angemessen gilt. Wenn Sie das Eingangsbeispiel in diesem Buch mit meinem Enkel nehmen, so reagierte ich, man könnte sagen, mit viel Verständnis, Achtsamkeit und besonders mit Trost und Aufmerksamkeit. Meine Eltern hingegen, so meine Erinnerung, haben eher im Modus »Das ist nicht so schlimm«, »Stell dich nicht so an« oder »Das vergeht schon wieder« reagiert und ich erinnere mich an Szenen mit meinem Sohn, in denen der typische Satz »Indianer kennen keinen Schmerz« fiel, während ich bei meinen Töchtern eher mit Mitgefühl und Zugewandtheit reagiert habe. Das sind sehr individuums- und genderspezifische Verhaltensweisen. Was wissen wir über kulturspezifische Einflüsse in den einzelnen Gesellschaften?

Rahim-Williams 2012 beschreiben beispielsweise in einer Übersichtsarbeit, dass Afroamerikaner eine höhere Schmerzsensibilität als weiße Amerikaner hätten. Sie nahmen Schmerzen eher als solche wahr und empfanden den gleichen Reiz als schmerzhafter. Al-Harthy et al. 2016 untersuchten 122 Frauen aus Saudi-Arabien, Schweden und Italien in Bezug auf Schmerzsensibilität. Die italienischen Teilnehmerinnen reagierten am sensibelsten auf schmerzhafte Reize. Die schwedischen Teilnehmerinnen hatten hierbei die geringste Schmerzsensibilität.

In den Teams, in denen ich gearbeitet habe, gab es nicht nur bei mir Verunsicherung, Hilflosigkeit und einen gewissen Aktionismus des Helfens, wenn beispielsweise Patientinnen aus dem Mittelmeerraum ihre Schmerzen expressiv zum Ausdruck brachten. Entwertend sprachen manche von uns auch vom »Mittelmeersyndrom«. Hingegen fiel uns auf, dass sich Menschen aus den nördlicheren europäischen Regionen eher zurückhaltend und still leidend verhielten. Autoren wie Kohnen 2003 beschreiben diese kulturspezifischen Einflüsse für verschiedene Kulturen und führen aus, dass gerade in vielen südeuropäischen und vorderasiatischen Ländern der Schmerz als Zeichen einer Erkrankung erwartet wird. Nur dann wird man als krank betrachtet, wenn man auch expressiv Schmerzen äußert. Werden die Schmerzen hingegen als rational beschrieben, wie es eher in unseren kulturellen Breitengraden üblich ist, wird man als kranker Mensch nicht wahrgenommen.

Kohnen (ebd.) benennt hierbei typische kulturelle Schmerzbewältigungsstrategien, die für die Praktikerin (Ärztin, Krankenschwester, Sozialarbeiterin, Spezialtherapeutin u. a.) zunächst hilfreich zum Verstehen der Erkrankung sein können, doch verleiten sie schnell zu stereotypischen Denkmustern. In der ätiopathogenetischen Betrachtung habe ich immer den individuellen Menschen vor mir, der mit seiner Geschichte, geformt aus sozialer vielfältiger Einbindung, kulturellen Werten und Normen, globalen Entwicklungen und ganz spezifischen lokalen Umweltbedingungen (z. B. Peergroup), vielfältig geprägt wird.

Nicht nur in der Gruppentherapie können auch Sprachbarrieren die Ursache von heftigen Schmerzäußerungen sein. Hier fällt es besonders auf, dass Menschen sich mangels ausreichender Sprachkenntnisse oder bildungsbezogener Barrieren oft unsicher sind, ob ihre Bedürfnisse verstanden werden. Manchmal neigen sie dazu, ihr Anliegen durch drastisch überzogene Schilderungen zu verdeutlichen, was zu sozialer Abneigung oder auch Zuwendung in der Gruppe führen kann.

Interkulturelle Forschung in Bezug auf körperliche, seelische und soziale Krankheitsursachen findet bislang immer noch zu wenig statt. Seit dieser Kritik von Rösing 2003 hat sich wenig verändert. Dabei hatten 2021 22,3 Millionen Menschen und somit 27,2 Prozent der Bevölkerung in Deutschland einen Migrationshintergrund (Destatis 2022). Eine Person hat nach der hier verwendeten Definition einen Migrationshintergrund, wenn sie selbst oder mindestens ein Elternteil nicht mit deutscher Staatsangehörigkeit geboren wurde. Knapp zwei Drittel (62 Prozent) aller Personen mit Migrationshintergrund sind aus einem anderen europäischen Land Eingewanderte oder deren Nachkommen. Dies entspricht 13,9 Millionen Menschen, von denen 7,5 Millionen Wurzeln in anderen Mitgliedstaaten der Europäischen Union haben. Die zweitwichtigste Herkunftsregion ist Asien. Die 5,1 Millionen aus Asien Eingewanderten und ihre Nachkommen machen 23 Prozent der Personen mit Migrationshintergrund aus, darunter haben 3,5 Millionen einen Bezug zum Nahen und Mittleren Osten. Knapp 1,1 Millionen Menschen (5 Prozent) haben Wurzeln in Afrika. Weitere 0,7 Millionen Menschen (3 Prozent) sind aus Nord-, Mittel- und Südamerika sowie Australien Eingewanderte und deren Nachkommen. Wichtigste Herkunftsländer sind die Türkei (12 Prozent), gefolgt von Polen (10 Prozent), der Russischen Föderation (6 Prozent), Kasachstan (6 Prozent) und Syrien (5 Prozent). Um die Ursachen chronischen Schmerzes zu verstehen, muss man auch die kulturellen Hintergründe erforschen.

Themen wie z.B. Sexualität, Liebe, Ehe/Partnerschaft, Umgang mit Konflikten, Familie und die zugehörigen Wertvorstellungen haben hier z.T. einen völlig anderen Bedeutungs- und Erklärungshintergrund. Die innerfamiliären Beziehungsmuster sind oft von denen einer mitteleuropäischen Familie sehr verschieden. Noch schwieriger dabei ist, dass sich innerhalb der einzelnen Familien mit Migrationshintergrund zwischen der ersten, zweiten, dritten und weiteren Generation völlig unterschiedliche Sozialisationsmuster zwischen dem ursprünglichen Herkunftsland und dem Aufenthaltsland bzw. Geburtsland der folgenden Generationen herausgebildet haben (Schmalz-Jacobsen/Hansen 1995). Es kommt zu ganz individuellen spezifischen Ausprägungen.

Krieg als zeitepochaler Einfluss oder eine Pandemie waren für uns in Europa gar nicht mehr vorstellbar. Die Einflüsse hier auf mögliche zukünftige Krankheitsverursachung werden wir erst noch erleben. Geflüchtete Kinder und Erwachsene mit traumatischen Erfahrungen sind hingegen längst Alltagsrealität. Die komplexen Auswirkungen der Klimaerwärmung auf Krankheitsverursachungen haben wir in ihrem Ausmaß noch gar nicht erfasst. Das ist nur ein kurzer Abriss. Für die Entwicklung von Krankheit und Gesundheit sind globale und zeitepochale Einflüsse nicht zu unterschätzen.

Lebenslage

Das Erfassen von Lebenslagen hat eine wichtige Bedeutung. Im klinischen Setting nehmen Menschen in schwierigen Lebenslagen (aufgrund von Hartz-IV-Bezug, Verarmung, Altersarmut, Vereinsamung, Langzeitarbeitslosigkeit, chronischen psychiatrischen Erkrankungen, Flucht etc.) zu. Diese prekären Lebenslagen können identitätsgefährdend sein. Sozioökonomische Risikofaktoren wie niedriges Einkommen und niedriger Bildungsstand korrelieren mit einem erhöhten Risiko für eine chronifizierte Schmerzerkrankung nach Unfällen (Maier/Hoffmann 2020). Multilokuläre Schmerzen als auch das Fibromyalgiesyndrom sind bei Personen mit niedrigem sozialem Schichtindex häufiger als bei Personen aus Mittel- und Oberschicht (Häuser et al. 2009). Personen mit einem niedrigen sozialen Status in der Kindheit hatten im Erwachsenenalter (45 Jahre) ein 2,9-fach erhöhtes Risiko für chronisch multilokuläre Schmerzen im Vergleich zu Personen aus der Oberschicht (ebd.).

Die evidenzbasierte Forschung leidet darunter, dass häufig nur mittlere oder oberschichtige Lebenslagen in Bezug auf therapeutische Interventionen erforscht werden. Prekäre Lebenslagen in Zusammenhang mit Schmerz und Interventionen werden von einzelnen Forscherinnen und Forschern immer wieder benannt, in der Forschung hingegen vernachlässigt, sodass entsprechende Ergebnisse für die praktische Relevanz therapeutischer Interventionen gerade im Hinblick auf diese Patientengruppe äußerst kritisch gesehen werden müssen. Die aktuelle Kostenexplosion und inflationäre Entwicklung in Bezug auf Grundgüter (Nahrung, Strom, Wärme) ab 2022 wird diese Entwicklung möglicherweise noch verschärfen.

Lebensraum

Wir Menschen sind in unseren ökologischen Lebensraum eingebettet (*embedded*). Mit unserem Leib sind wir in unseren ökologischen Kontexten verwurzelt und in soziale Situationen eingebunden.

Das Leben eines Menschen wird durch seinen unmittelbaren Lebensraum von seinem leibhaftigen Wahrnehmen, Erleben und Handeln geprägt (Lebenserfahrungen). Ökologische Faktoren wie der Lebensraum werden in der Medizin, Psychosomatik und Psychotherapie erst in neuerer Zeit erkannt.

Bereits Mitte der 1970er-Jahre wurden von Petzold, Heinl, Leitner und ihren Mitarbeiterinnen und Mitarbeitern (zit. nach Petzold et al. 2018) öko-psychosomatische Konzepte und Behandlungsmethoden entwickelt. Mit dem Blick auf die evolutionäre Verwurzelung des Menschen in seiner Leiblichkeit und in seinen ökologischen Kontexten, d.h. in der Natur, aber auch in der Arbeitswelt, wurden umwelttheoretische Überlegungen und Theorien zur Umwelt-Person-Passung einbezogen. Mit ihnen sollten bei psychosomatischen Störungen in Bezug auf ökologische/kontextuelle Ursachen ökologische Maßnahmen (environmental modelling) und ökopsychosomatische Interventionen entwickelt werden. Inzwischen hat sich das Psychosomatikverständnis erweitert: Die Problematik von Lebensräumen zeigt sich in der praktischen Arbeit. Oftmals sind Patientinnen und Patienten (z.B. Flüchtlinge, Aussiedlerinnen, Einwanderer, Hartz-IV-Empfängerinnen) durch häufigen Wohnungswechsel, minderwertigen bzw. ökologisch belasteten Wohnraum benachteiligt oder bedroht. Vertreibung ist ein weiterer wichtiger Aspekt. Der Mensch benötigt jedoch die sichere Einbindung an einen Ort. Die Globalisierung und die geforderte Mobilität von Menschen hinterlässt hier auch immer mehr ihre Spuren. Ökologische Faktoren spielen dabei ebenso eine große Bedeutung. Prekäre Lebensräume, Ballungszentren, Verlust von Natur sind nach unserer Auffassung stille Dysregulatoren für die Gesundheit und können Chronifizierungsprozesse auslösen, unterstützen bzw. aufrechterhalten. Allein die Feinstaubbelastung forderte 2019 1,8 Millionen Todesfälle (aerzteblatt 2022). Milliarden Menschen sind von Luftverschmutzung betroffen. Die Zusammenhänge zwischen den multiplen Umweltbelastungen und chronischem Schmerz durch Ernährung, Luft, ungünstige weitere Faktoren wie Lärm sind weitgehend noch unerforscht, weil monokausale Erklärungsansätze der Komplexität der Verursachung nicht gerecht werden.

Hingegen wird über »wertvolle und attraktive Lebensräume« z. B. für Senioren zunehmend publiziert (Lüttich 2020).

Die Perspektive der longitudinalen Akkumulation

Wenn man nach einer Gemeinsamkeit der ätiologischen Ursachen für chronischen Schmerz suchen würde, dann lässt sich ein *Common Factor* ableiten: Stress. Gerät ein Mensch, bedingt durch verschiedene Faktoren, dauerhaft unter massiven Stress und Überforderung, kann dies ab einem gewissen Punkt zu einer Chronifizierung führen. Auch zu dauerhaftem Schmerz, weil der Organismus in seiner Selbstregulationsfähigkeit überfordert ist. Wie komplex hierbei die biologischen, psychologischen, sozialen, ökologische und transmateriellen Prozesse sind, versuche ich in einigen Kapiteln zu beschreiben. Biologische Faktoren wie schwere und großflächige Operationen können Stress erzeugen. Defizite und Mangelerfahrungen, besonders wenn sie sich auf einen langen Zeitraum erstrecken, erzeugen Stress, chronische Konflikte sind ein dauerhafter Stressor, Traumatisierungen desorganisieren psychische Funktionen. Problematische sozial-ökologische Umgebungen wie ständige familiäre Spannungen oder prekäre Wohnraumsituationen sind weitere Stressoren, um nur einige aufzuzählen. Wenn man sich von einer monokausalen Sichtweise verabschiedet (»Der Rückenschmerz kommt vom Stress am Arbeitsplatz«) und sich einer multikausalen Optik in Form der pathologischen Valenz akkumulativer Lebensereignisse zuwendet (Osten 2019), ergibt sich eine komplexere Sichtweise von den Ursachen chronischen Schmerzes, die sich dem Anspruch einer differenzierten bio-psycho-sozial-ökologischen Sichtweise annähert. In unserem Verständnis ist die Akkumulation belastender Erfahrungen mit ihren Verarbeitungsprozessen jedoch nicht nur rein additiv zu sehen: Nicht nur die belastenden Lebensereignisse finden Eingang in die Gesamtbetrachtung, die man mit den Patientinnen z. B. in einem Stresspanorama anhand einer Lebenslinie erstellen kann, sondern ebenso die Ressourcen der Bewältigung, die Resilienzen, die es möglicherweise zu stärken gilt. Das kann Akkumulationen von Ereignissen abschwächen oder sogar zeitweise copen. Strategien finden sich hierzu in den Kapiteln 6.2.2, 6.3 und 6.4.5. Osten (Osten 2019, S. 259 ff.) beschreibt eindrucksvoll anhand eines Patientenbeispiels diese akkumulative Dynamik.

4.5.4 Die vierte Stufe: Persönlichkeitsdiagnostik und Ressourcendiagnostik

Unsere Persönlichkeit wächst in Beziehungen. Eine Persönlichkeitstheorie will Erklärungsfolien für den Aufbau und das Zustandekommen sowie für das Funktionieren einer Person darstellen. Aus unserem integrativen Verständnis sehen wir hier eine entwicklungsbezogene, relationale und polylogische Konzeptualisierung. Hierbei entwirft sich die Persönlichkeit in vier verschiedenen Matrizen:

- in der Dyade (Mutter-Kind),
- in der Triade (Mutter-Vater-Kind),
- im sozialen Milieu (Geschwister, Familie, Freundeskreis, Nachbarschaft, Arbeitskollegen, Verein etc.) als polylogische und vielstimmige Einflusssphären sowie
- im gesamten ökologischen Zusammenhang (Wohnung, Viertel, Landschaft).

Persönlichkeit ist jedoch nicht nur auf die **Vergangenheit** fokussiert, sie ist ebenso Ausdruck des **gegenwärtigen Lebensvollzuges** (Kontext/Kontinuum) und in der Therapie müssen immer besonders auch die Möglichkeiten der Persönlichkeitsentwicklung für die **Zukunft** fokussiert werden, und das bereits in der diagnostischen Phase.

PROZESSBEISPIEL

Im Team haben wir oft erlebt, dass es das Ziel einiger Patienteninnen ist, endlich Rente zu bekommen, um sich von der Last der Arbeit und materieller Unsicherheit (z. B. aufgrund von Kündigung) zu befreien. Sicherlich ist damit auch ein impliziter Wunsch nach sicherer Versorgung verbunden. Dann würde alles besser werden, so die Vorstellung der Patientinnen, auch die Schmerzen. Tatsächlich zeichnet sich bei Schmerzpatientinnen in der Realität nicht selten ein anderes Bild ab. Die vormals gute Alltagsstrukturierung geht durch die Verrentung verloren, die Beziehungen zu den Arbeitskolleginnen versiegen, und das persönliche Gefühl und der Wert, »das eigene Geld *verdient* zu haben«, ist nicht mehr vorhanden. Wenn hier keine Kompensationen (vgl. Abb. 4-5) vorhanden sind, verschlechtert sich nicht selten sogar das Beschwerdebild. Es gibt zwar dann keine Konflikte am Arbeitsplatz mehr zu lösen, aber die identitätsstiftenden Momente der Arbeit wie die Begegnung mit den Arbeitskollegen, die Arbeit als Selbstbegegnung, die Anerkennung, die Zugehörigkeit und die soziale Teilhabe durch die alltägliche Resonanz gehen verloren.

In der Persönlichkeitsdiagnostik sind daher bei einer eventuellen Berentung besonders die Säulen soziales Netzwerk, Arbeit, Leistung und Freizeit als zukünftige Betätigung und die Säule Werte und Normen zu beachten. Wenn sich in einer persönlichkeitsorientierten Zukunftsprojektion (→ Kapitel 6.3.3) im »Ressourcenzukunftsraum« bei der Patientin kein überzeugendes Bild von alternativer Betätigung und sozialer Netzwerkpflege in ihrer zukünftigen Lebenswelt zeigt, sollte der Rentenwunsch kritisch reflektiert werden.

Persönlichkeitsdiagnostik lediglich in Vergangenheit und Gegenwart bzw. als Querschnittsdiagnostik zu betreiben, greift zu kurz und wird unseren Patientinnen nicht gerecht.

Wir sehen für die Entwicklung der menschlichen Persönlichkeit folgende wichtige Dimensionen:

- Im **archaischen Leib-Selbst** gehen wir von einer erweiterten organismustheoretischen Grundlage aus: Der Körper des Fötus ist programmiert zu wachsen und ausgestattet mit der Fähigkeit, wahrzunehmen, mnestisch zu speichern und auszudrücken. Aber der Fötus steht auch schon in utero mit dem Leib der Mutter in kommotibler Interaktion, ja, sogar Kommunikation (vgl. Petzold 1993). Das **Selbst** formt sich aus im Zusammenwirken von genetisch vorgegebenen Reifungsschritten und Stimulierungen aus dem ökologischen Milieu, dem Lebensraum, insbesondere der »caregiver«, als Synergem sich ausbildender, sensumotorischer, selbstrefenzieller leibgegründeter Gefühle und kognitiver und kommunikativer Schemata.
- Als weitere Dimension bildet sich das **Ich**, zunächst als archaisches Ich, das sich zum reflexionsfähigen, reifen Ich entwickelt als Gesamtheit aller Ich-Funktionen im Prozess (d.h. bewusst wahrnehmen, fühlen, wollen, denken, Werte, handeln), wodurch das Selbst sich seiner bewusst wird.
- Das Ich ist in der Lage, die dritte Dimension in der Persönlichkeit, die **Identität**, zu konstituieren. Damit ist der Übergang vom archaischen zum reifen Leib-Selbst vollzogen. Identität äußert sich in sprachlich-symbolischen, aber auch handlungskonkreten, präverbalen, transverbalen, rationalen und emotionalen Interaktionen mit anderen Identitäten. Fremd- und Selbstattributionen spielen in der Identitätsbildung eine wichtige Rolle. Wir verinnerlichen Rollen, sie werden eingefleischt. Wir waren und sind in Skripts hineingestellt und in Stücke, die wir im Leben spielen mussten. Sie sind Teil und Ausdruck unserer Identität. Daher arbeiten wir in der Persönlichkeitsdiagnostik nicht nur verbal, sondern fokussieren auf das gesamte Leiberleben. Hierzu nutzen wir vielfältige Techniken, um der Vielfalt der Formungen/Verformungen in der menschlichen Persönlichkeit gerecht zu werden. Eine der bekanntesten und am häufigsten verwendeten Techniken soll nachfolgend dargestellt werden: die Fünf Säulen der Identität.

Das Konzept der »Fünf Säulen der Identität« gründet sich aus der Erkenntnis, dass unser Ich im Wesentlichen von diesen fünf Säulen getragen wird.

Die erste Säule ist die **Leibsäule**, die sich auf unseren Körper, unsere Gefühle, unser Denken und die gesamte Breite der Leiblichkeit gründet. In der Praxis fokussieren wir hier auf unser Körpererleben, auf die Beziehung zum eigenen Körper, auf den Umgang mit diesem. Da unser Körper der Anfang und das Ende unserer materiellen Existenz ist, sind die Themen Körperfürsorge (Bewegung, Ernährung etc.) und Körpervernachlässigung besonders wichtig.

Das **soziale Netzwerk** umfasst alle unsere sozialen Beziehungen zur Familie, Freunden, Arbeitskollegen und Bekannten.

Die Säule **Arbeit, Leistung und Freizeit** betont die Bedeutsamkeit derselben in unserem Leben. Ich verwende hier gern bei unserer Arbeit mit Schmerzpatienten den

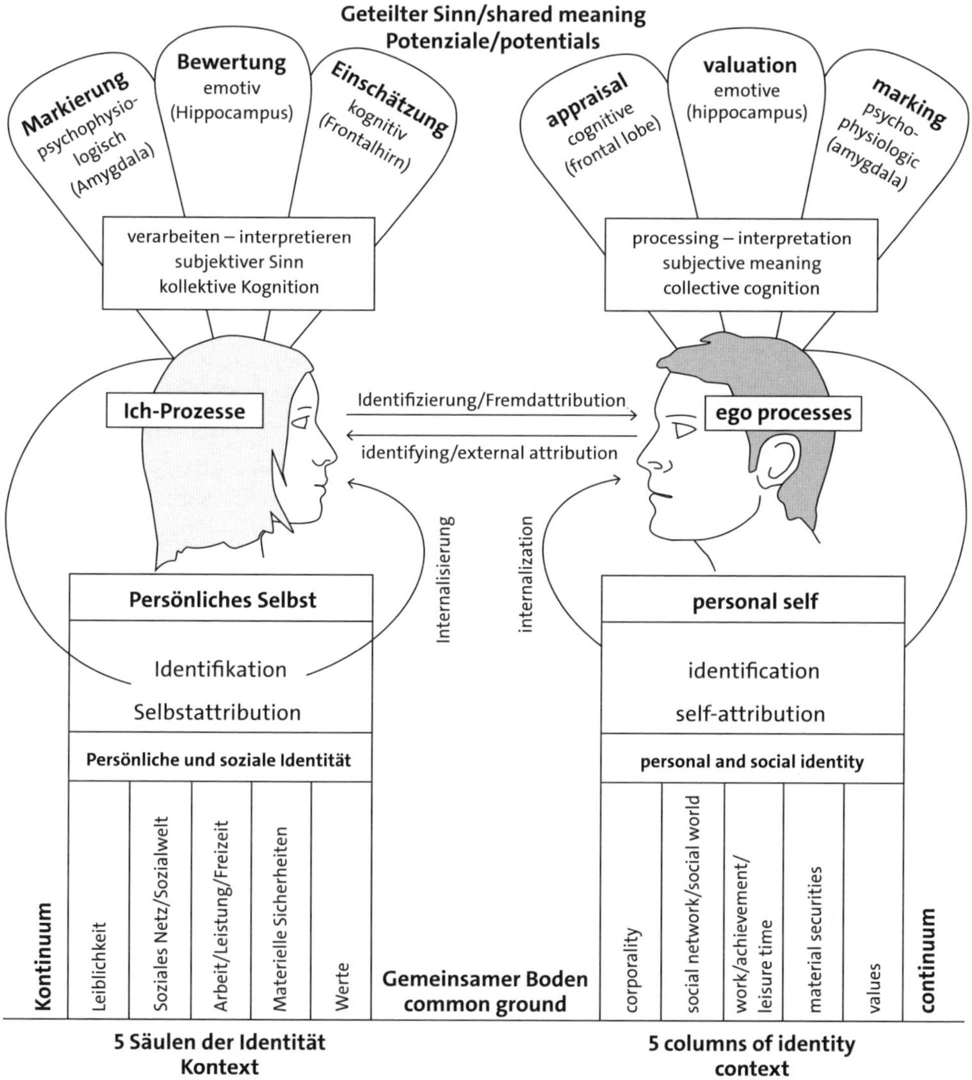

Abb. 4-5: Die Fünf Säulen der Identität (aus: Waibel/Jakob-Krieger 2009).

Begriff **»Betätigung«** und die Möglichkeiten sinnvoller Betätigung im Alltag, die nicht auf Lohnarbeit reduziert ist. Die Bedeutung und der Verlust von materiell bezahlter Arbeit (s. o.) ist für viele Patientinnen in der ganzen Dimension vor der Berentung oft kaum einschätzbar. Der Arbeitsbegriff gerade bei Männern hat einen hohen Stellenwert. Freizeit ist nicht selten in der Selbstbewertung als nutzlose Zeitverschwendung konnotiert. Eine subjektiv sinnvoll erlebte Betätigung ist für die Identitätsbildung in dieser Lebensphase sehr wichtig.

Die **materielle Sicherheit** umfasst nicht nur Geld, Schuldenfreiheit, sondern auch

Kleidung und ein Dach über dem Kopf. Auch geht es hier nicht nur um die Menge, sondern auch um das, was tatsächlich lebensnotwendig ist. Die Bewertung kann hier manchmal sehr erstaunlich sein.

Ein kleines Beispiel aus einer IBT-Gruppe soll dies verdeutlichen.

PROZESSBEISPIEL

Ich arbeite in dieser Gruppe mit den Fünf Säulen, und während die Patienten langsam im Raum gehen, erkläre ich das Konzept. Beim Erläutern der materiellen Sicherheit wird mir bewusst, dass ich in der Gruppe an diesem Tag vier Gruppenmitglieder habe, die von Hartz IV betroffen sind. Ein Gedanke schießt mir durch den Kopf: »Oh, das könnte jetzt schwierig werden, da wird es im Anschluss viele Klagen geben.« Tatsächlich spricht in der anschließenden Aufarbeitung eine Patientin dieses Thema an: »Bei der Säule materielle Sicherheit ist mir wieder bewusst geworden, wie wenig ich habe. Aber noch mehr wurde mir bewusst, dass ich über eine große Stärke verfüge. Ich kann auch glücklich mit wenig leben und bin sehr sparsam.«

Werte und Normen sind die persönlichen Einstellungen, die wir zum Leben haben, ob wir gläubig sind, ökologische nachhaltige Werte uns wichtig sind, ob wir an Gerechtigkeit glauben, engagiert für Menschenrechte sind oder der Schutz und die Fürsorge für die Familie uns wichtig sind.

Eichler/Peseschkian 1991 untersuchten anhand eines psycho-sozialen Fragebogens bei 100 vorwiegend männlichen Patienten mit einem diagnostisch gesicherten lumbalen Bandscheibenvorfall vergleichbare Dimensionen (Körper/Sinne, Arbeit/Leistung, Bedeutung des Kontakts, Zukunftsaspekte/Werte). Sie kamen zu dem Ergebnis, dass 62 Prozent der Patienten ein überdurchschnittliches Leistungsbewusstsein haben, 97 Prozent der Bandscheibengeschädigten sind deutlich leistungsorientiert. 78 Prozent der Patienten verfügten über keine ausgeprägte Kontaktfreudigkeit. Die Beschäftigung mit Werten (religiösen und philosophischen Fragen) wurde von den Patienten dieses Kollektivs stark vernachlässigt. Das Autorenteam nutzte diese Erkenntnisse u. a. für die Psychoedukation bei Rezidiven in der Zukunft: Den meisten Patienten wurde klar, dass eine hohe Leistungsorientierung mit verstärkten Verspannungen der lumbalen Streckmuskulatur verbunden sein kann und dies möglicherweise weitere Bandscheibenvorfälle provozieren könnte.

In dieser Diagnostik beziehen wir nun zwei weitere wichtige Punkte mit ein, und zwar die Identifikation (Selbstwahrnehmung) und die Identifizierung (Fremdwahrnehmung).

In der Persönlichkeitsdiagnostik können wir bei Bedarf weitere Vertiefungen bzw. Fokussierungen vornehmen. Erachten wir z. B. das soziale Netzwerk für die Schmerzentstehung und das aktuelle Schmerzgeschehen als sehr wichtig, so ist es möglich, dies mit weiteren kreativen Medien wie z. B. sozial-qualitativen Netzwerkgrafiken, sozialen Atomdarstellungen (Moreno), Skulpturarbeit, Aufstellungen näher zu explorieren. Verschiedene Möglichkeiten der Diagnostik und Therapie werden in Kapitel 6.5 dargestellt.

Im Rahmen der Integrativen fokalen Kurzzeittherapie werden bei Petzold 1993 und Petzold/Sieper 1993 verschiedene projektive und kreative Zugänge zur Persönlichkeitsdiagnostik vorgestellt. Diese Publikation steht Ihnen unter https://www.fpi-publikation.de/downloads/?doc=textarchiv-petzold_petzold-1993p-integrative-fokale-kurzzeittherapie-ifk-fokaldiagnostik-prinzipien-methode-techniken.pdf frei zur Verfügung.

Schattauer Medien-Archiv Nr. 1: Eine Übungsanleitung für die persönliche Selbsterfahrung und eine Anleitung für Patientinnen zu den »Fünf Säulen der Identität« finden Sie im Schattauer Medien-Archiv mit Ihrem Zugangs-Code.

Neben der Persönlichkeitsdiagnostik bildet auf dieser Stufe die Ressourcendiagnostik einen weiteren Schwerpunkt.

Ein Paradigmenwechsel – einführende Überlegungen

Ressourcentheoretische Überlegungen sind in den letzten Jahren nach einer langen Zeit defizit- und problemorientierter Diagnostik auf dem Vormarsch. Kaum jemand fragte zu Beginn des letzten Jahrhunderts bis in die 1960-/1970er-Jahre hinein, was den Menschen denn gesund erhalte. Der Blick war auf die Heilung von Krankheit gerichtet. Mit den Arbeiten von Lazarus (1966, 1984), Bandura (1977, 1982) und anderen im Zuge der Stressforschung fanden die Autoren neben der kognitiven Bewertung von Stress weitere wichtige Moderatoren, die das Stressgeschehen erheblich beeinflussen: die Ressourcen. In dieser Zeit entstand vor dem gleichen Forschungshintergrund das salutogenetische Konzept von Antonovsky (1979), das im Zuge dieses Paradigmenwechsels von Krankheits- zur Gesundheitsorientierung eine oft angewandte und viel zitierte Metatheorie geworden ist.

Im Zuge der psychotherapeutischen Prozess- und Wirksamkeitsforschung fand Grawe 1995 vier Wirkprinzipien als gesicherte zentrale Bestandteile einer empirisch abgestützten allgemeinen psychotherapeutischen Veränderungstheorie heraus. Diese sind Ressourcenaktivierung, Problemaktualisierung, aktive Hilfe zur Problembewältigung und Klärungsperspektive.

Ressourcenaktivierung besagt, dass man Patienten besonders gut helfen kann, indem man an ihren positiven Möglichkeiten, Eigenarten, Fähigkeiten und Motivationen anknüpft, indem man die Art der Hilfe so gestaltet, dass der Patient in der Therapie seine Stärken und positiven Seiten erfahren kann. Man könnte dies als ein »Andocken« an vorhandene Ressourcen bezeichnen, denn Grawe weist explizit darauf hin (ebd.), dass ein ressourcenorientiertes Vorgehen dann besonders erfolgreich ist, wenn beim Patienten vorhandene Fähigkeiten aufgegriffen werden. Therapeuten, die so spezifisch ressourcenorientiert denken und handeln, sind nach den Ergebnissen von Grawe (ebd.) erfolgreicher als defizitorientierte Therapeuten.

Dies erfordert eine am Patienten ausgerichtete Ressourcendiagnostik, die sich auf die Stärken, Eigenarten, Gewohnheiten, Fähigkeiten, Einstellungen und Ziele konzentriert.

Was verstehen wir im Integrativen Ansatz unter Ressourcen?

Im Alltagsverständnis definieren wir sie folgendermaßen:

> »Ressourcen sind Mittel bzw. Hilfsmittel zur Erledigung oder Bewältigung von Anforderungen und Aufgaben. Ihr Fehlen ist eine Beschränkung. Sie werden in zielorientierten Handlungen eingesetzt.«
> *(Petzold 1998)*

Im Kontext einer Belastungs-, Überforderungs- und Krisentheorie des Integrativen Ansatzes ergibt sich eine erweiterte Definition:

> »Ressourcen sind alle erdenklichen Mittel der Hilfe und Unterstützung, ja die Prozesse des ›Supports‹ selbst, mit denen Belastungen, Überforderungssituationen und Krisen bewältigt werden können: innere Ressourcen/Stützen wie physische Vitalität, emotionale Tragfähigkeit, Willensstärke, Intelligenz, geistige Werte, aber auch äußere Ressourcen/Stützen wie Freunde, soziale Netzwerke (Moreno), Unterkunft, Geld. Ressourcen tragen dazu bei, die Stabilisierung einer erschütterten Persönlichkeit, einer zerrütteten Familie, eines maroden sozialen Systems, einer desorganisierten Organisation zu ermöglichen, die Selbstregulationskräfte und Interaktionskompetenz des Systems mit der Umwelt zu restituieren und darüber hinaus – derartige Konsolidierungen überschreitende – Entwicklungen auf den Weg zu bringen und zu fördern.«
> *(ebd.)*

In dieser Definition fließt der Begriff des »Supports« ein, der auch in anderen Forschungsbereichen wie der Social-Support-Forschung in Psychologie, Soziologie und Medizinsoziologie inzwischen eine wichtige Bedeutung hat. Dies war ein wesentlicher Baustein für eine Integrative Ressourcentheorie. Sehr bekannt geworden aus persönlichkeitstheoretischer Sicht sind hieraus die »Fünf Säulen der Identität« (→ Abb. 4-5), wie sie schon in der Persönlichkeitsdiagnostik beschrieben wurden. Diese werden hier nun zu den **»Fünf Säulen des Supports«**, welche Stützpfeiler jedes personalen Systems sind.

Wahrnehmung und Bewertung von Ressourcen

Ressourcen werden von unseren Patientinnen sehr unterschiedlich wahrgenommen. Daher ist die kognitive Einschätzung und Bewertung (*appraisal*) von Belastungen und Stress ebenso wie die gefühlte Belastung (*valuation*) in der Ressourcendiagnostik sehr wichtig.

In unserem integrativen Verständnis werden »appraisals« als differenzierte kognitive Einschätzungen und »Valuationen« als ganzheitliche, emotional bestimmte Gesamtbewertungen, die unmittelbar handlungsmotivierend wirken, unterschieden.

Das Konzept der Valuation wird vorwiegend in dem zentralen Zusammenhang der Bewertung von Selbstkonzepten in der Persönlichkeitstheorie gebraucht. Hier wird angenommen, dass aus dem Umfeld kommende Identitätszuschreibungen mit den Selbstzuschreibungen abgeglichen werden und auf ihre emotionale/kognitive Stimmigkeit oder Dissonanz untersucht werden. Überhaupt werden alle Wahrnehmungen aus dem Umfeld einer basalen psychophysiologischen (z. B. gefährlich/ungefährlich) Klassifizierung (*marking*), emotionale Bewertungen (*valuation*) und kognitive Einschätzungen (*appraisal*) unterzogen. Dies geht dann immer mit einem Abgleichen von Handlungsmöglichkeiten einher. Dazu ist der Zugang zu den Ressourcen aus einem als verfügbar erlebten **Ressourcenreservoir** notwendig.

Das Ressourcenreservoir ist der aktuelle Ressourcenbestand im Hinblick auf Quantität und Qualität, Sortiertheit und Vielfalt. Das Ressourcenreservoir ist nicht zuletzt bestimmt von der Bestandskenntnis und Bestandsbewertung der Ressourcenbesitzerin und ihrer Umgebung, wobei der Patientin längst nicht alle Bestände bewusst sind. Damit stehen ihr in der Regel nicht alle potenziell nutzbare Ressourcen zur Verfügung, sei es, weil sie diese nicht wahrnimmt, nicht für sich nutzt oder eben negativ bewertet.

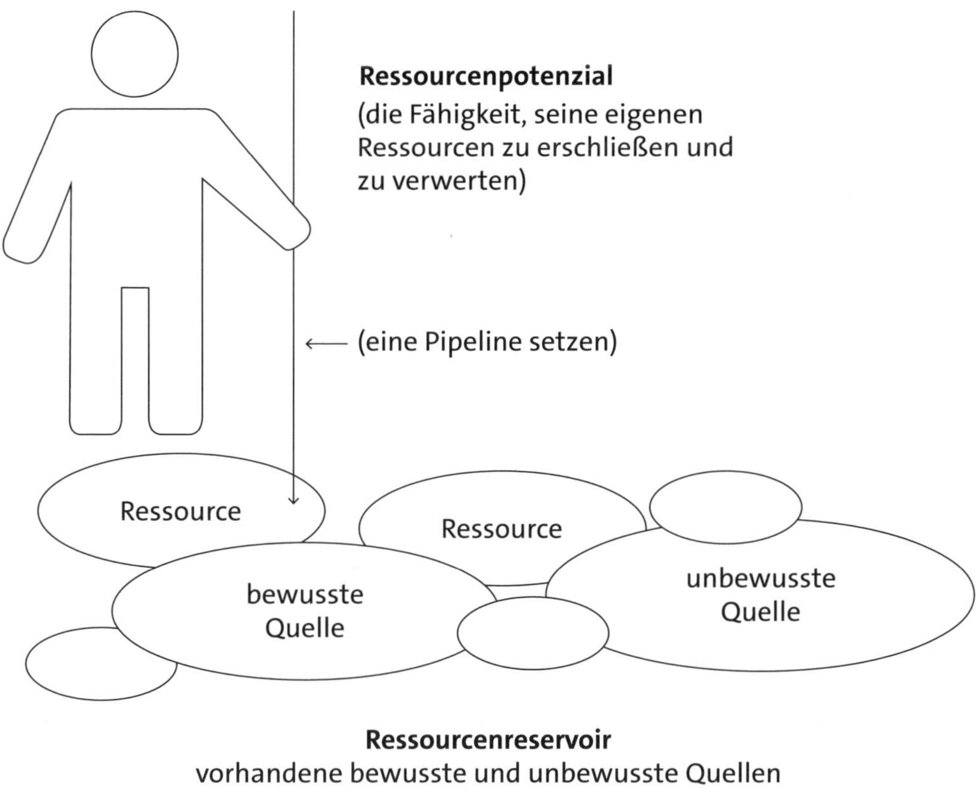

Abb. 4-6: Ressourcenpotenzial (aus: Waibel/Jakob-Krieger 2009).

Das, was von unseren Patientinnen genutzt werden kann, nennen wir das **Ressourcenpotenzial**. Die Patientin kann hier ihren Zugang zu den Ressourcen erschließen und nutzen, für Nachschub sorgen und damit diese Ressourcen auch ständig erneuern.

Eine wesentliche Aufgabe der Körpertherapeutin besteht nun darin, falsche Bewertungen (»Ich habe keine Ressourcen«), fehlendes Wissen über eigene Ressourcen (»Mir war nicht klar, dass ich das kann«), mangelnde Kompetenz (Unfähigkeit, mit den eigenen Ressourcen etwas anfangen zu können) oder unzureichende Performanz/Skills blockierter Ressourcen (Barrieren zu den eigenen Ressourcen) diagnostisch zu erkennen und diese im therapeutischen Prozess nutzbar zu machen. Wie man das in der Praxis umsetzt, wird in Kapitel 6.3 erklärt. Hier wird umfassend beschrieben, wie man diagnostisch und therapeutisch mit den Ressourcen in einem lebendigen, kreativen Setting arbeiten kann.

Wie gesagt: Der **Ressourcengebrauch** eines Menschen setzt voraus, dass eigene Ressourcen wahrgenommen, basal klassifiziert und aufgrund funktionaler emotionaler Bewertungsprozesse (*valuation*) und kognitiver Einschätzungsprozesse (*appraisal*) als verfügbare Ressourcen vom Individuum eingestuft werden. Somit werden sie zugänglich und mobilisierbar (*resourcing*), und können bestmöglich genutzt werden (*acting*).

Analyse der Ressourcen in der Diagnostik

Auf dem Hintergrund des beschriebenen Ressourcenmodells erfolgt nun differenziert die Analyse unter folgenden Perspektiven:

- **Präventive Analyse** zur Verhinderung weiterer Beschädigungen und Minderungen des Ressourcenbestands, z. B. Schutz vor weiterer Gewalt, Ohnmachtserfahrungen, Umgang mit Stressfaktoren, Lebensstilveränderung
- **Konservierende Analyse** zur Erhaltung des Bestands, körperliche Aktivtäten, gute Ernährung, Stresskompetenz, Sozialkompetenzen wie z. B. die Fähigkeit, mit Menschen Kontakt aufzunehmen, und Werteysteme wie Fleiß und Mitmenschlichkeit, Glaube an Gerechtigkeit
- **Reparative Analyse** zur Restitution beschädigter oder geminderter Ressourcen, z. B. Veränderung des ungesunden Lebensstils, medikamentöse Einstellung, gesunde Ernährung, moderate Bewegung, Arbeit am Suchtverhalten usw.
- **Evolutive Analyse** zur Entwicklung des Ressourcenreservoirs und -potenzials, z. B. sich für sich selbst einsetzen und sich abgrenzen, eigene Bedürfnisse benennen, Emotionen differenzieren und einsetzen, Hilfen zur Unterstützung
- **Supportive bzw. substituive Analyse**, um mit unwiederbringlichen Ressourcenverlusten fertigzuwerden, z. B. Verarbeitung von Traumata, Defiziten, Einschränkungen und Verlusten usw. durch Trauer- und Trostarbeit (→ Kapitel 6.4.7)
- **Soziale Analyse** zur Vertretung von Interessen und Sicherung von Ansprüchen auf Ressourcen, z. B. Arbeitsplatzveränderung, Recht in der Familie und sozialer Umgebung

Hieraus ergeben sich für unsere Arbeit theoriegeleitete Interventionen auf der Ressourcenebene. Wir nennen unsere Vorgehensweise **systematisches Re-sourcing**.

> »Unter **Resourcing** versteht man alle Vorgänge, die mit der Bestandsaufnahme, Beschaffung, kognitiven und emotionalen Bewertung, d. h. Kompetenz- bzw. Selbstwirksamkeitserwartung, Auswahl, Mobilisierung, Bereitstellung, Nutzungsabsicht und der optimalen strategischen, d. h. kontext- und zielangemessenen Nutzung von Ressourcen als fortlaufendem Prozeß (**acting**) in einem System zu tun haben.«
> *(Petzold 2003, S. 383)*

Eine schnelle Übersicht zu den Ressourcen erhält man in den »Fünf Säulen der Identität« (→ Abb. 4-5). Wir sprechen hier nun nicht mehr von den Identitätssäulen, sondern von den Ressourcensäulen (auch Support). Also: Welche Unterstützung und Halt bieten mir mein Leib? Welche Unterstützung habe ich in meinem sozialen Netzwerk durch Familie, Freunde usw.? An welche Werte glaube ich? Diese Support- oder Ressourcensäulen können nun in unterschiedlicher Form einfach und übersichtlich dargestellt werden. Kapitel 6.3 befasst sich eingehend mit der ressourcenorientierten Praxis. Hier kann das Ressourcenmodell (Supportmodell) sehr einfach und übersichtlich eingesetzt werden.

4.5.5 Die fünfte Stufe: Behandlungsplanung – Motivation – Volition

Natürlich sind in der fachspezifischen Schmerzabteilung einer Reha-, Akut- oder Tagesklinik viele grundlegenden therapeutischen Angebote von vornherein festgelegt. So haben die meisten Kliniken einen festen wöchentlichen Ablauf für Gruppenpsychotherapie, Einzeltherapie, psychoedukative und spezialtherapeutischen Angebote, Angebote des Pflegedienstes und des Sozialdienstes sowie für die gesamte medizinische Versorgung der Patientinnen (Hölzer 2018). Ich werde im fortlaufenden Text für die unterschiedlichen Therapieformen der Körper(psycho)therapie, Integrative Leib- und Bewegungstherapie, Tanztherapie und verwandte Methoden, Kunsttherapie, Ergotherapie, Musiktherapie, Sporttherapie, Physiotherapie u. a. den Begriff der »Spezialtherapien« verwenden. Diesen Begriff verwenden Hölzer et al. 2018 in ihrem umfassenden Werk zur klinisch-stationären Therapie. Es gibt in der Literatur hierzu vielfältige Begrifflichkeiten wie »kreativtherapeutischen Verfahren« oder »Kreativtherapie«. Teilweise ist die Körpertherapie wiederum auch ganz eigenständig oder wird dem psychologischen Bereich zugeordnet. Im klinischen Bereich kommt es je nach Vorlieben, Erfordernissen und therapeutisch verfügbarem Personal und Kompetenz zu ganz unterschiedlichen Zusammensetzungen. In einem professionellem Schmerzteam arbeiten in der Regel neben der somatischen Ärztin und der in Schmerztherapie ausgebildeten Psychotherapeutin Pflegekräfte und Sozialarbeiterin. Spezialtherapeuten werden durch eine Kunst- und/oder Musiktherapeutin, eine Physiotherapeutin und eine Körper- bzw. Bewegungstherapeutin repräsentiert. Hat die Physiotherapeutin eine Weiterbildung z.B. in Integrativer oder Konzentrativer Bewegungstherapie oder einer verwandten Körperpsychotherapiemethode, dann ist es durchaus möglich, dass sie sowohl somatische als auch psychotherapeutische Leistungen bereitstellt. Falls der Aktvierungsbereich (Ausdauer, Bewegung, Trainingstherapie) nicht von einer psychosomatisch geschulten Physiotherapeutin oder der Bewegungstherapeutin geleistet werden kann, käme ergänzend eine Sporttherapeutin mit psychosomatischer Grundlagenausbildung/Weiterbildung und spezifischem Wissen in Schmerztherapie hinzu (→Kapitel 7.1). Supervision und entsprechende Weiterbildungen sind hierbei sehr hilfreich.

Die Behandlungsplanung sollte sich dabei nicht auf additive Maßnahmen begrenzen, sondern vielmehr in der gemeinsamen Teambesprechung darauf konzentrieren (Fokusbildung), welche weitere für die Patientin individuell hilfreiche Maßnahmen neben dem Standardangebot verordnet werden müssten, wie z.B. IBT/KBT-Einzeltherapie, Physiotherapie, Massage, spezifische Berufsberatung usw. Nur ein gutes, kollegiales interdisziplinäres Team kann hier entsprechende hochwirksame Synopse-/Synergieeffekte für die Patientinnen erzielen.

Starke Teamdynamiken werden durch unsere Schmerzpatientinnen immer wieder ausgelöst. Das gehört zum Tagesgeschäft. Erkennt dies ein Team, dann kann es im Behandlungsprozess sehr erfolgreich für seine Patientinnen spezifisch intervenieren und viel über die Behandlungsmotivation des Patienten erfahren (gerade bei den aktiven therapeutischen Maßnahmen). Ein Nichterkennen führt zu zeitraubenden Konflikten, Teamkonkurrenz (wer ist der/die Beste?) und im schlimmsten Fall zu Spaltungen.

Volition

Wenn Willensäußerungen oder Willensbestrebungen im Verlauf des Lebens eingeschränkt oder gar unterdrückt werden, führt das in der Regel zu Auflehnung, Gegenwehr und Reaktanz. Wenn dies jedoch aufgrund massiver repressiver Unterdrückung nicht möglich ist, strikt bestraft wird oder sogar zum Tode führen würde, treten als Folgen Resignation, Ohnmachtserleben und eingeleibte Überzeugungen von Wirkungslosigkeit auf. Daher ist in der Diagnostik als auch in der Behandlungsplanung die Einbeziehung der Volition besonders wichtig, denn wir wissen, »der Wille versetzt Berge«. Wir kennen die Forschung zu erlernter Hilflosigkeit (Seligman 1979), die bei Menschen bewirkt, dass sie überzeugt sind, nichts in ihrem Leben mehr ändern zu können, obgleich es objektiv möglich wäre. *»Der Wille [...] ist für erfolgreiche Therapien unverzichtbar!«* (Petzold/Sieper 2008). Erstaunlicherweise wurde jedoch die Willensforschung in der klinischen Psychologie lange vernachlässigt (Forstmeier 2004).

In der Therapie können Ziele, Wünsche und Veränderung im Leben unserer Patientinnen nur erreicht werden, wenn genügend Willenskraft vorhanden ist. Jede Therapeutin hat mit Sicherheit erlebt, wie Patientinnen aufgrund mangelnder Volition weit unter ihren Möglichkeiten geblieben sind und im anderen Fall Patientinnen Fortschritte gemacht haben, die niemand im Behandlungsteam sich auch nur im Entferntesten hätte vorstellen können.

Wirkliche Lebensstilveränderungen, und diese benötigen wir bei unseren chronischen Schmerzpatientinnen, erfordern drei Kernbereiche der Willenstätigkeit: **»Entscheiden, Umsetzen und Durchhalten«** (ebd.). Daher stellt sich für uns die Frage: Wie steht es mit dem Willen des Patienten, wie können wir diesen fördern und was müssen wir tun, damit die Energie für das Neue nicht versiegt? Volitionsprozesse beziehen sich somit auf die Steuerung der Handlung und die Schwierigkeiten bei der Umsetzung.

Psychoedukation ist heutzutage ein bewährtes Mittel, um Motivation und Volition in Gang zu bringen. Wir Bewegungstherapeuten machen so was gern praktisch und greifen z. B. zur Ausdauertherapie, um »Drive« zu generieren: »Jetzt musst du langsam mal *Drive* bekommen!« Hier geht es also wortwörtlich im doppelten Sinne um Antrieb und Bewegung. Wie ich in Kapitel 6.2 näher ausführe, ist die Ausdauertherapie ein wirklich probates Mittel sowohl in der Diagnostik, in der Schmerzreduktion als auch in der Volitionsschulung.

Sinnvolles Erkennen und Integrieren statt Methodeneklektizismus

In der klinischen Arbeit mit Schmerzpatientinnen wurde in der IBT ein breites bewegungstherapeutisches interventives Angebot (Heinl 2004, Breil-Weiss 2008, Bauder/Waibel 2009, Ludwig 2013, Meier/Köhler 2016) entwickelt, das sich aus dem oben beschriebenen theragnostischen Prozess in der unmittelbaren differenzierten Intervention ableitet. Ein unreflektiertes multimodales allgemeines therapeutisches Angebot lehnen wir ab. Eine körpertherapeutische/bewegungstherapeutische Arbeit orientiert sich an der Diagnostik wie beschrieben, den Phänomenen des Leibes und der Bewegung, die sich im fortlaufenden Prozess offenbaren, und schließlich der gemeinsamen Verständnisentwicklung im Team.

Mit Bezug auf die spezifische Arbeit in der Gruppen- und Einzeltherapie werden in den nachfolgenden praxeologischen und praktischen Kapiteln vielfältige Interventionsmöglichkeiten beschrieben, die stets von phänomenologisch-hermeneutischen Erkenntnisprozessen geleitet sind. Hierzu beschreibt das folgende Kapitel 5 zunächst die Praxeologie, die Grundlagentheorie für unser praktisches Handeln.

5 Praxeologie

Dieses Kapitel handelt von der Praxeologie als der Wissenschaft von der »systematischen Praxis« in den angewandten Humanwissenschaften. Das ist die Lehre von der Umsetzung theoretischer Konzepte in methodisch-praktische Maßnahmen. Die Praxeologie vermittelt in einer Methode die Denkrichtung und das konkrete Handwerkszeug für eine erfolgreiche therapeutische Intervention.

Die Praxeologie sieht je nach Erkrankungen unterschiedlich aus und wird hier bei chronischen Schmerzerkrankungen mit maßgeblichen Wissensbeständen für die leib- und bewegungstherapeutische Arbeit beschrieben. Zu den maßgeblichen Humanwissenschaften zählen u.a. Humanmedizin, Psychologie, Sozialarbeit, Humanbiologie, Neurobiologie, Phänomenologie, Anthropologie, Soziologie, Arbeitswissenschaften und verschiedene Bewegungswissenschaften. Unser Wissen ist immer vorläufig und im Fluss, weil neue Forschungsergebnisse, gesellschaftliche und Umweltentwicklungen unser praktisches Tun maßgeblich beeinflussen. Unser therapeutisches Tun bedarf daher einer ständigen Reflexion und Konnektivierung. In dieser Zeit massiver Naturbedrohtheit, Naturvergessenheit und aufziehender ökologischer Desaster ist es beispielweise wichtig, sich nicht nur auf das bekannte bio-psycho-soziale Denkmodell zu stützen, sondern auch die ökologische Dimension in unserem Denken und Handeln zu berücksichtigen. Ökologische Umbrüche verursachen und beeinflussen schon jetzt Gesundheit, Krankheitsverläufe und -entwicklungen. Naturtherapien können uns ein neues Verstehen der Welt, der Lebewesen, der Mitmenschen und von uns selbst lehren. Vor dem Hintergrund von Erkenntnistheorie und Anthropologie wird das ökologische Konzept durch moderne Biologie und Ökologie fundiert und in Richtung einer neuen Oikeiosis, eines neuen umfassenden Naturverstehens, entwickelt. Das brauchen wir heute dringend, gerade in Bezug auf unsere aktuelle ökologische Situation (Petzold 2022). Wenn Sie sich eingehender damit befassen wollen, empfehle ich Ihnen den frei im Internet zugänglichen Text:

https://www.fpi-publikation.de/polyloge/09-2022-petzold-h-g-2022j-oekologische-bedrohungen-und-die-heilende-kraft-von-natur-und-gaerten-50-jahre-oekopsycho somatischer-sicht-der-integrativen-therapie/

In Kapitel 3.1 habe ich unser wissenschaftstheoretisches Verständnis, den »Tree of Science« vorgestellt: Metatheorie, realexplikative Theorie, Praxeologie und Praxis.

Für die Praxeologie ist die Vernetzung all dieser Wissensbestände für ein erfolgreiches therapeutisches Handeln sehr wichtig:

»In der Psychotherapie ist ein hohes Maß von Vernetzung von Wissen metatheoretischer und theoretischer Art (Konzeptwissen), wissenschaftlicher Art (Forschungswissen) erforderlich und gefordert – beides sehen wir als **Kompetenzwissen** –, sowie von Wissen klinischer (Behandlungswissen), praxeologischer und praktischer Art (Interventionswissen). Das sehen wir als **Performanzwissen**. Im Wissen alltagspraktischer Art in Familie, Freundes- und KollegInnenkreis, auch im Berufsalltag, im **Lebenswissen**, wirken performatorisches Wissen und Kompetenzsteuerung zumeist zusammen.«
(Petzold 2003)

Die Ausführungen zur Praxeologie begrenzen sich nicht nur auf die Integration evidenzbasierter Praxis, sondern sehen diese zugleich kritisch, weil die klinische Expertise der Therapeutinnen und die therapeutische Beziehung dort zu wenig berücksichtigt sind. Ebenso ist die Umsetzung evidenzbasierter Erkenntnisse teilweise institutionell begrenzt bzw. auf gewisse Patientengruppen (z. B. Multimorbidität) nicht übertragbar. Weiter gibt es Einschränkungen bei der fachlichen Kompeten sowie der Planungs- und Entscheidungskompetenz der Therapeutinnen. Besonders hervorzuheben ist, dass eine rein evidenzbasierte Praxis die Merkmale des individuellen Patienten, seine Werte, Vorlieben, seine soziale Schicht und kulturelle Zugehörigkeit oft zu wenig berücksichtigt. Zur Therapie komplexer chronischer Schmerzerkrankungen sind daher neben den wichtigen Erkenntnissen der evidenzbasierten Praxis die alltagspraktische Erfahrung und das Wissen der Therapeutinnen äußerst wertvoll.

Zur Praxeologie gehören insbesondere Prozesstheorien, Interventionslehre, Theorien zu Settings, Fokal-, Kurzzeit- und Langzeittherapie, Lehre von den Techniken, Methoden und Stilen.

Die nachfolgende Abbildung 5-1 gibt eine Übersicht aus integrativer Sicht für die Praxeologie unseres Tuns bei chronischen Schmerzpatientinnen.

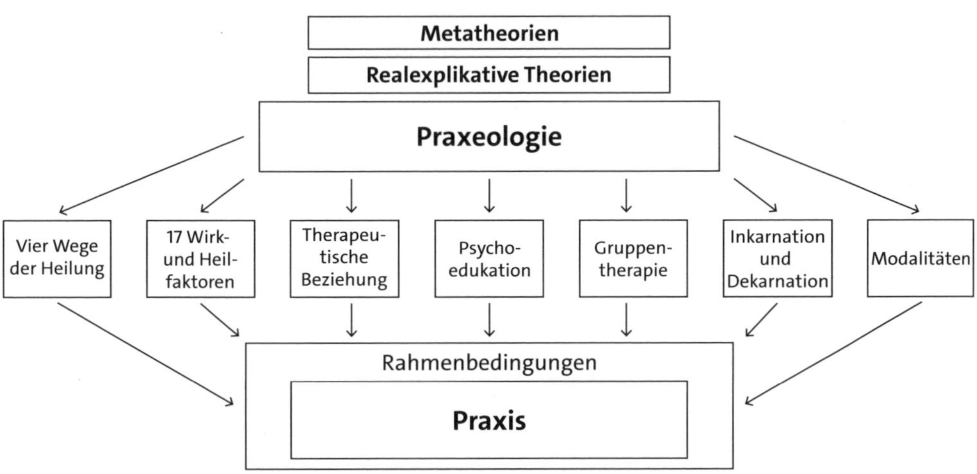

Abb. 5-1: Klinische Praxeologie (erstellt von Martin J. Waibel).

In den nachfolgenden Kapiteln werde ich nun einige für die Praxis übergreifende Konzepte und Integrationsprinzipien (Metakonzepte für die Praxis) beschreiben, nämlich die vier Wege der Heilung und die 17 Wirkfaktoren als Grundlagenprinzipien gesundheitsbewusster und entwicklungsfördernder Lebensführung. Hierbei steht nicht nur die Vermeidung und Linderung von Schmerz als Krankheit im Vordergrund, sondern ebenso, wie ein anderer Lebensstil zur Schmerzlinderung beitragen kann. Methoden und Techniken sind zwar wichtige Hilfsmittel für eine hilfreiche Unterstützung bei Schmerz und Krankheit, im Mittelpunkt steht jedoch immer der Mensch. Er wird behandelt und nicht sein Symptom, daher sehen wir aus unserer Sicht die Schmerztherapie nicht nur als biologische Therapie (medizinische Interventionen), Psychotherapie (psychologische Interventionen), Sozialtherapie (soziale Interventionen) und ökologische Therapie (lebensraumspezifische Interventionen), sondern das Individuum in seiner subjektiven, kreativen Lebendigkeit und verwenden daher den Begriff Humantherapie.

Nach den vier Wegen der Heilung und den 17 Wirkfaktoren gehe ich auf die Bedeutung der therapeutischen Beziehung und der Psychoedukation ein. Beide sind für eine erfolgreiche Schmerztherapie eine grundlegende Voraussetzung. Im Weiteren widme ich mich der halb offenen Gruppentherapie, da diese im klinisch-stationären Setting die häufigste Anwendungsform ist und gerade bei chronischen Schmerzpatientinnen für die Behandlerinnen eine besondere Herausforderung darstellt. Dekarnation und Inkarnation sind für die Leserin sicherlich zwei fremd anmutende Begriffe. Sie sollen vorgestellt werden, weil sie für die Praxis hervorragende praxeologisch-phänomenologische Basiskonzepte sind und den begrenzt naturwissenschaftlichen Rahmen erheblich erweitern. Sie können in einem Team und unseren Patientinnen wertvolle umfassende Erkenntnisse für den chronischen Schmerz vermitteln. Schließlich erläutere ich die Modalitäten in der IBT, worauf spezifische praktische Vorgehensweisen gegründet sind. Sie bieten in der Teamarbeit Transparenz und Überschaubarkeit. Diese Begriffe schlage ich gerade für die Praxisarbeit und den Austausch im Team vor, weil das die oft sprachverwirrende Vielfalt und Begrifflichkeiten aus verschiedenen Verfahren und Methoden auf eine gut verstehbare umgangssprachliche Verständigung reduziert.

Ein systematisches Finden von praxeologischen Grundsätzen (Heuristik) kann allerdings nur fundiert handlungsleitend sein, wenn sie entsprechend konzeptuell, theoretisch, klinisch und empirisch abgesichert ist. Für die Integrative Therapie und Integrative Leib- und Bewegungstherapie geschah und geschieht dies durch klinische Beobachtungen und Forschungen (u. a. Heinl 2004; van der Mei/Petzold 1997). Die longitudinale Entwicklungsforschung (u. a. Rutter 1989; Oerter/Montada 2002, Osten 2019) wurde über Jahre hin ausgewertet. Und es erfolgte eine ständige konzeptanalytische Auswertung von Hunderten Behandlungsberichten und Graduierungsarbeiten, erstmalig bereits 1998 (Brumund/Märtens 1998) aus der Ausbildungsstätte der Europäischen Akademie für Europäischen Akademie für bio-psycho-soziale Gesundheit, Naturtherapien und Kreativitätsförderung EAG.

Hinzu kommt eine Analyse der Fachpublikationen zum Wirkfaktorenkonzept sowie zahlreiche empirische Studien der Psychotherapieforschung (Petzold/Märtens 1999) und des Social Support Research (Hass/Petzold 1999). Auf dieser Basis wurde das Modell der »Vier Wege der Heilung und Förderung« von 1988 überarbeitet. Es wurden zunächst 14 Heilfaktoren ausgearbeitet und die »Behandlungsmodalitäten« mit ihren Methoden, Techniken und Medien für einen »multimodalen« Therapieansatz konzeptualisiert. Diese wurden durch mittlerweile drei weitere Heilfaktoren ergänzt.

Die »Vier Wege der Heilung und Förderung« und die »17 Wirk- und Heilfaktoren« weisen eine gewisse Nähe zu den therapeutischen »Heuristiken von Grawe 1994, Grawe 1998 auf, die von ihm z. T. als »Wirkfaktoren« bezeichnet werden. Grawes Ressourcenaktivierung zeigt z. B. Übereinstimmungen mit dem »dritten Weg der Heilung« der IT auf, den ich in der erlebniszentrierten Modalität in Kapitel 6.3 ausführlich beschreibe. Grawe hat auch betont, dass gerade das Ressourcenkonzept von H. Petzold eines der ersten und elaboratiertesten Konzepte hierzu war. Es wird ebenso von Psychotherapieforschern wie Flückiger et al. 2021 explizit benannt und findet in spezifisch schmerzorientierten Fachkliniken (von Wächter 2022) u. a. praktische Anwendung. Beide Ansätze, der der »Psychologischen Therapie« Grawes und der der »Integrativen Therapie« Petzolds, weisen ohnehin viele Gemeinsamkeiten auf. Petzold lehrte von 1980 bis 1989 als Gastprofessor am Institut von Grawe erlebnisaktivierende Therapieverfahren und arbeitete als Supervisor mit den Mitarbeitern der psychologischen Praxisstelle dieser Abteilung. Beide Ansätze haben eine methodenintegrative Ausrichtung. Beginnen wir nun mit den »vier Wegen der Heilung und Förderung«.

5.1 Die »vier Wege der Heilung und Förderung«

> Die vier Wege der Heilung sind die grundlegenden Wege in der Therapie mit Schmerzpatientinnen und werden differenziert eingesetzt. Im ersten Weg findet Bewusstheitsfindung und Sinnfindung, im zweiten Weg Entwicklungsförderung, Nachsozialisation und Grundvertrauen, im dritten Weg Ressourcenstärkung und Erlebnisaktivierung und im vierten Weg Solidaritätserfahrung in menschlicher Gemeinschaft statt.

Die »vier Wege der Heilung und Förderung« stellen Grundlagenprinzipien gesundheitsbewusster und entwicklungsfördernder Lebensführung bei chronischen Schmerzerkrankungen dar.

Der Arbeit mit den »vier Wegen der Heilung und Förderung« wurde von Petzold im zweibändigen Werk »Integrative Leib- und Bewegungstherapie, ein ganzheitlicher Weg leibbezogener Psychotherapie« 1988 vorgestellt. Diesem praxeologischen Konzept liegt die »Philosophie des Weges« zugrunde.

Das menschliche Leben ist ein heraklitischer Weg durch die Zeit, ein Prozess in permanenter Veränderung, denn auch der chronische Schmerz bleibt nicht immer der gleiche, er verändert sich in seiner Intensität. Er ist abhängig von dem, was den Menschen auf seinem bisherigen Lebensweg an Ressourcen, Konflikten, Traumata, Defiziten und Belastungen begleitet hat, aber insbesondere auch von den zukünftigen Möglichkeiten, Erfahrungen und Potenzialen, die er auf den kommenden Wegen gestalten kann. Durch ko-kreative Sinnschöpfung können Lebenswege neu und anders gestaltet werden, insbesondere durch die helfende Begleitung der Mitpatientinnen und Therapeutinnen, die den aktuellen Lebensweg mitgehen und ihnen zur Seite stehen, wo vorher möglicherweise niemand war oder schädigende Begleiter den Lebensweg gesäumt haben.

PROZESSBEISPIEL

Aussage einer Patientin beim Abschlussgespräch auf die Frage, was denn hilfreich für sie war: »Dass mir immer jemand bei meinem Schmerz zur Seite gestanden ist, das war für mich das Wichtigste.«

Gute »innere Beistände« helfen, auf dem Lebensweg Schmerz zu verringern, ihn gut zu ertragen oder sogar zu beseitigen. »Äußere und innere Feinde« behindern das Gehen auf dem Lebensweg und bremsen weitere Entwicklungen. So versuchen wir in der Therapie mit dem Lebensweg, z. B. mit dem Lebenspanorama oder dem Gang auf der Lebenslinie (vgl. Kapitel 4 und 6), »innere Freunde und Feinde« mit kreativen Medien diagnostisch zu erfassen und therapeutisch aufzuarbeiten. Besonders bei schwierigen Lebensverläufen und Entwicklungsbedingungen, u. a. bei Menschen aus benachteiligten Verhältnissen, bei komplexen Traumatisierungen mit lang bestehenden Schmerzen benötigt es z. T. langjährige »Karrierebegleitung« (z. B. Intervalltherapien) mit systematischer, multimodaler Nutzung der »Wege« und der »Wirk- und Entwicklungsfaktoren« in komplexen Behandlungskonzeptionen (Hölzer et al. 2018). Wir konnten selber im Team gerade bei den sogenannten »hoffnungslosen Fällen« beobachten, wie es im Rahmen einer Intervalltherapie nach mehrmaligen Aufenthalten zu entscheidenden Verbesserungen kam.

Es sind dann Wege, auf denen gute neue Erfahrungen in leibhaftiger Bezogenheit (Interiorisierung) gemacht werden können, denn es ist etwas anderes und mehr, wenn jemand erlebt, wie andere Menschen ihn begleiten (z. B. in der Ausdauertherapie), ihm zur Seite stehen (Integrative Bewegungstherapie), ihn halten (Leibtherapie) oder in den Arm nehmen (sozialer leibhaftiger Kontakt), als nur der rein kognitiv erfassbare Satz »Wir sind für Sie da«.

Bei unseren Schmerzpatientinnen ist es auf dem Lebensweg zumeist zu lang anhaltenden und massiven Schädigungen des Leibes gekommen, so bezeugen es die individuellen Biografien. Es kam zu vielfältigen negativen Interiorisierungen und Dekarnationen. Therapeutisch geht es nun darum, Fähigkeiten und Fertigkeiten, die beeinträchtigt und beschädigt wurden, im Behandlungsprozess weitestmöglich wiederherzustellen oder sie in Bereichen zu fördern und kompensatorisch zu entwickeln, wo Entwicklungsdefizite zum Tragen kamen.

Die »vier Wege der Heilung und Förderung« wurden in langjähriger Arbeit entwickelt, ausgearbeitet und weiter präzisiert. Erkenntnisse aus der Therapieforschung, aus Therapien, Supervisionen, Lehrtherapien, Behandlungsjournalen und Abschlussarbeiten von Therapeuten flossen hierbei ein.

5.1.1 Erster Weg: Bewusstheitsfindung und Sinnfindung

»Sich selbst verstehen, die Menschen, das Leben verstehen lernen«

Ziele dieses Weges sind die Förderung von Exzentrizität, Einsicht und Erfahrungen der Biografie, Übersicht über den Lebenskontext, die Voraussicht auf weitere Entwicklungen und insgesamt Sinnerleben und vitale Evidenzerfahrungen. Die im theragnostischen Prozess gewonnenen Erkenntnisse (vgl. Kapitel 4) werden nun vor allem in der konfliktzentrierten Modalität weiter aufgearbeitet (Kapitel 6.4). Ich werde hier einige Möglichkeiten der Aufarbeitung mit kreativen Medien und Bewegung vorstellen, die sowohl die Längsschnittperspektive (Vergangenheit, Gegenwart und Zukunft) als auch die Querschnittsperspektive (hier und jetzt) berücksichtigen. Darüber hinaus soll ein Bewusstwerden der eigenen Selbstfürsorge und Möglichkeiten der Selbstregulation vor allem über die übungszentrierte Modalität (Kapitel 6.2) und die erlebniszentrierte Modalität (Kapitel 6.3) vorgestellt werden. In ersten Weg geht es um ein Überdenken des eigenen Lebens und der persönlichen Biografie in reflexiver, dialogischer und polylogischer Beziehungsarbeit. Daher ist dieser Weg auch erst mit unseren Schmerzpatientinnen begehbar, wenn ein stabiles therapeutisches Setting, eine gute therapeutische Beziehung und eine entsprechende Therapiemotivation vorhanden sind. Über sich selber »nachsinnen« erfordert, dass ich feinhörig, feinspürig für mich selbst werde, zugleich natürlich auch für die anderen, die ja Teil des Lebens sind. Sodass ich verstehen, aufnehmen, interiorisieren und mentalisieren will mit einer beständig wachsenden Sinnwahrnehmungs-, Sinnerfassungs-, Sinnverarbeitungs- und Sinnschöpfungskapazität.

5.1.2 Zweiter Weg: Entwicklungsförderung, Nachsozialisation und Grundvertrauen

»Zugehörig sein, beziehungsfähig werden, Liebe spüren und geben, sich zur Freundin werden«

Ziele dieses zweiten Weges sind die Entwicklungsförderung und Nachsozialisation durch perzeptive, emotionale, und volitionale Förderung und Differenzierungsarbeit im Beziehungserleben. Es findet u. a. ein differentielles Parenting/Reparenting im zwischenmenschlichen Raum statt, weil Menschen in guten zwischenmenschlichen Milieus sich positiv entwickeln können. Unter Parenting ist die Bereitstellung elterlicher Qualitäten im Rahmen der therapeutischen Beziehung in einer Art und Weise zu verstehen, dass die Patienten Atmosphären, Szenen, Beziehungskonstellationen und die mit ihnen verbunden Haltungen und Werte verinnerlichen können, um Defizite aufzufüllen (Ramin/Petzold 1987). In der leib- und bewegungspsychotherapeutischen Arbeit mit erwachsenen Patienten entstehen Parenting-Interaktionen (Beelterungserfahrungen) in regressiven Sequenzen. Diese können von einem belastenden Thema ihren Ausgang nehmen, wo Schmerz und Leid körperlich konkret aufbrechen und Halt aus therapeutischer Sicht nicht nur durch Worte gegeben wird, sondern z.B. auch in einer stützenden Hand oder einem bergenden Arm. Anlehnen, leibliche Stütze und Halt sind starke emotionale Korrektive und vermitteln das, was möglicherweise damals von Eltern gefehlt hat. Abschließend werden solche Arbeiten durch Übungen des selbstständigen festen Stehens und Gehens beendet, bevor die Phase der verbalen Integration beginnt. Diese »zwischenleibliche Erfahrung« wird von Patientin und Therapeutin gleichsam besprochen. Empfindungen und Gefühle werden benannt, sodass das Beziehungsgeschehen transparent wird. Etwaige Unklarheiten, Uneindeutigkeiten werden ebenfalls besprochen und geklärt. Durch die Klarheit des Settings kommt es in solchen Parenting-Sequenzen auch bei schwereren Störungen zu keinen außergewöhnlichen und schwer auflösbaren Abhängigkeitsreaktionen oder gar malignen Regressionen. Ein solches emotionales Nachnähren fördert die Selbstständigkeit der Patienten und vermittelt bestimmte Erfahrungsqualitäten der Zwischenleiblichkeit, eine Atmosphäre der Geborgenheit und Sicherheit. Beim Reparenting (Nachbeelterung) wird darauf geachtet, dass die verinnerlichten Erfahrungen, Elternbilder und Familienklimata durch die neuen Erfahrungen in der Therapie nicht infrage gestellt oder gar destruiert werden. Hier ist eine sehr differenzierte Vorgehensweise wichtig.

Der Vorteil bei einem längeren klinisch-stationären Aufenthalt bzw. bei Intervallaufenthalten besteht darin, in einer gewissen Konstanz mitmenschlichen, emotional erlebten Sinn erfahren zu dürfen. Das polyadische Beziehungsangebot im Team und mit den Mitpatientinnen hat den Vorteil, dass Patientinnen neue, andere sowie korrigierende und entwicklungsfördernde Beziehungen erleben können. Das hat eine hohe Heilkraft. In negativen Beziehungserfahrungen sind sie beschädigt worden, haben den Abersinn von Gewalt und Missbrauch erfahren müssen, was tiefe Spuren im Leib hinterlassen hat, die durch korrigierende kognitive, emotionale und körperliche Erfahrungen verändert werden müssen. Im ersten Weg wird gerade bei Schmerzpatientinnen deutlich, dass man mit dem Selbstverstehen für sich allein schnell an Grenzen kommt. Im zweiten Weg wird leiblich erlebbar, wie gute Beziehungen sich anspüren, anfühlen und verinnerlicht werden können. Patientinnen äußern hier oft sinngemäß den Satz: *»Ja, es ist gut, wenn ich verstehe, warum ich Schmerzen habe, hier spüre ich jedoch, dass etwas anderes und Neues in mir arbeitet.«*

Für diesen Weg braucht man über einen gewissen Zeitraum den Nahraum des »Anderen«, braucht Andere, um ein vertieftes persönlichkeitskonstituierendes Wissen und Erleben über sich selbst zu gewinnen. In solchen zwischenleiblichen Austauschprozessen wird Grundvertrauen gebildet. Wenn man von ihm, dem Anderen, vielfältige gute emotionale Ströme spürt, vor allem Liebe, und auf diese Liebe mit eigener Liebe zu antworten lernt, wird man beziehungsfähig und es entsteht ein Selbstbezug im Geschehen solcher sozialisatorischer Wechselseitigkeit: durch »Differenzierungen« des emotionalen Erlebens und Lebens, die in integrativer Weise verinnerlicht (interiorisiert) werden. Dadurch kann ich mir selbst zum Freund werden, weil ich nicht abgelehnt werde, sondern freundliche Aufnahme durch den Anderen erfahre. Der zweite Weg der Heilung benötigt Zeit. Klinikaufenthalte über zwölf und mehr Wochen sind heute unrealistisch. Wir haben jedoch die Möglichkeit von Intervallbehandlungen, bei denen sich die Patientinnen bei wiederholten Aufenthalten schnell auf die bekannten Settings einlassen können, sodass es zu ähnlichen Effekten in der Entwicklungsförderung und Persönlichkeitsentwicklung kommt. Ebenso ist es im Rahmen der ambulanten Therapie möglich, über einen längeren Zeitraum zu arbeiten.

5.1.3 Dritter Weg: Ressourcenstärkung und Erlebnisaktivierung

»Die eigenen Quellen und die Welt/Natur entdecken«

Beim dritten Weg geht es um die ressourcenorientierte Erlebnisaktivierung. Hier sind die Ziele, den Erlebens- und Ausdrucksspielraum der Patientinnen u. a. durch multiple Stimulierung zu erweitern, das Ressourcenpotenzial zu vergrößern und die Ressourcennutzung zu verbessern. Dieser Weg wird vor allem in der erlebniszentrierten Modalität (Kapitel 6.3), in Teilen der übungszentrierten Modalität (Ausdauer, Naturerfahrung, Meditation usw.) und der konservativ-stützenden Modalität beschritten. Der Vorteil dieses Weges ist, dass die damit verbundenen Maßnahmen gleich begonnen werden können, auch wenn Therapiebeziehung und Therapiemotivation erst erarbeitet werden müssen. Durch die guten Erfahrungen auf diesem Weg und die gewonnenen Vertrautheiten und Sicherheiten wird den Patientinnen allmählich, ohne dass sie sich zu sehr auf diesen Weg »einlassen müssen«, ein Zugang zu sich selber möglich. Hier kann dann eine vorsichtige Öffnung stattfinden, die schließlich möglicherweise auch ein Begehen des ersten und zweiten Weges erlaubt. Auf dem soliden Boden einer stabilen Umgebung (Klinik, Praxis), positiver Beziehungserfahrungen (Therapeutinnen, Mitpatientinnen, aber auch das weitere Personal) wird die Patientin in diesem dritten Weg schöpferisch und ko-kreativ. Sie kann beherzt mit der Welt vielfältige Kontakte aufnehmen oder sich vorsichtig auf Situationen und Begegnungen mit Mitmenschen einlassen. Sie erlebt, wie sie mit »explorativer Neugier« in die Welt hinausgeht. Auf diese Kreativität bzw. Kokreativität greift der »dritte Weg« zurück. Er setzt bei den Ressourcen an. Denn jeder Mensch hat Ressourcen (!) und Interessen, sonst würde er nicht mehr leben! Potenziale werden entwickelt oder auch nur bewusst gemacht. Alternative Erfahrungen werden gemacht, die zu heilen vermögen, ohne dass es unbedingt immer Prozesse der »Aufarbeitung« geben muss, und zwar durch bloße Neuanbahnung aufgrund des Durchlebens neuer Erfahrungen.

PROZESSBEISPIEL
Eine Patientin wurde in die »psychosomatische Kur« geschickt. Sie ist gegenüber dem gesamten Setting äußerst misstrauisch und fast feindlich gesinnt. Weder ihre Familie noch die Arbeitskolleginnen wüssten, dass sie aufgrund ihrer Schmerzen in einer »Klapse« sei. Sie habe gesagt, sie gehe zur Kur. Sie will auch keine Besuche der Angehörigen. In der Ausdauertherapie macht sie mit und beginnt nach einiger Zeit, in der Visite zu berichten, dass dies das Einzige sei, was ihr etwas bringe. Das Laufen mit den anderen mache Spaß, vor allem aber die Naturübungen mit den meditativen Anregungen der Therapeutin gefallen ihr sehr gut. Sie habe selber ein Herz für Pflanzen ...

Man sieht an diesem Beispiel, dass es im dritten Weg der Heilung auch darum geht, einen Zugang zum Patienten zu finden, und vor allem, dass die Patienten einen Zugang zu sich selber finden können. Der dritte Weg ist daher oft auch explizit niedrigschwellig angesetzt, eine therapeutische Beziehung wie im zweiten Weg oder eine Einsicht wie im ersten Weg ist noch nicht Voraussetzung, um diesen zu gehen.

5.1.4 Vierter Weg: Solidaritätserfahrung in menschlicher Gemeinschaft

»Nicht allein gehen, füreinander einstehen, gemeinsam Zukunft gewinnen«

Petzold hat diesen Weg 1991 in lebendigen Worten beschrieben:

> »Gewißheit muß auf andere Weise gewonnen werden: durch die Erfahrung, dass man gehen kann und dass man nicht alleine gehen muss – meistens zumindest. Und sollte es einmal einsame Strecken geben, so wandern in Gedanken Menschen mit, mit denen wir so manches Stück Wegs gegangen sind – in ihren und in unseren Erinnerungen. Verirrungen, Verlassenheiten, Verlorensein, dem können wir durch Weggenossen begegnen ...«
> *(Petzold 1991)*

Im vierten Weg geht es um die Förderung von Solidaritätserfahrungen und von exzentrischer Überschau. Ziele dieses Weges sind zum einen das Erleben von Sicherheit und Halt in der menschlichen Gruppe und in der Gemeinschaft, zum anderen die Förderung von Metareflexivität, ein die individualisierende Perspektive übersteigender Lebensüberblick. Hier werden die Mitmenschen, das Zwischenmenschliche, die menschliche Gemeinschaften, gesellschaftliche und Weltzusammenhänge in den Blick genommen und aus dieser Vielperspektivität wird durch Außensicht (Exzentrizität) das Gefühl von »Sinn in großen Zusammenhängen« vermittelt. Es wird eine »altruistische Solidaritätsverpflichtung« in den Raum gestellt. Es ist heutzutage eine Pflicht, für die Würde von Menschen und die Gewährleistung ihrer Integrität einzutreten. Chronischer Schmerz ist fast immer eine Beschädigung menschlicher Integrität. Viele Schmerzpatientinnen haben z.B. in Gruppen Mobbing erlebt und dies hat immense Folgen für die Gesundheit von chronischem Schmerz bis hin zu Suizid (Leymann 1993, Waibel/Petzold 2007).

Altruismus ist im Integrativen Ansatz ein wichtiges Moment des vierten Weges. Wir wollen hier nicht als naive Weltverbesserer auftreten, vielmehr ist dies ein besonnener und kritischer Ansatz der Kulturarbeit. Es erfordert ein solidarisches Eintreten für Menschen, die Unterstützung benötigen. Hier im vierten Weg wird die individualisierende Perspektive überschritten. Ich habe immer wieder erlebt, wie Patientinnen nach dem Erleben von Gewalt, Missbrauch oder Vernachlässigung begonnen haben, sich sozial zu engagieren, sei es beim Kinderschutzbund, in der Unterstützung von Beratungsstellen gegen sexuellen Missbrauch oder gegen Folter und Krieg bei Amnesty International. Sie taten dies, um andere Menschen vor ähnlichen Schicksalen zu bewahren bzw. um zu helfen. Solidaritätsarbeit hat gerade für chronische Schmerzpatientinnen nicht nur in der eigenen Selbsthilfegruppe, in aktiven Bewegungsgruppen und Gemeinschaften einen hohen identitätsstiftenden Faktor. Engagement und Solidarität ist eine besondere Kraftquelle. Der vierte Weg der Heilung bildet sich insbesondere in der netzwerkzentrierten Modalität (Solidaritätserfahrung versus Vereinsamung), aber auch in der konfliktzentrierten Modalität (Umgang mit Mobbing), in der erlebniszentrierten Arbeit (sorgsamer Umgang mit Ressourcen) und in der übungszentrierten Modalität (Naturerfahrung und Naturzerstörung) ab.

Die »vier Wege« als übergreifende Wege des Erkenntnisgewinns, der Hilfeleistung und der Entwicklungsförderung sind Prozesse guter, integrierender perzeptiver, emotionaler und kognitiver Verinnerlichung und Veränderung im Therapiegeschehen. Sie wirken immer wieder zusammen. Welchen Weg oder welche Wege wir gehen, bestimmt zunächst der Patient, natürlich auch die Möglichkeiten des Settings und die Bereitschaft aller Therapeutinnen, diese Wege, ohne zu werten, mit den Patientinnen zu beschreiten. Die Hauptsache für unsere Schmerzpatientinnen ist: Man macht sich auf den Weg! Denn wer therapeutische Wege bewusst geht, der verändert sich, so wie der Lebensweg ein Prozess ständiger Veränderung ist.

Nach diesem ersten praxeologischen Konzept wenden wir uns nun den »17 Wirk- und Heilfaktoren« zu, die aus therapeutischen Prozessen gewonnen und immer wieder in diesem Buch in den verschiedenen Kapiteln beispielhaft erläutert werden.

5.2 17 Wirk- und Heilfaktoren zur Linderung und Heilung bei chronischen Schmerzerkrankungen

Die 17 Heilfaktoren bieten den Patientinnen die Möglichkeit, immer wieder zu überprüfen, ob sie auf einem guten Wege sind. Diese Heilfaktoren sind also sehr praxiszentriert. Sie werden mit den Patientinnen besprochen, um eine gemeinsame Sprache für das zu haben, was gefördert und entwickelt werden soll.

Die »vier Wege der Heilung und Förderung« wurden im vorangegangenen Kapitel als praxeologische Grundlage für die spezifischen therapeutischen Prozesse bei der Therapie chronischer Schmerzerkrankungen vorgestellt.

Im folgenden Text werden nun die maßgeblichen Prozessfaktoren, die 17 Wirk- und Heilfaktoren (Petzold et al. 2016), vorgestellt. Sie stammen aus den 1980er-Jahren, werden heute aber als eine höchst differenzierte, für die Integrative Therapie spezifische **Praxeologie** angewandt – nicht nur als klinische, behandlungstechnische Interventionen, sondern als Prinzipien »gesundheitsbewusster und heilsamer« bzw. »entwicklungsfördernder und defizitkompensierender« Lebensführung.

Die »vier Wege« sind Strategien der Entwicklung in der Arbeit mit unseren Patientinnen.

Sie sollen heilende und fördernde Wirkungen in der Therapie haben und bieten gute Möglichkeiten für eine gesunde Lebensführung auch mit Schmerz im Alltag. Die 17 Heilfaktoren werden mit den Patientinnen besprochen, um eine gemeinsame Sprache für das zu haben, was gefördert und entwickelt werden soll. Es sind nicht nur Therapiefaktoren, sondern Einflussgrößen, die sich in der longitudinalen Entwicklungspsychologie als salutogenetische Faktoren für eine gesunde Entwicklung über die gesamte Lebensspanne hin finden (vgl. Osten 2000, Petzold 2002).

Die »17 Wirk- und Heilfaktoren« sind in ähnlicher Form in vielen anderen Verfahren und Methoden beschrieben, vgl. hierzu die Übersicht bei Pfammater et al. 2012. Er und sein Team identifizierten auf der Basis einer umfangreichen Literaturanalyse 22 allgemeine Wirkfaktoren.

Da ich diese bei den meisten Leserinnen als bekannt voraussetze, werden sie hier nun in der Form beschrieben, wie sie im Rahmen der »Wege der Heilung« wirksam eingesetzt werden können und welche Modalitäten besonders hierfür geeignet sind. Darauf folgt ein kurzes Prozessbeispiel aus patientenzentrierter Perspektive als selbstdiagnostisches Instrument für die eigene Entwicklung und zur Resilienzbildung.

Die 17 Wirk- und Heilfaktoren sind:

1. **Einfühlendes Verstehen und Empathie** sind für alle Wege der Heilung gleichsam bedeutend. Im zweiten Weg der Heilung benötigt die Therapeutin ein differenziertes Gefühl für Nähe und Distanz, um gute Regressionen und Progressionen steuern zu können. Ein differenziertes Berührungskonzept, wie in Kapitel 6.6 dargestellt, dient als Grundlage. In allen Behandlungsmodalitäten ist dieser Wirkfaktor ebenso eine basale Grundlage, besonders aber in der konfliktzentrierten Modalität.

PROZESSBEISPIEL

Patientenaussage im Behandlungsprozess: »Gute Nähe zu erleben, ohne eingenommen zu werden oder gar Grenzüberschreitungen zu erleben, war für mich die wichtigste Erfahrung. Ich fühlte mich einfach verstanden, auch ohne Worte.«

2. **Emotionale Annahme und Stütze** finden im Einzelsetting besonders im zweiten Weg, als auch im ersten und dritten Weg der Heilung statt. In der Gruppe ist vor allem der vierte Weg der Heilung bedeutsam. In allen Behandlungsmodalitäten sollte dies ein Leitprinzip sein. Besonders schwierig ist dies in der konservativ-stützenden Modalität bei sogenannten »schwierigen Patientinnen« für die Therapeutin durch- und auszuhalten.

PROZESSBEISPIEL

Patientenaussage im Behandlungsprozess: »Heute weiß ich, ich war unausstehlich mit meinen ständigen Schmerzklagen und Vorwürfen. Entscheidend für mich war aber, dass die das ausgehalten haben.«

3. **Hilfe bei realitätsgerechter und praktischer Lebensbewältigung** findet vorzugsweise im dritten Weg der Heilung statt. In der Behandlungsmodalität steht die übungszentrierte im Vordergrund.

PROZESSBEISPIEL

Patientenaussage im Behandlungsprozess: »Der Tipp des Therapeuten, mal mit meinem Mann spazieren zu gehen, in der Natur mal einfach nur beobachten und auf keinen Fall über Schmerz zu reden, hat Wunder bewirkt.«

4. Die **Förderung emotionalen Ausdrucks und volitiver Entscheidungskraft** findet vor allem im dritten Weg der Heilung und in Teilen auch im ersten Weg der Heilung statt. Hierzu dienen aus technischer Sicht die erlebnisaktivierende und die übungszentriert-funktionale Modalität.

PROZESSBEISPIEL

Patientenaussage im Behandlungsprozess: »Was habe ich für eine Kraft und zugleich Entspannung erlebt, als ich meine ganze Wut rauslassen durfte, ohne dass dabei jemand beschädigt wird.«

5. Die **Förderung von Einsicht, Sinnerleben, Evidenzerfahrung** findet vor allem im ersten Weg der Heilung statt und in Teilen auch im zweiten und dritten Weg. Die Arbeit in der konfliktzentrierten Modalität, aber auch in der erlebnisaktivierenden Modalität fördern und entwickeln diesen Wirkfaktor.

PROZESSBEISPIEL

Patientenaussage im Behandlungsprozess: »Durch das Gehen auf der Lebenslinie sind mir erst die vielen Ursachen meiner Schmerzen klar geworden.«

6. Die **Förderung kommunikativer Kompetenz und Beziehungsfähigkeit** findet im dritten und im vierten Weg der Heilung statt. Hier kommen die übungszentrierte, erlebniszentrierte Modalität und – wenn notwendig – auch die konfliktzentrierte Modalität zur Anwendung.

PROZESSBEISPIEL

Patientenaussage im Behandlungsprozess: »Durch das jahrelange Mobbing hatte ich mich von Menschen sehr zurückgezogen. Ich war völlig überrascht, dass ich in der Gruppe, in die ich nicht wollte, durch ein einfaches Ballspiel plötzlich wieder Freude mit anderen erleben konnte.«

7. Die **Förderung leiblicher Bewusstheit, von Selbstregulation und psychophysischer Entspannung** ist der typische dritte Weg der Heilung. Dazu findet man in diesem Buch zahlreiche praktische Angebote. Natürlich ist die erlebniszentrierte Modalität dafür zentral, aber auch die übungszentrierte Modalität zur Umsetzung und schließlich die konfliktzentrierte Modalität bei »Barrieren«.

PROZESSBEISPIEL

Patientenaussage im Behandlungsprozess: »Was wichtig war? Ich habe endlich meinen Körper wieder abseits von Schmerzen gut erleben dürfen, ich sehe in ihm nicht mehr einen Feind, sondern einen Freund, mit dem ich einfach besser umgehen muss.«

8. Die **Förderung von Lernmöglichkeiten, Lernprozessen und Interessen** findet natürlich in allen Wegen der Heilung ganz nebenbei statt. Die erlebniszentrierte Modalität im dritten Weg der Heilung bietet hier den Patientinnen insbesondere viele Möglichkeiten, Neues ohne Druck zu lernen. Im vierten Weg der Heilung kommt dann das gemeinsame Lernen in der Gruppe (Exchange Learning/Exchange Helping) über die übungszentrierte Modalität zur Wirkung.

PROZESSBEISPIEL

Patientenaussage im Behandlungsprozess: »In der Gruppe wurde mir klar, dass es noch so viel in meinem Leben zu entdecken gilt, so viele Interessen der Anderen habe ich kennengelernt. Da wurde mir meine kleine Welt in der Familie und vor dem Fernseher erst richtig klar.«

9. Die **Förderung kreativer Erlebnismöglichkeiten und Gestaltungskräfte** findet wiederum im typischen dritten Weg der Heilung statt. Auch hierfür ist die erlebniszentrierte Modalität zentral, jedoch auch die übungszentrierte Modalität, weil z. B. im

Gehen der präfrontale Gehirnbereich funktionell angeregt wird und »kreative Ideen« sich beim Gehen bevorzugt entwickeln.

PROZESSBEISPIEL

Patientenaussage im Behandlungsprozess: »Kreativ, das bist du nicht, hat man mir immer gesagt. Als ich dann bei den Body Charts mit all meinem Gefühl einfach mein Erleben zu mir eingemalt habe, ist ein Bild entstanden, auf das ich besonders stolz bin. Ja, sogar die Mitpatientinnen haben es bewundert.«

10. Die **Erarbeitung positiver Zukunftsperspektiven und Erwartungshorizonte** wird in der körper- und psychotherapeutischen Arbeit oft vernachlässigt. Wir arbeiten hier viel in der Vergangenheit und auch in der Gegenwart. Zukunftsprojektionen werden immer noch zu selten als neue Wege begangen. Hierfür ist besonders der dritte Weg der Heilung geeignet mit der erlebnisaktivierenden Modalität.

PROZESSBEISPIEL

Patientenaussage im Behandlungsprozess: »Als ich in der Gruppe eine Gestaltung meines Zukunftsraumes machen sollte, fiel mir nichts ein. Was war denn das? Erst durch meine Mitpatientinnen konnte ich erfahren, dass ja ich die Architektin meiner Zukunft bin. Das hatte ich wohl bislang immer anderen überlassen.«

11. Die **Förderung positiver persönlicher Wertebezüge, Konsolidierung der existenziellen Dimension** findet häufig kognitiv im ersten Weg der Heilung statt, auf der körperlich-emotionalen Ebene im zweiten Weg, im dritten Weg auf allen Ebenen (kognitiv, emotional, körperlich) und im sozialen Kontext auf dem vierten Weg. Auf die Normen und Wertesäule aus den »Fünf Säulen der Identität« (vgl. Kapitel 4) wird hier explizit Bezug genommen. Alle Modalitäten können in unterschiedlichen Therapiephasen eingesetzt werden. Hierdurch kommt es zu Neu- und Umbewertungen in der existenziellen Dimension der Schmerzerfahrung.

PROZESSBEISPIEL

Patientenaussage im Behandlungsprozess: »Es ist mir klar geworden, dass ich diese Schmerzen wohl nie mehr ganz wegbekommen werde. Aber es ist mir auch klar geworden, dass ich nun damit leben kann, damit umgehen kann und ich meine Beziehungen und mein Leben nicht durch die Schmerzen bestimmen lasse.«

12. Die **Förderung eines prägnanten Selbst- und Identitätserlebens und positiver selbstreferenzieller Gefühle und Kognitionen**, d. h. von »persönlicher Souveränität«, ist ein dauerhafter Prozess bei allen Wegen der Heilung. Ein positives Selbsterleben wird gerade durch angenehme und stabilisierende Erfahrungen am eigenen Leib gefördert, weil es nicht nur die Ebene der Kognition, sondern auch die Ebenen der Emotion und des Körpererlebens anspricht und verbindet. Insofern kommen auch alle Modalitäten zum Einsatz, die übungszentrierte zur nachhaltigen Förderung der

leiblichen Identität, die konfliktzentrierte zum Bewusstmachen und Differenzieren des eigenen Identitätserlebens und die erlebniszentrierte zur systematischen Ressourcenunterstützung und -förderung. Die konservativ-stützende Modalität ist hier zu Beginn der Therapie und bei Krisen besonders wichtig, wenn persönliche Souveränität beschädigt wurde oder wird, und schließlich entwickelt die netzwerkzentrierte Modalität ihre Kraft in der Gruppenarbeit.

PROZESSBEISPIEL

Patientenaussage im Behandlungsprozess: »Ich habe mir selber überhaupt nichts mehr zugetraut. Es waren nicht nur die Schmerzen, sondern mein gesamtes Selbstbewusstsein ist am Boden gelegen und nach der Operation habe ich mich nicht mehr als Frau gefühlt. Meine Persönlichkeit war wie weg. Mich wieder zu spüren, mich wieder etwas lebendiger zu erleben, das gibt mir jetzt neue Kraft.«

13. Die **Förderung tragfähiger sozialer Netzwerke** findet vornehmlich im vierten Weg der Heilung statt. Die Arbeit in Gruppen ist hierbei vorrangig. Natürlich kann auch in der Einzeltherapie über kreative Netzwerktechniken ein Bewusstwerden gefördert werden, wie entscheidend Mitmenschen für die persönliche Entwicklung sind. Die unmittelbare Gruppenerfahrung als heilsame, korrigierende Lebenserfahrung ist jedoch durch nichts zu ersetzen. Alle Modalitäten können je nach Prozess unterschiedlich eingesetzt werden. Gruppenerfahrungen zur Netzwerkbildung werden in verschiedenen Untersuchungen seit Yalom (Yalom et al. 2012) und aus Sicht von Patienten (Strauß 2022, Hölzer 2018) als einer der wichtigsten Heilfaktoren genannt.

PROZESSBEISPIEL

Patientenaussage im Behandlungsprozess: » Ja, gewiss – viel hat mir geholfen während der Kur hier, aber die Einladung meiner Gruppe, ich solle doch abends mit ihnen zusammen ausgehen, war für mich nach meiner langen Zurückgezogenheit der entscheidende Schritt zurück ins Leben.«

14. Die **Ermöglichung von Empowerment- und Solidaritätserfahrungen** ist ebenso besonders gut in Gruppen zur Verfügung zu stellen. Gemeinsames Leid schafft auch gemeinsame Kraft! Der vierte Weg der Heilung ist hier wiederum als vorrangig zu benennen. Gerade bei Traumata durch Krieg, Ungerechtigkeiten, Menschenrechtsverletzungen sind Therapeutinnen gefragt, ihre neutrale Position zu verlassen und Stellung für die Menschlichkeit zu beziehen. Im Behandlungsprozess kommen alle Modalitäten zum Einsatz, z. B. die konservativ-stützende, um erlebtes Leid anzuerkennen und zu benennen, oder die konfliktzentrierte Modalität, um Beschädigung der Leiblichkeit zu differenzieren und daraus solidarische Kraft zu entwickeln.

PROZESSBEISPIEL

Das aktuelle Beispiel der jesidischen Frauen, die unter IS-Gefangenschaft vergewaltigt wurden, das Engagement der Menschenrechtsaktivistin Nadia Murad (»Es geht nicht um Rache, sondern um Gerechtigkeit«) zeugen einerseits von der Bedeutung von Empowerment und Solidaritätserfahrungen, aber auch davon, wie sehr leibliche Beschädigungen sich auf das zukünftige Leben auswirken (Tagay 2022).

Nach den anfänglich 14 Heilfaktoren in der Integrativen Therapie wurden aufgrund der systematischen Beobachtung in Behandlungsprozessen drei weitere Wirkfaktoren herausgearbeitet:

15. Die **Förderung eines lebendigen und regelmäßigen Naturbezugs** ist ein Wirkfaktor, der bislang noch von wenigen körperpsychotherapeutischen Methoden explizit benannt wird. Die neuen Naturtherapien (Petzold 2018) betonen die ökologische Bedeutung für die Entwicklung und Förderung von Gesundheit. Diese zieht sich wie ein roter Faden durch dieses Buch von der Befunderhebung bis zur Therapie. Naturbezug kann insbesondere im dritten Weg der Heilung gefördert werden, aber auch im ersten Weg durch eine selbstkritische Auseinandersetzung mit dem Lebendigen, und ist eine wichtige stützende persönliche Ressource, die auch in der Regressionsarbeit im zweiten Weg der Heilung eingesetzt werden kann.

PROZESSBEISPIEL

Patientenaussage im Behandlungsprozess: »Ich habe eigentlich erst in der Klinik gemerkt, wie schwer ich im Leben beschädigt wurde. Dann – auch in der Natur habe ich diese Beschädigungen ebenso beim Gehen und bei der Meditation entdeckt. Auch dort geht vieles kaputt und das Wunder dabei ist, dass immer wieder Neues daraus wächst und blüht. Natur ist für mich zu einer Lebensphilosophie geworden.«

16. Die **Vermittlung heilsamer ästhetischer Erfahrungen** ist eine beständige Arbeit mit unseren Schmerzpatientinnen, die auf allen vier Wegen der Heilung stattfindet. Der Ressourcenweg als dritter Weg ist hier jedoch besonders hervorzuheben. Die erlebniszentrierte Modalität steht im Vordergrund, die anderen Modalitäten kommen bei entsprechender Indikation jedoch ebenso zum Einsatz (konfliktzentriert, wenn der Zugang blockiert ist, übungszentriert, wenn es ein Mehr und einer Regelmäßigkeit bedarf, netzwerkaktivierend, wenn es um schöne gemeinsame Erfahrungen geht).

PROZESSBEISPIEL

Patientenaussage im Behandlungsprozess: »Nach all dem Schmerz dann in Bewegung und Tanz auch wieder was Schönes zu erleben, war so hilfreich.«

17. Die **synergetische Multimodalität** beinhaltet schon im Wort, dass hier alle Wege der Heilung gemeint sind. Ebenso kommen die verschiedensten Modalitäten zur Anwendung. Die nachfolgende Patientenaussage in der Chefarztvisite bringt es auf den Punkt.

PROZESSBEISPIEL

»Ja, alles hier auf der Schmerzstation hat mir geholfen. Die Gespräche mit der Psychotherapeutin, mit den Pflegekräften, aber ebenso das Gehen im Park, dann die Kunsttherapie, die Physiotherapie und natürlich die Integrative Bewegungstherapie. Auch die Ärztin, ich hoffe, ich habe niemanden vergessen. Oh doch – die Sozialberatung. Ich habe gemerkt, wie bei Ihnen alles zusammenwirkt. Sie tauschen sich wohl viel untereinander aus über mich. Und das war es, was so hilfreich war!«

Bei allen innovativen Perspektiven zu den Wirkfaktoren darf nicht versäumt werden, über Bestehendes und Bewährtes ständig nachzudenken. Es gilt auch hier: Alles ist im Fluss. Praxeologische Überlegungen gilt es ständig weiter zu verfeinern und zu differenzieren, zu beforschen, um die Evidenz fortlaufend zu verbessern. In der Integrativen Therapie gibt es Forschung (Brumund/Märtens 1998) und einen diskursiven Austausch zwischen langjährigen Praktikerinnen (z. B. unsere Polyloge-online-Reihe) durch standardisierte Behandlungsjournale von Auszubildenden z. B. aus Deutschland, Österreich, der Schweiz und Norwegen und über Forschungsarbeiten aus der Universität (z. B. Krems, Österreich).

Enges Schulendenken lehnen wir ab, vielmehr müssen aktuelle neurowissenschaftliche, anthropologische, identitätstheoretische, gendertheoretische, volitionstheoretische und Erkenntnisse aus weiteren Wissenschaftsdisziplinen auf ihre Praxistauglichkeit geprüft werden und in unser Tun einfließen. Die neueren Entwicklungen (Coronakrise) haben gerade in Bezug auf die Wirkfaktoren neue Herausforderungen geschaffen durch die Abstandsgebote und die Grenzen digitaler Kommunikation, aber auch durch neue Möglichkeiten. Ich habe in vielen polylogischen Diskussionen mit Experten (https://ibt-verein.de/vergangenepolyloge) nicht nur den Eindruck von Nachteilen (z. B. Verlust der Zwischenleiblichkeit) gewonnen, sondern auch von neuen Formen praktischer Arbeit und Chancen der Nachbetreuung bzw. in der ambulanten Therapie in Einzel- und in Gruppensettings über Videomedien wie Zoom oder BigBlueButton erfahren. Aus Sicht der Gruppentherapieforschung werden es kognitive Therapieverfahren hier wohl leichter haben als psychodynamische und körper- und leibtherapeutische Methoden (Strauß 2021).

Nach diesen ersten beiden praxeologischen Konzepten wenden wir uns nun der Bedeutung der therapeutischen Beziehung in der Arbeit mit chronisch schmerzerkrankten Patientinnen zu. Sie ist aus praxeologischer Sicht der bedeutendste Wirk- und Heilfaktor. Und es steht außer Zweifel, dass sie für den Erfolg oder Misserfolg in der Körper-, Leib- und Bewegungspsychotherapie entscheidend ist.

5.3 Die Bedeutung der therapeutischen Beziehung

Auch in der Körperpsychotherapie ist die therapeutische Beziehung der wichtigste Wirkfaktor. Ich werde zentrale Begriffe der therapeutischen Beziehung für die Integrative Leib- und Bewegungstherapie erklären. Dabei spielt die symmetrische Rolle des Therapeuten in Bezug zum Schmerzpatienten für eine gelingende Therapie eine besondere Rolle.

Das wichtigste Wirkmoment in der Körperpsychotherapie mit chronischen Schmerzerkrankungen ist die therapeutische Beziehung. Dies ist nicht anders als in der gesamten Psychotherapie, wo Grawe et al. 1994 dies wissenschaftlich aufgezeigt haben, wobei dies in der aktuellen Wirksamkeitsforschung (Wampold 2018) bestätigt wird.

Geuter nimmt in seinen Schriften zur Körperpsychotherapie (Geuter 2015, S. 230, Geuter 2019) vielfach Bezug auf die verbindende und heilsame Ebene in der Beziehung zum Patienten, die sich nicht nur als therapeutisches Verhalten beschreiben lässt, »sondern als eine Qualität, mit dem anderen zu sein, und die darauf beruht, sich auf seinen inneren Zustand einzuschwingen«.

Wie arbeiten in der Integrativen Leib- und Bewegungstherapie (IBT) auf der Grundlage ko-respondierender Intersubjektivität in der therapeutischen Beziehung: Für uns ist »Sein Mitsein«, der Mensch ist bezogen auf die Welt zum Mitmenschen. Das verbietet von vornherein eine asymmetrische, distanzierte Haltung zu unseren Patienten in der Form, dass wir Wissende sind und der Patient nur von unserem Wissen profitiert. Wir gehen davon aus, dass eine »gute« therapeutische Beziehung von guten zwischen- und mitmenschlichen Qualitäten gekennzeichnet ist (vgl. Petzold 2018). Der therapeutische Raum ist ein »gastlicher Raum«, damit die »erlebte Konvivialitat« (Orth 2011) eine heilsame Qualität entwickeln kann.

Unsere Schmerzpatientinnen haben in der Regel lange Karrieren hinter sich, in deren Verlauf sie von der somatischen Medizin als schwierige Patientinnen behandelt wurden, nicht selten wurde ihnen erklärt: »Ihnen fehlt nichts«, »Die Beschwerden sind ohne Befunde« usw. In der Erstbegegnung sind sie daher oft misstrauisch, sehr zurückhaltend und bisweilen abweisend in der Kontaktaufnahme. Heedt 2020 spricht in der Therapie bei somatischen Belastungsstörungen von der »somatoformen Trias« in der therapeutischen Beziehung gerade am Anfang der Therapie: Fragilität der Beziehung, Beziehungsambivalenz und Tendenz zum Beziehungsabbruch bei den Patientinnen.

PROZESSBEISPIEL

Ich versuche, einer 47-jährigen Patientin im Vorbereitungsgespräch zur Integrativen Bewegungstherapie eine paar Informationen zu Ablauf, Sinn und Zweck der Therapie zu vermitteln. Die Patientin ist abweisend, will eigentlich gar nichts dazu hören, möchte nicht in die Gruppe und hält die ganze Therapie für sinnlos. Bei Durchsicht der Aufnahmeakte sehe ich viele Vermerke in den Vorbefunden über »mangelnde Krankheitseinsicht«, »keine Therapiemotivation«, »schlechte Compliance« usw.

Da es jedoch bei uns in der stationären Therapie üblich ist, dass sie alle Therapien

mitmachen »sollte«, wenn es keine ausgesprochene Kontraindikation gibt, vereinbaren wir eine zweiwöchige Eingewöhnungszeit.
Die Patientin spricht auch in der IBT-Gruppe sofort an, dass sie nicht mitmachen möchte und ob sie gleich gehen könne. In der Eingangsrunde der Gruppe erlebt sie nun jedoch viel Mitgefühl und Verständnis für ihr Verhalten. Sie muss auch nicht mitmachen. Ich schlage ihr vor, dass sie sich einen guten Platz im Raum sucht. Sie darf einfach mal zuschauen. Auch für die anderen Gruppenmitglieder ist dies in Ordnung. Einige in der Gruppe geben ihr aber deutlich zu erkennen, dass sie sehr willkommen ist und sie sich über ihre Anwesenheit freuen würden (Konvivialität). Aussagen wie »Ich war am Anfang auch so.« kommen aus der Gruppe. Dieser gastliche Raum wirkt. Am Ende der Stunde kommt die Patientin dann wieder in die Abschlussrunde. Sie erzählt mit einem gewissen rechtfertigenden Ton, wie sie immer wieder Entwertungen bzgl. ihrer schmerzhaften Krankheitssymptome vom Hausarzt über den Facharzt bis hin zu orthopädischen Reha-Aufenthalten erlebt habe. Man habe sie in die »Psychoklatschen« gesteckt und sie musste dort an Gruppensitzungen teilnehmen, die ihr nichts gebracht hätten.

Der gastliche Raum und der Respekt vor dem Anderen können in der therapeutischen Grundhaltung sehr hilfreich sein. Die »therapeutische Grundregel« der Integrativen Therapie (Petzold 2000) betont dieses konviviale Moment, den Respekt vor der »Andersheit des Anderen«. Sie baut auf die »doppelte bzw. multiple Expertinnenschaft« der am Therapieprozess Beteiligten: die des Patienten für seine Situation und die des Therapeuten für klinisches Wissen und Können. Die heilsame und fördernde Beziehung in der Therapie, die auf zwischenleiblicher »wechselseitiger Empathie« aufbaut, die wohlwollende und ermutigende Persönlichkeit der Therapeutin können so von unseren Patientinnen aufgenommen und »eingeleibt« (Schmitz 1989) werden.

Mit diesem etwas fremden Begriff der **»Einleibung«** (auch Inkorporation, Embodiment, Inkarnation, Näheres zu den Begriffen in den folgenden Kapiteln) meinen wir, dass in einer körpertherapeutischen Therapie nicht nur gute kognitive Erfahrungen aufseiten des Patienten gemacht werden können, sondern es in diesem Einleibungsprozess zu vielfältigen korrigierenden Neuerfahrungen auf der sensomotorischen (exterozeptiven/interozeptiven), emotionalen, sozialen und volitiven Ebene kommt, wenn die therapeutische Beziehung stimmt.

PROZESSBEISPIEL

Gegen Ende jeden klinischen Aufenthalts fragen wir unsere Patientinnen, was ihnen in der Therapie geholfen hat (natürlich auch, was weniger hilfreich war). In der Körpertherapie werden häufig Sätze geäußert wie: »In der Gruppe herrschte so ein warmes und angenehmes Klima (sozial/emotional)«, »Übungen wie ›seinen Stand finden‹ haben dazu geführt, dass ich endlich wieder meine Füße gespürt habe« (exterozeptiv), »Bei den Innenraumwahrnehmungen habe ich erlebt, wie mein Körper abseits des Schmerzes auch noch in vielen Bereich wundervoll funktioniert« (interozeptiv, ressourcenzentriert), »Den Halt im Seil in der Gruppe zu spüren war für mich entscheidend« (soziales Netzwerk exterozeptiv erleben) und »Letztendlich war ich stolz, dass ich trotz meiner Abneigung immer an der Ausdauertherapie teilgenommen habe. Das gab mir nicht nur Kraft, sondern ich hatte auch das Gefühl, ich kann etwas selbstständig bewirken!« (Volition).

Ergebnisse von Metaanalysen zur Wirkung von Psychotherapie zeigen den hohen Einfluss kontextueller Faktoren wie Allianz, Empathie, Wertschätzung, Zielkonsens/Zusammenarbeit, Kongruenz/Echtheit und der Person des/der Therapeutin auf das Behandlungsergebnis (Wampold et al. 2018, Norcross 2019). Diese liegen in allen Untersuchungen deutlich höher als spezifische Techniken, Adhärenz oder die Kompetenz für störungsspezifische Therapien.

Gute Nähe/Distanz, der gastliche Raum, leibliche Resonanzen und das Berührtsein sind Besonderheiten in der körperpsychotherapeutischen Behandlung, die nicht nur kognitiv von unseren Patientinnen erfasst werden, sondern im eigenleiblichen Erleben. Wenn das fehlt, kann es zwar auch zu befriedigenden Ergebnissen kommen, die besondere Intensität der Wirksamkeit der Zwischenleiblichkeit geht jedoch verloren. Der Autor und eine Co-Lehrtherapeutin mussten dies in einem leibtherapeutischen Selbsterfahrungsseminar mit angehenden Psychotherapeutinnen deutlich erleben.

PROZESSBEISPIEL

Die Gruppentherapie findet nach längerer Zeit als erstes Präsenzseminar in der abklingenden Coronaphase im Frühjahr statt. Der Raum ist sehr gemütlich, um die Abstandregelungen einzuhalten, ist er allerdings nicht groß genug. Es besteht Maskenpflicht, nur bei den Mahlzeiten und draußen dürfen die Masken abgenommen werden. Es herrscht eine eigenartige Atmosphäre von Fremdheit, Distanz und unterschwelliger Angst. Dies wird etwas besser, als das Seminar in Teilen in den Außenbereich verlegt wird. Die Kontaktaufnahme wird gelöster, spielerische Aktivitäten beginnen unter den Teilnehmerinnen, die jedoch im Innenraum sofort wieder ins Stocken geraten. Die Übungen und die Vorgehensweisen werden als wichtig empfunden, der Kontakt zu den Lehrtherapeuten sowie unter den Gruppenmitgliedern bleibt jedoch distanziert. Die Abschlussevaluation fällt gegenüber anderen Seminaren sehr mäßig aus.

Schon während des Seminars versuchten wir, in der Gruppenprozessanalyse systematisch zu reflektieren, welche Faktoren zu der distanzierten sozialen Interaktion führten. Da sich der Ablauf der Sitzungen und auch die Zusammensetzung nicht so sehr von anderen Gruppenseminaren unterschied, warfen wir einen Blick auf die aktuelle Coronasituation aus einer neurobiologischen Perspektive. Brunner (vgl. Brunner 2017, S. 114) beschreibt, dass das Neuropeptid Oxytocin positive soziale Interaktion begünstigt, die Amygdala-Antwort vermindert und Bindung, Empathie und das Erkennen von Emotionen fördert. Insbesondere verbessert Oxytocin die Selbsteinschätzung im Hinblick auf Extraversion, Offenheit für neue Erfahrungen, positive Emotionalität, Wärme, Vertrauen und Altruismus (ebd.). Damit es aber in sozialen Interaktionen überhaupt zu

Oxytocinausschüttung kommen kann, benötigt es gute Formen der Nähe, freundliche mimische Kontakte und/oder Berührung bzw. Körperkontakt. Das sind besonders intensive Formen der Zwischenleiblichkeit. Wir wissen, dass in Coronazeiten Mitmenschen durch die Masken schwer identifiziert werden können, es sehr schwer ist, allein über die Augen freundliche Blicke wahrzunehmen, Masken eher bedrohlich wirken, Nähe als gefährlich eingestuft wird und Berührung schlichtweg verboten ist. Verändert diese neue Situation unsere Möglichkeiten, eine gute therapeutische Beziehung aufzubauen?

Wir haben diese Einschränkungen (Maskenpflicht, Distanzregel, keine Berührung) mehrfach in Online-Veranstaltungen (https://ibt-verein.de/vergangenepolyloge) unter Körperpsychotherapeuten intensiv diskutiert. Neben den vielen Klagen über die Maskenpflicht und den großen Schwierigkeiten, einen guten therapeutischen Kontakt herzustellen, als auch guter Formen sozialer Nähe in der Gruppe war es überraschend, dass vor allem ambulant arbeitende Körperpsychotherapeuten davon berichteten, wie es z.T. gut möglich war, online mit den Klienten zu arbeiten, weil die Mimik der Klientinnen präsent war und es implizit zu spüren war, dass die Klientinnen sich in einem sicheren Raum zu Hause befanden. Es fehlt hierbei zwar die zwischenleibliche Präsenz (Zwischenleiblichkeit), die nur digital hergestellt werden kann, ebenso gab es starke Einschränkungen bei möglichen Interventionen durch die Therapeutin. Hingegen waren der Gesichtskontakt und die Sicherheit des Raumes in vollem Umfang gewährleistet. Zukünftige Forschungen auf dem Gebiet der Präsenz- und der Online-Therapie werden sicherlich hier noch interessante Ergebnisse zutage fördern. Nicht nur für uns Körperpsychotherapeutinnen bedeutet Corona auf jeden Fall eine völlig neue Herausforderung im Hinblick auf die therapeutische Beziehung.

5.3.1 Intersubjektiven Ko-respondenz und Zwischenleiblichkeit

In einer guten therapeutischen Beziehung kommt es zu einem ko-respondierenden, intersubjektiven Austausch des Aushandelns von Positionen und Grenzen. Hierdurch können belastende Lebenssituationen bearbeitet und die personale Subjekthaftigkeit des Patienten zu einer persönlichen Souveränität hin entwickelt werden.

Wir sprechen in der IBT von der **intersubjektiven Ko-respondenz**. Das Ko- mit Bindestrich steht hier nach unserer metatheoretischen Sicht immer als ein »Sein ist Mitsein«. Im Hintergrund dieser Konzepte stehen philosophisch die Theorien von Gabriel Marcel, Emmanuel Levinas und Michail Bachtin (Petzold 2003), die das »Du« und das »Wir« in den Vordergrund stellen. »Du, Wir, Ich in Kontext und Kontinuum« gilt nicht nur aus philosophischer Sicht, sondern ebenfalls mit Blick auf die empirische Entwicklungspsychologie. Der Prozess der Ko-respondenz ist auf der Grundannahme einer prinzipiellen Ko-existenz allen Lebens in dieser Welt wie folgt konzipiert:

Ko-existenz → **Ko**-respondenz → **Kon**sens-/Dissensprozesse → **Kon**sens → **Kon**zepte → **Ko**-operation → **Ko**-kreativität → **Kon**vivialität …

Therapie und die damit verbundene therapeutische Beziehung ist ein intersubjektiver Ko-respondenzprozess.

Intersubjektive Ko-respondenz ist ein Herzstück der Integrativen Leib- und Bewegungstherapie und greift von der Metatheorie bis hin zur Praxis. Sie ist primordial, d. h. eine Grundvoraussetzung des Beziehungsgeschehens von Menschen im gemeinsamen »Sein in der Welt«. Unser Leib koexistiert in der Lebenswelt mit Anderen, eingebettet in primordiale Ko-respondenz. Bei chronisch seelisch verursachten Schmerzen werden unsere Patientinnen (Leibsubjekte) durch Erkrankung, Entwicklungsdefizite, Konflikte, soziale und ökologische Belastungen in ihrer Fähigkeit zu guter Ko-respondenz eingeschränkt.

Der einst erlebte Schmerz übernimmt nun die Ko-respondenz. Die Ko-respondenzfähigkeit des Leibsubjekts wurde, blickt man auf die Leibgeschichte unserer Patientinnen, häufig massiv und nachhaltig geschädigt. Der Leib wurde in seinen Möglichkeiten des Zugangs zur und der Gestaltung der Welt, der Abwehr und der Bewältigung kritischer Lebensereignisse überfordert und beschädigt. Die Zwischenleiblichkeit ist zum Teil schwer beeinträchtigt, denn wo einst Lebendigkeit, Ausdruck und Gestaltung waren, ist jetzt nur noch Schmerz. Die Sprache des Körpers ist nicht mehr durch differenzierte Gestik und Mimik geprägt, Gefühle sind reduziert, bisweilen werden sie nicht wahrgenommen und die Verbalisierung eigener Bedürfnisse erfolgt kaum bis gar nicht. Ziel in der therapeutischen Beziehung ist es daher, gute Ko-respondenzprozesse in jeder Dimension und in möglichst vielen Bereichen (Leib, soziales Netzwerk, materielle Sicherheit, Betätigung, Werte und Normen) proaktiv zu begleiten, zu fördern und zu kultivieren.

Als Menschen nehmen wir andere Menschen ganzheitlich und differentiell in ihrer Leiblichkeit wahr, agieren und reagieren auf sie »leibhaftig« in Mimik und Gestik, in Symbolik und in Verbalität und Nonverbalität. Diese Haltung wird gestützt durch die entwicklungspsychologische, sozialpsychologische, neurobiologische Forschung und Kognitionsforschung (Stern 2003, Oerter/Montada 2002, Rosa 2019, Schiepek/Basar-Eroglu 2003, Varela et al. 2016).

Stellen wir in unserer therapeutischen Beziehung schützende, fördernde und gelingende Beziehungsmöglichkeiten zur Verfügung, so können sich unsere Patientinnen auf dem Boden guter leibhaftiger Ko-respondenzinteraktionen auf allen Ebenen (z. B. Körperbewusstheit, emotionales Gewahrsein, kognitive Reflexionsfähigkeit, soziale Interaktion) weiterentwickeln zu gesunden Subjekten. Konfluenz-, Kontakt-, Begegnungs-, Beziehungs- und Bindungserfahrungen sind hierbei die Formen guten menschlichen Miteinanders in der dyadischen Begegnung (Einzeltherapie) als auch in der polyadischen Arbeit (Gruppentherapie). Die Kombination beider Arbeitsformen ist gerade bei chronischen Schmerzerkrankungen aus körperpsychotherapeutischer Sicht besonders effektiv, da viele Patientinnen Förderung in dyadischen Beziehungen benötigen als auch fördernde Erfahrungen in Gruppen. Einige unserer Patientinnen sind jedoch zunächst überfordert, in Gruppen mitzuarbeiten, weil z. B. die Lebensgeschichte eine Summierung negativer Gruppenerfahrungen war, wie folgendes Beispiel zeigt.

PROZESSBEISPIEL

»Nein, ich gehe nicht in die Gruppe!«, sagt die ängstliche und kontaktvermeidende Patientin. Sie sei Einzelgängerin, in Gruppen habe sie nur schlechte Erfahrungen gemacht. Sie erzählt von frühen Erfahrungen im Kindergarten, wo ihre Familie aufgrund ihrer Herkunft abgelehnt worden sei. In Schule und Ausbildung sei es dann so weitergegangen. Das ganze Leben sei ein einziges Mobbing. Besser sei es geworden, als sie einen Einzelarbeitsplatz bekommen habe. Vor einigen Wochen musste sie jedoch ins Großraumbüro und das sei die Hölle. Seither sei sie krankgeschrieben und habe die alten Schmerzen nun ganz massiv brennend und stechend im Rücken und teilweise am ganzen Körper. Meinen Einwand, dass sie hier in der Gruppe nun auch mal gute Erfahrungen machen könne, lehnt sie kategorisch ab.

Wir akzeptieren im Team zunächst den Wunsch der Patientin, weil wir sie tatsächlich aufgrund des aktuellen Schmerzustands für gruppenunfähig halten. Sie erhält bei der Psychotherapeutin und in der IBT zunächst Einzeltherapie. Wochen später, nachdem sich die therapeutische Beziehung stabilisiert hat, spreche ich die Patientin in einer Einzeltherapie an, ob sie nicht einmal eine gute Erfahrung in der Gruppe machen wolle. Zögerlich willigt sie ein. An diesem Tag kommen auch zwei weitere Patientinnen in die Gruppe. Die Gruppenkohäsion ist aktuell noch nicht besonders tragfähig, so entscheide ich mich für implizit erlebnisaktivierende Angebote, die auf der exterozeptiven und interozeptiven Ebene Verbindung, Gemeinsamkeit und Freude evozieren. Wir beginnen mit einem Seilkreis und entspannenden Erfahrungen, danach folgt ein kleines Ballspiel, begleitet von Namensauf- und Zurufen. Aus dem Ballspiel entwickeln sich dann kleinere Spiele wie »Fuchs fängt das Eichhörnchen« u. a. Aus der anfangs zurückhaltenden und vorsichtig Kontakt aufnehmenden Atmosphäre in der Gruppe entwickelt sich am Ende ein freudiges Spiel mit viel Gelächter. Wir verbalisieren das Angebot an diesem Tag nicht, sondern zielen ausschließlich auf die eigenleibliche Befindlichkeit am Ende der Gruppe.

Die Patientin ist überrascht, sie hat gemerkt, wie auch andere Angst gehabt hätten. Ihr anfangs starkes Unwohlsein habe sie bald nicht mehr gemerkt, sie habe sich auf die Spiele konzentrierten müssen (Ablenkung) und schließlich habe sie Freude und Spaß erlebt, was sie überhaupt nicht kenne. Ja, sie komme gern wieder in die Gruppe.

Im klinisch-stationären Rahmen werden oft Begriffe in Bezug auf die therapeutische Beziehung in unterschiedlicher Form benutzt. Therapeutinnen sind nicht selten in unterschiedlichen Methoden und Verfahren beheimatet. Daher sollen einige Begriffe, wie wir sie in der IBT verstehen, kurz erläutert werden.

5.3.2 Übertragung

»Übertragung« ist ein Begriff aus der Psychoanalyse, den Freud 1895 erstmals in seinen »Studien zur Hysterie« verwendete. Wir kennen diesen Begriff ebenso, arbeiten in der stationären Praxis bei chronischen Schmerzpatienten in der Behandlungstechnik allerdings etwas anders damit, was sich in der Teamarbeit gerade bei schweren strukturellen Störungen bewährt hat, da die Übertragung nicht bearbeitbar ist bzw. therapeutisch nicht entsprechend genutzt werden kann.

Nach psychoanalytischer Auffassung (vgl. Apfalter et al. 2021) ist die Übertragung einerseits die Wiederbelebung der Beziehungsgeschichte des Subjekts, die als solche auf die aktuelle Situation in der therapeutischen Beziehung kontinuierlich übertragen wird. Entscheidend für das Phänomen der Übertragung ist in dieser Hinsicht, dass es der Person, von der die Übertragung ausgeht, nicht bewusst ist (Freud 1912). In der Psychoanalyse und in psychodynamischen Therapien gilt daher die Deutung und Interpretation solcher Übertragung als Mittel, das Unbewusste bewusst zu machen.

In der IBT ist die Übertragung die unbewusste Vergegenwärtigung vergangener Atmosphären und Szenen in einer Art und Weise, dass die Gegenwart verstellt wird und die Realitäten des anderen nicht gesehen werden können. Übertragungen verhindern Intersubjektivität. Deshalb gilt: Wo Übertragung ist, muss Beziehung werden. Die archaischen Atmosphären, Szenen und Narrative sollen im therapeutischen Prozess erfahrbar, verstehbar und veränderbar gemacht werden. Wir deuten und interpretieren nicht, sondern versuchen in wechselseitiger Empathie und Resonanz die Exzentrizität, Handlungsfähigkeit und Sinnerfassungskapazität unserer Patientinnen zu erweitern. Wurde in den klassischen Psychoanalysen das Übertragungssetting forciert, was heute im stationären Bereich zumeist auch nicht mehr so gehandhabt wird, wo Übertragung mehr als eine »primäre Quelle des Verstehens« (Wöller 2018, S. 63) verstanden wird, versuchen wir, Übertragung möglichst von Beginn an gerade bei den »schwereren Störungsbildern« abzubauen. Dadurch sollen die Patientinnen Exzentrizität und eine verbesserte Handlungsfähigkeit gewinnen. In aktuellen Publikationen z. B. zur interaktionellen Gruppentherapie bei stressinduzierten Schmerzstörungen (Dobersch et al. 2018) wird auf Übertragungsphänomene überhaupt nicht mehr Bezug genommen, vielmehr stehen aufseiten der Therapeutin die Arbeit mit exekutiven Funktionen, Fürsorge, emotionale Stimulation und Bedeutungszuweisung im Vordergrund. Das ist durchaus kompatibel mit unserem breiten Verständnis der intersubjektiven Ko-respondenz. Trotzdem ist es wichtig, das Konzept der Übertragung genau zu kennen, wie folgendes Beispiel zeigt.

PROZESSBEISPIEL

In der Visite beschimpft eine Patientin die Kunsttherapeutin. Sie würde über sie bestimmen, sie ständig korrigieren, sie fühle sich wie ein kleines Kind und in der Gruppe vorgeführt. Die Therapeutin habe zu ihr gesagt, sie könne nicht einmal die Farben richtig halten. Sie gehe dort nicht mehr hin und sei nicht bereit, auch nur ein Wort mit dieser »Dame« zu wechseln. Währenddessen würdigt sie die dabeisit-

> zende Kollegin keines Blickes. Die zuständige Psychotherapeutin versucht behutsam, der Patientin in einfachen Worten das Konzept der Übertragung zu erklären. Das gelingt jedoch nicht, die Situation eskaliert, die Patientin verlässt den Raum. Die Kunsttherapeutin weint, fühlt sich missverstanden und rechtfertigt sich unter Tränen. Sie fühlt sich in ihrer Arbeit beeinträchtigt und will die Patientin nicht mehr kunsttherapeutisch behandeln. Nur mit Mühe gelingt es dem Team, diese massive Übertragungskonstellation aufzulösen.

Mit massiven Übertragungsreaktionen vonseiten der Patienten muss man in einem klinisch-stationären Setting immer rechnen. Das kann auch zu psychischen Beeinträchtigungen von Therapeutinnen führen. Im Kapitel 7 gehe ich darauf ein, wie wichtig der Schutz der Therapeutinnen durch das Team und die Institution gerade bei »schweren Übertragungskonstellationen« ist. Eine regelmäßige, fachlich versierte Supervision ist hier nicht nur hilfreich, sondern auch unerlässlich für eine professionelle Arbeit im Team.

5.3.3 Gegenübertragung

Heimann 2016 führt zum Gegenübertragungsbegriff in der Psychoanalyse aus:

> »Nach wechselnden Begriffsbeschreibungen hat sich eine breite Definition von Gegenübertragung durchgesetzt. Ihr zufolge verstehen wir unter Gegenübertragung die Gesamtheit aller unserer emotionalen Reaktionen, die im Kontakt mit einem Patienten entstehen, mögen sie ihren Ursprung im Patienten oder in uns haben.«

Kaum ein Begriff wird in der klinisch-stationären Therapie so vieldeutig und unterschiedlich verwendet wie dieser. Um Missverständnisse zu vermeiden, empfehle ich den Therapeutinnen immer, das Gegenüber zu fragen, was es denn mit Gegenübertragung meint bzw. wie es diese definiert.

In unserem integrativen Verständnis sind die bewussten oder nahbewussten Resonanzen und empathische Reaktionen von Therapeutinnen auf Patientinnen gemeint. Die Gegenübertragung ist somit eine Resonanz der Therapeutin auf ihre Patientin. Das heißt, die Therapeutin nimmt die Stimmungen und den gesamten leiblichen Ausdruck der Patientin auf und erspürt u. a. interozeptiv/exterozeptiv die eigenen Resonanzen in ihrem Leib, erfasst die emotionalen Resonanzen und versucht diese mithilfe von Reflexion und Metareflexion zu verstehen. Das hilft ihr, die Phänomene in der Beziehung wahrzunehmen, zu verstehen, Hypothesen zu bilden und im Rahmen einer prozessualen Diagnostik die eigenen Gegenübertragungsreaktionen zur Patientin handzuhaben.

PROZESSBEISPIEL

Nach einer Schmerzgruppe fühle ich mich leer, müde, hilflos und völlig unmotiviert. Eigentlich war doch mein Tag heute gut und ich bin mit viel Elan in die Gruppe gegangen. In der Gruppe kamen trotz der biografischen Ressourcenarbeit von verschiedenen Gruppenmitgliedern plötzlich Formen von Hilflosigkeit in der Beziehung hoch, z. B. berichtete ein Gruppenmitglied von ihrem Vater, den sie bewunderte, der aber auch gewalttätig und alkoholabhängig war und sie nach Alkoholexzessen »windelweich geprügelt« habe. Danach habe sie ihm immer wieder verziehen. Er könne doch auch nichts dafür ...

In der Reflexion später verstehe ich aufgrund der Ohnmacht und Hilflosigkeit, die sich auf mich übertragen haben, meine körperlichen Reaktionen.

5.3.4 Affiliation und Reaktanz

Affiliation und Reaktanz sind komplementäre Begriffe, die in der therapeutischen Beziehung als auch in der Lebenswelt im integrativen Verständnis häufig verwendet werden.

Affiliation ist das intrinsische Nähebedürfnis des Menschen, das gleichzeitig eine Korrekturgröße hat: die **Reaktanz** als Bedürfnis nach Kontrolle und Selbstbestimmung über das eigene Leben, d. h. eine hinlängliche Unabhängigkeit und die Betonung der Eigenständigkeit. Man kann geradezu von zwei wesentlichen Grundbedürfnissen des Menschen sprechen. Und diese Grundbedürfnisse zeigen sich ständig sowohl im Leben des Patienten als auch in der therapeutischen Beziehung.

Ein Säugling ist schon früh in der Lage, sich auf mehrere Bezugspersonen einzustellen. Zu diesen Personen aus seinem polyadischen »Wir-Feld« baut er Gefühle auf und seine Bezugspersonen sind auf ihn bezogen. Diese wechselseitigen Konfluenz- und Kontakterfahrungen, die sich in den wiederholenden Begegnungen zu Beziehungs- und Bindungsmustern entwickeln, werden mit dem Begriff der Affiliation, d. h. der Nahraumbeziehung, beschrieben. Affiliation ist somit eine Sehnsucht nach Verbundenheit (vgl. Apfalter et al. 2021).

In der therapeutischen Arbeit mit unseren Schmerzpatientinnen gilt es insbesondere, dieses ursprüngliche Bedürfnis in Klarheit und Verbindlichkeit zu differenzieren und zu kultivieren. Dazu sollte die Therapeutin fähig sein, sich auf die Prozesse zwischenleiblicher Ko-respondenz einzulassen, wie in folgendem Beispiel deutlich wird.

PROZESSBEISPIEL

Nach mehreren Stunden in der IBT, wo es um die Erfahrung und das Erleben guter Grenzen zum eigenen Schutz und zur Sicherheit geht (Reaktanzerfahrungen), sagt ein männliches Gruppenmitglied: »Wissen Sie, ich möchte mich gar nicht so viel abgrenzen. Mein innigster Wunsch ist es, dass mir jemand näherkommt und mich umarmt.« Da ich den Patienten schon länger kenne und auch die Gruppe mit dem

Thema gut vorankommt, schlage ich ihm vor, ob er das mal erleben möchte. Natürlich, sagt er, und ich schlage mich selber als Gegenüber vor. Wir stehen uns in einem Abstand von ca. vier Meter gegenüber und er geht auf mich zu und umarmt mich. Ich umarme ihn ebenfalls und versuche, ihm damit Nähe, Sicherheit und Verbundenheit zu vermitteln, habe jedoch den Eindruck, dass er dies nicht annehmen kann. Nach der Umarmung sagt jemand aus der Gruppe: »Aber das stimmt doch gar nicht. Du hast den Therapeuten umarmt, dabei wolltest du doch umarmt werden.« Der Patient versteht das nicht, bis ihm sein Mitpatient noch einmal genau sein geäußertes Bedürfnis und seine Handlung beschreibt.

Ich frage den Patienten, ob er erleben möchte, wie es ist, wenn er umarmt wird. Er sagt ja, und als ich auf ihn freundlich zugehe, wird er zunehmend starrer und kann letztendlich meine Umarmung nicht annehmen. In den folgenden Stunden arbeiten wir vorsichtig das Thema auf, in denen sich erste Bilder und Szenen von »Vereinnahmtwerden, Festgehaltenwerden in Liebe« u. a. zeigen. Es war für ihn sehr schwer, während des klinischen Aufenthalts gute Nähe zuzulassen, mit zunehmender Arbeit in der Reaktanz (Selbstbestimmung, Abgrenzung und Formulierung guter Grenzen) erlebte er jedoch erste Sicherheiten im zwischenleiblichen Nahraum.

Reaktanz: Petzold veröffentlichte im Jahr 1981 unter dem Titel »Widerstand – ein strittiges Konzept in der Psychotherapie« einen Sammelband mit verschiedensten Autoren damals maßgeblicher Therapieverfahren (Gesprächstherapie, Verhaltenstherapie, Psychoanalyse, Gestalttherapie u. a.), die ihre Haltung zum psychoanalytisch geprägten und weithin beliebten Begriff des Widerstands darstellten. Daraus entwickelte sich in der Integrativen Therapie aus behandlungsethischen Gründen der Begriff der Reaktanz, mit dem das Konzept des Widerstands ersetzt wurde. Der Begriff steht komplementär zum Nähebedürfnis (Affiliation). Reaktanz ist ein sozialpsychologischer Begriff und meint das Bedürfnis nach Kontrolle und Selbstbestimmung über das eigene Leben, nach Unabhängigkeit und Eigenständigkeit.

Weitere Voraussetzungen für eine gute intersubjektive Ko-respondenzfähigkeit sind bei der Therapeutin die Fähigkeit zu Resonanz und Empathie.

5.3.5 Resonanz

Wir definieren Resonanz folgendermaßen: Der Leib ist unser »Resonanzorgan«. Resonanz ist dementsprechend eine stets vorhandene, wenn auch nicht immer bewusste Qualität. Resonanz liefert in einer Situation, beim aktuellen Erleben eine Erinnerung an einen im Leib gespeicherten Eindruck, der zum aktuellen Geschehen gehört oder dazu kontrastiert. Resonanz verweist auf den Leib als den mit der Welt verwobenen Speicher aller Informationen, der bewussten wie der unbewussten (vgl. Petzold 2018).

Wir gehen davon aus, dass sich im Nachspüren der im Leib gespeicherten Eindrücke drei Ausrichtungen ergeben:

1. der aspektive **Gegenwartsbezug** (Phänomene) in Empfindung, Emotion, Kognition, Volition und Expression,
2. der retrospektivische Bezug in die **Vergangenheit** (Strukturen) im Nachempfinden, Nachspüren, Nachfühlen, Nachdenken und Nachsinnen und
3. der prospektiv-antizipatorische Bezug in die **Zukunft** (Entwürfe) im Vorausschauen, Planen, Entwerfen und Imaginieren.

Daher gehen wir auch in unserer prozessualen Diagnostik »von den Phänomenen zu den Strukturen hin zu den Entwürfen«. Resonanz ist in unserem Verständnis die Qualität, mit der der Mensch als Mitsubjekt, als das er verstanden wird, zum überlebensnotwendigen Mit-Sein befähigt wird. Aufgrund dieses intrinsischen Bedürfnisses nach Verbundenheit suchen wir die Gemeinschaft. Wenn die Resonanz des Mitmenschen stark reduziert wird oder gar entfällt, führt dies zu mannigfachen Störungen, Symptomen und Erkrankungen, was wir in Zeiten von Corona nur allzu deutlich erleben wie z.B. die steigende Depressionshäufigkeit bei jungen Müttern zeigt (Pawlik 2021). Wir benötigen daher zum »guten Überleben« Resonanz.

Resonanz entsteht in uns, wenn Eindrücke (Reize, Impulse) aus der Außen- und/oder Innenwelt über unsere vielfältigen extero-, proprio- und interozeptiven Sinne oberhalb und/oder unterhalb der Bewusstseinsschwelle auf unsere verschiedenen Gedächtnisspeicher treffen. Wir sprechen in der Integrativen Therapie

- vom genetischen/epigenetischen Gedächtnis, wo Genexpressionen ausgelöst werden,
- vom immunologischen Gedächtnis, wo eine Immunantwort erfolgt, und
- vom neurozerebralen Gedächtnis, das zugleich ein personales Gedächtnis ist (nur teilweise bewusstseinsfähig).

Hier erfolgen organismische Reaktionen emotionaler, volitionale, kognitiver und sensomotorischer Art. Beim psychophysiologisch basierten, personalen Gedächtnis kommt es nicht nur zu einfachen Reiz-Reaktions-Antworten, sondern zu Resonanzen im eigentlichen Sinne, zu einem Widerklingen, das mehr als ein bloßes Echo ist. Es ist vielmehr gekennzeichnet durch eine Fülle leiblicher Vorerfahrungen, angereicherte personale Ausdrucksantwort auf bewusst und unbewusst gespeicherte Eindrücke.

Für eine vertiefende Auseinandersetzung der Gedächtnisformen verweise ich auf die Publikationen »Der informierte Leib« z.B. in Waibel/Jakob-Krieger 2009 bzw. frei zugänglich im POLYLOGE-Archiv (https://www.fpi-publikation.de/polyloge).

Resonanzen sind also immer personale Resonanzen, sogenannte leibliche Antworten eines Menschen auf die Einwirkungen aus seiner Umwelt und bisweilen auch der Innenwelt.

Die persönlichen Erfahrungen spielen hierbei die zentrale Rolle. Solche Erfahrungen formen sich zu Skripts und emotionalen Stilen.

PROZESSBEISPIEL

»Nein«, sagt der Patient zu mir, »Grenzen möchte ich nicht setzen. Das hat immer schlimme Folgen gehabt, bei meinem Vater, in der Lehre, in meinem ganzen Leben. Wenn ich mich gewehrt habe, kam immer was ganz Übles hinterher ...«

Resonanzarmut, Resonanzlosigkeit, einseitige Resonanzen führen ebenso wie Resonanzüberflutung und traumatisierende Resonanzen zu schweren Schädigungen auf der gesamten Leibebene. Orth 1994 spricht vom domestizierten Körper und zeigt die Hintergründe traumatischer und defizitärer Sozialisationsbedingungen auf. Daher ist es wie gesagt bedeutsam, dass Körperpsychotherapeutinnen nicht nur auf der kognitiven Ebene arbeiten, sondern mit kreativen Medien etc. körperliche, emotionale und volitive korrigierende Resonanzräume zur Verfügung stellen.

Ein weiterer zentraler und entscheidender Wirkfaktor in der therapeutischen Beziehung und therapeutischen Arbeit ist die Fähigkeit zur Empathie.

5.3.6 Empathie

Empathie wird in der psychotherapeutischen Beziehung durch *Face Evidence* und klinisch-psychologische Untersuchungen bzw. Studien der Therapie- und Beratungsforschung hoch gewertet (Lambert 2013). Diese Wertungen werden durch die Forschung mit bildgebenden Verfahren untermauert, wie eine Metaanalyse von dreizehn RCT-Studien zur Arzt-Patientinnen-Beziehung zeigt, die die positiven Effekte der empathischen Beziehung für Gesundungsprozesse aufweist (Kelley et al. 2014).

Gleichgerrcht/Decety 2013 zeigten in einer größeren Studie mit Ärzten auf, dass die Teilnehmer, die eine Ermüdung des Mitgefühls und eine geringe bis keine Zufriedenheit mit dem Mitgefühl erlebten, die höchsten Werte für persönlichen Stress und Alexithymie aufwiesen. Ärzte, die Schwierigkeiten haben, ihre negative Erregung zu regulieren und Emotionen zu beschreiben und zu identifizieren, scheinen anfälliger für emotionale Erschöpfung und Losgelöstheit zu sein und haben ein geringeres Gefühl der Erfüllung in ihrer Arbeit. Die Fähigkeit, sich selbst und andere wahrzunehmen und die eigenen Emotionen zu regulieren, sowie die Neigung, anderen zu helfen, scheinen zu dem Gefühl des Mitgefühls beizutragen, das durch die Unterstützung von Patienten in der klinischen Praxis entsteht.

Petzold 2018 führt aus, dass mit der Empathie eine antizipatorische Funktion verbunden ist. Sonst könnte sie ja keinen »nächsten Schritt« vorhersehen, was so wesentlich für empathische Prozesse ist. Der Organismus und sein Gehirn (Gehirn-Subjekt/Leib-Subjekt) seien ja ohnehin in ihrer Funktion »antizipatorischer Verhaltenssteuerung bzw. -kontrolle« durch beständig in den Zukunftsraum voranschreitende Bewegungsabläufe mit ihren Verhaltensentwürfen auf die Zukunft gerichtet: Ich gehe heute in die Therapie, um morgen bewusster zu handeln und künftig gesund zu leben.

PROZESSBEISPIEL

In der Schmerzgruppe arbeiten wir mit folgendem Modell von Vergangenheit, Gegenwart und Zukunft, um den Schmerzpatientinnen anschauliche Möglichkeiten einer anderen, besseren Lebensgestaltung nach der Therapie anzubieten. Die Gruppe sitzt nebeneinander genau in der Mitte des Raumes und teilt diesen somit in den symbolischen Vergangenheitsraum (alles, was sich hinter den Rücken der Gruppenmitglieder befindet) und den Zukunftsraum (alles, was die Gruppe vor sich sieht). Die in einer Reihe sitzenden Mitpatientinnen symbolisieren den Gegenwartsraum. Eine Patientin, die zum letzten Mal in der Gruppe ist, fragt, was sie mitnimmt aus dem Klinikaufenthalt und was sie in Zukunft anders machen möchte. Sie symbolisiert wichtige Themen ihres zukünftigen Lebens mit Gegenständen aus dem Bewegungstherapieraum. Die Bewegungen und Handlungen der Mitpatientin, ihr Tun und Gestalten, aber auch ihre verbalen Äußerungen nehmen die anderen Gruppenmitglieder empathisch auf und unterstützen sie, fördern sie, zweifeln bzw. relativieren ggf. aber auch, wenn sie sich ein Feedback wünscht. Ein Praxisbeispiel finden Sie hierzu in Kapitel 6.3.3.

Empathie gründet nach Auffassung des Integrativen Ansatzes in genetisch disponierten, unter anderem durch Spiegelneuronen und hippocampales Erfahrungswissen gestützten zerebralen und mentalen Fähigkeiten des Menschen zu differenzierten intuitiven Verstehens-/Verständnisleistungen auf der **kognitiven Ebene**, ebenso in mitfühlendem Zugewandtsein (**emotionale Ebene**) sowie in leiblich berührten, mitschwingenden Resonanzen (**sensomotorische Ebene**).

Empathie erfordert in der Hand der Therapeutin ein breites und komplexes, bewusstes und subliminales leibliches Wahrnehmen mit allen Sinnen bei ihrer Patientin und der Gruppe, verbunden mit den ebenso komplexen bewussten und unbewussten selbstempathischen, mnestischen Resonanzen aus den Gedächtnisarchiven des eigenen Leibes (vgl. Petzold 2018).

Im Hintergrund dieser Definition stehen einerseits Ergebnisse der neurowissenschaftlichen Empathieforschung, der intersubjektiven Säuglings- und Kleinkindforschung, andererseits die Forschungen zu Interozeption, Selbsterleben und Selbstempathie.

Diese antizipatorische Funktion von Empathie ermöglicht nicht nur der Therapeutin, sondern ebenso der Patientin das »Wissen um den guten nächsten Schritt«. Eine Synergie der selbstperzeptiven und fremdperzeptiven Resonanzen ermöglicht ein höchst differenziertes und umfassendes kognitives empathisches Erkennen, ein emotional empathisches Erfassen von sich selbst und von anderen Menschen in der Gruppe bzw. von Menschengruppen. Fremd- und Selbstempathie ist jedoch gerade in Gruppen mit chronischen Schmerzpatientinnen eine große Herausforderung, weil sie in jeder Stunde geübt, wiederholt, unterstützt und damit systematisch erarbeitet werden muss. Im Kapitel 6.4.2 gehe ich auf die spezifische Förderung von Empathie ein.

Wir wissen heute, dass jedes Kind nach Auffassung der Entwicklungspsychobiologie und Kognitionsforschung eine sogenannte *Theory of Mind* (ToM) mit Bezug auf den *Mind* eines Anderen bzw. von Anderen erwirbt. Darunter versteht man die evolutionär ausgebildete Grundfähigkeit von uns Menschen, mentale Zustände (Absichten, Wünsche, Auffassungen etc.) beim Mitmenschen zu erkennen. Ursprünglich ging man hierbei vornehmlich von kognitiven Funktionen des Erkennens aus. Aufgrund moderner Forschungsergebnisse und den Entwicklungen in den Kognitionswissenschaften wissen wir jedoch heute, dass es sich um vielfältige und komplexe Prozesse auf der Leibebene handelt.

Der Fokus im Denken der Integrativen Leib- und Bewegungstherapie lag von Anfang an nicht auf der kognitiven Ebene, sondern betonte die heilende einfühlsame Beziehung im eigenleiblichen Spüren, in wechselseitiger Zwischenleiblichkeit und in der Mitbewegung vor dem Hintergrund eines intersubjektiven Beziehungsgeschehens. Die aktuellen neurowissenschaftlichen und kognitionstheoretischen Forschungsergebnisse unterstützen diese Haltung.

Empathie läuft nicht primär über die kognitive Ebene, sondern von Leib zu Leib (Zwischenleiblichkeit) in der Sprache der Berührungen, der Nonverbalität in Mimik, Gestik, Prosodik, der gemeinsamen Bewegungen über das gemeinsame »Eingestimmtsein« (Attunement) (Stern 2003), was schließlich in kognitiven Prozessen des komplexen leiblichen Verstehens des Anderen auf körperlicher, emotionaler und kognitiver Ebene mündet. Das ist die Besonderheit in guten körperpsychotherapeutischen Therapieprozessen, nämlich, nonverbale und präverbaler Erlebnisse und Erfahrungen unserer Patientinnen verstehbar zu machen. Dies hilft besonders in der interkulturellen Beziehungskompetenz.

5.3.7 Interkulturelle Beziehungskompetenz

Im Vordergrund der interkulturellen Beziehungskompetenz steht nicht ein theoretisches Beziehungsmodell, sondern vielmehr, dass die Behandlerin sich auf ihr Gegenüber als »Leib-Subjekt in seiner individuellen Beziehungswelt« kognitiv und emotional als auch körperlich einzustimmen vermag. Das kann bisweilen ganz schön schwierig sein. Ich will dies anhand eines Beispiels aus einer Gruppentherapie mit jungen Erwachsenen beschreiben:

PROZESSBEISPIEL

In der Gruppe befinden sich mehrere junge Männer aus der Region sowie Männer mit einem Migrationshintergrund der dritten Generation (der Großvater kam u. a. zu VW nach Deutschland). In der Gruppe herrscht zu diesem Zeitpunkt ein »raues Klima«, da die meisten Jungs »das raue Klima der Straße« kennen und entsprechende Erfahrungen mit Alkohol- und Drogenmissbrauch haben. Mehrfach muss ich die Männer ohne Migrationshintergrund ermahnen, dass wir Therapeuten in der Gruppe mit »Sie« ansprechen und distanzloses Verhalten nicht zur Gruppenkultur gehört. Die jungen Männer mit Migrationshintergrund sind eher zurückhaltend, es ist etwas schwierig, mit ihnen in einen guten therapeutischen Kontakt zu kommen. Sie sagen wenig zu ihren Problemen. Eines Tages, als es in der Gruppe wiederum sehr heftig zugeht, kommt Ahmet nach der Sitzung auf mich zu und sagt: »Herr Waibel, an Ihrer Gruppenarbeit gibt es überhaupt nichts zu kritisieren.« Er meint, die Anderen (er meint die jungen Männer ohne Migrationshintergrund) verhielten sich z. T. wie die Schweine und falls ich mal Hilfe brauche, könnten sie das auch außerhalb der Gruppe auf der Straße regeln. Als Therapeut müsse man mir schließlich grundsätzlich Respekt und Achtung erweisen.

Ich war perplex, weil ich selber die »Anderen« gar nicht als so respektlos empfunden habe, zum anderen aber über Ahmets höfliche, fast unkritische und schon leicht übertrieben respektvolle Haltung mir gegenüber erstaunt war.

In kollektiven Gesellschaften ist infolge der traditionellen Erziehung und Sozialisation die Beziehung zu anderen Menschen zentral, so auch die zum Behandelnden (Kizilhan 2011). Eigenschaften wie Verständnis, Geduld, Respekt, Höflichkeit, Aufmerksamkeit, Freundlichkeit und Offenheit werden deshalb beim Behandelnden mehr wertgeschätzt als Fachwissen. Behandelnde sind Respektpersonen. Wenn Therapeuten Beschwerden psychologisch zu erklären versuchen, dann geschieht es leicht, dass Patienten die Behandlung ablehnen oder ihre körperlichen Beschwerden noch stärker betonen. Sie haben ein anderes Leibverständnis. Vielen Patienten ist eine gute Gruppenatmosphäre wichtiger als die Arbeit an Störungen und Konflikten. Im Gruppengespräch fällt oft, dass die Patienten indirekt, bildhaft, emotional, persönlich gefärbt oder durch Nebenerzählungen über sich und ihre Konflikte sprechen. Sachthemen werden eher nebenbei und indirekt besprochen (ebd.). Nähe, wie wir sie in körperpsychotherapeutischen Prozessen kennen, kann sehr problematisch sein und als Verletzung der Intimität missverstanden werden. Doch der gute Kontakt, eine angemessene Nähe-Distanz-Regulierung ist wie so oft die Voraussetzung für alle weiteren Behandlungserfolge.

5.4 Die Bedeutung der Psychoedukation

Psychoedukation bedeutet, dass fachlich klinisches Wissen für die betroffenen Patientinnen einfach und verständlich erklärt wird. Es ist der Versuch, dem Patienten die komplizierten wissenschaftlichen Fakten in einer möglichst einfachen und klaren Sprache zu vermitteln.

Der Begriff »Psychoedukation« wurde in der Psychiatrie in den USA in Zusammenhang mit der Behandlung von Patientinnen und der Angehörigenberatung in den 1980er-Jahren eingeführt. Der Terminus wurde im deutschsprachigen Bereich aus dem Englischen übernommen, wodurch der internationale wissenschaftliche Austausch darüber erleichtert wurde. In der alltäglichen Praxis bei Schmerzpatientinnen werden die psychoedukativen Gruppen auch unter anderen Bezeichnungen angeboten: Sie heißen z. B. Info-Gruppe oder Info-Schmerzgruppe.

Vornehmlich wird dies vom behandelnden Arzt, der Psychotherapeutin und weiterem Fachpersonal in klinischen Gruppenschulungen vorgenommen. Die Psychoedukation stellt einen wichtigen Pfeiler in der klinischen Behandlung (Wachter/Hendrischke 2021) von Schmerzpatientinnen dar. Hierbei besteht die Hoffnung, dass durch den Überblick über die Erkrankung, die erforderlichen Therapiemaßnahmen und die möglichen Selbsthilfestrategien die therapeutische Behandlung effektiver wird.

Das Verstehenkönnen der eigenen Erkrankung ist wichtig, um sich auf eine komplexe Schmerztherapie einzulassen, der selbstverantwortliche Umgang mit der Erkrankung trägt zu einer erfolgreichen Bewältigung bei.

Warum ist jedoch die Psychoedukation in der klinisch-stationären Gruppe nicht nur Sache der o. g. Berufsgruppen, sondern auch ein mögliches und wichtiges Thema in der Körper-, Leib- und Bewegungstherapie? Hierfür gibt es vor allem drei Gründe:

1. In der Psychoedukation wird unseren Patientinnen viel Wissen vermittelt. Das führt manchmal zur Überforderung. Es macht durchaus Sinn, die Inhalte in den Bewegungstherapiestunden nochmals aufzugreifen, zum einen, weil viele Patientinnen Fragen dazu haben, zum anderen, weil die Bewegungstherapeutin praktische Erfahrungsangebote zur Psychoedukation geben kann. Werden Informationen von den Patientinnen nur teilweise oder gar nicht verstanden, kann eine erlebnishafte Übung zum Verständnis beitragen.

PROZESSBEISPIEL

Die 62-jährige Frau S. berichtet in der Gruppe, ihre Psychologin habe ihr erklärt, ihre Schmerzen kämen auch von zahlreichen Mobbing-Erfahrungen in Schule und Beruf und von unverarbeiteten Trennungen. Sie verstehe aber nicht, was Mobbing mit ihren körperlichen Schmerzen zu tun habe.

Ich schlage ihr vor, zum besseren Verständnis eine einfache Bewegungsübung durchzuführen, und fordere sie auf, eine Mitpatientin auszuwählen, zu der sie einen guten Kontakt habe. Sie wählt J. aus.

J. stellt sich in eine für sie bequeme Stellung in den Raum. Ich fordere Frau S. nun auf, sich in gutem Kontakt zu ihrer Mitpatientin J. zu stellen. Sie stellt sich leicht schräg gegenüber mit einem freundlichen Blick. J. lächelt sie gleichfalls an. Ich frage Frau S., wie es ihr momentan gehe. Gut, sagt sie, sie möge J. und es sei schön, mit ihr zusammenzusein. »Und Ihre Schmerzen?«, frage ich. Oh, antwortet sie, an die habe sie gerade nicht gedacht.

Ich teile nun Frau S. mit, jetzt beginne die eigentliche Übung, dazu müsse ich aber J. eine kleine Anweisung ins Ohr flüstern, ob das in Ordnung wäre. Natürlich, sagt Frau S.

Ich bitte J. flüsternd, langsam den Kopf zu senken, ernst zu schauen und sich sehr langsam von S. abzuwenden.

Dann frage ich Frau S., ob sie bereit sei, und bitte sie, genau auf ihre Befindlichkeit

zu achten. J. senkt den Kopf, ihr Blick wird ernst und sie dreht sich in Zeitlupe von S. weg. Diese reagiert unruhig, ihre Körperhaltung wirkt starr. Bevor die Übung zu viel Intensität erzeugt, breche ich ab. J. geht anschließend spontan auf Frau S. zu und entschuldigt sich.
Wir tauschen uns kurz aus über diese kleine Übung zum Thema Abwendung/Abweisung. Mobbing ist eine sehr intensive Form von Abwendung und Ausschluss. Ich gebe Frau S. noch einen Hinweis zur neurobiologischen Forschung. Letztendlich ist das aber eigentlich nicht mehr notwendig, weil die Patientin am eigenen Leibe erfahren hat, wie intensiv eine einfache Abwendung sich auf ihr Körperbefinden und den Schmerz ausgewirkt hat. S. sagt, jetzt habe sie das voll verstanden, ja, sogar ziemlich bitter erlebt.

In der Integrativen Leib- und Bewegungstherapie arbeiten wir gern mit sogenannten *Mini Lectures*. Das sind kleine Leib-Erfahrungseinheiten für unsere Patientinnen zur Vertiefung ihrer kognitiven Einsicht und führt oft zu erstaunlichen motivationalen und volitionalen Veränderungen. Schön ist es, wenn die ärztliche oder psychologische Psychoedukation mit der leib- und körpertherapeutischen Erfahrung Hand in Hand geht.
Es passiert auch mal im Team, dass die Psychotherapeutin, die die Psychoedukation leitet, zu mir sagt, sag mal, das mit der Aggression haben die nicht wirklich verstanden, kannst du dazu eine Übung in der nächsten Stunde machen?
Dazu noch ein wichtiger Hinweis: Man muss solche Übungen sehr sorgfältig planen und bei der Durchführung sehr bedacht vorgehen. Körper- und bewegungstherapeutische Übungen haben eine hohe Intensität und können starke Reaktionen hervorrufen.

2. Der zweite Grund ist, weil man gut mit psychoedukativen Elementen in der Körper-, Leib- und Bewegungstherapie arbeiten kann. Gerade bei anfänglichen schwierigen Gruppenkonstellationen (vgl. nachfolgendes Kapitel 5.5) ist die Bezugnahme auf die Psychoedukation eine gute Einstiegsmöglichkeit in die bewegungstherapeutische Gruppentherapie. Man kann hier Themen aufgreifen und in der konservativ-stützenden Modalität durchführen. Da meine Gruppe oft nach den psychoedukativen Lektionen stattgefunden hat, konnte ich einfach den »Faden aufgreifen«. Ich fragte, was denn aus dem Vortrag verstanden wurde, was die Gruppe berührt hat oder was sie vielleicht besonders interessieren würde. Und daraus entstanden dann manchmal recht beeindruckende Stunden, weil das kognitive Wissen leibhaftig erfahren wurde.
3. Der dritte Grund sind Themen aus der Psychoedukation, die unmittelbar Themen der Körper-, Leib- und Bewegungstherapie sind:
   - Bewegungsaktivierung und Schmerz,
   - Entspannung (Spannungsregulation),
   - Stress und
   - Ressourcenaktivierung.

Zur Psychoedukation gibt es inzwischen recht viel Literatur für Schmerzpatientinnen. Ich empfehle an dieser Stelle zwei Bücher von Martin von Wachter und Askan Hendrischke (Wachter/Hendrischke 2021) »Psychoedukation bei chronischen Schmerzen«, die sich nicht nur auf die Module beschränken, sondern auch auf die Haltung und Qualifikation des Therapeuten, praktische Übungen zum Körper anbieten und auf ein großes Reservoir an Medien (Bücher, Internet, Filme) hinweisen. Martin von Wachter hat auch ein schönes Büchlein für Patienten (Wachter 2021) verfasst, wo er viele Tipps zur Selbsthilfe für Betroffene gibt.

Besonders gefragt ist die psychoedukative Kompetenz der Therapeutinnen bei Patientinnen mit Migrationshintergrund. Psychoedukative Maßnahmen müssen hier der Herkunftskultur und den individuellen Normen und Werten der Patientinnen angepasst werden, damit ein gemeinsam entwickeltes Krankheitsmodell verstanden und angenommen werden kann. Voreilige evidenzbasierte oder neurobiologische Erklärungsfolien, seien sie noch so gut, führen schnell zu Missverständnissen und Unverständnis und gefährden die therapeutische Beziehung. Entspannung kann z. B. in der Regel gut genutzt werden, um Schmerz besser regulieren zu lernen, denn Hypnoseinduktionen, Tanz und Meditation kennen viele Patientinnen mit Migrationshintergrund. Ausdauertraining hingegen ist weniger beliebt, im Gegensatz zu Tanz, gerade bei Frauen und auch bei Männern aus der ersten und zweiten Migrationsgeneration. Die Erfahrungen des Gehens (z. B. Nordic Walking) werden jedoch mit neugierigem Interesse wahrgenommen.

Körper-, Leib- und Bewegungstherapeutinnen sollten sich in der Psychoedukation gut auskennen und diese möglichst lebendig vermitteln. Meine Erfahrungen aus einem wöchentlichen 60-minütigen Vortrag zur Bedeutung des Gehens und der Bewegung waren stets geprägt von müden 20 bis 50 Teilnehmerinnen, die am Dienstagabend um 17.00 Uhr auch noch einen Vortrag »anhören mussten«. Die Teilnahme war Pflicht und Sie können sich die regelmäßigen kleinen »Turbulenzen« zu Beginn des Vortrags vorstellen: »Wissen Sie, mir geht es schlecht, kann ich mich entschuldigen?«, »Ich weiß das doch schon alles«, »Ich bin ohnehin ärztlicherseits vom Gehen befreit«, »Ich bin Langstreckenläufer« usw.

Am ehesten kann man Patientinnen für das Thema begeistern durch Comics, lustige Anekdoten und interessante Wissensdetails z. B. aus der Neurobiologie. Ich begann meinen Vortrag manchmal mit Sätzen wie »Wissen Sie, dass ich mich bewegen solle, das weiß ich und es scheint gut zu sein. Spaß machen tut es mir nicht! Was mir Spaß macht, ist ein schöner Cappuccino beim Italiener, ein nettes Gespräch mit Freunden, faul in der Sonne herumzuliegen oder ein schönes Glas Wein mit Pasta. Aber Bewegung?«

Bücher wie »Das Glück des Gehens« von Shane O'Mara (O'Mara 2021) können hier sowohl für den Vortragenden als auch für die Patientinnen hilfreiche Begleiterinnen sein, denn sie vermitteln anschaulich Wissen, garniert mit Witz und netten Anekdoten.

Wer gern einen Podcast hierzu hören möchte, kann auch auf die Seite www.ibt-verein.de gehen. Hier sind immer wieder aktuelle Beiträge zum Thema eingestellt.

Damit kommen wir zu unserem nächsten praxeologischen Thema, das nicht minder einfach ist: der Gruppentherapie mit Schmerzpatientinnen.

5.5 »Arbeit im schwierigen Terrain« – Körperpsychotherapie in der Gruppe im stationären Setting

Im klinisch-stationären Bereich werden Schmerzpatientinnen schwerpunktmäßig in der Gruppentherapie behandelt. Das ist gerade zu Beginn »Arbeit im schwierigen Terrain«. Die nachfolgenden Ausführungen sollen Therapeutinnen helfen, die Wege in der Gruppe gerade in der Anfangsphase leichter zu gestalten und Schwierigkeiten zu überwinden. Neben dem Verstehen, warum es so schwer ist, sollen Lösungswege aufgezeigt werden.

Die Gruppenarbeit mit funktionellen Erkrankungen, somatoformen Störungsbildern und psychosomatischen Schmerzerkrankungen wird in der klinischen Gruppenarbeit stets als schwierig erlebt (Heedt 2020), und das nicht nur in der Körper- und Bewegungspsychotherapie. Therapeutinnen unterschiedlicher Provenienzen klagen über die kurzen Aufenthaltszeiten, den ständigen Wechsel in der Gruppe, den Zeitdruck, den erhöhten Dokumentationsaufwand, die Heterogenität unterschiedlichster Schmerzerkrankungen, darüber, dass sich die Patientinnen oft falsch verstanden fühlen, und über die damit verbundenen problematischen Motivationslagen. Diese Liste ließe sich problemlos fortsetzen. Wie gelingt hier körperpsychotherapeutische Gruppenarbeit?

Röhricht und Gässler (Röhricht/Gässler 2020) stellen ein manualisiertes, körperpsychotherapeutisches Gruppentherapiemodell vor, das als störungsspezifische Behandlungsmethode entwickelt und evaluiert wurde. Es zeigt sich, dass körpertherapeutische Gruppentherapie nicht nur von den Patientinnen gut akzeptiert wird, sondern auch signifikante Verbesserungen der Symptome, der subjektiven Lebensqualität, eine Verringerung der Inanspruchnahme medizinischer Dienste und eine Verbesserung der Selbstakzeptanz mit sich bringt.

Ich möchte mich in diesem praxeologischen Beitrag besonders auf das beziehen, was auch Röhricht und Gässler (ebd.) in ihrem Manual betonen: Körperpsychotherapie ist recht gut geeignet für Patientinnen mit entsprechenden Störungsbildern, es bedarf aber einer besonderen therapeutischen Beziehung, einer entsprechenden Herangehensweise, ohne sich von der dualistischen Weltsicht der Patientinnen infizieren zu lassen, ressourcenorientierter Arbeit, Arbeit an den Emotionen und der narrativen Einarbeitung in die Körpersymptome.

Betrachten wir nun die zentralen Probleme der Gruppenarbeit mit psychosomatischen Schmerzpatientinnen im Rahmen spezialtherapeutischer Versorgung in der stationären Arbeit in Akut- und Reha-Kliniken als auch psychiatrischen Kliniken. Zunächst erläutere ich Erkenntnisse aus der psychotherapeutischen Wissenschaft zur Gruppenarbeit, vergleiche dieses Wissen mit einer kleinen Untersuchung betroffener Therapeutinnen und zeige dann verschiedene Lösungswege auf.

5.5.1 Was sind die Voraussetzungen für eine erfolgreiche Gruppentherapie?

Mattke/Strauß 2012 beschreiben sogenannte relative Aufnahmekriterien für Gruppentherapien. Wenn folgende Voraussetzungen erfüllt sind, könne man gute Ergebnisse in der Gruppentherapie erwarten. Wir gehen davon aus, dass dies auf die Körper- und Bewegungspsychotherapie übertragbar ist. Diese sind:

- Probleme in Beziehungen zu Eltern, Freunden und/oder Partnerin/Partner,
- Fähigkeit, in gewissem Umfang Gefühle anzusprechen,
- positive Vorerfahrungen in früheren Behandlungen mit Einsichtsbildung,
- positive Vorerfahrungen in früheren Gruppen,
- eine gesunde vorhandene Beziehung,
- basale Kommunikationsfähigkeit ohne interferierende psychotische Symptome,
- Fähigkeit, mit anderen in Kontakt zu treten und ihre Gefühle zu besprechen,
- Bereitschaft, mit der Gruppe und deren Leiterinnen einen Vertrag zu schließen (auch bei schweren Krisen und/oder Suizidalität),
- Akzeptanz der Rahmenbedingungen (z. B. Zeiten und Dauer der Gruppe),
- übermäßige Abhängigkeit von einem Einzeltherapeuten mit der Fähigkeit, von den multiplen Erfahrungen in der Gruppe zu profitieren,
- kein gesundheitliches Risiko durch die Gruppenteilnahme und
- Eigenmotivation.

Aus meiner eigenen langjährigen Erfahrung im Team und mit Kolleginnen, in Supervisionsgruppen und durch Gespräche mit Körperpsychotherapeuten aus anderen Kliniken weiß ich, dass viele der oben genannten Voraussetzungen im stationären Bereich gerade bei psychosomatischen Schmerzpatientinnen zunächst nicht gegeben sind. Warum ist das so? Wir haben in der stationären Therapie vor allem Patientinnen mit ichstrukturellen Störungen und das erfordert eine besondere therapeutische Vorgehensweise. Hingegen sind auch bei unseren psychosomatischen Schmerzpatientinnen nachfolgende Kriterien zutreffend, die nach Mattke und Strauß (ebd.) für gute Ergebnisse sprechen:

- Probleme in Beziehungen zu Eltern, Freunden und/oder Partnerin/Partner,
- basale Kommunikationsfähigkeit ohne interferierende psychotische Symptome,
- Bereitschaft, mit der Gruppe und deren Leiterinnen einen Vertrag zu schließen (auch bei schweren Krisen und/oder Suizidalität),
- übermäßige Abhängigkeit von einem Einzeltherapeuten mit der Fähigkeit, von den multiplen Erfahrungen in der Gruppe zu profitieren,
- kein gesundheitliches Risiko durch die Gruppenteilnahme.

Sehr viel weniger zutreffend, nicht vorhanden oder sehr problematisch ausgeprägt sind hingegen die Kriterien

- Fähigkeit, in gewissem Umfang Gefühle anzusprechen,
- positive Vorerfahrungen in früheren Behandlungen mit Einsichtsbildung,

- positive Vorerfahrungen in früheren Gruppen,
- eine gesunde vorhandene Beziehung,
- Fähigkeit, mit anderen in Kontakt zu treten und ihre Gefühle zu besprechen,
- Akzeptanz der Rahmenbedingungen (z. B. Zeiten und Dauer der Gruppe),
- Eigenmotivation.

Diese Kriterien müssen zunächst erarbeitet werden.

Ein erster und wichtiger zu beachtender Unterschied. Denn sonst geht die Gruppenarbeit schnell schief und es kommt zu negativen Projektionen, Übertragungen auf die Therapeutin, das Team bzw. Institution oder auf das gesamte medizinische System.

5.5.2 Was sind relative Ausschlusskriterien für eine erfolgreiche Gruppentherapie?

Betrachtet man indes die sogenannten relativen Ausschlusskriterien für die Gruppentherapie, die von dem gleichen Autorenpaar (ebd.) beschrieben werden, so wird man bzgl. einer erfolgreichen Gruppentherapie mit Schmerzpatientinnen schnell nachdenklich. Diese sind:

- sehr viele interpersonelle Konflikte im Leben,
- aggressiv, abwehrend, agitiert oder feindselig in ihren Beziehungen,
- ausgeprägt schüchtern oder vermeidend,
- keine Freunde bzw. kein System sozialer Unterstützung,
- sehr häufig selbstschädigende Verhaltensweisen wie Drogen-/Alkoholmissbrauch, suizidale Handlungen, riskantes Sexualverhalten,
- ausgeprägte somatische Symptome, die nicht mit psychologischen Ursachen in Zusammenhang gebracht werden können,
- Tendenz zu Problemverleugnung, diffuser oder vager Problemdarstellung bzw. fehlender Akzeptanz eigener Probleme,
- paranoide Erlebnisverarbeitung mit negativen Gruppenkonsequenzen,
- Abweichung von den Zielen einer Gruppe mit Beeinträchtigung anderer Gruppenteilnehmerinnen,
- schwerwiegende Inkompatibilität mit einem oder mehreren Gruppenmitgliedern,
- Gefährdung der Sicherheit einer Gruppe.

Diese Beschreibungen sind bis auf die letzte Nennung bei unseren Patientengruppen durchaus anzutreffen und sind keine relativen Ausschlusskriterien, sondern vielmehr Indikatoren zur Behandlung, also klinische Realität. Kann so etwas trotzdem gelingen? Nun wird Körper- und Bewegungspsychotherapien ja nachgesagt, sie könnten gerade mit Patientengruppen arbeiten, die einer verbalen Psychotherapie kaum oder wenig zugänglich sind, eben durch die Averbalität der Behandlung. Ich möchte dies jedoch infrage stellen und sehe vielmehr die Einbeziehung des Körpers u. a. mit kreativen

Medien, die Modalität, in der wir arbeiten, und die therapeutische Beziehung als wesentlich an. Die konservativ-stützende Modalität, die ich eingehend in Kapitel 6.1 beschreibe, ist zunächst die Modalität der Wahl. Hier sind z.B. interessante Entspannungs- und Wahrnehmungsangebote, die Arbeit mit dem sicheren Raum, gute soziale Netzwerkerfahrungen z.B. über Seile in spielerischer Form gerade in der Anfangsphase wichtig. Alles muss logisch und nachvollziehbar erklärt werden (vgl. das vorangegangene Kapitel 5.4). Ein Eingehen auf die Bedürfnisse der Patientinnen, die in einer Gruppe ermöglicht werden können, ist ein weiterer Schwerpunkt, um die Patientinnen für eine Gruppenarbeit zu gewinnen. Ziel ist in dieser Phase eine adäquate Beziehungsbildung, wonach ein »Behandlungspakt« geschlossen werden kann. Erfahrene Körper- und Bewegungspsychotherapeutinnen haben hierzu eine Fülle methodisch hilfreicher Übungen, Rituale und Angebote entwickelt, die es Patienten ermöglicht, an regelmäßigen Gruppensitzungen teilzunehmen, obgleich sie laut obiger Liste für eine Psychotherapiegruppe wenig oder noch nicht geeignet sind. Das ist sicherlich das Ergebnis systematischer Erfahrung und systematischen Praxishandelns, was heißt, »man hat sich auf schwierige Bedingungen in jahrelanger Praxis eingestellt«. Ebenso müssen missbilligende Äußerungen der Patientinnen (»Wie soll das Rumspielen meinem Schmerz helfen?«) bis hin zu starken Entwertungen (»Das bringt mir hier gar nichts«) gerade am Anfang der Therapie ausgehalten werden.

Natürlich wissen wir heute, dass die Therapeutin bzw. die therapeutische Haltung und die therapeutische Vorgehensweise die entscheidende Rolle spielen. Nicht unwesentlich ist auch die therapeutische Methode: Hier sind Bewegung und Sport zunächst wesentlich »ungefährlicher« für den Patienten. Letztendlich weiß der Patient trotz Erläuterung oft nicht, was eine bewegungspsychotherapeutische Methode konkret beinhaltet. Man könnte daher dem Körperpsychotherapeuten bei diesen Patientengruppen empfehlen, gerade in der Anfangsphase mehr von Bewegungs- oder Entspannungstherapie zu sprechen und weniger von Psychotherapie.

Asay/Lambert 2001 kommen bei einer Auswertung empirischer Ergebnisse zu der Schlussfolgerung, dass die Varianz in der therapeutischen Veränderung des Klienten zu 30 Prozent durch die therapeutische Beziehung erklärt wird, weitere 15 Prozent durch die Therapieform, ebenso 15 Prozent durch die Erwartung des Patienten und Placeboeffekte. Hingegen werden 40 Prozent durch Klientenvariablen und extratherapeutische Faktoren erklärt. Diese können wir überhaupt nicht beeinflussen.

Wichtig ist daher, dass sich Therapeutinnen nicht nur vornehmlich um methodische und technische Kompetenz kümmern, sondern an der Entwicklung und Verbesserung ihrer Beziehungskompetenz, z.B. über geschützte Selbsterfahrung, regelmäßige Supervision und Weiterbildung, arbeiten, um auch zu »schwierigen Patientinnen« eine gute Beziehung aufzubauen. Damit sind wir außerdem für basale Fehler in der Gruppenarbeit sensibilisiert.

5.5.3 Was sollte man unbedingt vermeiden?

Freyberger/Spitzer 2014 benennen, was zu häufigen Therapieabbrüchen beiträgt:
- konfrontativer, nicht ausreichender Schutz und strukturgewährender Leitungsstil,
- negative Affekte,
- Ambivalenz bezüglich der Gruppenziele,
- (unbewusste) Verstärkung interpersoneller Verzerrungen und sozialer Ängste; Tendenz, Spaltungen in der Gruppe zu fördern,
- fehlendes Charisma,
- Förderung von interpersoneller Abhängigkeit und Zulassung spezifischer Rollen für einzelne Gruppenmitglieder.

Die Person der Therapeutin in der Gruppe, so die Arbeitshypothese, scheint daher sehr bedeutsam für Erfolg und Misserfolg in der Gruppentherapie zu sein. Es ist daher interessant, wie dies stationär arbeitende Bewegungstherapeutinnen sehen, welche Probleme von ihnen beschrieben werden und welche Ressourcen vorhanden sind.

5.5.4 Was sagen die Praktikerinnen?

Zu den Problemen und Herausforderungen, aber auch Ressourcen betroffener Gruppentherapeutinnen machte Braunbarth 2018 eine kleine Umfrage bei Leib- und Bewegungstherapeutinnen, die allgemeine stationäre Gruppen leiten. Als belastend erlebt werden:
- Arbeitsbedingungen wie Zeitdruck,
- zu wenig Austausch mit den Kollegen,
- schlechtes Teamklima und Versagen der Leitung,
- Gruppenbedingungen wie zunehmende Gruppengröße,
- kürzere Aufenthaltsdauer,
- hohe Heterogenität mit Extrempositionen,
- schwerere Krankheitsbilder,
- negative Gruppendynamiken wegen Motivationsproblemen (z.B. Rentenwunsch, Krankheitsgewinn),
- Defizite in der sozialen Kompetenz der Gruppenmitglieder.

Diese Bedingungen erschweren es, eine vertrauensvolle Beziehung zu den einzelnen Patientinnen aufzubauen, sie dabei zu unterstützen, eigene realistische Ziele zu finden und diese in machbaren Schritten umzusetzen. Dadurch wird es auch schwieriger, Gruppenprozesse gut zu lenken und die Wirkfaktoren der Gruppentherapie zu nutzen.

Wie können nun Gruppentherapien unter diesen Bedingungen wirksam sein und die zum Teil widersprüchlichen Erwartungen von Patientinnen, ihrer Klinik und des Kostenträgers (Rentenversicherung, Krankenversicherung) erfüllen?

Hier waren die Antworten erfreulich: Es wurden viele Ressourcen genannt, die dabei helfen können.

Bei den Arbeitsbedingungen helfe:
- ein hoher Stellenwert der Kreativtherapie (Körpertherapie) im Therapiekonzept,
- Wertschätzung und Unterstützung vonseiten des Teams und der Leitung,
- Intervision und Supervision,
- der große eigene Gestaltungsspielraum.

Als persönliche Ressourcen sind nutzbar:
- die eigene Begeisterung für die Methode, eine fundierte Fachlichkeit,
- die Berufserfahrung,
- die Fähigkeit zur Selbstfürsorge und zur Vernetzung.

Diese Ressourcen, so die Aussagen der Körpertherapeutinnen, helfen, schwierige Phasen im Gruppenprozess auszuhalten und produktiv in der Arbeit zu wenden. Wie gesagt, das bezieht sich nicht ausschließlich auf die Arbeit mit psychosomatischen Schmerzpatientinnen, ist aber nach meiner Erfahrung durchaus übertragbar.

5.5.5 Lösungswege im »schwierigen Terrain«

Wie kann nun die Gruppentherapie unter diesen schwierigen Bedingungen gerade in der Anfangsphase gelingen? Aus den oben genannten Erkenntnissen beschreibe ich zehn Lösungswege, die in der Gruppenarbeit hilfreich sind. Einige davon sind ein Spezifikum »nonverbaler Therapieangebote«, wie wir sie in der Körperpsychotherapie kennen, und daher sind diese zur Unterstützung für das gesamte Team besonders wertvoll. Sie fördern den Motivations- und Beziehungsaufbau.

Halt und Sicherheit in der Gruppe

Häufig sind stationäre Gruppen halboffen, d. h. oft kommen wöchentlich neue Patientinnen in die Gruppe, und ebenso verlassen wöchentlich Gruppenmitglieder die Gruppe. Dies wird nicht selten dadurch verschärft, dass Patientinnen vorzeitig abreisen. Dies erschwert die Kontinuität und Stabilität für eine Gruppe. Rituale des Neuankommens und des Verabschiedens erleichtern es den Gruppenmitgliedern, diese stetigen Veränderungen besser bewältigen zu können.

Strukturierte **Begrüßungs- und Abschiedsrituale** geben den neuen Gruppenmitgliedern Halt und Orientierung, fördern die Gruppenkohäsion, vermitteln Sicherheit im Gruppenablauf und dämpfen die Angst (was kommt da auf mich zu?). Das Ritual wird den neuen Gruppenmitgliedern kurz erklärt und dann durchgeführt.

PRAXISTIPP

Zu Beginn der Gruppe holt das gruppenälteste Mitglied ein acht bis zehn Meter langes Seil (Tau) und knüpft einen stabilen Knoten. Für Schmerzpatientinnen ist auch das elastische Tau geeignet (Abb. 5-2).
Zwei Variationen mit farbigen Bildern zur Ansicht des Erfahrungsangebots als auch die Beschreibung zur Anfertigung dieses Bandes finden sie im **Schattauer Medien-Archiv Nr. 4**.

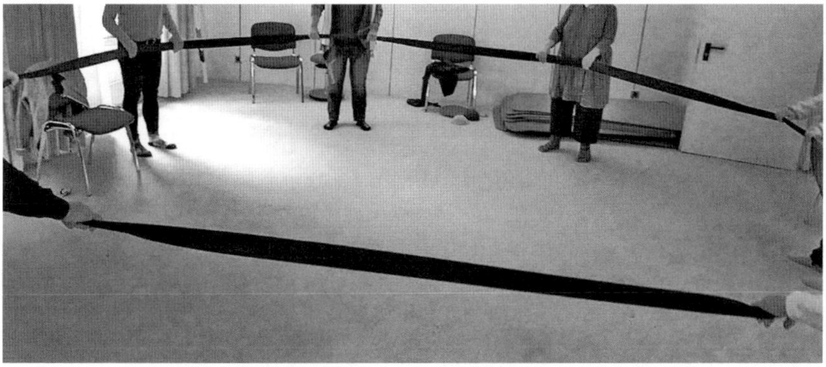

Abb. 5-2: Anfangsritual »Halt, Sicherheit und Verbindung« im Kreis mit elastischem Band (Bildquelle: Braunbarth I. mit freundlicher Überlassung).

Allein schon dieses Erfahrungsangebot schafft Verbindlichkeit und Sicherheit. Die bisherigen Gruppenmitglieder stellen sich in einen Kreis und legen das Seil (Band) langsam ungefähr auf der Höhe des Kreuzbeins in ihren Rücken. Das Seil (Band) vermittelt nun spürbaren Halt und Verbindung zu den anderen Gruppenmitgliedern. Es entsteht eine ausgewogene Spannung im Kreis, von der jeder getragen wird und die jeder mitträgt. Diese spürende Verbindung wird intensiviert, indem der Fokus gezielt auf die eigenleibliche Wahrnehmung gelenkt wird. Die neuen Gruppenmitglieder kommen nun der Reihe nach langsam in den Kreis und suchen sich einen Platz. Die Spannung in der Gruppe verändert sich, Willkommensblicke werden ausgetauscht. Es entsteht eine Atmosphäre von Nähe und gleichzeitig guter Distanz. Die Gruppe entscheidet hierbei selber, wann sie das Ritual beendet. Dies kann von zwei bis drei Minuten bis hin zu zehn Minuten gehen.
Es folgt ein kurzer verbaler Austausch im Stuhlkreis, indem die Körpertherapeutin Ziele, Nutzen, Themen und Struktur der Gruppe erläutert, wenn dies nicht schon in einem Vorgespräch zur Gruppentherapie erfolgt ist.
Das **Abschiedsritual** erfolgt in ähnlicher Weise. Es ist jedoch wichtig, dieses Ritual nicht am Ende der Gruppenstunde durchzuführen, sodass noch Zeit besteht, die Erfahrungen in der Gruppe gemeinsam verbal aufzuarbeiten. Gruppenmitglieder, die gehen, stehen jetzt noch einmal im Kreis mit allen zusammen. Sie entfernen sich, wenn es für sie stimmig erscheint, dann lang-

sam vom Seil (Band) und aus dem Kreis. Dieses Erleben von gutem Abschied hat eine hohe Intensität, wobei es wie gesagt wichtig ist, danach genügend Zeit für die verbale Integration des Erlebten zu haben.

VARIATION DER ÜBUNG:
Falls das Angebot im Anlehnen und Stehen nicht durchgeführt werden kann, bietet es sich auch an, dass die Patientinnen im Kreis sitzen und das Seil lediglich festhalten. Abbildung 5-2 zeigt stehend diese Variation.

Wenn Gruppenmitglieder Bilanz ziehen, Hilfreiches aus der Gruppe berichten, von Fortschritten und Erfolgen berichten, kann das für die »Neuen« sehr hilfreich und motivierend sein (vgl. Kapitel 5.2, Wirkfaktor 2,7 und 13). Es entsteht eine ansteckende emotionale Atmosphäre von Zuversicht, Hoffnung und Veränderung. Dies ist zum einen gut für die neuen Gruppenmitglieder, da sie nicht das Gefühl bekommen, etwas verpasst zu haben. Sie werden auf diese Weise »eingebettet«. Andererseits fördert das gerade die Struktur bei strukturschwachen Gruppenmitgliedern. Es mildert Vermeidungsphänomene ab wie:

- »Ich habe heute nur Schmerzen, ich kann nicht mitmachen.«
- »Ich habe heute keine Lust, mitzumachen.«
- »Ich habe schlecht geschlafen.«
- »Eigentlich müsste ich zu einem anderen Termin.«

Oft habe ich erlebt, wie beziehungsvermeidende oder -verneinende Äußerungen der Patientinnen gerade zu Beginn der Therapie leicht Gegenübertragungsreaktionen, ja, sogar Übertragungsreaktionen auslösen können. Ich möchte eine sinnvolle bewegungstherapeutische Arbeit in der Gruppe anbieten, aber einige Gruppenmitglieder sind hierzu noch nicht bereit. Möglicherweise sind die Patientinnen schon allein von der Gruppensituation her überfordert oder von den gemachten Angeboten. Ich empfehle hier zunächst, »Raum zu geben«, z. B. durch Äußerungen wie: »Ja, ich kann Sie gut verstehen. Suchen Sie sich doch heute einen Platz, an dem Sie sich einigermaßen gut fühlen, auf einer Decke oder Matte, und setzen Sie sich je nach Befindlichkeit hin oder legen Sie sich hin. Schauen Sie ein wenig zu und wenn Sie Lust haben, machen Sie einfach mit.« In der Regel führt ein solches offenes Angebot zu nachfolgenden Reaktionen:

- Die Beschäftigung mit der Gruppe lenkt allein durch bloßes Zusehen ab und vermindert die Aufmerksamkeit auf das Schmerzgeschehen, möglicherweise kommt sogar Neugierde auf.
- Das Erleben der eigenen Unlust ist irgendwann beendet und durch die multiplen Stimulierungen der Gruppenmitglieder in ihrem Tun entsteht Lust, mitzumachen.
- Die Müdigkeit kann ausagiert werden und weicht einer gewissen Wachheit und Interesse am Gruppengeschehen.
- Die Akzeptanz, dass anderes auch wichtig ist, schafft den Weg und die Freiheit, sich an gewisse Strukturen zu halten, die einfach vorgegeben sind.

Strikte Ressourcenorientierung

In der Ressourcenorientierung arbeiten wir mit den Fähigkeiten (Kompetenzen) und Fertigkeiten (Performanzen) der Patientinnen. Das vermittelt Orientierung und Struktur und führt zur Selbstwertsteigerung. Spätestens seit Grawe/Grawe-Gerber 1999 hat sich die Ressourcenorientierung in Gruppen stark durchgesetzt. Hier wird nun weniger an den aktuellen Konflikten gearbeitet, sondern vielmehr werden die Fähigkeiten, Fertigkeiten und Potenziale der einzelnen Gruppenmitglieder bewusst gemacht (vgl. Kapitel 4.5.4 und 6), entwickelt und in alltagspraktisches Handeln im Hier und Jetzt der Gruppe oder außerhalb der Gruppe im sozialen Milieu der Klinik umgesetzt. Gruppenmitglieder erleben diese Arbeit als sehr unterstützen und hilfreich und es entstehen oft gesunde und lebendige Arbeitsatmosphären. Auch kann eine ressourcenorientierte Arbeit in einer Stunde abgeschlossen werden und erfordert kein prozesshaftes Vorgehen. Gruppendynamische Prozesse können gut gelenkt werden. Gerade bei schwereren strukturellen Störungen ist die Ressourcenorientierung eine gute Wahl, weil diese Sicherheit vermittelt und Entwicklung fördert. Fürstenau 1994 hat für diese Patientengruppe in Kliniken bereits früh einen vergleichbaren Ansatz in Form der »Entwicklungsförderung« aus psychoanalytisch-systemischer Sicht beschrieben. Viele Möglichkeiten der ressourcenorientierten Modalität werden in Kapitel 6.3 vorgestellt.

Orientierung durch multiple Angebote

Petzold 1988 hat in der Arbeit mit verschiedenen Krankheitsbildern den Ansatz der »multiplen Stimulierung« im dritten Weg der Heilung postuliert. Darunter versteht er die Aktivierung des Erlebens in der Welt, der Dinge und des umgebenden Raumes, die dazu beitragen, dass sich Menschen wieder als schöpferische Persönlichkeiten erfahren. In der bewegungstherapeutischen Arbeit haben wir hier ein großes therapeutisches Repertoire zur Verfügung, das von der Arbeit am eigenleiblichen Spüren (Wahrnehmungsangebote), an der Atmung, der Körperhaltung (Embodiment), am eigenen Raum und Grenzen über Skulpturierungen bis hin zu körperlicher Aktivität und körperlichem Erleben in der Natur (Ausdauertherapie) reicht. Die Ansätze sind hierbei in der Regel übungs- und erlebniszentriert ohne reflexive oder gruppendynamische Aufarbeitung und daher bei schwereren ichstrukturellen Störungen sehr geeignet. Viele dieser Ansätze werden in den Modalitäten ab Kapitel 6 in diesem Buch beschrieben.

Rollenvielfalt als Therapeutin

Für diesen Lösungsweg spielt eine hohe persönliche, methodische und technische Kompetenz und Performanz der Therapeutin eine wichtige Rolle. Therapeutinnen können unterschiedliche Rollen einnehmen.

Die **»spielerische Therapeutin«** wird über bewegungstherapeutische Angebote besonders in der Initialphase einer Gruppe über das Spiel, Freude und Spaß auch bei »schwierigen Patientinnen« ein gutes Gruppenklima ermöglichen. Wohltuende »zwischenleibliche« Begegnungen werden ermöglicht, die zu gegenseitigem Vertrauen, Beistand, Unterstützung, Zusammenhalt und zum Spüren der eigenen Kraft einladen. Dabei kann praktisch ausprobiert werden, wie man sich im Tun aufeinander abstimmt und verständigt. Wechselseitigkeit und Geborgenheit, Sicherheit wird »leibhaftig« und greifbar. Somit kann ganz beiläufig Gruppenkohäsion aufgebaut werden.

Die **»strukturierte Therapeutin«** wird den Gruppenmitgliedern einer stationären Therapiegruppe, die sich in Krisen befinden, problemverstrickt und resigniert sind, Sicherheit durch Klarheit anbieten: Sie gibt Struktur, d.h. setzt klare zeitliche und räumliche Grenzen, hat einen klaren, zuversichtlichen Stil, und achtet auf konsequentes Einhalten von Regeln. Patientinnen müssen aktiv eingeladen werden, sich zu beteiligen. Jede muss Zeit in der Gruppe bekommen. Manche müssen sogar begrenzt werden in ihrem störenden Verhalten (Yalom 2012). Die intrinsische Motivation für die Gruppentherapie ist gerade am Anfang zumeist niedrig oder gar nicht vorhanden. Wöller et al. 2018 formulieren es treffend in ihrem Beitrag zur stationären Gruppentherapie: »Muss ich wirklich in die Gruppe?« Der strukturbildenden Therapeutin erleichtert es die Arbeit, wenn sie einen klaren Sitzungsablauf (Pünktlichkeit, Anwesenheitspflicht, Rituale, Dauer, Form, Ablauf, Beginn und Ende) aufzeigt und selbst einhält. Je nach Strukturniveau der Gruppenmitglieder braucht es mehr oder weniger Strukturierung. Struktur sollte immer die Selbstständigkeit fördern statt einschränken. Dies erfordert viel Flexibilität der Therapeutin.

Die **»anspruchsvolle Therapeutin«** ist mit der Herausforderung konfrontiert, persönliche Grenzen und die Grenzen des Machbaren auszubalancieren: den eigenen Anspruch immer wieder an die Realität des Möglichen anzupassen! Nichts tun, wenn sich nichts tut, ist nicht für jede Therapeutin ein gangbarer Weg. Doch es ist wichtig, dass man mit sich selbst rücksichtsvoll umgeht – eine Weisheit, die man den Patientinnen doch oft empfiehlt und man selbst kaum fähig ist zu leben. Es ist wichtig, zur Ohnmacht und zur eigenen Erschöpfung einen guten Zugang zu haben. Denn sie ist ein Warnzeichen, wenn man zu viel Verantwortung für Veränderung auf sich lädt oder intensiv die Resonanzen der Gruppe übernimmt. Nicht immer gibt es Bewegung. Man muss es auch aushalten können, wenn sich nicht viel im Gruppenprozess tut.

Realistische Ziele

Realistische Ziele in einer kürzeren stationären Therapie sind allgemein der Aufbau von Therapiemotivation und einer vertrauensvollen Beziehung, die Linderung der Isolation, der Abbau von Scham und Angst wegen der Erkrankung, die Erfahrung gemeinsamen Leids und das Ermöglichen von gegenseitiger Unterstützung. Wenn es gut läuft, erleben die Gruppenmitglieder, dass es ungefährlich und nützlich ist, sich zu zeigen und mitzuteilen, anderen zuzuhören und Feedback zu geben. Sie machen vielleicht erstmals (wieder) positive Erfahrungen mit Gruppen, im besten Fall korrigierende emotionale Erfahrungen. Ihre Ressourcen können ihnen bewusst werden durch Rückmeldungen aus der Gruppe. Wenn sie sich etwas sicherer fühlen, können sie möglicherweise mehr von sich und über ihr Verhalten in der Gruppe erfahren. Nützlich und realistisch sind die Informationen zur Erkrankung (siehe vorhergehendes Kapitel 5.4), konstruktives Feedback der Gruppenmitglieder, Umgang mit gegenseitigem Feedback und wertschätzende Kommunikation. Manchmal ist es schon ein Erstaufenthalt von zwei bis vier Wochen hilfreich. Die Botschaft »Die Tür ist hier für Sie offen« ist sehr wichtig und wird häufig von den Patientinnen erst zu einem späteren Zeitpunkt beim zweiten Aufenthalt genutzt. Patientinnen sind auch oft enttäuscht, wenn sie sich mehr erhofft haben (»Ich hoffte, dass dann meine Schmerzen weg sind«). Unrealistischen Erwartungen sollte Raum gegeben werden, aber ebenso sollte man klar machen, was durch weitere therapeutische Arbeit möglich und realistisch ist. Der Sinn der Gruppentherapie sollte vermittelt werden: herausfinden, wie man Beziehungen zu anderen für alle Beteiligten gut gestalten und nutzen kann. Und dass dies im Hier und Jetzt der Gruppe geschehen und später auf Alltagsbeziehungen übertragen werden kann.

Psychoedukation: Wissens- und Motivationsaufbau

Eine Motivation zur Therapie beginnt häufig erst durch die Erfahrungen im Gruppenprozess, z. B. durch das Lernen von anderen Gruppenmitgliedern. Ebenso durch Informationen über die Therapie. Wir unterstützen diese Motivationsprozesse, indem wir das Leiden anerkennen, an der Problemsicht der Patientinnen anknüpfen und dann gemeinsam konkrete, positiv formulierte Therapieziele entwickeln. Diese müssen mit Werten und Lebenszielen der Patientinnen harmonieren (Klauer/Schneider 2016). Durch das Lernen voneinander kann Hoffnung aufgebaut werden: Wenn andere sich etwas trauen und Erfolge haben, kann ich das auch schaffen! Ebenso hilfreich sind die *Mini Lectures* (Petzold 2004), wo wir dem Patienten kontext- und prozessbezogen hilfreiche Informationen zur Erkrankung, zum Verhalten und Erleben, zum Hintergrund einer Vorgehensweise etc. geben. Hier kritisieren wir das rein medizinische Erklärungsmodell, das die Patienten zumeist stigmatisiert hat, und erläutern anhand des bio-psycho-sozial-ökologischen Krankheitsmodells (vgl. Kapitel 2) gerade aus körpertherapeutischer Sicht die Zusammenhänge im komplexen Schmerzgeschehen. Neurobiologische Erklärungsmodelle zur Schmerzentwicklung sind hierbei hilfreich. Ich selber habe oft psychoedukative Patientenvorträge in der Klinik aufgegriffen und gefragt, was sie davon verstanden hätten bzw. ob sie dadurch dem Verständnis ihrer Erkrankung näher gekommen sind. Häufig mache ich dazu einfache bewegungstherapeutische Angebote, um solche Erläuterungen körperlich erfahrbar zu machen und nicht nur kognitiv zu verstehen. Solche Erfahrungen können sehr motivierend wirken.

Stabiles Team

Keith Richards von den Rolling Stones sagte in einem Interview (Scorsese 2008) auf die Frage, wie gut denn die beiden Gitarristen in der Band seien, kurz und knapp: »Wir beide sind sehr mittelmäßig, aber als Team unschlagbar …«

Die Teamarbeit ist entscheidend für einen gut verlaufenden Behandlungsprozess. Wenn es ein Konzept der Kooperation aller Berufsgruppen und eine Praxis des intensiven Austauschs untereinander gibt, entsteht Mehrperspektivität in polylogischen Prozessen (Petzold 2004). Themen und Behandlungsansätze aus Gruppen- und Einzeltherapien können ausgetauscht, ergänzt und vertieft werden. Aus Zeitmangel kommt dies oft zu kurz. Oder es funktioniert wegen Konflikten im Team nicht. Dafür müssen Lösungen gefunden werden, entweder durch die Leitung oder durch Supervision und Intervision, damit Defizite oder negative Dynamiken im Team nicht auf die Dynamik der Therapiegruppen durchschlagen, natürlich auch nicht in umgekehrter Richtung.

Striktes Begrenzen von destruktivem Verhalten in der Gruppe

Menschen, die z. B. »geschickt« wurden, erst einmal selbst nichts wollen, alles entwerten und dadurch das Arbeitsklima der Gruppe hochgradig belasten, müssen in ihre Grenzen gewiesen werden. Können wir ihren Frust anerkennen und sie anregen, für sich etwas rauszuholen, was ihnen guttut? Sollen sie ignoriert, aus der Gruppe herausgenommen, eventuell vorzeitig entlassen werden? Das hängt davon ab, wie dies auf der Station oder in der Klinik gesehen wird. Auf jeden Fall ist wichtig, dass das Arbeitsklima der Gruppe geschützt wird. Antons 2018 merkt an, dass alles, was Gruppen leisten können, auch ins Gegenteil umschlagen kann: In ihnen steckt ein hohes destruktives Potenzial. In unseren Beobachtungen von Gruppen und supervisorischen Teamprozessen fällt auf, dass wir gerade gegenüber destruktiven Prozessen und Entwicklungen in Gruppen manchmal ein wenig blind sind und »an das Gute glauben«. Antons 2018 beschreibt solche Prozesse in Gruppen mit den Dimensionen Zugehörigkeit, Intimität, Macht und Einfluss. Diese Dimensionen können sich in Extrempositionen ausdrücken, wenn beispielsweise ein Gruppenmitglied seinen Einfluss auf die gesamte Gruppe geltend macht und sagt: »Bei der Therapeutin sagen wir nichts, die blockieren wir total«. Wer kennt solche Entwicklungen in Gruppen nicht? Wir müssen problematisches bis destruktives Gruppenverhalten begrenzen. Möglicherweise ist auch eine gut strukturierte und geführte Spannungsabfuhr als Erfahrungsangebot durchführbar. Wenn es das Setting zulässt, kann z. B. mit der geballten Wut mancher Patientinnen, die sich enttäuscht, gekränkt und gedemütigt fühlen, als Kraftquelle gearbeitet werden. Kann ein Stück von dem zugelassen werden, damit es bewusster, steuerbarer und adressierbar gemacht wird? Beispielhaft sei ein Erfahrungsangebot mit einem Kissen oder Körnersäckchen genannt, das kraftvoll nach vorn auf den Boden geworfen werden darf (Vorwurf), um einen imaginierten Addressaten zu treffen. Damit kann die Kraft der Wut gespürt werden, und das, was dahintersteckt.

Das ist jedoch eine sehr schwierige Übung und diese Affektregulation muss begrenzt und geübt werden. Ich verweise hierzu auf den Exkurs in Kapitel 6.4.4 zu Aggression und Assertivität.

Schutz des Therapeuten durch die Institution

Im Klinikalltag sind wir mit immer kürzeren Aufenthaltszeiten der Patientinnen, mit zunehmenden administrativen Aufgaben (z. B. umfangreiche Dokumentation), immer schwierigeren Störungsbildern, knapper werdender Zeit, problematischer Motivation und Volition der Patientinnen und oft einer unrealistisch hohen Anspruchshaltung (»Die Schmerzen müssen weg sein«) konfrontiert.

Freyberger 2016 beschreibt, dass Gruppenpsychotherapie kontextabhängig ist. Für ihn lassen sich Patientinnen nur mit höher strukturierten Rahmenbedingungen behandeln, die im ambulanten Setting nicht möglich wären. Hohe Abbruchraten ließen sich nur dadurch senken, wenn Patientinnen systematisch vorbereitet werden, eine positive Behandlungsindikation gestellt wird und die Gruppen unter dem Gesichtspunkt einer breit verankerten Homogenität vor allem hinsichtlich persönlichkeitsstruktureller Merkmale zusammengestellt werden.

Hölzer und Fricke-Neef (Hölzer/Fricke-Neef 2018, S. 366) äußern sich eindeutig zum institutionellen Rahmen, der nicht nur unabdingbar für ein stabiles Arbeitsbündnis, sondern für jede Form therapeutischen Arbeitens sei. Die Grenzen und damit die »Auslinien« des gemeinsam bespielten Feldes müssen eindeutig bestimmt werden. Diese werden vor allem dann erreicht, wenn Patientinnen sich willentlich oder krankheitsbedingt in selbst- oder fremdgefährdender Weise nicht an vereinbarte Regelungen halten oder in pathologische Zustände geraten, die innerhalb des Settings nicht mehr therapierbar sind.

Um den Kontext zu klären, in dem wir arbeiten, sollten wir z. B. die gesellschaftliche Funktion der Institution, die Klinikstrategie, die klinikinterne Machtstruktur, die Dynamiken zwischen den Berufsgruppen und den Stellenwert der eigenen Gruppe im Gesamtkonzept betrachten. So können wir unsere Grenzen, Spielräume und Rechte herausfinden und versuchen zu erweitern. Wir können die richtigen Ansprechpartner für unsere Interessen herausfinden und Unterstützung suchen. So können Frustrationen vermieden werden. Wenn eine Institution z. B. der Auffassung ist, dass ein Handyverbot während der Gruppenzeit trotz schwerwiegender Störungen in der Gruppe nicht notwendig sei, dann muss man diese Haltung verändern. Dort, wo der institutionelle Schutz fehlt, ist keine gute Arbeit machbar, Frustration vorprogrammiert und ein mögliches Ausbrennen wahrscheinlich. Hier müssen wir in allen erdenklichen Gremien (Leitungsebene, Hausordnung, Betriebsrat usw.) institutionell arbeiten, anstatt zu versuchen, durch besonders intelligente »bewegungstherapeutische Übungen« irgendetwas zu bewirken.

Hilfe von außen durch Supervision

Regelmäßige Supervision sollte Pflicht und ein zentraler Bestandteil für Mitarbeiterinnen in Kliniken sein, die mit Gruppen arbeiten. Einfach mal Zeit zu haben, sich Gruppenprozesse anzuschauen, ohne dem ständig verdichteten und optimierten Zeitdruck in der alltäglichen klinischen Arbeit ausgesetzt zu sein, ist hilfreich. Dass sich das Team seinen Supervisor aussuchen kann, ist eine Grundvoraussetzung für effektive Supervision. Hat ein Team eine gute Kultur von Vertrauen, gegenseitiger Unterstützung und diskursiver Ethik entwickelt, wo fundierte Kollegialität und persönliche Souveränität (Petzold 1998) gelebt werden, ist auch eine intervisorische Arbeit im Team möglich. Wöller und Kress (Wöller/Kress 2018, S. 507) bemängeln zu Recht, dass für Spezialtherapeutinnen fachspezifische Supervisionen innerhalb der Institution nicht angeboten werden können. Hier empfehle ich, dass sich Körper- und Bewegungstherapeutinnen selbstständig eine gute Supervision suchen. Die komplexen phänomenologischen Prozesse auf der Leibebene bedürfen einer spezifischen Fachkompetenz.

Die klassischen Voraussetzungen für Gruppentherapie, wie sie von maßgeblichen Autorinnen formuliert werden, sind in den stationären Settings kaum mehr gegeben. Spezifischer Leidensdruck, Krankheitseinsicht und Gesundungswillen für eine psychosomatisch-psychotherapeutische Behandlung sind bei einer zunehmenden Patientenanzahl zunächst nicht vorhanden. Fürstenau sprach bereits 1994 von einem Paradigmenwechsel in der klinischen Behandlung. Dieser hat sich heutzutage weitgehend vollzogen. Aus dem praxeologischen Wissen werden hier Lösungsansätze formuliert, die man in der modernen bewegungs- und körpertherapeutisch stationären Gruppentherapie gerade in der Anfangsphase benötigt. Nicht immer werden wir Patientinnen für eine Therapie gewinnen können, die – sei auch noch so stark unsere Selbstüberzeugung – den Patientinnen helfen könnte. Mit solchen Enttäuschungen umgehen zu können, ist ein wichtiger Teil der Selbstfürsorge.

5.6 Inkarnation und Dekarnation

Anthropologische und leibphilosophische Überlegungen sind für die Praxeologie bei Schmerzpatientinnen von besonderer Bedeutung, um den Schmerz in seiner Komplexität und Ganzheit zu verstehen, aber auch, um vereinfachenden Zuschreibungen, einseitigen Perspektiven bis hin zu stigmatisierendem Denken in der cartesianischen Tradition vorzubeugen.

Um praxeologische leibbezogene Überbegriffe für die Verursachung von chronischen Schmerzen zu finden (genetische Faktoren, Traumata, Misshandlung, Unfälle usw.) als auch protektive Mechanismen und lindernde bzw. heilende Faktoren (gute Bindung, Aktivitäten, stabiles soziales Umfeld, genügend materielle Ressourcen, gutes Umfeld usw.), bieten sich zwei Begriffe aus der phänomenologischen Philosophie an:

Inkarnation und Dekarnation. Gewiss zwei zunächst fremde Begriffe und Sie werden möglicherweise fantasievolle Vorstellungen von diesen Begriffen haben. Ich will diese daher eingehend erklären und ihre besondere Nützlichkeit für die Praxeologie und Praxis aufzeigen.

Der Blick des Menschen, seine Haltung, seine Bewegung, ja, sein gesamter Ausdruck machen deutlich, dass in den Archiven des Leibgedächtnisses die Geschichte des Lebens eingeschrieben ist: Wir sprechen von Gramfalten, von gebeugten Körpern, vom aufrechten Gang, vom klaren Blick, aber auch von lebendiger Spritzigkeit oder sogar »der steht ganz in seinem Saft«. Die Niederschläge des Lebens werden im Leib sichtbar oder sind ebenso unsichtbar verborgen. Sie finden Zugang zum unbewussten Leiberleben, zu den impliziten Leiberfahrungen des Lebens, das diese in den Leib eingeschrieben hat. Hermann Schmitz (Schmitz 2019) spricht hier von »Einleibung«. Gabriel Marcel (Marcel 1991) und Merleau-Ponty (Merleau-Ponty 2010) sprechen von »incarnation«.

Die Sichtbarmachung bzw. das Bewusstmachen dieser Spuren des Lebens im Leib ist ein besonderer Verdienst leib- und körperorientierter Therapien.

Ein vergleichbarer bekannter Begriff hat sich hierzu auch in Deutschland durch wissenschaftliche und populärwissenschaftliche Publikationen (u. a. Storch et al. 2006) durchgesetzt: Embodiment, den man als Verkörperung, Verleiblichung übersetzen kann. Das ist eine These aus den neueren Kognitionswissenschaft, wonach Bewusstsein einen Körper benötigt, also eine physische Interaktion voraussetzt. Diese Auffassung ist der klassischen Interpretation des Bewusstseins, insbesondere dem klassischen Kognitivismus, aber auch den Theorien aus Informationstechnologien (vgl. Fuchs 2020) entgegengesetzt und wird als grundlegende Wende in der Kognitionswissenschaft angesehen.

Der Mensch ist mit dem Leben, seinem Lebensraum, mit seiner gesamten Existenz leibhaftig verflochten und verbunden. Die Aneignung von Welt geschieht in ständigem Austausch (Ko-respondenz). Wir sind auf Mitmenschen, Umwelt, Ereignisse usw. ständig bezogen und leiben diese über die Sozialisation und die Enkulturation ein: **Inkarnation**. Das Gehaltenwerden als Baby, die Kraft liebevoller Blicke, das Verständnis für unsere Emotionen, gute Vorbilder, wunderbare Erlebnisse und Atmosphären, schöne Formen der Berührung, Worte der Anerkennung usw. sind alles Erfahrungen, die zu guter Inkarnation führen. Diese Liste ließe sich endlos fortsetzen. Unseren Schmerzpatientinnen bieten wir hier gezielte Inkarnationserfahrungen in Einzel- und Gruppentherapie an. Mit der Hoffnung, dass der schmerzende, dekarnierte Körper Schmerzreduzierung erfährt und Stabilität, Spannung, Elastizität und Lebendigkeit zurückgewinnt. Auch Trost, Verständnis und eine gute Gruppenatmosphäre (transmaterielle Phänomene) können Heilung bewirken. So stellen wir in der Leib- und Bewegungstherapie vielfältige gute Angebote der Inkarnation bereit, von der funktionalmotorischen Bewegung über emotionales Bewegtsein hin zu Formen guten Bewegungsausdrucks, positiven emotionalen Unstimmungen, helfenden Embodiments, nährenden Berührungen etc.

Inkarnationsdefizite entstehen durch mangelnde Zuwendung, unsichere Beziehungskonstellationen, Vernachlässigung und Defizite. Es hat dann etwas Wichtiges gefehlt. Die Nachsozialisation in der Therapie findet hier beispielsweise im zweiten Weg der Heilung statt.

Defizite, Traumata, Störungen und Konflikte sind besonders problematisch, wenn die Leiblichkeit noch wenig oder nicht genügend ausgebildet ist, z.B. im Säuglings-, Kleinkind- oder Kindesalter. Aber auch später im Leben kann der Leib schwer beschädigt werden, etwa durch schwere Unfälle oder Krankheiten und daraus entstehende Verletzungen mit nachfolgenden Operationen. Wenn der Leib beschädigt, dekarniert wird, sprechen wir von **Dekarnation**.

Wenn man eine einfache Begrifflichkeit finden will für alles, was für Menschen unterstützend, heilsam und gut ist, dann eignet sich hierfür der Inkarnationsbegriff. Inkarnation ist eine tägliche Herausforderung im Austausch mit der Welt. Dekarnation hingegen bezeichnet alle schädlichen Einflüsse, denen wir gewachsen sind (ohne Schädigung, wir können uns schützen, z.B. vor Schlägen), denen wir teilweise gewachsen sind (partielle Schädigung, wenn wir uns beispielsweise gegen Mobbing wehren, dennoch aber den negativen Folgen ausgesetzt sind) oder denen wir im schlimmsten Fall hilflos ausgeliefert sind (basale Schädigung, z.B. Cybermobbing).

Hierzu gilt es, gute Praxisstrategien bereitzustellen, denn der chronisch leiblich erlebte Schmerz ist letztendlich eine Folge beschädigter Leiblichkeit und eine pathologische Ausdrucksform des dekarnierten Leibes.

Ein phänomenologisches Erfassen und tiefenhermeneutisches Verstehen des »Leibes einer Person in der Welt« bildet hier den diagnostischen Zugang. Wir sehen in der Bewegung, in Gestik und Mimik, in Ausdruckshandlungen, in der Körpersprache, wo der individuelle expressive Leib eingeschränkt ist. Wir erkennen über Wahrnehmungsarbeit oder Formen des eigenleiblichen Spürens, wo der perzeptive Leib anästhesiert, absorbiert oder analgesiert wurde. Wir stoßen im Rahmen der prozessualen Diagnostik immer auch auf Lücken in der Erinnerung, auf Amnesierungen des memorativen Leibes. Das Leibgedächtnis ist eingeschränkt.

Aufgabe der Therapie bei Schmerzerkrankungen ist es, neue und gute Inkarnationen bereitzustellen durch leibhaftige Erfahrungen in vitaler Evidenz, heilende eigenleibliche Erfahrungen in Bewegung, Interaktionen im Mitsein mit dem Anderen, emotionale Differenzierung und heilende Berührung. Dekarnationsphänomene werden in einem sicheren Setting rekonstruiert, es werden alternative Erfahrungsmuster angeboten, Möglichkeiten der Selbsthilfe und Einordnung in das Lebensnarrativ.

In unterschiedlichsten therapeutischen Modalitäten werden hierzu individuelle phänomenologisch-hermeneutische Wege der Heilung und Unterstützung angeboten.

Zwei ganz unterschiedliche Beispiele, einmal mangelnde Inkarnationserfahrung und ein Beispiel einer gut inkarnierten Frau mit der Folge eines schweren Unfalls (Dekarnation) ohne seelische Traumatisierung, sollen dies verdeutlichen.

PROZESSBEISPIEL

Ein 52 Jahre alter Mann leidet unter Ganzkörperschmerzen, die diagnostisch schwer einzuordnen sind. Die junge Psychologin ist nach der Anamnese, wo sie die dafür zur Verfügung stehende Zeit erheblich überzogen hat, völlig gestresst und höchst unzufrieden mit ihren Aufzeichnungen, so berichtet sie in der Visite. In der IBT fällt die Distanz des Patienten zu seinen Mitpatienten und Mitpatientinnen auf, er wirkt wie ein Einzelgänger. In der Gruppe spricht er so gut wie nie über seine Erfahrungen aus den Übungsangeboten, das Nachfragen gestaltet sich zäh und schwierig. Er ist jedoch immer pünktlich und hilft z. B. beim Aufräumen von Materialien. In der Arbeit mit der Lebenslinie (vgl. Kapitel 4) bleibt diese leer. Eine Mitpatientin fragt ihn, ob er erklären wolle, was da los sei. Er sagt: »Da ist nichts.« Die Mitpatientin fragt nach: »Wie, da ist nichts?« In den folgenden Wochen wird seine Biografie sichtbarer. Der Mann hat vieles vergessen. Er ist ein Findelkind, seine Eltern kennt er nicht, und wurde in verschiedenen Heimen groß. Dank eines Sozialarbeiters, zu dem er ein wenig Beziehung aufbauen konnte, schaffte er den Hauptschulabschluss, anschließend machte er eine Lehre als Heizungsbauer. Jetzt klagt er über viele Beschwerden, die in diesem Beruf üblich seien (Kreuzschmerzen, Knieschmerzen, Hüftschmerzen, eigentlich Schmerzen am ganzen Körper). Die Lebensgeschichte blieb zunächst noch blass, deutlich wurden jedoch viele Inkarnationsdefizite und auch Dekarnationen: »Was in den Heimen passiert ist, will ich nicht erzählen.« Sein Ziel ist Frührente, die organischen Befunde sind hierzu jedoch zu spärlich. In der Gruppe kommt es zu guten neuen Inkarnationserfahrungen. Eine Patientin sagt zu ihm: »Du bist immer allein, wir nehmen dich heute Abend in der Gruppe mit.« Das kann er annehmen. Eine weitere Patientin im Rollstuhl sagt zu ihm: »Ich danke dir so, dass du mir immer hilfst, die Materialien zu holen.« Daraufhin ist er tief bewegt und den Tränen nah. In diesem ersten Aufenthalt macht er neue gute Inkarnationserfahrungen, für die Bearbeitung der Defizite und Dekarnationen ist es noch zu früh. Seine Schmerzen klingen nur unwesentlich ab, dennoch sagt er am Ende seines Aufenthalts zur Gruppe, er habe so was noch nie erlebt und wisse jetzt, wo er wieder hingehen könne.

Im Folgenden ein ganz anderes Beispiel:

PROZESSBEISPIEL

Eine weit entfernt wohnende befreundete Kollegin ruft bei mir an und sagt: »Du, ich hatte vor Wochen einen schweren Autounfall. Die Heilung schreitet zwar gut voran, aber ich fühle mich immer noch wie außerhalb meines Körpers. Kannst du mir nicht mit IBT helfen?«

Aufgrund der Kollegenschaft ist eine Behandlung eigentlich nicht möglich, wir vereinbaren dennoch, eine übungszentrierte-leibtherapeutische Behandlung mit Berührung zu probieren, eine sogenannte Inkarnationsbehandlung, die gutes eigenleibliches Erleben ermöglichen kann. Diese lehnt sich an die eutonische Behandlung nach Alexander 2012 und Glaser 1980 an. Schon nach kurzer Zeit ist es ihr wieder möglich, sich selber besser zu spüren, und es gelingt ihr auch dann allmählich mit den Hausaufgaben (spezifische Übungen zum eigenleiblichen Spüren), wieder »in ihren Körper zu kommen«. Über den Unfall sprechen wir nicht!

Das Konzept der Inkarnation und der Dekarnation gestattet es aufgrund der phänomenologisch-hermeneutischen Diagnostik, auch dort Therapie anzubieten, wo die genaue Bezeichnung der Schmerzerkrankung zunächst schwer möglich ist oder das Schmerzgeschehen nur teilweise verstanden werden kann. Es bietet grundsätzlich die Möglichkeit, sogenannte unspezifische wirksame Therapiestrategien zu entwickeln, die nicht nur von einem physiologistisch-naturwissenschaftlichen Verständnis geprägt sind, sondern an dem ansetzen, was Schmitz 1992 die »unwillkürlichen Lebenserfahrungen« nennt, und dazu gehört im ganz Wesentlichen das sich »Wohlfühlen im eigenen Leibe«. Darüber hinaus anerkennt dieses Konzept insbesondere die Schmerzpatientin in ihrer körperlichen Versehrtheit, in ihrer Ganzheit als Person und letztendlich in ihrer menschlichen Würde. Reduktionistische Modelle aus Physiologie, Naturwissenschaften und Neurobiologie werden hiermit überwunden.

5.7 Modalitäten der körperpsychotherapeutischen Behandlung

> »Menschen brauchen ein reiches Konzert extero- und interozeptiver Stimulierung und Resonanzen, um gesund zu sein und zu bleiben.«
> *(Petzold/Orth 2018, S. 895)*

> Modalitäten sind Teil eines guten »Handwerks« in der Körperpsychotherapie. Die konservativ-stützende, die übungszentriert-funktionale, die erlebnisaktivierende, die konfliktzentrierte und schließlich die netzwerkaktivierende Modalität werden kurz in der Übersicht vorgestellt. Eine Modalität entwickelt in der Praxis ihre Wirksamkeit, wenn sie sowohl theoretisch als auch praktisch gut im System einer körpertherapeutischen Methode eingebettet ist. Kurz gesagt: Damit weiß man, was man tut, wie man es tut und wie entsprechende Wirkungen erzielt werden können.

Eine Methode gilt dann als ausgereift, wenn sie hinreichend kohärente Bündel von Konzepten für die Praxis ausgearbeitet hat. Modalitäten sind Formen und Qualitäten des methodischen Einsatzes. Sie werden durch die vorangegangene Diagnostik, den Wissensstand des Patienten über die Erkrankung, seine aktuelle Motivation und Befindlichkeit und seine Fähigkeit zur Selbstreflexion bestimmt. Die gewählten Interventionen müssen damit ein optimale »Passung« zum aktuellen Stand unserer Patientinnen aufweisen. Daher ist es uns auch möglich, »schwierigen Patientinnen« ein Behandlungsangebot zu machen, ohne in unauflösbare konflikthafte therapeutische Widerstands- und Übertragungskollisionen zu kommen. Unser Angebot richtet sich demnach nach dem aktuellen Entwicklungsstand der Patientin und kann entsprechend in der Gruppe modifiziert werden. Wir haben oft im Team erlebt, dass mit konservativ-stützenden Angeboten ein erstes Interesse der Patientinnen für die Auseinandersetzung mit der eigenen Schmerzgeschichte geweckt wurde. Hier relativiert sich die anfangs häufig anzutreffende somatisch fixierte Krankheitsauffassung.

In der bewegungstherapeutischen Arbeit mit unseren Schmerzpatientinnen arbeiten wir mit **fünf Modalitäten**. Diese sind die

1. konservativ-stützende,
2. die übungszentriert-funktionale,
3. die erlebnisaktivierende,
4. die konfliktzentrierte
5. und schließlich die netzwerkaktivierende Modalität.

Die **konservativ-stützende Modalität** bezieht sich auf basale gute Formen der Körpererfahrung und des Körpererlebens. Sie ist stationär besonders dann angesagt, wenn zum einen die Behandlungsmotivation noch gering ist ist, wenn Patienten von ihrem Arzt geschickt werden, wenn sich die Patienten »nicht richtig hier fühlen«, weil sie etwa meinen, sie müssten eigentlich in eine orthopädische Klinik, oder in aktuellen Krisen bzw. bei schwierigen Lebensumständen. Unmittelbare körperliche Erfahrungen wie Halt, Stütze, Unterstützung, Nähe, Sicherheit als auch strukturelle Zuverlässigkeit und Stabilität werden hier maßgeblich eingesetzt.

Die **übungszentrierte Modalität** beinhaltet die verschiedenen Formen der körperlichen Aktivierung, z.B. Ausdauertherapie (Walking und Nordic Walking), Selbstregulation (IDR), verschiedene Ansätze der Stressregulation wie Entspannungsverfahren, Körperwahrnehmung, Atemtherapie, Embodiment, Eutonie und (Green) Meditation.

Die **erlebniszentrierte Modalität** zielt auf das spürende eigenleibliche Erleben (eigenleibliches Gewahrsein) mit allen Sinnen über Gegenstände in der Natur, führt zu komplexer Achtsamkeit, umfasst die exterozeptorischen und interozeptorischen Systeme und bietet dem anästhesierten Körper (Petzold 1993) und der beschädigten Leiblichkeit (Orth 1994) Möglichkeiten der Selbstregulation und Gesundung. Sie ist spezifisch auf die Ressourcenaktivierung ausgerichtet.

Die **konfliktzentrierte Modalität** wird hier vornehmlich als emotionale Differenzierungsarbeit (z.B. Arbeit mit den eigenen Grenzen als Selbstschutz), Konfliktregulierung im Alltag (Stressregulierung in schwierigen konflikthaften emotionalen Auseinandersetzungen) vorgestellt und in der **netzwerkaktivierenden Modalität** können die Patientinnen schließlich emotional korrigierende Erfahrungen in einem prozesshaften gruppendynamischen Setting machen.

In der Anwendung muss sorgfältig im Rahmen der Behandlungsplanung überlegt werden, wie, in welchem Umfang und wann die einzelnen Modalitäten eingesetzt werden können. So ist es äußerst sinnvoll bei nahezu allen Schmerzerkrankungen, sofort über die körperliche Aktivierung nachzudenken und diese einzuleiten, weil diese evidenzbasiert die Schmerzschwelle hebt, uns unmittelbar ein Bild von der aktuellen Motivationslage des Patienten vermittelt und vielfältige Wirkungen auf der bio-psycho-sozial-ökologischen Ebene zeigt. Häufig sind konservativ-stützende Maßnahmen notwendig, um dem Patienten die Türe für eine psychosomatische Schmerztherapie zu öffnen.

Ist die übungszentrierte Modalität und evtl. auch die erlebniszentrierte Modalität in Teilen auch von verschiedenen anderen Berufsgruppen in der Praxis durchführbar (Physiotherapeut, Sporttherapeutin, Motologe u. a.), so ist die konfliktzentrierte Modalität gut ausgebildeten Körperpsychotherapeutinnen wie z. B. in der Integrativen Leib- und Bewegungstherapie oder der Konzentrativen Bewegungstherapie und vergleichbaren Methoden vorbehalten. Das erfordert eine gute Weiterbildung in einer körperpsychotherapeutischen Methode, eine fortgeschrittene therapeutische Persönlichkeit, spezifische Kenntnisse von chronischen Schmerzerkrankungen, Wissen um spezifische Dynamiken im therapeutischen Prozess, gruppentherapeutische Expertise sowie spezifische Erfahrungen in der Arbeit mit Berührung, Nähe und Distanz.

Auf Techniken, Medien, Stile und Formen werde ich in den folgenden Kapiteln beispielhaft eingehen. Sie müssen dem spezifischen Entwicklungsstand und den Vorlieben der Patientinnen entsprechend angepasst werden. Abb. 3-2 vermittelt hierzu einen guten Überblick.

6 Klinische Praxis

Ich gehe davon aus, dass dieses Kapitel für eine große Anzahl der Leserinnen besonders attraktiv ist. Für diejenigen, die sofort dieses Kapitel aufschlagen, gebe ich aber zu bedenken, dass eine gute klinische Praxis ohne die notwendige Grundlagentheorie nicht auskommt. Daher ist es auch nicht zu empfehlen, die möglicherweise attraktiven Übungen isoliert anzubieten. Die Persönlichkeit der Therapeutin, der Kontext der Behandlung und die Passgenauigkeit der Erfahrungsangebote für die Patientinnen sind mitentscheidend für einen erfolgreichen Einsatz. Ich höre immer wieder, dass Therapeutinnen sagen, die Erfahrungsangebote mit den Grenzen seien »super«, würden aber in der Gruppe nicht klappen oder seien unbefriedigend verlaufen. Wenn wir das dann genauer supervisorisch anschauen, liegt es manchmal daran, dass das Erfahrungsangebot nicht dem Entwicklungsstand der Gruppe entspricht, die entsprechende Motivation noch nicht erarbeitet wurde oder die Therapeutin etwas will, was die Patientin zu diesem Zeitpunkt einfach (noch) nicht möchte. Daher sind diese Erfahrungsangebote zwar bewährte »Rezepte«, die aber immer dem entsprechenden Entwicklungsstand der Patientin oder der Gruppe angepasst angewendet werden müssen, teilweise in modifizierter Form.

6.1 Die konservativ-stützende Modalität

Die **konservativ-stützende Modalität** bezieht sich auf basal gute Formen der Körpererfahrung und des Körpererlebens, das uneingeschränkte emotionale Erfassen der Patientin in ihrer aktuellen Situation und das Verstehen ihres chronischen Leidens in Bezug zu ihrer Umwelt.

Die Patientin muss sich in ihrem Leiden voll »angenommen fühlen«, insbesondere dass sie mit ihrem Weltverständnis von Schmerz voll verstanden und akzeptiert wird (Maio et al. 2015). Chronische Schmerzen sind immer die individuellen Leiden einer bestimmten Person. Die Patientinnen erleben zumeist die Schmerzen so, dass sie eine massive Veränderung in allen Bereichen ihrer Existenz bewirken und dies zu einer Entfremdung einer guten Leiblichkeit führt. Der chronische Schmerz ist Ausdruck der Dekarnation des eigenen Leibes (vgl. Kapitel 5.6). Bozzaro 2015 schildert dies treffend, wenn sie davon spricht, dass der chronische, nicht enden wollende Schmerz jede Form von Erklärung und Sinngebung sprengt. »Warum habe ich gerade solche Schmerzen?

Wofür werde ich bestraft?« sind nicht selten Aussagen von Betroffenen. Sie akzeptieren damit jede Form der Hilfe, sei sie noch so abwegig, um die Hoffnung zu behalten, vom Schmerz loszukommen. Medizinisch erfüllt dieser Schmerz in den meisten Fällen tatsächlich keine Funktion mehr – anders als der akute Schmerz, der schließlich eine sinnvolle Warnfunktion hat. Bozzaro (ebd., S. 21) sagt es treffend mit dem Satz, »er schützt das Leben nicht, er zehrt es lediglich auf«.

Für uns Therapeuten und Therapeutinnen ist es wichtig, diese vielschichtigen Dimensionen von Sinnlosigkeit, Hilflosigkeit, Nutzlosigkeit, Verzweiflung, Isolation, Ärger und Wut bis hin zur Aggression zu spüren, zu erfassen und zu verstehen, um einen gemeinsamen Beziehungsweg zu und mit den Patientinnen zu finden. Für sie ist oft die Schmerzfreiheit verständlicherweise das einzige Ziel, wir setzen in der Therapie jedoch auf unterschiedliche Formen der Linderung, des Verständnisses, der Unterstützung, des veränderten Weltbezugs mit biologischen, psychologischen, sozialen und ökologischen Interventionen. Sinnfragen dürfen hier auf keinen Fall ausgeschlossen werden und finden in dyadischen als auch polylogischen Erfahrungen statt.

Diese Modalität steht zumeist am Anfang der Therapie, wenn die Patientin ein eingeschränktes funktional-medizinisch-physiologisches Schmerzverständnis hat oder bei den bisherigen Behandlerinnen hierauf fixiert wurde. Ebenso ist diese Modalität besonders dann angesagt, wenn zum einen noch eine geringe Behandlungsmotivation vorhanden ist, wenn Patientinnen von ihrem Arzt geschickt werden oder wenn sich die Patienten hier am falschen Ort fühlen, weil sie meinen, sie sollten eigentlich in eine orthopädische Klinik.

Folgendes Beispiel werden die meisten Therapeutinnen kennen:

PROZESSBEISPIEL

»Mein Arzt meint, er findet keine Schmerzursache bei mir. Auch das Röntgenbild und das MRT (Magnetresonanztomografie) haben nichts gezeigt. Das muss seelische Ursachen haben. So ein Quatsch, ich bilde mir doch meine Schmerzen nicht ein, ich bin doch kein Simulant. Ich möchte doch arbeiten, aber die dauerhaften Schmerzen machen es mir so schwer. Auch mein Partner leidet sehr darunter, wenn ich dauernd von meinen Schmerzen klage. Ich bin einfach ungenügend untersucht worden.« (Schilderung einer 43-jährigen Patientin, die bereits in unterschiedlichen Kliniken war und mehrfach klinisch mit modernsten Diagnosegeräten untersucht wurde).

Viele Autoren und Autorinnen beschreiben dieses »Anfangsproblem« und die immense Gefahr, dass die Therapie gleich zu Beginn scheitert.

Aus integrativer Sicht akzeptieren wir die Sichtweise unserer Patienten zunächst voll und ganz (uneingeschränkte Akzeptanz), geben Halt und Sicherheit, zeigen Verständnis und emotionalen Beistand. Wir versuchen, eine stabile therapeutische Beziehung aufzubauen, ohne überhöhte unrealistische Heilerwartungen zu erfüllen, umso mehr aber realistische kleine Schritte gemeinsam zu gehen. Das sind zunächst die Grundlagen, um zu einem späteren Zeitpunkt mit unseren Patientinnen mit einem vertieften Schmerzverständnis, gutem Vertrauen, Mut zur Selbstexploration in der Lebensgeschichte zu arbeiten. In verschiedenen Kapiteln (therapeutische Beziehung etc.) gehe ich verstärkt auf die praktische Umsetzung dieser Grundhaltungen ein.

Unmittelbare körperliche Erfahrungen wie Halt, Stütze, Unterstützung, Nähe, Sicherheit als auch strukturelle Zuverlässigkeit und Stabilität werden hier maßgeblich eingesetzt. Im klinisch-stationären Team sind hier als erste Maßnahmen durchaus wohltuende Massagen angebracht, auch Packungen nach Kneipp und ähnlich versorgende Maßnahmen aus dem gesamten physikalischen und physiotherapeutischen Spektrum. Zusätzliche Befunde von ärztlicher Seite oder der Physiotherapie sind kontraindiziert, weil diese das schon vereinfachte biologistische Krankheitsverständnis der Patientin noch weiter zementieren würden.

PROZESSBEISPIEL

»Die Physiotherapeutin hat mir die wahren Ursachen meiner dauerhaften Rückenschmerzen erklärt. Ich habe eine deutliche Beinlängendifferenz, einen Beckenschiefstand und eine leichte Skoliose. Da seien die Wirbelsäulenschmerzen nicht verwunderlich.«

Die Hoffnung auf einfache Erklärungen für die Schmerzen besteht bei vielen Patientinnen und nährt zugleich die Hoffnung auf schnelle Abhilfe.

Wenn eine Sporttherapeutin neben der Physiotherapeutin im Team arbeitet, dann ist ein Gespräch über »Lust und Freude an der Bewegung« gerade zu Beginn sinnvoller als irgendwelche evidenzbasierten Maßnahmen, die eben gerade bei dieser Patientin auf völlige Ablehnung stoßen. Ob man die Spezialtherapeutin, der Physiotherapeutin, die Sporttherapeutin oder die Bewegungstherapeutin hier mit den aktiven Therapiemaßnahmen im Team betraut, ist letztendlich nicht so entscheidend, solange sie die Einfühlsamkeit und das Mitgefühl für ihre Patientinnen aufbringen können und die Fähigkeit, in einer vertrauensvollen Beziehung die Patienten zu vorsichtiger, aber langsamer aktiver Bewegung nachhaltig zu motivieren. Denn wir wissen heute: Jegliche Form von Aktivität hebt die Schmerzschwelle an und trägt dadurch zur Schmerzlinderung bei. Dieses Wissen bringt aber nichts, wenn ich meine Patientin nicht mit Lust und Freude zu irgendeiner Form der aktiven Bewegung mit Neugierde motivieren kann, sei es nun Spazierengehen mit Naturerfahrung, sanftes Tai-Chi oder Qigong, Ausdauerbewegung, E-Bike-Fahren, Ballspielen mit den Enkeln oder sanfte Formen von Tanz, Stand-up-Paddling, Klettern. Daher sind wissenschaftstheoretische Ausführungen, wie wir sie bei Egle 2021 finden, welche Bewegungsformen bei chronischem Schmerz störungsspezifisch und evidenzbasiert mehr oder weniger sinnvoll sind, zwar interessant, für den einzelnen Patienten aber wenig hilfreich. Denn die Umsetzung in Bezug auf die Vorlieben der Patientinnen und die nachhaltige Durchführung ist der wichtigste Faktor! Ohnehin ändert sich hier die Studienlage ständig (Wang et al. 2018). *Mini Lectures* zur Bedeutung von Bewegung und chronischem Schmerz, Hinweise zur beschwerlichen Anfangsüberwindung und unterstützende Motivation und Belohnung können hier sehr hilfreich sein und bewirken letztendlich Lebensstilveränderungen auf mittlere Sicht (»Auch wenn ich Schmerzen habe, nehme ich regelmäßig an meiner Nordic-Walking-Gruppe teil.«).

Ich beschränke mich in dieser Modalität auf die Berufsgruppen, die vornehmlich mit Bewegung und Körper zu tun haben. Selbstverständlich ist es für die Krankenpflegekräfte, für die Kunsttherapeutin, Musiktherapeutin, den somatischen Arzt, die Psychotherapeutin, Sozialarbeiterin und evtl. weitere Fachkräfte, die zum Team gehören, notwendig, in diesem Sinne gemeinsam unterstützend zusammenzuarbeiten.

Die Kraft von Nähe, Halt, Unterstützung, menschlicher Zuwendung und uneingeschränktem Verständnis ist letztendlich auch bei »schwierigen Patientinnen« so wirksam, dass es letztendlich in den häufigsten Fällen zu einem Behandlungskontrakt kommt: »Die Tür bleibt offen.«

PROZESSBEISPIEL

»Nein!«, sagt ein 58-jähriger Patient in der Teamvisite, hier in der »Klapse« sei er völlig falsch. »Sie schätzen meine Beschwerden komplett falsch ein. Ich reise so bald wie möglich ab.« Worauf der Chefarzt in sehr freundlichem und zugewandtem Ton sanft erwidert: »Wir akzeptieren Ihre Haltung vollkommen. Wir sind jedoch auch der Meinung, wir könnten Ihnen helfen. Auf jeden Fall bleibt die Tür hier bei uns offen. Sie können jederzeit wiederkommen.«

Der Patient kommt nach zwei Jahren wieder und beginnt eine recht erfolgreiche Schmerztherapie, die ihm Linderung bringt. Es folgen mehrere Aufenthalte in den folgenden Jahren mit allmählichen Besserungen im beruflichen, privaten und sozialen Bereich.

Körper(psycho)therapeuten, Bewegungstherapeuten, Physiotherapeuten, aber auch Sporttherapeuten können mit einer intersubjektiven, verständnisvollen Grundhaltung gerade zu Beginn der Therapie im Team äußerst stützende, helfende und haltende Impulse setzen, die den Patienten dazu bewegen, eine Therapie zu beginnen. Es geht nicht mehr um medizinische oder psychologische Intervention, sondern darum, den Menschen als Ganzes in seiner Leiblichkeit und Lebendigkeit, seiner Subjektivität zu erfassen und zu behandeln. Dabei können berührende Worte mitunter helfender sein als berührende Hände. Das Methodenspektrum, das diesen Berufsgruppen hier zur Verfügung steht, ist riesig. Es muss nur das »Richtige« für unseren Patienten gefunden werden, nicht unbedingt das »Evidenzbasierte«!

6.2 Übungszentrierte Modalität

»Es werden mehr Menschen durch Übung tüchtig als durch Naturanlage.«
(Demokrit, Fragmente 242)

In der übungszentrierten Modalität geht es um das Erlernen und Einüben eines guten und lebendigen Lebensstils. Ich stelle hier die herausragende Rolle der körperlichen Aktivierung mit der Ausdauertherapie für chronische Schmerzerkrankungen vor, aktuelle wissenschaftliche Erkenntnisse und auftretende Schwierigkeiten in der klinischen Praxis. Im Weiteren gehe ich auf die Bedeutung von Entspannungsverfahren und Selbstregulation ein sowie auf die Wichtigkeit alltagspraktischer Stressregulierung. Einfache Vorgehensweisen, schnelle Anwendbarkeit und pragmatisch praktische Hilfen spielen für unsere Patienten hierbei eine große Rolle.

Die **übungszentrierte Modalität** zielt auf das Üben bzw. Einüben neuer oder anderer Lebensstil- und Verhaltensmuster. Viele unserer Schmerzpatientinnen haben beispielsweise einen sehr inaktiven Lebensstil entwickelt. Dahinter steht die Überzeugung, dass Schonung chronische Schmerzen lindern bzw. nicht verschlechtern würde. Hier müssen wir unsere Patientinnen aufklären, wie wichtig eine moderate Bewegungsaktivierung für das Reduzieren des allgemeinen Schmerzgeschehens ist, und die Kognition »Bewegung macht Schmerz« verändern in »Bewegung erhöht die Schmerzschwelle« (Kröner-Herwig et al. 2011) bzw. »Mangelnde Bewegungsaktivität senkt die Schmerzschwelle« (Schäfer et al. 2021). Das individuelle Schmerzerleben wird durch Passivität verstärkt. Dies ist nicht nur kognitiv zu vermitteln, sondern wir ermuntern unsere Patientinnen nach ihren aktuellen Möglichkeiten zunehmend zu einem aktiveren Lebensstil und vermitteln, warum das so hilfreich ist. Ein rein funktional-motorisches oder sporttherapeutisches Vorgehen wäre hier verkürzt zu sehen, weil die Bewegungstherapeutin über ein differenziertes Krankheitsverständnis bei psychosomatischen Schmerzerkrankungen (Diagnostik und Differentialdiagnostik) über ein komplexes psychotherapeutisches Konzept von therapeutischer Beziehungsbildung sowie über verschiedene individuell angepasste Möglichkeiten der körperlichen Intervention in Bezug auf die aktuelle Motivation, Volition und Handlungsfähigkeit verfügen muss. Nicht selten hören wir, dass die körperliche Aktivierung im therapeutischen Prozess als übungszentrierte Maßnahme schiefläuft. Oft liegt das daran, dass wir die körperliche Aktivierung als eine rein funktional-motorische Maßnahme verstehen, eine gute Psychoedukation fehlt, die wichtigen psychologischen, motivationalen und sozialen Gesichtspunkte in dieser Arbeit zu wenig berücksichtigt werden und das Schmerzteam ungenügend über die Bedeutung von Bewegung informiert ist bzw. entsprechend handelt. Ich verweise hier insbesondere auf Kapitel 5.3 über die Bedeutung der therapeutischen Beziehung und Kapitel 7, das sich mit den Rahmenbedingungen befasst.

Übungszentrierten Techniken und Methoden, die den Körper bei der klinischen Therapie explizit in den Mittelpunkt stellen, wie z. B. Ausdauertherapien, Entspannungstechniken, Achtsamkeitstechniken, Atemtherapien und weitere spielen bei allen psychologisch-psychosomatischen Schmerztherapien (Egle/Zentgraf 2020, Derra 2020, Kröner-Herwig et al. 2016) neben der verbalen Psychotherapie eine wichtige Rolle.

Den zweiten Schwerpunkt in der übungszentrierten Modalität, den ich hier beschreiben möchte, ist das Konzept der Selbstregulation, wir sprechen von der Integrierenden und differentiellen Regulation (IDR-S), das Petzold (Petzold 2000) für Traumapatientinnen entwickelt hat und das wir modifiziert für Schmerzpatientinnen anwenden. Die verschiedensten Ansätze der Stressregulation mit Entspannungsverfahren, Körperwahrnehmung, Atemtherapie, Embodiment, Eutonie, (Green) Meditation finden hier ihren Eingang.

6.2.1 Das Gehen: die einfachste Form der übungszentrierten Modalität

Petzold führte als Erster im psychotherapeutischen Kontext therapeutisches Laufen und Gehen bereits Ende der 1960er-Jahre in die Arbeit mit Suchtkranken und Anfang der 1970er-Jahre in die Arbeit mit psychiatrischen Patientinnen ein (Petzold 1974), und zwar als ein »kreatives Laufen«, das die ökopsychosomatischen Effekte der Landschaft, Atmung und Entspannungseffekte und die soziale Gemeinschaft der Läufer als Heilfaktoren einbezieht. Dabei verweist er darauf, dass den griechischen Tempelkrankenhäusern in Kos, Eipidauros, Pergamon stets ein Stadion zur körperlichen Ertüchtigung der Kranken angegliedert war und in der Mitte des 5. Jahrhunderts der Arzt und Sportlehrer Herodicus, ein Lehrer des Hippokrates, seinen Patienten Gehen, Laufen, Massage und Diäten verordnete und damit als Begründer der Sportmedizin und medizinischen Diätetik zu sehen ist. Ist körperliche Aktivierung auch ein gutes Mittel in der psychosomatischen Schmerztherapie? Die ersten bekannten Untersuchungen bei psychosomatischen Schmerzsyndromen wie bei der Fibromyalgie waren zunächst uneinheitlich. Es wurde teilweise von Verschlechterungen, Verbesserungen bzw. unspezifischen Ergebnissen gesprochen. Die Studien hierzu waren teilweise mangelhaft und es wurde damit experimentiert, ob man über die individuell erlebte Schmerzschwelle gehen oder lieber darunter bleiben sollte. Auch waren die Studien zu sehr von ideologischen Trainingskonzepten geprägt.

Die Evidenz von regelmäßiger Bewegung bei chronischem Schmerz gilt nach wie vor als noch nicht eindeutig gesichert. Viele Studien sprechen zwar von einer signifikanten Schmerzreduktion bei unterschiedlichen chronischen Schmerzerkrankungen, es gibt jedoch keine Präferenz einer spezifischen Methodik. Schäfer et al. 2021 betonen hierzu,

> »... auch wenn die Evidenzlage zu diesem Thema noch unzureichend ist, zeigen sich positive Effekte von körperlicher Aktivität zur Prävention chronischer Schmerzen. Interventionen für Menschen mit chronischen Schmerzen zur nachhaltigen Steigerung körperlicher Aktivität sollten individuelle Ressourcen berücksichtigen, Barrieren wie maladaptive Überzeugungen adressieren und positive Bewegungserlebnisse schaffen.«

Ich zitiere hier in diesem Zusammenhang eine weitere treffende Aussage eines Oberarztes nach einem Vortrag, den ich in einer Klinik hielt und bei dem ich viele Studien kritisch beleuchtete: »Herr Waibel, unabhängig von all den Studien, die Sie vorgestellt haben, ist es doch klar, dass regelmäßige Bewegung für alle Patienten sehr wichtig ist und es einen Kunstfehler darstellt, würde man Schmerzpatienten nicht zu Bewegung motivieren.« Da hatte er vollkommen recht: Betrachtet man nicht nur die Studien, sondern auch die vielfältigen Wirkfaktoren von regelmäßiger Bewegung, dann würde ich aus dieser Erkenntnis allein schon argumentieren, dass die Nichtaktivierung unserer chronischen Schmerzpatientinnen kein Thema mehr sein sollte. Sie finden mehr darüber in Waibel/Petzold 2009.

Nachfolgend sollen die praktischen Erfahrungen von über 18 Jahren Ausdauertherapie im akutklinischen und reha-klinischen Bereich spezifisch mit Schmerzpatientinnen beschrieben werden. Die daraus resultierenden praxeologischen, mittelfristigen Erkenntnisse sollen neben den wissenschaftlichen Grundlagen sowie den Wirkfaktoren von Ausdauertherapie erörtert werden. Sie zeigen, dass der im Rahmen der IBT entwickelte Ansatz der Ausdauertherapie mit seiner psychophysiologischen Ausrichtung zur Stärkung »dynamischer Regulationsfähigkeit« mit seiner kreativen Volitionspsychologie und mentales Training nutzenden Methodologie sowie seiner soziale Partizipation fördernden Ausrichtung etwas sehr Spezifisches ist.

Definition der Ausdauer

In unserer Praxis der klinischen Therapie wählen wir anstelle der Begriffe Ausdauertraining, Lauftherapie o. Ä. den Terminus »Ausdauertherapie« (Rahm 2004). Für unsere Schmerzpatientinnen sind Begriffe wie »Training« und »Laufen« unserer Erfahrung nach mit zum Teil negativen Assoziationen (anstrengender Sport, Schweiß, Schmerz, nicht durchhalten können) bzw. negativen lebensgeschichtlichen Erfahrungen (z. B. Beschämung) besetzt, sodass wir uns für einen neutralen Terminus entschieden haben. So können wir auch Schmerzpatientinnen zu einer Ausdauertherapie motivieren, die zunächst sehr immobil sind oder ein hohes Vermeidungsverhalten aufweisen (Übergewicht, Angst vor Schmerzzunahme, negative Bewegungserfahrungen mit Beschämung und phobische Angsterkrankungen als Komorbidität).

In der integrativen Ausdauertherapie werden neben den trainingsphysiologischen Aspekten Erkenntnisse aus der neurobiologischen Forschung, der Sozialpsychologie, der Motivationsforschung sowie psychodynamische, kognitions- und lerntheoretische Aspekte integriert.

Praktische Durchführung

Ausdauertherapie bedeutet im klinischen Setting vor allem einfaches Gehen, wenn möglich und bei Interesse Nordic Walking, auch Walking und, wenn Bedarf ist, auch Heranführen an einfaches Jogging. Das alles wird auf dem sicheren Ergometer vorbereitet. Wir empfehlen unseren Patientinnen auch einfache Alltagsbewegungen wie schnelleres Gehen, Fahrrad fahren, Wandern, Schwimmen usw. Vor allem soll die »Lieblings-Bewegungsaktivität« wiederentdeckt werden.

Aus motivationaler Sicht und Gründen der Durchführbarkeit sind besonders Bewegungsaktivitäten geeignet, die ohne großen Aufwand im Alltag durchführbar sind. Bewegungsaktivitäten, die einen größeren Aufwand benötigen (z. B. spezifische Sportbekleidung), senken von vornherein die Wahrscheinlichkeit einer mittel- bis langfristigen Ausübung.

Um mit der Ausdauertherapie alle Patientinnen in ein evidenzbasiertes Konzept von körperlicher Aktivität einzubinden, benötigt man die Unterstützung des gesamten therapeutischen Personals. Ausdauertherapie muss Teil eines multimodalen Konzepts sein, in dem verschiedene Fachleute (Ärzte, Psychotherapeutinnen, Krankenschwestern, Sozialarbeiter, Spezialtherapeutinnen, Physiotherapeuten) eng zusammenarbeiten. Die notwendige Motivationsarbeit bei Schmerzpatientinnen ist beträchtlich und kann schnell durch Sätze von Teammitgliedern wie *»Na, dann gehen Sie heute mal in Ruhe frühstücken und lassen den Sport ausfallen ...«* oder *»Wenn es Ihnen nicht so gut geht, dann pausieren Sie halt mal ...«* zunichtegemacht werden.

Die Grundsätze für ein strukturiertes Ausdauerprogramm (regelmäßige Teilnahme, persönliches Entschuldigen beim Therapeuten bei Nichtteilnahme etc.) müssen daher allen Verantwortlichen bekannt sein und eingehalten werden. Schmerzpatientinnen haben aufgrund ihrer Symptomatik gerade in der Eingangsphase große Probleme mit Bewegung bzw. vermeiden körperliche Aktivität (Breil-Weis 2008). Bis die Wirkung der Ausdauertherapie einsetzt, benötigt die Patientin viel Fremdmotivation und gute Rahmenbedingungen (vgl. Kapitel 7). In der Klinik wird dies durch Information und Teilnahmeverpflichtung aus guten neurobiologischen Gründen (siehe unten) zunächst geleistet. Auch trifft sich die Gruppe zur Ausdauertherapie wie in der Psychotherapiegruppe, Kunsttherapie, Integrativen Bewegungstherapie verbindlich zu festen Zeiten. Den unterschiedlichen Belastung- und Bewegungsmöglichkeiten der Gruppenmitglieder werden wir durch ein Team von wenigstens zwei bis drei Therapeutinnen aus dem Bereich der Bewegungstherapie/Physiotherapie (z. B. eine IBT-Therapeutin, eine Physiotherapeutin und eine Schülerin in Ausbildung zur Physiotherapie oder in Gymnastik) gerecht. Damit ist es uns möglich, alle aktuellen Bewegungsbelastungen vom einfachen Gehen am Rollator bis zum joggenden Schmerzpatienten zu berücksichtigen, und die Gruppe bleibt zusammen. Wir haben einen gemeinsamen Ausgangspunkt und Endpunkt bei der Gruppe, die in der Regel auf zweimal 50 Minuten in der Woche angelegt ist. Die Gruppenerfahrung und die Gruppenkohäsion wird somit gestärkt. Nicht selten unterstützen bewegungsaktivere Gruppenmitglieder die etwas schwächeren Gruppenmitglieder. Ein gegenseitiger Motivationsaufbau ist damit gewährleistet.

Wenn die Patienten zur Selbstmotivation befähigt sind und die positiven körperlichen, emotionalen und sozialen Effekte eintreten, ist die wesentliche Grundlage für eine erfolgreiche Ausdauertherapie erarbeitet und damit ein guter Prädiktor gegeben, dass der Patient die Ausdauertherapie langfristig in kurativer und präventiver Form nutzt. Sicherlich ist der personale Aufwand beträchtlich, aber in jedem Fall lohnenswert.

Mini Lectures

In der klinischen Arbeit ist der Anteil der Patienten, die über eine Ausdauererfahrung verfügen, gering.

Die Patienten sind in der Regel selten über Sinn, Zweck und Nutzen von Ausdauerbewegung in Bezug auf ihre chronische Schmerzerkrankung informiert. Wenn man Patienten vermittelt, dass schon ein zwei- bis dreimaliges moderates Bewegungsprogramm (schnelleres Gehen, Nordic Walking, Schwimmen etc.) für eine halbe Stunde pro Woche sehr effizient bei verschiedenen Schmerzerkrankungen helfen kann bzw. dass damit auch mannigfache andere gesundheitliche Wirkungen erzielt werden, erlebt man häufig Erstaunen bei unseren Patienten. Die meisten Patienten gehen bei Ausdauer vom schweißtreibenden Jogging mehrmals in der Woche aus. Diese Vorstellung hat sich regelrecht in den Köpfen der Patienten festgesetzt. Und weil sie dieses hoch gesteckte Ziel ohnehin nicht erreichen können und Frusterlebnisse vermeiden wollen, fangen die meisten erst gar nicht an, sich zu bewegen. Hier ist wiederholte Aufklärung, Korrektur und Wissensbildung in kleinen Lektionen (*Mini Lectures*) während der Therapie und bei Vorträgen äußerst wichtig. Wir nutzen hierzu wöchentliche Vorträge als auch kleine Lektionen in Einzel- und Gruppenkontakt als Psychoedukation (vgl. Kapitel 5.4).

Moderate Ausdaueraktivität

Joggen hat im akutklinischen und auch im reha-klinischen Setting bei Schmerzpatientinnen kaum eine Bedeutung. Häufig können unsere Patientinnen aufgrund ihrer Immobilität hierfür nicht gewonnen werden. Auch durch die klimatischen Bedingungen (heiße Sommer, kalte Winter, Glatteis etc.) ist eine Ganzjahresaktivität nur schwer zu erreichen. Das bedeutet, mit möglichst moderaten Bewegungsaktivitäten zu arbeiten. Die wissenschaftliche Datenlage zeigt überzeugend, dass schon mit moderaten Bewegungsaktivitäten gute Ergebnisse erreicht werden können.

Eine moderne allgemeine Bewegungsphilosophie der motorischen Aktivität ruht somit auf folgenden fünf Säulen, die verkürzt in Patientensprache dargestellt werden sollen.

1. Wissen (Schon wenig Bewegung hilft viel – viel Bewegung hilft dabei nicht besonders mehr.),
2. richtige Anwendung (von der Pulsuhr zum subjektiven Körpergefühl),

3. kognitive und volitive Hilfen (Wie überwinde ich den inneren Schweinehund?),
4. der leiblich lustvollen Erfahrung (Auch wenn ich mich zunächst zwingen muss – anschließend geht es mir gut, richtig gut.) und
5. Vorlieben der Patientinnen (Das, was ich mag, werde ich auch dauerhaft machen).

Nachstehend werden plakativ zehn Leitsätze für eine erfolgreiche Durchführung der Integrativen Ausdauertherapie vorgestellt, die sich im Laufe unserer praktischen Erfahrungen und eines intensiven Fachaustauschs unter Therapeuten herauskristallisiert haben.

Leitsätze für die Ausdauertherapie

Diese Leitsätze haben wir bereits 2009 (Waibel/Jakob-Krieger 2009) publiziert und sie wurden durch viele Expertenmeinungen inzwischen bestätigt. Ich werde diese in einer verkürzten und praxisnahen aktualisierten Form für Schmerzpatientinnen hier erläutern.

Leitsatz 1: Ich fühle mich wohl durch Bewegung – Bewegungswellness

Ausdauerbewegung soll zu einem *gesundheitsbewussten* und *bewegungsaktiven Lebensstil* führen. Hierbei sind Stressregulation, Atemarbeit und Entspannung, soziale Kontakte und Gemeinschaftserleben Grundlagen für ein gelingendes »glückliches Leben«. Körperliche Aktivität, die Herz, Kreislauf, Gefäße, Atmung einbezieht, hat einen cardiovasculär-pulmonalen Trainingseffekt. Wenn dies in Sport und Spiel in einem konvivialen, freundlichen Miteinander umgesetzt wird, erreichen wir ein Ergebnis der Gesundheits-Vierheit: *Health, Wellness, Fittness, Happiness*. Die Hauptaufgabe der Ausdauertherapie ist es daher, dass der Patient über die trainingsphysiologischen Parameter zu einem optimalen Bewegungsgefühl mit Freude unter Belastung gelangt. Wir betonen daher nicht die Bewegungsfitness, sondern die Bewegungswellness, und wir sprechen primär nicht von Leistung oder Training. Dass sie aber auch bei älteren und alten Menschen erreicht werden kann, haben sporttherapeutisch arbeitende Forscher und Kliniker (Hollmann/Strüder 2009) als auch Erfahrungsberichte (Rischko/Froböse 2022) zeigen können. Auf Alter, Gesundheitsstatus, Erkrankung, Bewegungsbiografie, ggf. Genderaspekte zugeschnittene Programme sind daher wesentlich.

Der Patient soll sich nach der Bewegung wohl-, wach und ausgeglichen fühlen. Dieses subjektive Wohlgefühl ist die Belohnung für seine körperliche Aktivität. Dies führt mittelfristig zu einer positiven Konditionierung (Bartmann 2009) und hat physiologische und neurobiologische Veränderungen zur Folge.

PRAXISTIPP

Besprechen Sie mit Ihren Patienten nach der Ausdauer die erfolgte Wirkung. Ebenso ist es gut, die Wirkung 24 bis 48 Stunden später nochmals zu besprechen. Verstärken Sie positive Erfahrungen durch Lob und erläutern Sie bei schwierigen Erfahrungen die möglichen Zusammenhänge. Passen Sie die

Belastung an und motivieren Sie zur weiteren Durchführung. Vermeiden Sie Über- als auch Unterforderung.

Leitsatz 2: Ich bewege mich zu jeder Jahreszeit
Ein Schwerpunkt in der Ausdauertherapie bildete bei unseren Schmerzpatientinnen das Gehen mit Stöcken, neudeutsch Nordic Walking genannt. Warum?

Nordic Walking hat gegenüber anderen Ausdauerbewegungsformen entscheidende Vorteile. Es werden viele Muskeln (über 600) bewegt, was zu einem angenehmen, leicht beschwingten Gefühl führt. Die Nackenmuskeln und Schultergürtelmuskeln werden so wie bei keiner anderen Ausdauerform spezifisch und sanft aktiviert. Schmerzpatientinnen klagen u.a. häufig über Beschwerden in diesem muskuloskelettalen Bereich.

Ein weiterer Vorteil ergibt sich dadurch, dass auch sehr bewegungsinaktive Menschen schon während der Technikphase (Einüben der fünf Grundtechniken: langer Arm, offene Hand, Schulterrotation, aufrechte Körperhaltung und Fußabdruck) mit einer sehr langsamen Einführung in die Ausdauerbewegung konfrontiert werden und diese noch nicht im Vordergrund steht.

Die hierdurch implizit fördernde beiläufige Aufrichtung der Wirbelsäule, der aktive Einsatz der Hände/Arme und der betonte Fußkontakt hat unter Gesichtspunkten der aktuellen Embodiment-Forschung (Stefan 2020, Varela et al. 2016, Shafir 2013/Shafir 2016, Storch et al. 2017) maßgebliche positive Wirkung auf die seelische Stimmung, die Leistungsfähigkeit und die kreativen Denkleistungen (vgl. Kapitel 6.3).

Nordic Walking ist unter trainingsphysiologischen Gesichtspunkten sehr individuell einsetzbar. Es können mittels verschiedener Techniken bei gleicher Gehgeschwindigkeit unterschiedliche Belastungsniveaus erreicht werden. Das macht es besonders unter genderspezifischen Gesichtspunkten interessant: Männer gehen lieber schneller, Frauen gehen lieber langsamer. Bei Nordic Walking können z.B. Partner bzw. Freunde mit unterschiedlichen Belastungsbedürfnissen im gleichen Gehtempo gehen. Die Belastungsintensität kann durch den gezielten Stockeinsatz von 10 bis 30 Pulsschlägen pro Minute gesteigert werden. Das macht diese Bewegungsform gerade unter sozialen Gesichtspunkten so attraktiv – auch wenn Schmerzpatientinnen die Stöcke oft nur als Sicherheit beim Gehen oder sogar als Gehhilfe benutzen. Die Herzfrequenzkontrolle ist beim Nordic Walking leicht durchführbar.

PRAXISTIPP
Das wohl gewichtigste Argument für Ihre Patientinnen ist: Beim Nordic Walking gibt es kein schlechtes Wetter, nur schlechte Kleidung. Nordic Walking kann tatsächlich zu jeder Jahreszeit mit einfachsten Mitteln durchgeführt werden. Es erfordert auch keine Sportkleidung. In der klinischen Arbeit fallen so gut wie nie witterungsbedingt Gruppen aus! Der Patient kann zu Hause diese Form der Ausdauerbewegung ganzjährig ohne großen Aufwand immer und sofort ausüben und wie gesagt bei ungünstigen Bodenbedingungen wie Schnee u.a. erleben die Patientinnen die Stöcke als eine sehr gute und

sichere »sozial-adäquate« Gehhilfe. Betonen Sie auch die Embodiment-Wirkungen!

Leitsatz 3: Ich finde meinen guten Rhythmus wieder – Herzfrequenzmessung
Mittels der Herzfrequenzmessung können unsere Patientinnen an ihr individuelles Belastungsniveau herangeführt werden. Sie erlernen selbst die Herzfrequenzmessung, die mit einfachen Herzfrequenzuhren durchgeführt werden kann.

In der Einführung zur Ausdauertherapie erhält jeder Patient seinen spezifischen extensiven Ausdauer-Herzfrequenzbereich: in der Regel liegt diese bei 50 Prozent (untere Pulsgrenze) bis 75 Prozent (obere Pulsgrenze) der maximalen Herzfrequenz (Hfmax). Die Bestimmung erfolgt nach der Formel Frauen: 226 minus Lebensalter, davon 55 bis 75 Prozent. bei Männern 220 minus Lebensalter und davon 50 bis 75 Prozent, was sich für die Grundlagenausdauer bewährt hat.

Die Patienten sollen in den Gruppen nun lernen, ihr subjektives Körper- bzw. Belastungsgefühl mit den objektiven Werten der Herzfrequenzuhr zu vergleichen. Es ist wie ein Biofeedback, wobei der Patient wichtige Informationen erhält und körperliche Erfahrungen zu Ruhepuls, Umgang mit Stressoren, dem Finden des eigenen Gehrhythmus sowie Einflussfaktoren durch Mitmenschen und Gruppe macht.

Die Vorteile der Herzfrequenzmessung sind:

- verbesserte Körperwahrnehmung und Selbsteinschätzung durch Beobachtung der Herzfrequenz bei körperlicher Aktivität und den Beziehungen zum Schmerz (Nachwirkung)
- verbesserte Körperwahrnehmung durch Vergleich der Herzfrequenz und des subjektiven Erlebens körperlicher Aktivität (Ablenkung vom Schmerz)
- einfache und klare Orientierung über die eigene »gute« Belastungsfähigkeit (Über- und Unterforderung)
- Motivationsverbesserung durch Beobachtung der individuellen Herzfrequenz und einer erkennbaren Verbesserung der körperlichen Ausdauer (Sinken von Belastungs- und Ruhepuls im Laufe der Therapie) und dadurch Erleben von Selbstkompetenz
- die Signale des Körpers »lesen lernen« und für den Alltag (z. B. Stress in der Beziehung oder Arbeit) nutzen können (wann wird es zu viel, was belastet mich?)
- einfaches Biofeedback (was strengt mich objektiv an, wo könnte ich mehr?)
- praktisches Lernen über Umgang mit Stress (z. B.: Wie muss ich eine Steigung angehen? Was muss ich tun unter Belastung? D. h. zwischen einer Herausforderung und einem schmerzhaften Stressgeschehen zu unterscheiden lernen)
- Möglichkeit, durch objektive Parameter den eigenen Anspruch an Leistung zu relativieren und zu modulieren (Transfer des veränderten Verhaltens in den Alltag)

Die Pulsuhr ist auf dem Weg zum eigenen Rhythmus zunächst ein treuer Begleiter, der über einen »sorgsam wacht« und möglicherweise über die gute Belastung den Weg zeigt. Dies führt zu einem »ausgeglichenen Gehen in der Mitte«; dieses Gehen wird nicht selten eine vertiefende Erfahrung für das Leben im Alltag: auch hier seinen guten

Rhythmus in der Mitte zu finden. Zur Pulsmessung genügt übrigens eine einfache Uhr, die Stoppfunktion oder Sekundenanzeige hat!

PRAXISTIPP

Es gibt einen sogenannten Geheimtipp. Wenn die Patientinnen schon etwas erfahren in der Ausdauertherapie sind, dann kann man sie damit experimentieren lassen, welche Pulsbelastungszahl eine besonders gute Wirkung erzielt. Also Puls 110, 115, 125 oder wesentlich weniger. Besonders Frauen finden die subjektiv individuell gute Belastung bald heraus. Und nun folgt der entscheidende Praxistipp: Wenn es Ihnen körperlich schlecht geht, emotional oder auch kognitiv, oder wenn die Schmerzen stärker sind, dann gehen Sie einfach los, stellen diese Pulszahl wie beim Auto (Tempomat) ein und die selbstregulierende Wirkung tritt effektiver und schneller ein, als würde man nur gehen. Warum das so ist? Ich kann es Ihnen wissenschaftlich nicht erklären, es ist eine reine Praxiserfahrung. Übrigens: Männer tun sich hier sehr viel schwerer, ihr Leistungsanspruch stellt ihnen dabei oft »ein Bein«.

Leitsatz 4: Ich höre auf meinen Körper – Ausdauer nach individueller Leistungsfähigkeit

Die Patienten sollen im Laufe der Therapie lernen, mehr auf ihren Körper zu hören und weniger auf die Uhr zu schauen. Überlastungen sollen erspürt werden. Diese guten Belastungsintensitäten stehen, so berichten viele Patienten, krass ihrem »subjektiven (pathologischen) Körpergefühl« entgegen. Unsere Schmerzpatientinnen leiden möglicherweise unter einer erhöhten physiologischen Reaktionsbereitschaft (schreckhaft, schnelle Tonusveränderung), ebenso unter einer Fehlbewertung körperlicher Empfindungen durch einen gesteigerten interozeptiven Wahrnehmungsstil: Normale körperliche Empfindungen werden intensiver wahrgenommen und als Zeichen von Erkrankung gedeutet, z.B. starke Ermüdung nach der Ausdauertherapie. Ebenso haben manche Patienten im Laufe ihrer Schmerzerkrankung eine geringe Toleranz für normale körperliche Befindlichkeitsschwankungen und Beschwerden entwickelt. Schmerzpatientinnen überbewerten körperliche Empfindungen und körperliches Unwohlsein. Hierbei entwickeln sich nicht selten hohe und unrealistische Erwartungen an die möglichen Wirkungen der Therapie. Diskrepante Erklärungsmodelle wie der Hinweis von Therapeuten, dass diese auch selber im Alltag häufiger Schmerzen haben würden oder dass die Beine beim Joggen schwer sind und wehtun, werden meistens als kränkend erlebt. Der somatischen subjektiven Krankheitstheorie liegen aufseiten des Patienten nicht selten Fehlbewertungen zugrunde. Die Ausdauererfahrungen sind in der Anfangsphase geprägt von Vermeidung, schnellem Schmerzerleben, hingegen auch von zu intensiver Leistungsanforderung, Hektik, Unruhe, Überforderung und anschließender Erschöpfung.

Erst allmählich erlernen die Patienten, was es heißt, einen guten eigenen inneren Rhythmus zu finden: ein Gehen in Wellness. Für ein gutes subjektives Körpergefühl haben sich folgende Orientierungshilfen für den Patienten bewährt:

Starke Erschöpfung und Müdigkeit, Lustlosigkeit, Gereiztheit, starkes Schwitzen und ein vermehrtes Hungerbedürfnis nach der Ausdaueraktivität können Zeichen für eine Überforderung sein.

Deutliche Zeichen einer guten Ausdauerbewegung hingegen sind: allgemeines Gefühl von Wohlsein, Entspannungsgefühle, Wachheit, Ausgeglichenheit, geistige Klarheit und Transparenz, innere Zufriedenheit, verstärktes Selbstbewusstsein, Lust auf aktives Handeln, Affiliation (Lust, mit anderen in Kontakt zu treten), Bedürfnis nach Unternehmungen und Kommunikation.

PRAXISTIPP

Bewährt hat sich die Skalierung in der Ausdauertherapie von 1 (schlecht) bis 10 (sehr gut). Lässt man das aktuelle Schmerzerleben vor und nach der Therapie skalieren, die allgemeine Befindlichkeit, die emotionale Stimmungslage und die kognitive Wachheit, so können die Patientinnen hier allmählich unterschiedliche Werte vor und nach der Therapie feststellen. Hierzu ist es hilfreich, wenn man körperliche Veränderungen einschätzen lässt und diese ggf. bespricht (normale gesunde Belastungserfahrung versus somatische Amplifizierung). Um hier eine differenzierte Beratung anbieten zu können, sollte man seine Patientinnen gut kennen!

Leitsatz 5: Ich fühle mich wohl in dieser Gruppe – Konvivialität

Die Gruppe hat entscheidenden Einfluss auf das Gelingen einer erfolgreichen Therapie. Negative Emotionen gehen häufig mit starkem Vermeidungsverhalten bei der Teilnahme einher. Diese werden durch das gemeinsame Geherlebnis relativiert. Die Gruppe wird als Hilfe und Unterstützung erlebt, wenn der Therapeut und die anderen Gruppenmitglieder für ein Klima sorgen, in dem der Patient überwiegend positive Emotionen erleben kann. Er muss in die Gruppe integriert werden, Angst- und Überforderungssituationen sollten vermieden, gut erreichbare Ziele in den Vordergrund gestellt werden. Dagegen hilft das Gemeinschaftsgefühl: »Wir schaffen das«, »Von uns bleibt keiner auf der Strecke«.

In der Integrativen Bewegungstherapie versuchen wir, solche Atmosphären der Konvivialität herzustellen d.h. ein Klima, das von Offenheit, Freundschaftlichkeit, Halt, Sicherheit und Gastlichkeit geprägt ist. Die »Neuen in der Gruppe« sind willkommen, sie gehören schnell dazu. Aus dieser Gruppe, und das ist das Besondere gegenüber anderen sozialen Gruppen, *fällt man nicht heraus.* Dieser besondere Schutz muss im therapeutischen Setting zur Verfügung gestellt werden, um emotional korrigierende Erfahrungen zu ermöglichen.

PRAXISTIPP

Die Gruppe wirkt wie von allein. Falls jemand doch aufhören möchte, sollten im Gespräch die gemeinsamen Erfahrungen in der Gruppe thematisiert werden. Hintergrund kann auch ein lebensbezogener Konflikt oder ein Gruppenkonflikt sein.

Leitsatz 6: Wenn Körper, Seele und Geist sich finden – vitale Evidenzerfahrungen
Vitale Evidenz ist nach der Theorie der Integrativen Bewegungstherapie der Moment, in dem positives Körpererleben, emotionale Zufriedenheit und kognitive Einsicht und soziale Bezogenheit zusammenwirken. Vitales Evidenzerleben hat eine starke Veränderungswirkkraft bzw. birgt eine hohe Wahrscheinlichkeit, dass der Mensch versucht, diese erlebten Zustände immer wieder herzustellen. Es ist davon auszugehen, dass in solchen Zuständen das dopaminerge System aktiviert wird.

Die Aktivierung »vitaler Evidenz« (Petzold 2003) umfasst vier Komponenten: das Erreichen interessanter *kognitiver Einsichten* wie positive Überzeugungen (»Ich tue etwas für mich, das ist gesund, das fördert mein Gehirn.«), *emotionale Erfahrungen* (»Ich habe Freude, bin neugierig.«), positives *körperliches Erleben* (das Gefühl von Entspanntheit, Leichtigkeit, Lebendigkeit, Wachheit und Durchhaltevermögen) und *soziale,* zwischenmenschliche Bezogenheit (»Ich bin bei anderen, hier werde ich akzeptiert, hier ist ein Platz für mich, die mögen mich.«). Durch Hüpfen und Springen während der Ausdauertherapie können auch lustvolle kindliche Bewegungsmuster aufgrund implizit gespeicherter positiver Bewegungserfahrungen (Leibgedächtnis) aktiviert werden. Leider ist das bei unseren Schmerzpatientinnen meist nur sehr begrenzt durchführbar. Allein durch die Vorstellung positiver Erinnerungen einer lustvollen »Bewegungszeit« können solche Erfahrungen reaktiviert werden.

PRAXISTIPP

Nebst einer kurzen Einführung zur richtigen Anwendung von Ausdauertherapie finden Sie im POLYLOGE-Archiv einen Artikel zu den verschiedenen Formen der kognitiven, emotionalen und körperlichen Spannungsregulation (Waibel 2009) mit vielen Übungsbeispielen.
Einfach bei Google oder einem anderem Suchportal POLYLOGE (FPI-Publikationen) eingeben und dort auf der Seite die Suchfunktion »Ausdauertherapie«. Der direkte Link:
https://www.fpi-publikation.de/integrative-bewegungstherapie/04-2009-waibel-m-j-ausdauertherapie-als-uebungszentrierte-modalitaet-kognitive-emotionale/

Leitsatz 7: Ich schaffe es! – Kognitive Überzeugungshilfen und volitive Beharrlichkeit
Kognitive Überzeugungshilfen für die Ausdauerbewegung sind nicht zu unterschätzen. Viele Menschen lassen sich zu Handlungen bewegen, um negative Konsequenzen (»Wenn du das nicht machst, schädigst du dich.«) ihres Verhaltens zu vermeiden. In der Praxis setzen wir daher gezielt auf bewusste Informationen, die wir dem Patienten in *Mini Lectures* und Vorträgen (s.o.) vermitteln. Zum anderen werden systematisch unbewusste Informationen dargeboten, wie z.B. häufige Wiederholung von Inhalten (geistige Wachheit und Kreativität), positive Zuschreibungen, die als besonders attraktiv wahrgenommen werden (straffe Oberarme, attraktive Hüften, sanftes Abnehmen etc.). Von entscheidender Bedeutung sind willenspsychologische und willenstherapeutische Maßnahmen. Es muss zu einer Entscheidung (*Decision*) kommen: »Ich will akti-

ver werden!«, dann zu einer Umsetzung (*Conversion*): »Heute hab ich begonnen mit dem ersten Schritt, morgen gleich noch einmal!«, dann aber ist Beharrlichkeit, Ausdauer (*Persistence*) erforderlich: »Es regnet zwar, aber ich bleib dran, auch heute!« Ausdauertherapie braucht den Willen.

PRAXISTIPP

Ausdauertherapie hat mit Psychotherapie eines gemeinsam. Zur Veränderung benötigt es sehr viel Willenskraft. Und je schwerer die Erkrankung ist, desto mehr Aktivität ist von der Patientin gefordert. Diagnostisch können Sie anhand der Ausdauertherapie leicht erkennen, ob Ihre Patientin schon genügend Willenskraft zur Veränderung ihrer Situation hat. Geht sie regelmäßig zur Ausdauertherapie, versucht sie, auch dabei zu sein, wenn das Wetter schlecht ist oder es ihr nicht so gut geht, dann würde ich immer eine gute Willensprognose bescheinigen. Geht Ihre Patientin zum Arzt, um sich wegen somatischer Symptome befreien zu lassen, versucht sie, sich über das Pflegepersonal zu entschuldigen, oder kommt sie einfach gar nicht, dann ist Willensarbeit sehr vonnöten (Tendenz zur malignen Regression). Wir haben interessante Korrelationen zwischen guten Behandlungsprozessen und der regelmäßigen Teilnahme an der Ausdauertherapie als auch umgekehrt zwischen negativen Behandlungsverläufen und dem ständigen Fehlen in der Ausdauertherapie beobachten können.

Leitsatz 8: Der Wind trägt mich – Wahrnehmungsförderung, Imaginationstechniken und Kreatives Laufen

Die Förderung der Wahrnehmungen in der ökologischen Umgebung, das Erleben von Weite und Wärme oder Wind sowie von Ruhe als basale Wahrnehmungsqualitäten, die zu positiven Geherfahrungen und emotionalen Umstimmungen führen, das Erleben von Gerüchen und die multiple Aktivierung von Sinneserlebnissen sind besondere Erfahrungseindrücke und im Konzept einer multiplen Stimulierung von hohem Interesse.

Aber auch verschiedene Imaginationstechniken bzw. Methoden des mentalen Trainings können in die Ausdauerbewegung integriert werden. Bilder und Vorstellungen wie *»sich vom Wind tragen oder schieben zu lassen«*, das »Aufgehen« in einer schönen Landschaft, Fantasiebilder u. a. sind wichtige Top-down-Techniken. Solche Imaginationserfahrungen können zuvor bei entsprechenden ökologischen Bedingungen (stärkerer Wind) zunächst real angebahnt werden.

Bottom-up-Techniken: »Kreatives Laufen« wie Leichtigkeit im Gehen, Gehen wie eine Katze, Elefantengang oder beschwingtes Gehen, Gehen mit Lächeln, aber insbesondere durch implizite Geherinnerungen wie Hüpfen und Springen, spielerisches Gehen wird hierdurch angebahnt.

PRAXISTIPP

Eine schöne Zusammenstellung von imaginativen bzw. meditativen Lauftechniken findet sich bei Bauer 2007. Die Theorie-Praxis-Verschränkung mit vielen Beispielen finden Sie in dem zuvor genannten frei zugänglichen Artikel (Waibel 2009).

Leitsatz 9: Das Gehen mit den Anderen – Synchronisation und lösungsorientiertes Gehen
Mit anderen die mitvollzogene Bewegung in Kommunikationen und Interaktionen zu erleben und zu teilen ist eine besonders schöne Erfahrung. Patienten stimmen sich ständig unbewusst aufeinander ab, was Tempo und Gehrhythmus anbelangt. Beim gemeinsamen Gehen kommt es leicht zu Gesprächen und Interaktionsmöglichkeiten: Man spricht kurz und geht weiter oder nimmt an einem interessanten Gespräch teil. Umgangssprachliche Redewendungen finden im gemeinsamen Gehen ihren tieferen Sinn (um-gehen, mit-gehen, hin-gehen, weg-gehen, begleitet werden usw.)

Dass Gehen und Laufen den Gedankenfluss anregt, ist eine alte Weisheit. Die Peripatetiker unter den Philosophen der Antike haben im Gehen philosophiert. Kreative Einfälle entstehen nicht selten im Gehen.

PRAXISTIPP

Motivieren Sie Ihre Patientinnen, indem Sie ihnen verständlich machen, dass das Gehirn gerade beim beschleunigten Gehen besonders gut arbeitet und kreativ ist. Wenn Ihre Patientinnen eine gute Idee für ein Geschenk benötigen, Überlegungen zum Ausrichten eines Geburtstags benötigen usw., sollen sie gehen. Oft kommen einem die besten Ideen beim Gehen. Der freie Gedankenfluss wird hier besonders angeregt.

Wenn sich Patienten in der Integrativen Bewegungstherapie mit einem schwierigen Thema beschäftigen, Konflikte sie belasten oder sie vor einem schwierigen unlösbaren Problem, einer verfestigten Einstellung oder einer wichtigen Entscheidung stehen, schlage ich ihnen vor, dieses Problem mitzunehmen und einfach mal allein zu laufen oder zu gehen. Nicht selten zeigen sich durch die Bewegungsaktivierung erste Ansätze kognitiv kreativer Lösungen. Patientinnen sind oft erstaunt darüber, wie sie über das Gehen zu neuen Anregungen kommen.

Wer mehr darüber wissen möchte, dem empfehle ich das Büchlein von Thom Hartmann »Nimm dein Problem und geh los!« (2007). Aus einer interessanten wissenschaftlichen Sicht beschreibt zum gleichnamigen Thema Shane O'Mara (2021), Professor für experimentelle Neurowissenschaft am Trinitiy College der Universität Dublin, das Glück des Gehens, kreatives und soziales Gehen:

> »Kaum etwas bringt uns so schnell auf andere Gedanken und befördert das eigene Wohlbefinden so problemlos wie ein Spaziergang. Das Gehen ist eine der simpelsten, alltäglichsten und zugleich zufriedenstellendsten Tätigkeiten,

von der unsere Gesundheit, unsere Resilienz, unsere Kreativität und unsere Stimmung erheblich profitieren.«

Leitsatz 10: Die Wertschätzung meines Leibes ist eine Lebenskunst – Ausdauer in einer Philosophie der Lebenskunst

Richtig gelehrte Ausdauertherapie eröffnet dem Patienten einen Weg zum sorgsamen Umgang mit seiner Leiblichkeit, d.h. eine Wertschätzung des Leibes und seiner Gesundheit. Aus einer anfänglichen zumeist passiven, erlittenen und ängstlichen Sorge des Patienten um sich und seine Gesundheit erlebt er über das aktive Gehen – z.T. verbunden mit einer mentalen Weggestaltung – eine Veränderung, wie in den vorangegangenen Leitsätzen beschrieben, hin zu einer bewussteren und aktiveren Lebens- und Leibgestaltung. Das Gehen wird zu einer »Wegerfahrung«. Der Weg führt weiter und eröffnet unseren Patienten neue Horizonte. Wir vertreten in der IBT eine »Philosophie des Weges« (Kapitel 5.1), die den antiken Gedanken vom Lebensweg aufnimmt bzw. die asiatische Weisheit vom »Weg als Ziel«.

In dieser Arbeit mit dem Gehen, die durch Imaginations- und Naturübungen vertieft werden kann, kommen Bewusstwerdungsprozesse »in Gang«, wie sie z.B. Seneca oder Mark Aurel beschreiben und wie sie von Foucault, Petzold und Schmid mit ihrer Aktualisierung des antiken »Lebenskunst-Gedankens« für den Menschen von heute aufgegriffen wurden. Ziel ist ein aufgeklärtes Interesse an sich selbst, das zu einer aktiven, vom Selbst initiierten klugen Sorge führt, die von aktivem Handeln und weniger von Angst und Hilflosigkeit geprägt ist. (Foucault 1986, Schmid 1998).

Die Arbeit mit Gehen und Bewegen in der Natur ist für viele Schmerzpatientinnen eine besondere Erfahrung. Hieraus entwickelt sich Freude am Lebendigen und Schöpferischen. Im Band »Die neuen Naturtherapien« (Petzold et al. 2018) gibt es viele Beispiele, wie Naturerleben mit Bewegung verbunden werden kann. Eine persönliche Schilderung zur Heilkraft von Green Meditation als Hilfe in belastenden Lebenssituationen finden Sie im Netz (Petzold 2019) nebst weiteren praktischen Übungen und Anleitungen. Ich werde auch im folgenden Kapitel vertieft darauf eingehen.

Zum Abschluss dieser Leitsätze stelle ich Ihnen eine etwas ausführlichere Prozessschilderung zur Ausdauertherapie und Bewegung mit einer Patientin vor, die sich über mehrere Jahre hingezogen hat. Gewiss – solche Erfahrungen macht man nur selten in seiner Berufskarriere!

PROZESSBEISPIEL Prozessbeschreibung einer Patientin mit einer komplexen traumatischen Belastungsstörung und einer multiplen Schmerzsymptomatik

Die Erstbegegnung mit der Patientin verläuft so, wie man es sich klinisch nun überhaupt nicht wünscht. Ich sehe die Patientin an einem Dienstagmorgen kurz vor 7.00 Uhr zur Ausdauertherapie. Sie spricht mich sofort an und fragt, »was der Scheiß hier auf ihrem Plan soll, noch so früh …« Das sei ja »unmenschlich«. Ich versuche, ihr freundlich zu erklären, warum wir das so früh machen, was der Sinn sei, aber schon nach wenigen Sätzen unterbricht sie mich und sagt, das sei ihr alles scheißegal, sie weiß nur eines, den Mist mache sie nicht mit. Ich kenne die Patientin nicht, sie kommt aus einem anderen Team, nicht aus meinem Schmerzteam, und ich weiß, sie müsste eigentlich mitmachen, aber vor der Gruppe ist die Auseinandersetzung zeitlich nicht leistbar und auch nicht besonders sinnvoll. Somit lasse ich sie für diesen Tag gehen.

Im Gespräch mit der zuständigen Therapeutin erfahre ich dann, dass es sich um eine komplex traumatisierte Patientin handelt, die jedoch aufgrund der aktuellen Symptomatik durchaus mitgehen könnte. Ich hatte mit der Therapeutin gemeinsam schon mehrere sehr schwierige Patienten mit komplexen Traumatisierungen in der jeweiligen Biografie und die Therapeutin schätzt die Möglichkeiten des regelmäßigen Gehens und der Arbeit in der Natur als sehr wichtig und unterstützend in Hinblick auf emotionale Selbstregulierung ein. Allerdings habe die Patientin schon mehrere Klinikabbrüche hinter sich, auch mehrere traumaspezifische Behandlungen mit geringem oder gar keinem Erfolg.

Ich lade die Patientin zu einem Gesprächstermin ein und sie kommt tatsächlich. Sie ist schwarz gekleidet, würdigt mich keines Blickes, aber sie spricht mit mir. Ich versuche, ihr den Sinn der Therapie näherzubringen, das beeindruckt sie jedoch wenig, sie lehnt kategorisch ab. Nach meiner Frage, wie sie denn zu mir in die Gruppe gekommen sei, weiß sie keine Antwort. Daraufhin sage ich ihr: »Aber Sie müssen doch von einem Kollegen in die Ausdauertherapie eingestuft worden sein.« Nein, antwortet sie, sei sie nicht. Verwundert schaue ich mir ihre elektronische Akte an, woraus ersichtlich wird, dass sie bei allen drei Terminen unentschuldigt gefehlt hat. Ich teile ihr das mit, was sie jedoch wenig beeindruckt. Die Therapiedispo hat die Patientin dann einfach bei mir in die Gruppe eingeplant. Trotz aller Versuche schaffe ich es an diesem Tag nicht, irgendeinen Kontakt bzw. Kontrakt mit der Patientin zu schließen, und betone abschließend lediglich, dass ich sie »gerne in meiner Gruppe begrüßen würde«. Daraufhin lächelt sie ein wenig und verabschiedet sich.

Zweieinhalb Wochen später taucht sie morgens plötzlich wieder kurz vor sieben Uhr auf. Ich zeige mich erfreut und gehe auf sie zu. Sie sagt: »Sie können sich Ihre gute Laune sparen«, sie komme nur, weil sie sonst aus der Klinik fliege, das Team habe sie dazu gezwungen. Ich sage nichts, vertraue auf eines: Wer geht, der verändert sich, und sei es noch so langsam ...

In den folgenden Stunden ist sie dann immer dabei, zwar missmutig, aber sie ist dabei und stets pünktlich. Niemand traut sich, sie anzusprechen, sie läuft irgendwo allein zwischen den anderen, die Übungen in der Natur macht sie mit.

Unser Ablauf ist aus haftungsrechtlichen Gründen standardisiert: Wir bieten den Patienten zunächst im Park eine Einführung in das Nordic Walking an, dann gehen wir durch den Park mit einfachen Übungen des Erlebens und Infos zu Belastung und Stress schließlich hoch in den nahegelegenen Wald, wo wir einen Rundkurs absolvieren. An zwei Stellen bieten wir naturspezifische Übungen zum Erleben an, einfache Formen von Green Meditation. Dabei ist eine Stelle besonders beeindruckend, denn wir gehen auf einen Wasserreservoirhügel, der sich leicht über die Fichtenspitzen des Waldes erhebt. Steht man hier, kann man über die Fichten- und Tannenspitzen in die Weite des Schussentals blicken, bei günstiger Wetterlage sogar bis in die Alpen. Ein atemberaubender Platz, so beschrieben es einige der Patienten. Von hier aus geht es dann wieder zurück durch den Park in die Klinik.

Auf dieser Anhöhe des Wasserreservoirs steht die Patientin auch ganz allein, ein Stück entfernt von der Gruppe. Sie machte keine einzige Übung mit. Sie steht regungslos da, und nach Beenden des Übungsangebots geht sie in sicherer Distanz mit zurück in die Klinik. Nach der letzten Stunde am Ende des Klinikaufenthalts verabschiedete sie sich nicht. Im allgemeinen Klinikbetrieb hat man nicht immer Zeit, nachzufragen, wie denn der Verlauf gewesen sei. Die zuständige Kollegin meinte später beim Mittagessen nur: »Sei froh, dass du sie nicht in den anderen Stunden gehabt hast.«

Zwei Jahre später ist die Patientin wieder da und kommt sofort zur Ausdauer- und Naturtherapie. Ich bin überrascht, die Patientin lächelt nur süffisant und meint: »Ich hab's kapiert, wenn ich bei Ihnen nicht mitmache, fliege ich gleich raus, also – Sie haben die besseren Karten ...« Es läuft fast wie beim ersten Mal ab, die Patientin, schwarz gekleidet, hält jeden auf Distanz und geht für sich. Andere Patienten reden über sie.

Dann, nach knapp vier Wochen, als ich sie beim Gehen in der Gruppe eines Morgen überhole, fragt sie mich plötzlich von der Seite: »Wieso meinen Sie eigentlich, dass mir das was bringen soll?« Im ersten Moment bin ich völlig perplex, dann aber entwickelt sich ein vorsichtiger Dialog und ich antworte, das müsse man sehr spezifisch sehen und ob ich etwas zu ihrer Erkrankung sagen dürfe. Dann sei das leichter zu erklären. Es überrascht sie, dass ich etwas weiß über ihre komplexen Traumatisierungen und ihre Schmerzen. Wir sprechen über die Verarbeitung traumatischer Erfahrungen im Gehirn, die Erhöhung der Schmerzschwelle durch körperliche Aktivität und die Rolle des Gehens und der Natur. Sie fragt nach, was da genau passiert im Gehirn, und hat bereits Grundwissen über die Funktionen der Amygdala und des Hippocampus bei traumatischen Erlebnissen und bei Stress und Schmerz. Es bleibt jedoch bei diesem kurzen, aber intensiven Austausch.

Sie hat bei diesem Aufenthalt einen anderen Therapeuten. Dieser meint nur, es sei alles recht schwierig und er erwarte keine großen Veränderungen. Die Compliance sei derzeit zu schlecht.

Wiederum knapp drei Jahre später: Ich vertrete die IBT-Gruppe einer Kollegin. Gleich zu Beginn schlägt mir aus der Gruppe höchste Unzufriedenheit entgegen. Die Gruppenmitglieder beschweren sich sofort zu Beginn der Stunde: Ständig sei jemand krank, zu wenig Einzeltherapie, was das in der Gruppe bringen soll, kann keiner erklären, das Essen sei schlecht, sie fühlten sich in ihrer Erkrankung missverstanden, die Pflege sei unfreundlich usw. Ich versuche, gute Gegenargumente zu bringen, doch es ist schwierig. Dann erkenne ich meine ehemalige Patientin aus der Ausdauergruppe, erstaunlicherweise nicht mehr schwarz gekleidet und auch äußerlich ein wenig verändert. Daher konnte ich mich nicht sofort an sie erinnern. Nach diesem nun gut zwanzigminütigen »Beschwerdeszenario« meldet sie sich heftig und meint: »So, und jetzt möchte ich auch noch was dazu sagen.« Ich denke nur: »Oh Gott, das jetzt auch noch ...«

Die Patientin beginnt jedoch sehr ruhig zu sprechen: »Ich denke, Sie haben alle keine große Therapieerfahrung oder Sie wollen es nicht wissen. Sie wollen vielleicht auch nichts ändern und dann sind Sie hier falsch. Ich war wesentlich schrecklicher und schlimmer als Sie drauf. Ich habe Kliniken verlassen, mich bei Krankenkassen und Rentenversicherungsträgern beschwert. Wissen Sie, ich habe mich durch mehrere Suizidversuche bereits von diesem Leben verabschiedet. Aber es hat nicht geklappt. Dann hat man mich zu Therapien gezwungen, dieser Herr da gehört auch dazu, morgens um 7.00 Uhr bei Eiseskälte raus in den Wald. Dann stehen Sie auf einer Anhöhe und denken sich: Was soll der Scheiß mit der Grünen Meditation, warum lassen mich nicht alle in Ruhe?

Aber dann passierte da was ganz Wesentliches für mich: Es ist plötzlich Ruhe, es weht der Wind, ein paar Bäume bewegen sich sanft, plötzlich spürst du, du gehörst auch hierher. Und dann sehe ich da einen Baum, noch schwerer getroffen als ich selbst, wahrscheinlich ein Blitz oder was weiß ich ... (Die Patientin ist gerührt, macht eine Pause, die Gruppe ist inzwischen ganz ruhig, hört zu.) Und dieser Baum lebt, irgendwas hält ihn am Leben. Und ich gehe von diesem Moment an jeden Tag dorthin, der Baum lebt. Er hat das irgendwie überlebt, es wachsen neue Triebe aus ihm hervor. Ich gehe nach zwei Jahren, als ich wieder hier bin, an diese Stelle und er lebt, ja, er hat sich sogar weiterentwickelt. Und nach weiteren drei Jahren ist er verschwunden. Warum ist er weg? (Sie stellt die Frage in den Raum, die Gruppenmitglieder können der Patientin an dieser Stelle nicht recht folgen ... eine kurze Pause dann). Möglicherweise hat ihn jemand abgeholzt, aber in der Natur hätte er überlebt. Und jetzt sage ich euch: Ich habe überlebt, ich habe begonnen, diese beschissenen Ratschläge anzunehmen, ich bin jeden Tag gelaufen, mehrere Kilometer, und irgendwann ging es mir besser. Irgendwann habe ich gespürt: Das, was ich erlebt habe, ist Vergangenheit, und selber zu gehen heißt, in die Zukunft zu gehen. Aber ich habe es auch selber gemerkt: Ich muss es tun. Und ich kann keinen dafür verantwortlich machen, keine Therapeuten, keine Klinik, keine Täter oder sonst jemanden. Mich wird niemand beseitigen. (Längere Pause) Leute, es hängt nur an euch!«

Damit beendet sie ihren Monolog und schaut zum Boden. Die Gruppe ist stumm.

Ich lade die Patientin wenige Tage später zu einem Gespräch ein und will von ihr wissen, was sie so verändert habe. Letztendlich kann sie es nicht sagen. Sie habe diese Erfahrung mit dem Baum gemacht, sie habe sich plötzlich für Sekunden wieder gespürt, alles sei an dieser Stelle plötzlich wieder anders gewesen. Sie dankt mir, dass ich ihr geholfen habe, ihren Weg zu finden, aber das sei vielleicht auch nur zufällig gewesen. Sie habe plötzlich in der Natur was ganz Wesentliches erkannt, das sei aber trivial: Das Leben gehe weiter, egal, was passiert. Es sei auch wichtig gewesen, dass ich ihr gesagt habe, sie müsse aufgrund ihrer Erfahrungen regelmäßig gehen, und am besten in der Natur. Ja, das habe zunächst ein wenig geholfen, sie sei auf andere Gedanken gekommen, sie habe ihre negativen Gefühle besser in den Griff bekommen, die negativen Emotionen seien weniger geworden. Meine anderen Hinweise seien hingegen kaum hilfreich gewesen. Das sei zu schwierig gewesen. Letztendlich sei sie immer wieder in die Natur gegangen, denn die Menschen seien ihre Feinde geworden. Jetzt allmählich würde sich irgendwie vieles verändern, sagt sie dann mit leichtem Lächeln und dankt mit einem festen Händedruck auf ihre ganz eigene Art.

6.2.2 Stress, Selbstregulation und Entspannung

Schmerz ist für das menschliche Gehirn eine besondere Variante von **Stress**. Die Schmerzmatrix des Gehirns hat eine weitreichende Überlappung mit dem Stressverarbeitungssystem (Egle 2021). Die Schmerz- bzw. Stressregulierung ist bei Patientinnen mit chronischen Schmerzerkrankungen zumeist mit einer mangelnden bio-psycho-sozial-ökologischen Selbstregulierung verbunden. Egle 2020 beschreibt daher bei chronischen Schmerzzuständen neben einer primär nozizeptiven und einer primär neuropathischen Genese als dritten pathogenetischen Mechanismus eine stressinduzierte Hyperalgesie.

Daher ist auf die Entwicklung und Förderung einer individuell verbesserten Stressregulierung in Bezug auf den Alltag ein besonderes Augenmerk zu richten. In der übungszentrierten Modalität geht es zunächst darum, den Patientinnen wirksame Mittel für die Stressregulierung anzubieten, d.h. vorhandenen Stress auszugleichen und abzubauen, z.B. über Ausdauertherapie und Entspannungsverfahren. In der erlebniszentrierten Modalität stelle ich Ressourcenaktivierung als wichtige Möglichkeit der Stressregulierung und -kompensation vor und in der konfliktzentrierten Modalität geht es darum, die individuelle Kompetenz und Performanz in sozialen Stresssituationen zu verbessern mit dem Ziel einer guten Stressabwehr.

Mit dem Gießkannenprinzip des »Viel hilft viel« oder nach dem Motto »Achtsamkeit ist immer gut« vorzugehen widerspricht einer differenzierten und individuell intersubjektiv ausgerichteten Therapiestrategie. Unsere Stressregulationsangebote orientieren sich an differentialdiagnostischen Befunden, an den Phänomenen der Patientinnen, ihren Möglichkeiten und Grenzen, ihren Vorlieben und ihrer subjektiven Wirksamkeitserwartung. Die Bewegungstherapeutin sollte daher über ein Repertoire unterschiedlichster Entspannungs- und Stressregulationsmethoden und -techniken verfügen, die an die jeweilige Patientin angepasst sind. Wir arbeiten hier mit dem Konzept der Selbstregulation. Warum?

Für uns als klinische Praktiker und Praktikerinnen stellte sich zunächst die Frage nach der Namensnennung, als wir Anfang 2010 unsere Überlegungen austauschten mit dem Ziel, diverse Entspannungsverfahren wie Jacobson, Atemtherapie und Meditative Morgenbewegung zusammenzuführen und auch östliche populäre Verfahren wie Tai-Chi und Qigong zu integrieren, ohne einen »Gemischtwarenladen voller Entspannung« anbieten zu wollen. Die Bedeutung der Selbstregulierung in den Fokus und das Bewusstsein des Patienten zu bringen, nämlich, wie wichtig die tägliche Übung, die Übung an der Veränderung für eine erfolgreiche Therapie ist, war unser Ziel. Dürckheims Konzept »Der Alltag als Übung« (Dürckheim 2001) war für uns hierbei Vorbild.

Zunächst aber zur Frage, warum wir den Begriff der Selbstregulation gewählt haben und nicht etwa Stressmanagement oder Entspannungstechniken. Der Begriff der Selbstregulation findet sich in unterschiedlichsten Definitionen in den verschiedenen Wissenschaftsdisziplinen:

In der Biologie ist Selbstregulation ein grundlegendes Funktionsprinzip lebender Organismen. In der Physiologie lebender Organismen laufen ständige Prozesse von Selbstregulation ab. Das Nachhirn beim Menschen (Myelencephalon) mit dem Pons und der Medulla oblongata (oder verlängertem Rückenmark) beispielsweise kontrolliert grundlegende Funktionen wie Blutzirkulation, Herzschlag, Atem oder Lungenaktivität. Auch wichtige Reflexe sind in der Medulla oblongata lokalisiert wie Gähnen, Husten oder Niesen.

Bei Stressbelastungen z. B. durch körperliche Aktivität kommt es ab einer gewissen Belastungs-Wattzahl zu einer vermehrten Atmung und gesteigerten Herz-Kreislauf-Aktivität. Dies zeigt sich durch die Steigerung der Pulswerte und evtl. des Blutdrucks. Nimmt der Stress hingegen ab oder ist er völlig weg, so reguliert sich der Organismus messbar wieder recht schnell. Der Puls sinkt beispielweise nach ein bis drei Minuten in der Cool-down-Phase (Erholung) auf einen durchschnittlichen Wert.

PRAXISTIPP

In der klinischen Therapie sind die biologischen Parameter im Rahmen der Selbstregulation eine wichtige Grundlage in Diagnostik, bei therapeutischen Überlegungen und in der Evaluation der erzielten Ergebnisse gegen Ende des Aufenthalts. Bereits in der Aufnahmewoche machen wir mit unseren Schmerzpatientinnen einen Fahrradergometerbefund mit den Daten Ruhepuls, Belastungspuls bei verschiedenen Watt-Belastungen, maximale Belastungsgröße, Ausdauerbelastung sowie Erholungsphasen.
Materialien finden Sie hierzu im internen **Schattauer Medien-Archiv Nr. 5** Einschätzung der Ausdaueraktivität und Stressregulierung.

PROZESSBEISPIEL

Herr C., ein Patient mit chronischen Rückenschmerzen, ist stolz auf seine körperliche Fitness. Auf dem Ergometer fährt er locker 125 Watt über einen längeren Zeitraum und würde sich sogar wesentlich mehr belasten, wenn ich ihn nicht auf seine maximale Pulsfrequenz aufmerksam machen würde, die wir bei 75 Prozent der maximalen Herzfrequenz (122) entsprechend seinem Lebensalter (58 Jahre) festgelegt haben. Er geht hier gern an der Grenze ... und weiter (mal 135, mal 130). In der Entspannungsphase (*Cool-down*) nach dem Ergometertraining sollte der Puls spätestens nach drei Minuten unter 90 (55 Prozent) gesunken sein. Ich erläutere ihm, dass ich auch schon mit unter 100 zufrieden sein würde. Darüber ist nicht so gut, weil er dann weiterhin eine stresshormonelle Ausschüttung habe. Auffällig in der Ergometerbefundung war, dass sein Ruhepuls bei 84 lag, was bei einem trainierten

Menschen als hoch einzustufen ist. Normalwerte sind hier zwischen 60 und 80, zumeist unter 70, wenn keine weiteren internistischen oder sonstigen Erkrankungen vorliegen. Dies ist bei Herrn C. nicht der Fall. Er sei gut durchgecheckt, meint er locker. In der Cool-down-Phase bleibt der Puls hoch, auch nach fünf Minuten hat er immer noch einen Puls von 108. Er wird unruhiger und fragt sich, was da los sei, denn er merkt bei seinen Mitpatientinnen, dass deren Pulszahlen inzwischen deutlich unter 100 gesunken sind. Ich kenne Herrn C. nur aus dem Ergometertraining und der Ausdauertherapie. Ich frage ihn, ob er Probleme mit Entspannung und Beruhigung habe. Er meint, er wisse das nicht, er sei den ganzen Tag unter Strom. Entspannungstherapie sei ihm zu langweilig, da werde er nur unruhig ...

Allein diese Auswertungen vermitteln uns und den Patientinnen interessante physiologische Details zur Stressregulation. Für die Patientinnen und besonders die männlichen Patienten wie Herrn C. ist dies sehr hilfreich, weil sie objektiv Veränderungen ihrer Daten in Kausalität mit ihren körperlichen Aktivitäten und der Fähigkeit, Stress zu regulieren, sehen können.

In der Psychologie und Psychotherapie sind maßgebliche Konzepte, in denen der Begriff der Selbstregulierung oder vergleichbare konzeptionelle Ansätze entwickelt und verwendet wurden, vor allem bei Fritz Heiders (Heider 2004) »Balancetheorie«, Albert Banduras (Bandura 1977) »self efficacy«, F. H. Kanfers (Kanfer 1991) »Selbstmanagement« und nicht zuletzt bei Aaron Antonovskys «Kohärenz« (Antonovsky 1979) zu finden. Im frühen Werk von Freud (Freud/Fliess 1975) finden sich in seinen Briefen an Wilhelm Fließ immer wieder interessante physiologische und neurologische Skizzen und Überlegungen, wie neuronale Energie seelische Prozesse beeinflussen.

Sándor Ferenczi erweiterte die spätere psychoanalytische Technik Freuds und verließ die distanzierte und abstinente Gesprächsführung, indem er mehr auf das Erleben seiner Patienten einging und regressive Bedürfnisse gewährte. Er erweiterte somit im Sinne der Selbstregulierung das Spektrum von einer rein kognitiven hin zu einer emotionalen Regulierung.

In unserem integrativen Verständnis definiert Petzold 2003 die Selbstregulation als dynamische Regulation:

> »Als dynamische Regulation bezeichnen wir den Operationsmodus im Regulationsgeschehen von komplexen, lebenden Systemen, durch den Systemfunktionen auf allen ihren Ebenen optimal wirksam werden können: intrasystemisch auf der physiologischen, emotionalen, kognitiven, volitionalen Ebene, intersystemisch auf der sozialen und ökologischen Ebene in variablen Umwelten mit wechselnden Kontext/Kontinuum-Bedingungen (Belastungen, Anforderungen und Chancen, affordances). Das schließt auch ihre optimierende Entwicklung, Veränderung, Neuorganisation ein, die geschehen, wenn z. B. durch reafferente Progressionen, durch anregende Rückwirkungen (Reafferenzen) Entwicklungen angestoßen werden, oder wenn durch ›multiple Stimulierung‹ aus der Systemumwelt oder durch multiple Konnektivierungen (von intra- und

> intersystemischen Elementen, Prozessen) neue Lösungen, Verhaltensmöglichkeiten, ja ggf. neue Regulationsprinzipien sich spiralig-progredierend entwickeln oder auch spontan emergieren.«

Für die klinische Praxis bedeutet dies im übungszentrierten Modus bei unseren Schmerzpatientinnen, dass wir heilsame und salutogene Erfahrungs- und Erlebensqualitäten auf allen wesentlichen Ebenen ermöglichen. Wir sprechen von multiplen Stimulierungen, favorisieren also nicht die »eine Methode«, sondern versuchen, wie schon zuvor bemerkt, mit unseren Patientinnen zusammen Formen optimaler Selbstregulation zu finden. Damit schaffen wir Bedingungen, die nach dem wissenschaftlichen Diskurs der Neurobiologie gesunde und funktionale neurohumorale, psychophysiologische und immunologische Steuerungsprozesse gewährleisten (vgl. ebd.). Nach Osten 2009 sind solche Faktoren der dynamischen Regulation insbesondere eine gute leibliche Eigenwahrnehmung, die Förderung der Selbstwirksamkeit, eine gute Stressadaption, emotionale Stabilität und die Fähigkeit zur Antizipation.

Ich beschreibe hier einige spezifische Techniken, die sich für unsere Schmerzpatientinnen besonders bewährt haben und eine hohe Akzeptanz bei ihnen aufweisen. Nach den ersten oder weiteren Aufenthalten der Patientinnen berichten diese bei persönlichen Nachfragen bzw. über Mailkontakte, dass die nachfolgend beschriebenen Übungen und Techniken im Alltag als sehr hilfreich zur Entspannung und aktiven Stressregulierung erlebt wurden. Auch seien die Techniken nach einiger Wiederholung leicht und erfolgreich anzuwenden. Wir hatten das Glück, unsere Patientinnen weit über ein Jahrzehnt begleiten zu dürfen, und danken ihnen für die ehrlichen und persönlichen Berichte. Derra 2020 betont ebenso das Kriterium der einfachen, schnellen und unauffälligen Anwendung im Alltag. Das bedeutet, dass eine Entspannung bzw. Selbstregulation möglichst durch einfache Induktion, kurze Übung (zwei bis drei Minuten), im Sitzen oder Stehen und ohne Hilfsmittel durchgeführt werden kann. Wer in der Lage sei, immer wieder zwischendurch zehn bis zwanzig Sekunden achtsam mit sich selbst zu sein, und einen Entspannungsreflex auslösen kann, wird die Homöostase in Bezug auf Stress und Befinden nachhaltig verbessern können. Somit steht nicht mehr die Entspannungsübung liegend oder im Meditationsraum im Zentrum dieses Denkens, sondern dass stressregulierende Induktionen in der Einkaufsschlange, auf der Parkbank, beim Spaziergang, im Wartezimmer usw. jederzeit durchgeführt werden können.

Derra/Schilling 2022 vermittelt in ihrem Ansatz von »Achtsamkeit und Schmerz« ein vergleichbares Konzept, in dem die Vorlieben der Patientin, die Einfachheit der Übungen und die Kurzzeitanwendung im Zentrum der therapeutischen Arbeit stehen. Die interessierte Leserin findet hier eine lebendige Zusammenstellung praxiserprobter wirksamer Übungen und Techniken als Hilfe bei chronischen Schmerzerkrankungen.

Vom Räkeln zum Gähnen über die Atmung zur Zentrierung: einige Grundelemente im Sinne des IDR

Am Anfang jeder Selbstregulation stehen die sanften Formen des Räkelns, des Gähnens und der Zuwendung zum eigenen Atem. Daraufhin folgen einfache Übungen zur Zentrierung.

Als spezifische Methode der Traumabehandlung hat Petzold 2004 auf dem Boden psycho- und neuromotorischer Erkenntnisse die »Integrative und Differentielle Relaxation« (IDR) – auch »Iso-Dynamische Regulation« (IDR) genannt, entwickelt. Dies sind in der Regel *Low Level Stimulations*, »sanfte Stimulierungen vonseiten des Therapeuten, die zu einem sanften Umgang mit sich selbst führen sollen«. Diese Maßnahmen haben das Ziel einer lockeren Spannung, also weder Erschlaffung noch Verspanntheit, sondern eine wache, energievolle Gelöstheit.

Sie finden hierzu eine einfache Anleitung im **Schattauer Medien-Archiv Nr. 6**.

Die intensiv stressregulierende Wirkung des physiologischen Seufzens wurde beispielsweise von dem Neurobiologen Andrew Hubermann von der Stanford University (2021) erforscht. Unseren Schmerzpatientinnen ist der Zugang zum eigenen Leib oft versperrt, sie spüren nichts als Schmerz und haben teilweise einen sehr negativen Bezug zum eigenen Leib entwickelt. Diese einfachen Übungen werden vorneweg in ihrem Sinn und den Zielen in der Therapie vermittelt, um einen sicheren Raum und eine gute Arbeitsatmosphäre zu schaffen. Die Schaffung einer guten Arbeitsatmosphäre, Wege zu einer leiblichen Umstimmung zu öffnen, das Erarbeiten von Motivation des Selbstübens stellt gerade am Anfang eines klinischen Aufenthalts eine wichtige Herausforderung dar. Derra 2003 sieht hier vergleichbare Faktoren und Risiken, die gerade beim Erlernen eines Entspannungsverfahrens zu beachten sind.

Ständige Wiederholungen sind wichtig, häufiger Übungswechsel im Sinne eines attraktiven Angebots in Richtung »Animation« eher kontraindiziert. Das wird von den Patienten nicht selten gefordert, bewirkt aber letztendlich neurophysiologisch keine Veränderungen, da Reizangebote der Wiederholung bedürfen, damit ein *Rebalancing*-Effekt erreicht wird. Physiologisch sind die Veränderungen allerdings oft schon nach wenigen Tagen für den Patienten und auch nach Wochen über die Belastungskurven beim Ergometer (verlangsamt ansteigende Pulserhöhung, schnellere Pulserholungswerte nach Belastung) als auch eine Senkung des Pulses messbar. Dies sind wichtige objektive Daten für uns, aber noch wichtiger für die Psychoedukation der Patientinnen, bei denen das eigenleibliche Spüren eingeschränkt ist und ihr Körperselbsterleben fast nur von Schmerz geprägt ist. Ich möchte jedoch den Optimismus dämpfen und auf die Ausdauer und Geduld des Therapeuten hinweisen: Wir erleben nicht selten, dass Patientinnen (gerade jene mit massiven defizitären und traumatischen Lebenserfahrungen) dieser Form der Spannungsregulation ablehnend gegenüberstehen: Sie wollen schnelle Ergebnisse, was vollkommen unrealistisch ist. Dann erst im zweiten oder dritten Aufenthalt können im Rahmen einer Intervallbehandlung vorsichtige Erfolge erreicht werden. Daher muss der »Therapeut in seiner Geduld ebenso ausdauernd bleiben« und auf die nachhaltigen Ergebnisse vertrauen.

Die nachfolgende Beschreibung gibt eine kurze Entspannungseinheit von 25 Minuten beispielhaft wieder:

PRAXISTIPP

Der therapeutische Raum (Bewegungsraum) ist der »sichere Ort der Selbstfürsorge«. Ich erkläre meinen Patientinnen das Modell: In diesem Raum erhalten sie einfache Übungen zur Unterstützung und Linderung. Übungen, die leicht auszuführen sind und schmerzlindernde und entspannende Wirkungen im Körper erzeugen. Ich erläutere den Patientinnen, dass sie mit Betreten des Raumes beginnen, für sich zu selbst sorgen. Jede Person versucht, einen guten Platz für sich zu finden, und richtet sich ihren Platz so angenehm wie möglich ein. Im Raum sind Stühle, verschiedenes Lagerungsmaterial, Keile, Matten, Decken, Kissen usw. vorhanden. Jede Person entscheidet für sich, welche Körperposition eingenommen wird (Liegen, Sitzen, Stehen). Beschwerden über Schmerzen sind in diesem Raum kein Thema. Sie werden ggf. später in der gruppendynamischen Stunde der Integrativen Bewegungstherapie aufgearbeitet. Die meisten Gruppenmitglieder finden nach einer kurzen Zeit ihren guten Platz, beginnen, mehr auf sich zu achten, und spüren auch nach einigen Wochen, wie wichtig es ist, nicht nur im therapeutischen Raum, sondern auch im realen Lebensraum auf gute Plätze, gute »Einhausung« und auf gute Demarkationen (Grenzziehungen) zu achten. Obgleich das Setting in dieser Gruppe immer gleich ist, benötigen einige Patientinnen Wochen, um dieses Angebot für sich nutzen zu können. Beschwerden im Team über die mangelnde Fürsorge des Therapeuten (regressive Bedürftigkeit), selten auch Entwertungen (da passiert doch nichts), müssen von mir, aber auch vom Team ausgehalten werden. Hat in der Gruppe jede Person ihren Platz im Sitzen, Liegen oder im Stehen gefunden, arbeiten wir zunächst mit den IDR-Übungen. Die Patientinnen beginnen allmählich, für sich selbst zu sorgen. Selten kommt jemand zu spät! Wenn ich den Raum betrete, haben die meisten Patientinnen schon ihren eigenen Raum abgegrenzt beziehungsweise ihren Lieblingsplatz gebaut. Nach den einführenden IDR-Übungen beginnen wir, zumeist über einen gewissen Zeitraum eine spezifische Entspannungstechnik in Kurzform (z. B. Jacobson) zu üben, sodass alle die Möglichkeit haben, diese zu erlernen und im Alltag anzuwenden. Wünsche der Patientinnen (wie Tai-Chi oder Qigong) werden ebenso berücksichtigt. Auch hier werden nur Kurzformen vermittelt und keine langen Übungsabläufe eingeübt. Je nach Fortschritt der Gruppe werden dann auch schwierigere Techniken der Stress- und Schmerzregulation erarbeitet. Die Gruppe kann gut mit einer ein- bis dreiminütigen Meditation beendet werden.

Was ist der tiefere Sinn dieser Vorgehensweise? Wir wissen heute, dass besonders die frühen Störungen im Kindesalter durch den frühen Mangel von Sicherheit, Halt und

Bindung gekennzeichnet sind. Hinzu kommen in der Lebensspanne unserer Patientinnen mit Schmerzerkrankungen häufig weitere psychosoziale Belastungen, traumatische Erfahrungen oder schwere Kränkungen. Der Verlust von Kindheit wird im Erwachsenenalter implizit »nachgefordert« und wir haben hierfür den klinischen Begriff der Regression. Jeder von uns Therapeuten und Therapeutinnen kennt die vielfältigen Bedürfnisse unserer Schmerzpatientinnen nach passiver Versorgung: Massage statt aktive Bewegungstherapie, Medikamente statt Entspannungsübung, Rente statt Arbeit. Diese Liste lässt sich unendlich fortsetzen und wir erleben daher diese therapeutische Arbeit häufig als sehr anstrengend. Die Kunst ist es, die Regressionsbedürfnisse der Patientinnen im Kontext der Therapie in eine gute Progression zu verändern. Zentraler Gedanke hierbei ist, dass unsere Patientinnen lernen, in einem sichereren Erfahrungs- und Übungsfeld Selbstkontrolle, Selbstfürsorge und Selbstverantwortung mit dem Ziel der Selbstwirksamkeit für sich zu erleben und auszuüben. Das Setting des realen sicheren und selbstbestimmten Raumes zeigt Parallelen zur traumatherapeutischen Arbeit auf.

Diese Vorgehensweise zeigt auch auf, warum die Anleiterin einer Entspannungsübung ohne psychotherapeutische Ausbildung zwar eine Entspannungsmethode vermitteln kann, jedoch in der Regel in Bezug zu einer professionellen und ausreichend differenzierten Beziehungsgestaltung schnell an ihre Grenzen kommt (Derra 2020). Pädagogisches Wissen, Kenntnisse in der Gruppendynamik, eine gute Selbsterfahrung und Grundlagentheorien als auch die Fähigkeit zur Selbstreflexion sind besonders notwendig, um gerade in der Anfangsphase erfolgreich zu sein.

Beispielhaft seien hier nun einige weitere wirksame Übungen aufgeführt, die leicht im Alltag durchgeführt werden können.

Arbeit mit dem Atem

Die Arbeit mit dem Atem entfaltet eine wirksame und schnelle Beruhigung und Entspannung, weil wir direkt auf den Hirnstamm Einfluss nehmen. Über den Atem drücken wir unsere augenblickliche Befindlichkeit und Stimmung aus. Dem geübten Körpertherapeuten fällt es auf, wenn seine Patientinnen ihr Atemmuster ändern, den Atem anhalten oder der Atem sich vertieft. Dies ist stets mit exterozeptiven und interozeptiven Stimulationen verbunden. Die Patientinnen nehmen solche feinen Veränderungen in ihrer Leiblichkeit zumeist gar nicht wahr. Atemarbeit ist daher besonders für die Entspannung und Stressregulation hochwirksam und kann überall und immer eingesetzt werden. Zudem ist sie gerade bei Schmerzpatientinnen sehr beliebt.

PRAXISTIPP

Eine einfache Übung im Rahmen der Selbstregulation ist das Beobachten der Atembewegungen. Wie bewegen sich meine Bauchdecke, meine Flanken, mein Brustbein, mein Brustkorb usw. bei der Ein- und Ausatmung? Diese Selbstbeobachtung führt allein schon zu einer intensiven Entspannungsreaktion.

Die Einflussnahme auf die Atmung kann dann in der Weise vorgenommen werden, dass die Ausatmung verlängert wird, was für einen parasympathischen Effekt sorgt. Bewährt hat es sich, dass man den Atemrhythmus einfach mitzählt, also Einatmung bis drei und Ausatmung bis drei. Dann wird die Ausatmung stufenweise verlängert bis vier, fünf oder sechs. Das verlängerte Ausatmen provoziert eine reflektorische vertiefende Einatemreaktion und führt neben einer verbesserten Sauerstoffversorgung zu einem tiefen Entspannungseffekt. Wir haben dies bereits in den 1970er-Jahren auf den Intensivstationen mit komatösen Patienten erfolgreich zur Pneumonieprophylaxe mit entsprechenden Interventionen durchgeführt.

Die Patientinnen können diese Form der Entspannungsatmung recht schnell lernen und dann im Alltag anwenden, zuerst in kleinen Stresssituationen (z. B. in der Warteschlange), später auch in emotional belastenderen Situationen, etwa im Gespräch mit dem Partner. Nach den ersten Erfolgen wird die Ausatemregulation schnell zu einer bewährten Selbstregulationstechnik. Hier ein kleines Patientenbeispiel.

PROZESSBEISPIEL

Ein Patient beschreibt: »Ich war bei Gericht. Drinnen war die Sitzung und ich musste noch warten. Ich war furchtbar aufgeregt, konnte nicht ruhig sitzen und machte ständig an irgendwas herum. Dann dachte ich an die Atemübung, stand auf und ging drei Schritte in der Einatmung, vier Schritte in der Ausatmung und erweiterte mein Gehen bis schließlich zu sechs Schritten in der Ausatmung. Zunächst war die Spannung noch groß, aber mit dem systematischen Gehen wurde ich immer ruhiger. Als ich schließlich hereingerufen wurde, war ich völlig ruhig.«

Bei dieser Atemübung muss nicht nur innerlich mitgezählt werden, sie kann auch besonders gut auf das Gehen übertragen werden, wie es im Beispiel beschrieben ist. Besonders effektiv ist die Übung, wenn der Gehrhythmus mit verlangsamt wird. Geht man sogar zu einem Zen-Gang über mit einem sehr langsamen Heben des Beines und Einatmen und einem noch viel längeren Senken des Beines zum Boden bei der Ausatmung und vorsichtigen Aufsetzen der Fußsohle, ist die Wirkung besonders intensiv.

Ein Wort noch zur Atempause, die in der Literatur oft zu kurz kommt. Ich empfehle noch mehr einen sogenannten Dreierrhythmus des Einatmens (z. B. bis drei), des Ausatmens (z. B. vier bis fünf) und der Pause (eins bis zwei). Die Betonung der Pause hat zumeist eine noch stärkere parasympathische Wirkung als die Verlängerung der Ausatemphase.

Zentrierungsübungen

In den Körper- und Bewegungstherapien werden Zentrierungsübungen in sehr unterschiedlicher Form praktiziert. Diese Technik mit ihren fernöstlichen Ursprüngen ist besonders durch die Publikation von Karlfried Graf Dürckheim (1996) Anfang der

1960er-Jahre durch das Buch »Hara« bekannt geworden. Zentrierungsübungen sind in fast allen fernöstlichen Meditations- und Körperpraktiken wie Yoga, Kampfkünste usw. verbreitet. Nach Dürckheim heißt Hara wörtlich übersetzt »Bauch« und meint eine Verfassung des ganzen Menschen, in der er gelassen in seiner Leibesmitte ruht und frei ist von den Ängsten und Sorgen des kleinen Ich. Diese Gelassenheit ist durch eine bestimmte Handhaltung herzustellen, indem man Daumen und Zeigefinger zusammenlegt und daraus einen Kreis um den Bauchnabel herum bildet sowie die restlichen Finger auf den Unterbauch legt. Die Konzentration wird nun körperlich (Leibinsel) als auch kognitiv auf diesen Bereich gelenkt. Eine begleitende sanfte Atemwahrnehmung ist hierbei hilfreich. Diese Handhaltung war übrigens oft bei unserer ehemaligen Bundeskanzlerin Angela Merkel zu beobachten.

Die Praxis der Atemzentrierung klappt schon nach kurzer Übung gut. Dabei erarbeite ich zusammen mit den Patientinnen individuelle Handstellungen, die vom einfachen Handauflegen, Hände übereinander legen bis zum lockeren Einhaken der Daumen in den Hosentaschen gehen. Diese letztere Form ist bei Männern besonders beliebt. Ist sie erst mal gelernt, kann Zentrierung gut mit Atmung und kognitiven Übungen kombiniert werden und hat eine sehr gute stressregulierende Wirkung. Im Laufe der Therapie wird dann die Zentrierung vermehrt wie oben beschrieben für immer schwierigere Stresssituationen im Lebensalltag genutzt.

PRAXISTIPP

Eine Vielzahl vergleichbarer alltagstauglicher Übungsangebote finden Sie hierzu bei Hausmann und Neddermeyer 1996 und Höhmann-Kost 2018.

Grounding (Erdung)

Wir kennen alle die Symbolik der negativen Sprichwörter »Der kriegt keinen Fuß auf den Boden« oder »Sie hat kein Standvermögen« oder positiver Formulierungen wie »Die steht mit beiden Beinen fest auf dem Boden« oder »Der hat seinen festen Standpunkt«. Unsere Sprache ist eine Leibsprache. Arbeiten wir nun mit diesen Sprichwörtern, dann nehmen wir zu unserer Umgebung (Boden, Wand) und zu uns selbst (Füßen, Körper) einen intensiveren Bezug auf. Das einfache Stehen, das Bewusstwerden unserer Füße auf dem Boden, der Kontakt über den Halt zum Boden und die damit verbundene Aufrichtung schafft nicht nur Ruhe und Entspannung, sondern auch Zentrierung und Würde. Geuter 2020 schreibt, dass kaum ein Konzept in der Körperpsychotherapie die leibpädagogische und die psychoanalytische Tradition der Körperpsychotherapie so sehr eint wie die Erdung.

PRAXISTIPP

Die Erdung wird unterschiedlich durchgeführt. Bei Schmerzpatientinnen beginne ich damit, dass diese zunächst einen bequemen Stand einnehmen. Dann sollen die Körperteile geordnet werden. Man nimmt hierbei einen optimalen funktionellen Status (Klein-Vogelbach 1993) ein. Die Beine stehen hierbei hüftbreit nebeneinander. Die Füße werden ca. 15 Grad nach außen gedreht. Die Kniegelenke werden nicht durchgedrückt, sondern leicht gelöst, damit stehen Oberschenkel und Unterschenkel im Gelenk optimal übereinander. Das Becken wird in eine ausgeglichene Position gebracht. Man stellt sich hierbei eine Schale mit Wasser vor und kippt diese vorsichtig nach hinten oder vorn, bis man die Mitte findet. Das Brustbein erfährt eine vorsichtige Vorwärts-aufwärts-Bewegung, die Schultern lässt man nach hinten unten fallen, der Nacken wiederum erfährt eine vorsichtige Rückwärts-aufwärts-Bewegung und der Scheitel wächst ein wenig nach oben in den Himmel.

Mit diesen kleinen, aber intensiven Korrekturen wird das Stehen am Boden, die Erdung, intensiviert. Die Patientinnen sollen jedoch diese Anweisungen nicht nur funktional-motorisch mitmachen, sondern mit ihrer inneren Aufmerksamkeit dabei sein und erleben, welche Veränderungen hierdurch bewirkt werden. Es kann spontan zu Verbesserungen der Schmerzproblematik kommen, aber auch zu Verstärkungen des Schmerzgeschehens. Wie wir später sehen werden (konfliktzentrierte Modalität), ist die Erdung auch eine diagnostische und konfliktzentrierte Übung. Erdung schafft Sicherheit, Ruhe, dämpft Angst und ist eine gute Arbeit an der persönlichen Souveränität.

In einem kleinen Film können Sie die Erdung als ein Teil des Embodiments selber im **Schattauer Medien-Archiv Nr. 8** Embodiment-Grundlagentechniken erleben und erlernen.

HILFSÜBUNGEN

Erdung kann sehr anstrengend sein, gerade für Menschen, denen es schwerfällt, im Leben zu stehen, für sich einzustehen oder sich selber zu spüren, ebenso für Menschen, die zappelig und unruhig sind. Folgende Hilfsübungen haben sich in diesen Fällen bewährt:

Arbeit mit Tennisbällen

Diese Übung ist inzwischen auch sehr verbreitet in den Körpertherapien, es wird aber vergessen, dass dies lediglich eine Kontakttechnik ist, die aus der Eutonie (Alexander 2012, Kjellrupp 2000) stammt.

Mithilfe der Tennisbälle werden zunächst die Fußsohlen erfahrbar und bewusst gemacht (vgl. ebd.).

Anlehnen an der Wand

Längeres Stehen ist für viele Schmerzpatientinnen zu anstrengend. Es empfiehlt sich dann, die Übung an einer Wand zu beginnen und diese als Auflagefläche und Halt einzubeziehen.

Eine gute Alternative zur Jacobson-Entspannung: Stemmführung nach Brunkow

Die Stemmführung nach Brunkow (Bold 1987) ist eine ursprünglich krankengymnastisch-neurophysiologische Methode, die von Rose Marie Bold und Annemarie Grossmann erstmalig 1978 publiziert wurde. In der Folge wurde sie Ende der 1970er- / Anfang der 1980er-Jahres populär bei der Behandlung orthopädischer Patienten mit unterschiedlichen Wirbelsäulenerkrankungen, vor allem nach Operationen, weil die Methode sehr hubarm und muskulär intensiv stabilisierend wirkte und schon bei bettlägerigen Patienten angewandt werden konnte. Ich erlernte dieses Verfahren von meiner damaligen Chefin Karin Tannebaum und wandte es in der Folge auch bei verschiedensten orthopädischen Wirbelsäulenerkrankungen an. Ich führte die Technik dann auch in den psychosomatischen Gruppen mit Wirbelsäulenerkrankungen ein. Bei dieser Arbeit gab es einen interessanten Nebeneffekt, der durch die Aussage einer Patientin Anfang der 1980er-Jahre für die zukünftige Ausrichtung in der Entspannungstherapie mitentscheidend war:

PROZESSBEISPIEL

»Wissen Sie, das hilft richtig gut bei den Rückenbeschwerden, aber viel wertvoller ist diese Stemmführung für mich beim Einschlafen. Das ging seit Jahren nicht mehr gut und fiel mir sehr schwer. Mit zwei bis drei Übungen aus dieser Reihe schaffe ich das nun wieder wirklich gut – es ist wie ein Wunder. Auch wenn ich nachts aufwache. Autogenes Training hat mich da eher unruhiger gemacht und Jacobson hat nicht so recht geholfen, also bin ich zumeist rumgelaufen oder habe dann Medikamente genommen, mit dem Ergebnis, dass ich am nächsten Morgen ziemlich groggy war.«

Diese Aussage hatte ich zunächst nicht beachtet. Aber dann habe ich andere Patientinnen gefragt, ob sie damit ähnlich gute Erfahrungen gemacht hätten, und sie bestätigten dies. Schaut man sich die Stemmführung nach Brunkow genauer an, so erkennt man die ursprüngliche Absicht der Begründerin, nämlich eine neurophysiologische Regulierung in den Muskelketten. Sie nennt das die Dissoziation ungünstiger Bewegungsmuskelketten. Nebenbei führt die intensive Anspannung schließlich auch zu einer intensiven Entspannung, und das in einer neurophysiologisch höchst korrekten Weise. Die Hände werden beispielsweise nicht zu Fäusten geballt! Wir haben diese Stemmführungsmethode im Laufe der Zeit weiterentwickelt und stellten fest, dass gerade bei den »hartnäckigen Fällen« bzgl. Entspannung, bei den »harten Männern«, insbesondere bei chronischen Rückenschmerzen sehr gute Wirkungen erzielt werden konnten. Bei Menschen, die an Fibromyalgie erkrankt sind, ist hingegen auf Modifizierungen zu achten. Insbesondere die Lösungsphase sollte betont werden.

Das gesamte Verfahren umfasst Übungen in allen möglichen Ausgangsstellungen und kann sowohl im Liegen in Bauch-, Seitenlage, Rückenlage, im Sitzen oder im Stehen geübt werden, was die Methode sehr alltagstauglich macht.

PRAXISTIPP Anspannung – Dissoziation ungünstiger Körperhaltungen (Beugemuskulatur)

Legen Sie sich in die Rückenlage. Die Beine werden hüftbreit aufgestellt, dabei sollten die Fußsohlen den Boden noch gut berühren. Ziehen Sie die Füße im Fußgelenk hoch und stemmen zunächst vorsichtig die Fersen in den Boden. Dabei spüren Sie, wie sich in Unterschenkel, Oberschenkel bis hin zum Gesäß die Spannung aufbaut. Versuchen Sie, dabei auch den Beckenboden etwas anzuspannen. Kneifen Sie das Gesäß zusammen und stellen Sie sich vor, Sie hätten zwischen den Pofalten einen 100-Euro-Schein, den ich versuche, Ihnen wegzunehmen.

Nun nehmen Sie die Hände im Handgelenk hoch und stemmen sich aus den Handwurzeln heraus gegen einen gedachten Widerstand, z. B. gegen eine Stuhllehne beim Aufstehen, oder Sie sitzen auf einer Mauer und stemmen sich mit beiden Armen hoch. Auch hier wächst die Spannung von der Hand über den Unterarm hoch über den Oberarm zur Schulter. Nehmen Sie die Schultern nach hinten unten zurück und atmen Sie im Bereich des Brustbeins weiter. Jetzt heben Sie noch leicht den Kopf ab, sodass Sie Ihre Knie sehen. Damit haben Sie den gesamten Körper in Spannung. Halten Sie bitte die Spannung für eine kurze Zeit.

Der Vorteil bei der Stemmführung ist, dass in der Anspannungsphase diejenigen Muskelketten (Streckmuskeln) aktiviert werden, die sich ohnehin in der Regel in einem eher untertonisierten Zustand gegenüber den Beugemuskeln befinden. Die Beugemuskelketten sind hingegen häufig verkürzt und hypertonisiert. Diese Spannungsdysregulationen werden über die Übung ausgeglichen, in der Fachsprache nach Brunkow dissoziiert.

Nun beginnt der wichtige Teil 2 dieser Stemmführung, die wir weiterentwickelt haben, und die so im Brunkow'schen System nicht vorhanden ist: die gezielte Entspannungsphase.

PRAXISTIPP Teil 2 – Gezieltes Lösen

Wir beginnen nun, langsam die Spannung wieder zu lösen. Achten Sie darauf, dass Sie nicht einfach die Spannung sofort loslassen, sondern dass Ihr Körper langsam zur Auflagefläche zurücksinkt. (Dieses Sich-sinken-Lassen ist besonders wichtig. Sich sinken zu lassen hat eine intensivere Wirkung als loszulassen oder zu entspannen, der Begriff sollte aber bei Patienten mit Kontrollverlusterfahrungen wie z. B. bei Traumaerfahrungen nicht verwendet werden.)

Ich zähle langsam von zehn rückwärts bis eins und Sie geben dazu allmählich die Spannung ab. Zehn, neun, acht, sieben ... Lösen Sie langsam die Spannung in den Beinen, im Gesäß, in den Armen, legen Sie den Kopf zurück und spüren Sie, wie der Körper zum Boden zurücksinkt und Sie langsam wieder aufnimmt. Lassen Sie sich am Ende der Übung ganz vom Boden tragen und spüren Sie die Auflagefläche an den Fersen, den Waden, dem Gesäß, Ihrem Rücken, den Schultern, Ihrem Hinterkopf, den Oberarmen, Unterarmen und Händen. Genießen Sie die Ruhe und bereiten Sie sich dann langsam auf die nächste gezielte Anspannung vor.

Die Stemmführung nach Brunkow ist eine aktivere An- und Entspannungsmethode und erfordert vom Übenden sehr gezielte Aufmerksamkeit, Kraft, Koordination, Durchhaltevermögen sowie Ausdauer. Die Willenskraft wird gestärkt. Mit Patienten, die ihren Körper zunächst noch wenig wahrnehmen können, haben wir sehr gute Erfahrungen gemacht, ebenso bei starken Verspannungszuständen. Die Gefahr einer Verspannung ist nicht gegeben, da in der Regel gerade die schwachen Muskelketten aktiviert werden und die Methode sowohl neurophysiologisch als auch orthopädisch die gesunde Haltungs- und Aktivitätsphysiologie der Muskelketten unterstützt. Fehlerhafte Bewegungsmuster und fehlerhafte unbewusste Bewegungsautomatismen werden aufgelöst (dissoziiert). Zum einen geschieht dies über die differenzierte Gelenkstellung (Propriozeptoren), zum anderen über die Aktivierung der Exterozeptoren, die entsprechende Informationen über die Afferenzen an das ZNS weiterleiten. Dort werden die eingehenden Informationen verschaltet, modifiziert und mit den bisherigen Mustern abgeglichen. Es erfolgt eine entsprechende Antwort über die Efferenzen zur Muskulatur.

Diese sehr korrekte bewegungsphysiologische Form von Spannungsaufbau und Lösen ist bei anderen Entspannungsverfahren wie Jacobson nicht immer gegeben (wenn z.B. die Faust zu stark geballt wird). Bei der Stemmführung hingegen kann der/die Patient/-in durch starke Anspannung im Prinzip nichts falsch machen.

Daneben ist sie aus physiotherapeutischer Sicht eine wunderbare Gelegenheit, vernachlässigte Muskelketten systematisch zu kräftigen, was bei unseren Schmerzpatientinnen z.B. bei unspezifischen Rückenbeschwerden unerlässlich ist und zu einem guten Muskelaufbautraining führt.

PRAXISTIPP

In einem populärwissenschaftlichen Büchlein zum Thema »Rückenbeschwerden – ganzheitliche Hilfe« habe ich viele dieser bewährten Übungen bereits 1994 publiziert. Das Buch erhalten Sie aber nur noch im Antiquariat.

Diese Bottom-up-Techniken, d.h. vom Körper über die Emotion zur Kognition, *from muscle to mind*, sind für die Körpertherapie typisch. Abschließend sollen auch noch einige Top-down-Techniken von der Kognition über die Emotion zum Körper (*from mind to muscle*) vorgestellt werden. Beide Vorgehensweisen sind in der Praxis sehr hilfreich und können je nach Vorlieben der Patientinnen auch kombiniert werden.

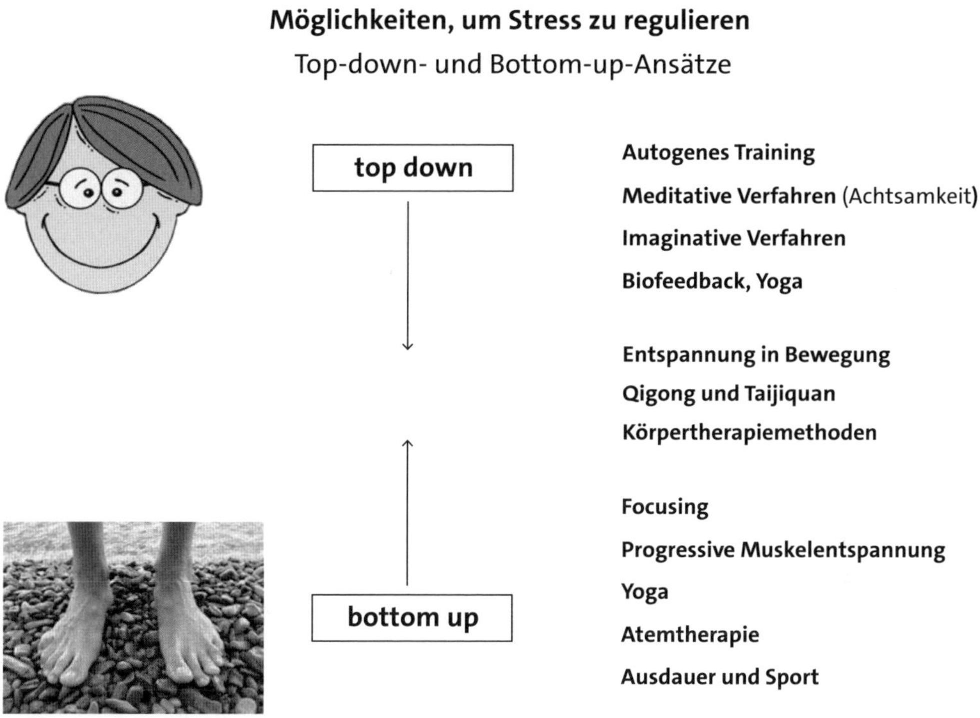

Abb. 6-1: Stressregulation mit verschiedenen Top-down- und Bottom-up-Techniken.

Top-down-Regulation: Meditation

Noch in den 1980er-Jahren waren wir sehr vorsichtig mit dem Einsatz meditativer Praktiken. Sehr schnell wurden solche Techniken als »sektiererische Praktiken« oder »Psychokram« abgelehnt. Inzwischen hat sich diese Haltung bei unseren Patientinnen gewandelt und nicht nur aufgrund der zunehmenden wissenschaftlichen Untersuchungen meditativer Praktiken ist das Interesse auch bei unseren Schmerzpatientinnen groß, Meditationsformen kennenzulernen. Dargestellt werden einige Techniken, die sehr alltagstauglich sind und in kurzen Zeiteinheiten geübt werden können.

Drei einfache Techniken sollen hier kurz beschrieben werden. Zunächst die Gedankenmeditation, eine einfache Grundtechnik der Meditation, die neuerdings auch in der Achtsamkeitspraxis populär geworden ist: beobachten, ohne zu bewerten. Dann der Gedankenstopp, eine sehr aktive Technik, bei der der Patient selbstbestimmend Gedanken abblockt. Schließlich die »Green Meditation«, die von Prof. Petzold auf dem Wissen traditioneller Jahrtausende alter Meditationstechniken entwickelt wurde.

Gedankenmeditation

In der Gedankenmeditation nimmt der Beobachter eine exzentrische Position zu allen Gedanken ein. Er beobachtet diese, ohne zu werten. Er lässt die Gedanken schweifen und weiterziehen. Immer wieder entstehen dann auch Momente der Leere.

PRAXISTIPP

Setzen Sie sich in eine angenehme, aber aufrechte Position. Wie immer räkeln Sie sich ein bisschen, gähnen, seufzen ein wenig und nehmen Kontakt zu ihrer Atmung auf. Spüren Sie diesmal vor allem das Strömen der Atmung durch Ihren Körper. Nichts wird festgehalten, alles fließt weiter. Erleben Sie diesen Fluss.

Stellen Sie sich nun vor, sie säßen auf einem Berg und schauen ins Tal. (Ich nehme hierzu als Hilfe eine realistische Metapher aus dem klinischen Umfeld: die Bank auf der Hochkreuzkapelle und der Blick ins Schussental.)

Vor ihnen die Weite einer Landschaft, der Himmel blau, teilweise mit Wolken bedeckt. Nun lassen Sie einfach Ihre Gedanken kommen. Jeder Gedanke ist wie eine Wolke: ein schöner Gedanke wie eine helle weiße Wolke, ein dunkler Gedanken wie eine tief hängende Regenwolke. Vielleicht gibt es sogar kurze Erschütterungen durch die Gedanken, das wäre ein kleines Unwetter. Aber im Beobachten sehen Sie: Die Wolken ziehen weiter, sie bleiben nicht stehen und Sie halten die Wolken auch nicht fest. Sie ziehen durch Ihr inneres Bild vielleicht von rechts nach links davon und zwischendurch erleben Sie vielleicht schon Abschnitte, wo der Himmel ganz klar und hellblau ist und Sie dementsprechend wenig oder fast nichts denken.

HILFSTECHNIKEN:

Aus dem Fenster schauen und mit einem realen Bild des Horizonts arbeiten.

VORÜBUNG:

Der reale Blick in die Ferne (Hubermann 2021).

Gedankenstopp

Der Gedankenstopp ist eine sehr aktive Technik. Die Patientin wird nun zur »Regisseurin der Gedanken«, zur »inneren Bestimmerin«, zur »Herrin im Hause«. Das benötigt jedoch etwas Übungspraxis!

PRAXISTIPP

Sie kennen das sicherlich. Kurz vor dem Einschlafen, in einer ruhigen Minute oder bei schuldbesetzten bzw. in emotionalen Situationen kommen die quälenden Gedanken. Sie sollen sich nun aber diesen Gedanken in Zukunft nicht nur einfach aussetzen, ausharren, abwarten, dass diese über sie herfallen, sondern Sie sollen nun die Position der Bestimmerin übernehmen. Sie sollen entscheiden, was Sie denken wollen und was nicht. Sie sollen sagen: »Stopp, das will ich nicht. Darauf habe ich jetzt keinen Bock. Nein – nicht schon wieder diese Sch …« Finden Sie dem Gedanken gegenüber einen klaren Stoppsatz, eine klare Äußerung, und seien Sie nicht zimperlich, befehlen Sie ihm, dass er Sie in Ruhe lassen soll. Sie haben jetzt keine Zeit, nein, Sie wollen sich nun nicht mit ihm auseinandersetzen. Diese innere Haltung ist sehr wichtig.

> Der Gedanke ist ein reales Gegenüber: Sprechen Sie mit ihm und erteilen Sie ihm einen klaren Befehl. Sie sind die Kapitänin auf Ihrem Schiff! Weisen Sie ihn darauf hin, dass Sie ihn jetzt nicht haben möchten. Kommt er wieder, dann drücken Sie sich verschärft aus. Kommt er abermals wieder, stoppen Sie ihn sofort, lassen Sie ihn sich nicht ausbreiten, sondern schneiden Sie ihn ab.

Schmerzpatientinnen mögen diese Übung, weil das Bestimmen und die Kontrolle für sie eine sehr attraktive innere Haltung darstellt gegenüber der Ohnmacht und Hilflosigkeit, die sie nur allzu gut kennen. Trotzdem sagen viele: Die Übung klappt einfach nicht. Schließlich geben sie auf und sind frustriert. Aus diesen Berichten haben wir eine sehr lustige Übung entwickelt, indem wir die Übung aus der Gedankenwelt externalisieren und in ein Spiel überführen. Eine Patientin, die z. B. sagt, die Übung würde nicht funktionieren, ist die Protagonistin und sucht sich ein oder zwei Mitpatientinnen, die die negativen Gedanken spielen. Sie sagt den beiden Mitpatientinnen, was die Gedanken zu ihr sagen, z. B. »Das schaffst du nicht«. Die Protagonistin steht dabei und wir machen zuvor eine Zentrierungsübung. Nun kommen langsam die anderen beiden Patientinnen auf sie zu und wiederholen diese Aussagen. Die Protagonistin stellt sich ihnen entgegen und sagt »Stopp!« oder »Verschwinde!« oder »Ich möchte dich nicht mehr sehen!«. Wird das spielerisch angewendet, zeigen sich schnell die Schwierigkeiten der Protagonistin, sich durch körperlichen Ausdruck überhaupt abzugrenzen. Das wird nun geübt. Über das Spiel erlangen viele Patientinnen die Kraft und den Mut, aus sich herauszugehen und die negativen Gedanken zu stoppen. Bald gelingt dies dann auch mental. Zugleich werden die Grenzen der Selbstbestimmung deutlich und können spielerisch verändert werden.

Green Meditation

> »Ich kann nicht genau sagen, wie die Natur ihre beruhigende und organisierende Wirkung auf unser Gehirn ausübt, aber ich habe bei meinen Patienten die erholsamen und heilenden Kräfte der Natur und der Gärten gesehen, selbst bei denen, die neurologisch schwer behindert sind. Garten und Natur sind in vielen Fällen stärker als jedes Medikament.«
> *(Oliver Sacks 2019)*

In unserem Verständnis ist Meditation nicht nur eine Technik, sondern ein methodischer Weg (vgl. Kapitel 5), um durch komplexe Bewusstheit und Achtsamkeit zur mental klaren, emotional ruhigen und leiblich ausgeglichenen Selbststeuerung im Alltag zu gelangen. Sie erschließt ein vertieftes Selbst- und Weltwissen, ein In-sich-Ruhen und ein kraftvolles Voranschreiten. Dadurch hat Meditation ähnlich wie die Ausdauertherapie gesundheits-, kreativitäts- und leistungsfördernde Wirkungen und eröffnet schöpferische Gestaltungskräfte. Naturmeditation als »Green Meditation«, wie sie hier vorgestellt wird, schärft das Gefühl für Lebensprozesse und die Einfühlung in das

Lebendige. Green Meditation hilft, Seelenstärke aufzubauen. Wir kennen heute einen ähnlichen Begriff, den der Resilienz. Grüne Meditation nutzt die multisensorischen Erfahrungsmöglichkeiten in der nahen Umgebung (Lebensraum) mit ihren unterschiedlichen Naturkontexten. Sie wird dadurch zu einer ökologischen Form der Selbstregulierung. Ausgangspunkt der Praxis sind wie bei fast allen Meditationssystemen die vorfindlichen Meditationsebenen der

- »Besinnung und Betrachtung« (*Contemplatio*) sowie der
- »Versunkenheit«, aber auch der
- »Erhellung«.

Grüne Meditation kann sitzend in der Natur, zu Hause vor einer Pflanze, vor dem Fenster mit Blick ins Grüne, aber auch im achtsam-meditativen Schreiten, Gehen, Laufen auf den Wegen durch die Natur erlebbar gemacht werden. Das längere Behandlungsbeispiel am Ende des Kapitels 6.2.1 veranschaulicht die subtilen Wirkungen.

Hierbei entwickeln sich drei Ströme des Erlebens:

1. der Strom »eigenleiblichen Spürens« von exterozeptiven und interozeptiven Leibwahrnehmungen (Craig 2017),
2. der Strom »mentalen Fließens« von Gedanken, Erinnerungen, Szenen und Geschichten,
3. der Strom »kreativer Fantasien« bildlicher, akustischer, olfaktorischer, synästhetischer und weiterer Art.

Diese sind Grundlage multisensorischer Erfahrungen und multimnestischer Erinnerungen. Sie ermöglichen schöpferische mentale Gestaltungen, ein Schaffen von Neuem über schon Vorhandenes hinaus.

Die Technik soll an einem Beispiel der Betrachtung eines Baumes beschrieben werden:

PRAXISTIPP Betrachtung eines Baumes

Besinnung

Wir beginnen mit der Aufmerksamkeitsfokussierung auf den eigenen Leib: Wie sitze ich gerade? Wie ist meine Haltung? Wo spüre ich Unterstützungsflächen?

Dann wende ich mich vorsichtig weg von den äußeren Reizen hin zu den interozeptiven Strömen: Wie spüre ich meine Atmung? Ich lasse mich beatmen. Wie erspüre ich meine aktuelle Befindlichkeit?

Ich lenke meinen inneren Blick von schmerzhaften Leibinseln auf gute, angenehme Leibinseln.

Betrachtung

Nun betrachte ich den Baum in all seinen Einzelheiten, seiner Vielfalt. Ich nehme kleinste Eindrücke wahr, Lebendiges und Abgestorbenes, Neues und Altes, Schönes und Dunkles.

Versunkenheit
Es ist der Blick nach innen in die abskonditive Tiefe, eine Zentrizität durch Hinabsteigen/Loten, eine Tiefenentspannung des Leibes, Seelenruhe/Seelenfrieden. Teile des Baumes (Stabilität, Elastizität, Lebendigkeit) können Teile in mir in Resonanz bringen. Eine Tiefe der Naturverbundenheit und des Selbsterlebens darf entstehen, eine Vertiefung des Sinnerlebens, Gelöstheit und Gelassenheit des Geistes.
Diesen ersten Fokus gilt es, zunächst einmal vertiefend zu entwickeln durch ein immer neues, übendes Eintauchen in die meditative Erfahrung. Dann kommt oft ganz spontan die zweite Qualität als Fokus auf:

Erhellung
Der Blick nach außen in die Weite und Höhe, eine gewisse Exzentrizität durch Aufsteigen und Erklimmen, eine Angeregtheit durch die Frische und Vitalisierung des Leibes, eine Intensivierung der Berührtheit, des Empfindens und Mitempfindens, schließlich eine Erhebung und Beglückung der Seele. Auch dieser zweite Fokus kann durch übende Praxis meditativen Sitzens oder Gehens bzw. Bewegens oder alltäglichen Tuns entwickelt und solide angebahnt werden.

In der Green Meditation geht es also nicht nur um ein »in Ruhe Sitzen« an einem festen Ort in der Natur, obgleich das ebenfalls eine Stressreduzierung bewirkt (Hunter 2019), sondern wir vermitteln den Patientinnen, dass Meditation in jeder Lage und Position und praktisch jeder Lebenssituation durchgeführt werden kann. So wird Meditation zur Lebenshilfe in Notzeiten, in Zeiten großer Belastungen durch Verlust, Trennung, Unfall, schwere Erkrankung usw. Der Begründer Hilarion Petzold hat dies eindrucksvoll in einem Selbstbericht bei einer schweren Erkrankung beschrieben (Petzold 2018).

Die Natur haben wir lange zu wenig oder überhaupt nicht in die Therapie einbezogen und sie ist heute immer noch ein Stiefkind bei Psychotherapien und Entspannungstherapien. Und doch wissen wir, dass die Natur für uns Menschen neben der Familie die wichtigste Ressource darstellt: Eine Studie des Bundesministeriums für Umwelt, Naturschutz und Reaktorsicherheit (BMU 2012, S. 11) zum Naturbewusstsein in der Bevölkerung im Jahre 2011 kam zu folgender Erkenntnis:

> »Die Natur ist für die Bevölkerung Deutschlands ein hohes Gut. Viele Bürgerinnen und Bürger fühlen sich mit der Natur eng verbunden und schätzen ihren Erholungs- und Erlebniswert und es gibt eine hohe Bereitschaft, etwas für den Schutz der Natur zu tun. Dies gilt vor allem für die Gebildeten und die Gutverdienenden. [...] Bevölkerungsgruppen hingegen, die nicht nur in Bezug auf Einkommen und Bildung benachteiligt sind, bleibt auch der Erfahrungsraum Natur oft weitgehend fremd und verschlossen und sie können insofern nicht von ihm profitieren. Die Ansprache sozial benachteiligter und naturfernerer gesellschaftlicher Gruppen auf Naturschutzthemen und ihre Aktivierung für

ein Engagement kann nur mit einer verstärkten Bewusstmachung für den praktischen und ideellen Wert (»gutes Leben«) von Natur einhergehen.«

Möglicherweise haben die meisten psychotherapeutischen Verfahren deshalb die Ressource Natur bislang nur deshalb nicht genutzt, weil das ökologische Umfeld fehlte oder der Widerstand der Patienten einfach zu groß war bzw. die eigene Selbstbezogenheit fehlte.

Wir hatten in der klinischen Arbeit aus ökologischer Sicht großes Glück: Vor uns lag ein wunderschöner Park eines Grafen aus dem 16./17. Jahrhundert, dahinter Wald und Aussichtspunkte auf das Schussental sowie die Alpen. Monika Bauder, eine ehemalige Kollegin, hat 1998 hierzu eine Arbeit verfasst, in der wichtige Elemente selbstregulatorischer Arbeit über die Meditation hinausgehend eingeflossen sind. Sie stellt stabilisierende Erfahrungen mit Bäumen als innerer und äußerer Halt, stabilisierende Erfahrungen bei Spaziergängen in der Natur und stabilisierende Naturmaterialien als Übergangs- und Passageobjekte vor.

Auch diese Arbeit steht Ihnen als Leserin im Netz frei zur Verfügung und soll weitere Anregungen geben.

https://www.fpi-publikation.de/integrative-bewegungstherapie/03-1998-bauder-m-naturerleben-integrative-bewegungstherapie-in-gruppen-im-klinischen/

Selbstkreative meditative und hilfreiche Bewegungsformen, physiotherapeutische Techniken u. a.

Ich subsumiere hier die bekannten Formen des Tai-Chi, Qigong und Yoga u. v. m. Natürlich gibt es daneben eine Vielzahl an östlichen und westlichen Bewegungsformen, die heilende und unterstützende Wirkung gerade auch bei Schmerz entwickeln sollen und zur Ruhe und Entspannung führen. Schmerzpatientinnen haben nicht nur eine lange Krankheitskarriere hinter sich, sondern auch nicht selten ein breites Repertoire an guten körperlichen Übungen erlebt. Das kann aus dem Tai-Chi sein, aus dem Yoga, aber ebenso aus einer gymnastischen Gruppenerfahrung oder einer physiotherapeutischen Einzelbehandlung. Sie könnten diese Erfahrungen in ein alltägliches bewegtes Entspannungstraining integrieren, tun es aber nicht, weil sie manchmal einfach nicht auf die Idee kommen. Oder weil ihnen gesagt wurde, nur wenn sie den ganzen Tai-Chi-Ablauf genau so machen, ist er wirksam usw. Das sind leere Paradigmen, die ein kreatives Selbsttun verhindern. Ich fordere meine Schmerzpatientinnen auf, all ihre guten Erfahrungen aus den Übungen zu kombinieren zu ihrer spezifischen Form bewegter Entspannung und Stressregulierung. Erinnern wir uns an Osten 2009 und an die evidenzbasierte Praxis: Methoden und Techniken sind dann besonders gut geeignet und wirksam, wenn sie eine gute leibliche Eigenwahrnehmung fördern, die Selbstwirksamkeit der Patientinnen unterstützen, eine gute Stressadaption bieten, leicht umsetzbar sind, emotionale Stabilität erzeugen und die Vorlieben der Patientinnen berücksichtigen. Die Patientinnen können sozusagen aus Jacobson, Tai-Chi, Krankengymnastik, Atemtechniken und Meditation ihr persönliches Programm kreieren.

Im Schattauer Medien-Archiv Nr. 7 habe ich Ihnen einen Beispielfilm aufgezeichnet, wie ich ein offenes spielerisches Tai-Chi (Huang 1994) mit einem imaginierten Ball für mich selber mache und so meine Wirbelsäulenbeschwerden an diesem Morgen zu kurieren und zur inneren Zentrierung zu kommen versuche. Dieser kleine Film ist an diesem Morgen spontan entstanden.

Inspirieren Sie Ihre Patientinnen, für sich selber ein gutes Programm ruhiger oder bewegter Entspannung zu kreieren, oder entwickeln Sie ein solches mit Ihren Patientinnen.

Arbeit mit der eigenen Selbstregulation, Arbeit in Entspannung und Bewegung ist eine gute Form der Ressourcenarbeit. Wenden wir uns im nächsten Kapitel der erlebniszentrierten Modalität nun den »Quellen unseres Lebens«, den Ressourcen zu.

6.3 Erlebniszentrierte Modalität

Die erlebniszentrierte/erlebnisaktivierende Modalität ist vor allem auf die Ressourcenaktivierung ausgerichtet. Sie zielt auf das spürende eigenleibliche Erleben mit allen Sinnen, auch in der Natur, umfasst die exterozeptorischen und interozeptorischen Systeme und gibt dem anästhesierten Körper und der beschädigten Leiblichkeit Möglichkeiten der Gesundung.

Das »totale Sinnesorgan Leib« mit allen seinen Sinnen wird in dieser Modalität angesprochen. Zum einen profitieren besonders Patientinnen, die in ihrer Erlebnisfähigkeit Einschränkungen haben oder unter einem gestörten Körperbezug leiden bzw. ihren Körper ablehnen und/oder sich ihm ausgeliefert fühlen (z. B. durch Schmerz/Funktionseinbußen). Zum anderen werden durch die systematische Ressourcenaktivierung grundlegende Bewältigungsmechanismen gegenüber dem chronischen Schmerz entwickelt. Zunächst stelle ich ein systematisches Ressourcing vor. Dann befasse ich mich mit der besonderen Form der Einleibung (Embodiment, Inkarnation) der erarbeiteten Ressourcen. Schließlich stelle ich fünf wichtige Embodiments für die Praxis vor und zeige auf, warum vitale Evidenzerfahrungen hierbei so wichtig sind.

In Kapitel 4.5.4 bin ich auf die Entwicklung der Ressourcen in der Psychotherapie, auf die Definition und die theoretischen Hintergründe eingegangen. Warum ist es von Vorteil, mit den Ressourcen »erlebniszentriert« und nicht nur einfach kognitiv zu arbeiten, ist doch das Fünf-Säulen-Modell des Supports für viele Patientinnen sehr nachvollziehbar?

In der Praxis habe ich gemerkt, dass die Patienten von diesem Modell schnell begeistert sind und dies oft der Anfangspunkt für intensivere Reflexionsprozesse ist. Allerdings bleiben die Erkenntnisse oft an der rein »kognitiven Oberfläche«. Ressourcen können zu eingeleibten Erfahrungsmuster werden und sollten, wenn wir damit arbeiten, unmittelbar körperlich erlebt, emotional berührend erfasst werden und kognitiv verstanden werden, und das am besten in sozialer Bezogenheit. Damit tritt ein tieferes Evidenzerleben (vitale Evidenz) ein und das wirkt sich nachhaltiger auf den Therapieerfolg aus, einfach weil es eingeleibt ist. Eine als wichtig erlebte Ressource wird so zum persönlichen Embodiment. Wir sprechen dann von der Entwicklung einer *Healthy Functioning Personality* (vgl. Osten 2019). Damit erweitern wir die rein pathologiezentrierte und dysfunktionale Sicht der Krankheit und beleuchten die verschiedenen gesunden Dimensionen der Persönlichkeit und Identität unserer Patientinnen. Diese Ressourcen stehen dann besonders in schwierigen Lebensphasen zur Verfügung und sind hier sehr bedeutsam für die bessere Bewältigung und Regulierung von Krisen.

Wir führen zunächst ein systematisches Resourcing durch. Unter Resourcing verstehen wir den Prozess des Bewusstwerdens der eigenen Ressourcen im Sinne einer Bestandsaufnahme und die kognitive und emotionale Bewertung der eigenen Ressourcen. Ziel der Therapie ist es, die Mobilisierung der kontext- und zielangemessenen Nutzung von Ressourcen in einem fortlaufenden Prozess im menschlichen Lebenslauf zu begleiten. Es soll unseren Patienten dazu verhelfen, persönliche Ressourcen zur Verfügung zu haben, um diese dann durch Performanz (Handlung) sinnvoll in den jeweiligen Lebenswelten und -räumen einsetzen zu können.

Hierzu haben sich drei systematische Formen der Bestandsaufnahme bewährt:

- das **Ressourcenpanorama** (Längsschnitterfassung),
- die **Ressourcensäulen** (Querschnittserfassung) und
- der **Ressourcenzukunftsraum** (antizipierende Ressourcenaktivierung).

6.3.1 Das Ressourcenpanorama (ressourcenorientierter Längsschnitt)

Das Ressourcenpanorama nach Petzold/Orth 1993 wird von Flückiger 2021 als eine ressourcenaktivierende Strukturintervention beschrieben, die ganze Ketten von Ressourcenaktivierungen hervorrufen kann. Das Ressourcenpanorama ähnelt dem Lebenspanorama in der Durchführung und kann als Teilbereich in das Lebenspanorama neben der Problem-/Konflikterörterung integriert werden. Dies kann bereits im Rahmen der diagnostischen Phase (vgl. Kapitel 4) vorgenommen werden. Ebenso ist es möglich, das Ressourcenpanorama im Therapieverlauf (z. B. bei der Stabilisierung) als eigenständige kreativ-projektive Darstellung zu nutzen.

Das Ressourcenpanorama ist eine gute Möglichkeit, mit unseren Patientinnen gemeinsam auf dem bisherigen Lebensweg zu »wandern« und vorhandene, unentdeckte und nicht bewusste Quellen zu entdecken, zu erforschen, zu erleben und nutzbar zu machen. Es ist eine leibliche Längsschnittbetrachtung, die für das Verstehen der Geschichte unserer Patientinnen sehr wertvoll ist. Wir begeben uns hierbei auf den Weg der eigenen Leibgeschichte, zentriert auf die guten und wertvollen Erfahrungen mit Menschen, Tieren und Umwelt.

Anleitung zum Ressourcenpanorama

Jede Patientin sollte eine Tapetenrolle und Zeichenstifte zur Verfügung haben. Darauf zeichnet sie ihre Erfahrungen und Erlebnisse auf und kann ihre Notizen später ergänzen. Eine Tapetenrolle ist hierfür sehr geeignet, da diese zum einen genügend Platz für den bisherigen »Lebensweg« bietet und zugleich leicht eingerollt werden kann. Des Weiteren bietet eine Tapetenrolle gute Möglichkeiten, um Ressourcen für die Zukunft zu entdecken, zu sichern oder zu entwickeln.

PRAXISTIPP

Suchen Sie sich einen guten Platz im Raum, der das aktuelle Hier und Jetzt, versinnbildlicht, also den heutigen Tag. Nun beginnen wir, gemeinsam zurückzugehen auf unserem Lebensweg, und suchen Menschen, Plätze, Situationen, Szenen, Erlebnisse und Erfahrungen auf, die wir als hilfreich, wohltuend und unterstützend erlebt haben. Also gute Erfahrungen wie »Quellen unseres Lebens«.

Gehen wir hierzu zunächst einen Schritt zurück, der die letzte Woche symbolisiert, dann einen Schritt weiter für den letzten Monat, ein Quartal und schließlich Schritte für ein vergangenes Lebensjahr. So werden Sie dabei immer jünger, kommen zu den Jahren, als Sie beispielsweise 30 waren, erleben die ersten Berufsjahre, Jahre der Partnerschaft, dann die Ausbildungszeiten, Ihre Volljährigkeit, Ihre Schulzeiten, Ihre Jugendzeit, Zeiten der Kindheit und schließlich die ersten Lebensjahre. Ich gehe mit Ihnen in meiner Beschreibung langsam Schritt für Schritt zurück. Nicht für jeden wird dies das richtige Tempo sein. Nehmen Sie dann einfach ihr eigenes Tempo bis zur Geburt.

Sind wir dort angekommen, verharren wir dort zunächst ein wenig, bis alle in der Gruppe an diesem Punkt sind, und beginnen dann noch einmal, von der Geburt bis zum heutigen Tag zu wandern.

(Als Therapeut begleite ich die Gruppe in einem mittleren Tempo zu den einzelnen Lebensabschnitten und kehre dann bis zum aktuellen Tag zurück. Der Fokus bleibt auf die guten Ressourcen gerichtet. In einer Einzelarbeit kann diese Arbeit natürlich noch spezifischer durchgeführt werden.

Anschließend beginnen die Patientinnen, auf ihren Tapeten die bisherigen ressourcenhaften Lebenserfahrungen aufzuzeichnen. Die geschieht mit einfachen Farben, Ausdruck von Stimmungen, bis hin zu konkreten Szenen oder sogar Beschreibungen. Jede Form des Ausdrucks ist hier wichtig und sollte auf keinen Fall begrenzt werden. Auch leere Flächen über eine längere Zeitspanne sind dabei sehr bedeutsam.

In einem weiteren Schritt ist es für eine gegenseitige Inspiration und kokreative Anregungen sehr hilfreich, dass wir es dann ohne Verbalisierung in der Gruppe ermöglichen, die Ressourcenpanoramen der anderen anzuschauen. Wer das nicht möchte, rollt einfach seine Tapetenrolle wieder ein.)

In der erlebniszentrierten Arbeit fokussieren wir dann im weiteren Schritt auf die dargestellten Ressourcen und geben die Möglichkeit, diese Ressourcen intensiver zu erleben, entweder

- atmosphärisch (eine Zeitlang dort stehen und diese zu erleben),
- emotional bewegend (Was berührt mich, wenn ich an diese gute Person/Szene/ Erfahrung denke?«) oder auch
- kognitiv verstehend (»Mir war gar nicht klar, dass mich mein Bruder hier unterstützen wollte«).

Techniken wie »sich von den eigenen Ressourcen berühren lassen«, Annäherungen, Zugehen auf eigene Ressourcen, Förderung der leiblichen Bewusstheit und Skulpturierung können hier vertiefend eingesetzt werden. Wir arbeiten hier im Prozess mit der heraklitischen Spirale in Form schöpferischer Metamorphosen (vgl. Abb. 4). Ziel ist es in dieser Arbeit, gemäß der heraklitischen Spirale die Ressourcen nicht nur

- leiblich bewusst zu machen (ERINNERN/EXPLORIEREN/WAHRNEHMEN),
- sondern diese ebenso zu erfahren (WIEDERHOLEN, AGIEREN, ERFASSEN), um sie dann zu intensivieren und zu containen, was wir als Inkarnationsprozess im Sinne von Verinnerlichung, Einleibung, Verkörperung oder Embodiment bezeichnen.
- Dann diese im Lebenskontext bewusst zu machen (DURCHARBEITEN/INTEGRIEREN/VERSTEHEN), um sie in schwierigen Lebenssituationen besser nutzen zu lernen.
- Damit werden die vorhandenen Ressourcen im aktuellen Leben bereitgestellt und nutzbar gemacht (VERÄNDERN/REORIENTIEREN/ERKLÄREN).

Für die klinische Arbeit ist dies im Sinne einer lebenslaufbezogenen Ressourcenaktivierung sehr wertvoll, aber natürlich auch sehr zeitaufwendig. Ressourcenarbeit kann nicht einfach nebenbei gemacht werden, schon gar nicht bei unseren chronischen Schmerzpatientinnen. Das erfordert Zeit und Geduld. Ist das Panorama aber einmal erstellt, kann es ergänzt, erweitert und für die aktuelle Arbeit im Team herangezogen werden. Es wird für unsere Patienten buchstäblich spür- und greifbar.

Für die Praxis schneller handhabbar können wir das Ressourcenpanorama auch anhand einer **Lebensressourcenlinie** (Ressourcenlinie) verkürzt mit Symbolen darstellen, z. B. nach einer erlebniszentrierten Arbeit in der Natur, wo Natursymbole für wichtige Ressourcen gesammelt werden. Hier reduziert sich der Zeitaufwand erheblich und die Erfahrungen sind z. T. durch die berührenden Symbole leibnaher. Am Ende der Stunde ist es bei dieser alternativen Form sehr nützlich, dass die Patientinnen mit ihrem Handy ein Bild davon machen. Damit ist die weitere Arbeit, Reproduktion und Anschlussfähigkeit an die nächste Stunde gewährleistet. Und es ist eine Form der Aneignung der eigenen Ressourcen. Bei kürzeren Klinikaufenthalten empfehle ich eher diese Form, wenn man einen Längsblick in der Lebensgeschichte vornehmen möchte.

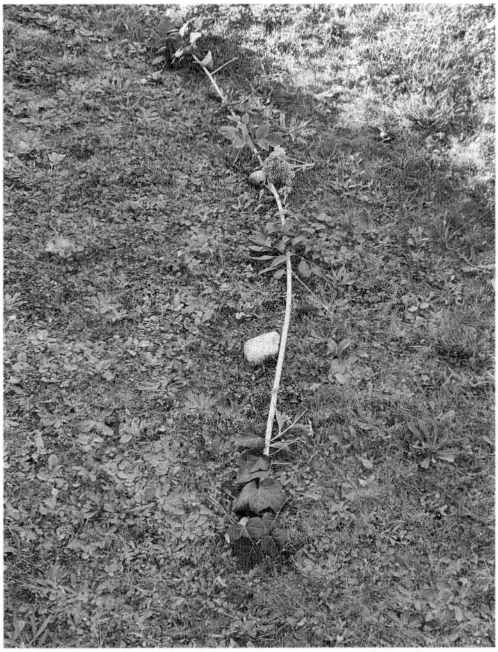

Abb. 6-2: Ressourcenlinie mit Naturmaterialien (anonymisiert, Waibel 2016). Farbige Darstellung und Anleitung im Schattauer Medien-Archiv Nr. 9.

PROZESSBEISPIEL **Ausschnitt aus dem Bericht eines 52-jährigen Patienten mit einer somatoformen Schmerzstörung aus Abb. 6-2:**

»Ehrlich gesagt«, meint der Patient, »habe ich mit dieser Übung zunächst gar nichts anfangen können. Dann fand ich einen langen Ast und den irgendwie gut für meine Linie. Und dann war da plötzlich dieser Efeu und ich dachte mir, der ist doch wie ich, zäh und beständig und trotz aller Widrigkeiten schon von Beginn meines Lebens an sprießt der immer wieder hervor. Eigentlich hätte ich den Efeu gesamt am Ast entlanggelegt. Denn das begleitet mich mein ganzes Leben: Ich lass mich trotz all dieser Widrigkeiten nicht unterkriegen. Von diesem Moment an war ich begeistert von der Übung. Dann habe ich drei schöne Blüten für meine Kinder reingelegt. Zwei sind bunt, eines grau. Es ist tot. (Schweigen). Ich wusste auch, dass ich diesen Ast draußen ein wenig ins Licht lege, und zwar so, dass die Sonne immer mehr zu meiner Lebenslinie kommt. Ich verstehe die Bedeutung nicht, aber ich habe das im Herzen gespürt, dass es so richtig ist. Aber überhaupt – ich bin völlig überrascht und gerade glücklich darüber, weil ich sehe, wie viel Ressourcen in meinem Leben sind. Das war mir gar nicht klar.«

Ich greife mit diesem Patienten in den kommenden Stunden immer wieder seine Ressourcenlinie auf (mit den verschiedenen Lebensabschnitten und Erfahrungen arbeiten, Vertiefungen vornehmen, sich berühren lassen, die Ressourcen anfassen und Verborgenes langsam ins Bewusstsein bringen). Er erlebt diese Arbeit jenseits aller Konflikte und Schwierigkeiten als sehr unterstützend.

Was ist aber, wenn jemand keine Ressourcen hat? Hierzu ein Bericht aus einer Supervisionsgruppe:

PROZESSBEISPIEL

Eine Supervisandin berichtet, ja, sie habe ein systematisches Resourcing in der Gruppe gemacht und das sei bei einigen Gruppenmitgliedern auch ganz gut gelungen. Jedoch habe ein Patient gesagt, er habe keine Ressourcen und deswegen habe er auch bei der Übung nicht mitgemacht. Da war sie ratlos!

Ich antworte ihr: »Das ist nicht möglich. Wenn der Mensch keine Ressourcen mehr hat, dann ist er wirklich tot.«

Hier wäre es wichtig, mit dem Patienten in einen Dialog zu gehen, um herauszufinden, warum er dieser Überzeugung ist. Unser lebendiger Leib bietet uns allein schon eine Unmenge an wunderbaren Ressourcen an (Herzschlag, Darmfunktion, Nieren-/Blasenfuktion, Gehirnfunktionen, ja, die gesamte Fülle organischer und physiologischer Funktionen). Denken Sie aber auch an unsere motorischen Funktionen, unsere sensorischen Organe usw. Man kann dies anhand der Fünf Säulen des Supports (Abb. 4-5 und Abb. 6-3) dem Patienten systematisch erklären. Die Frage ist, warum dieser Mensch aktuell keinen Zugang zu seinen Ressourcen findet. Das Paradigma lautet demnach: Solange wir lebendig sind, haben wir Ressourcen.

PRAKTISCHER EXKURS

Bei Patientinnen mit sehr schweren Schmerzerkrankungen ist es notwendig, mit den »basalen Leibressourcen« zu arbeiten. Hier arbeiten wir mit Berührung, Kontakterfahrungen, interozeptiver Bewusstseinsarbeit und Stimulierung möglichst in Einzeltherapie (vgl. Kapitel 6.6) oder mit einfachen kognitiven Anregungen, die wir erleben lassen: »Sie können noch gehen ... Erleben Sie diese wertvolle Gabe, indem Sie wieder mal hüpfen oder springen.« Oder »Sie können Ihre Hand bewegen. Spüren Sie hin und bewegen Sie sanft die Finger.« Wir sehen, dass hier eine leibtherapeutische Arbeit einen rein verbalen Zugang wertvoll unterstützt, weil wir durch das unmittelbare leibliche Erleben andere Ebenen des Bewusstseins bzw. Unbewusstes/Vorbewusstes und implizite Gedächtnisinhalte erreichen und stimulieren können.

6.3.2 Fünf Säulen des Supports (ressourcenorientierte Querschnittsdiagnostik und therapeutische Ansätze)

Ausgehend vom Persönlichkeitsmodell der »Fünf Säulen der Identität« (Abb. 4-5) entwickeln wir jetzt mit fokussiertem Blick auf die Ressourcen die »Fünf Säulen des Supports« (Abb. 6-3).

Dies ist ein aktuelles Querschnittsmodell und bietet den Vorteil, dass es relativ schnell erstellt werden kann, sehr strukturiert ist und daher Patienten, die noch wenig Zugang zu ihrem Selbsterleben haben, eine klare Form und Sicherheit bietet. Ein nachfolgendes Therapiebeispiel verdeutlicht dies.

PROZESSBEISPIEL

Herr K., Abteilungsleiter in einer größeren Firma, leidet immer wieder unter heftigen Migräneattacken und chronisch unspezifischen Rückenschmerzen. Der Stress in der Firma ist hoch. Er sagt, mit »kreativen Malgeschichten« könne er wenig anfangen, er würde jedoch zu den Ressourcensäulen gern ein Excel-Diagramm anfertigen. Wir vereinbaren, dass er zur nächsten Therapiestunde eine Excel-Grafik mit den Werten von 1 bis 10 für die einzelnen Säulen mitbringt.

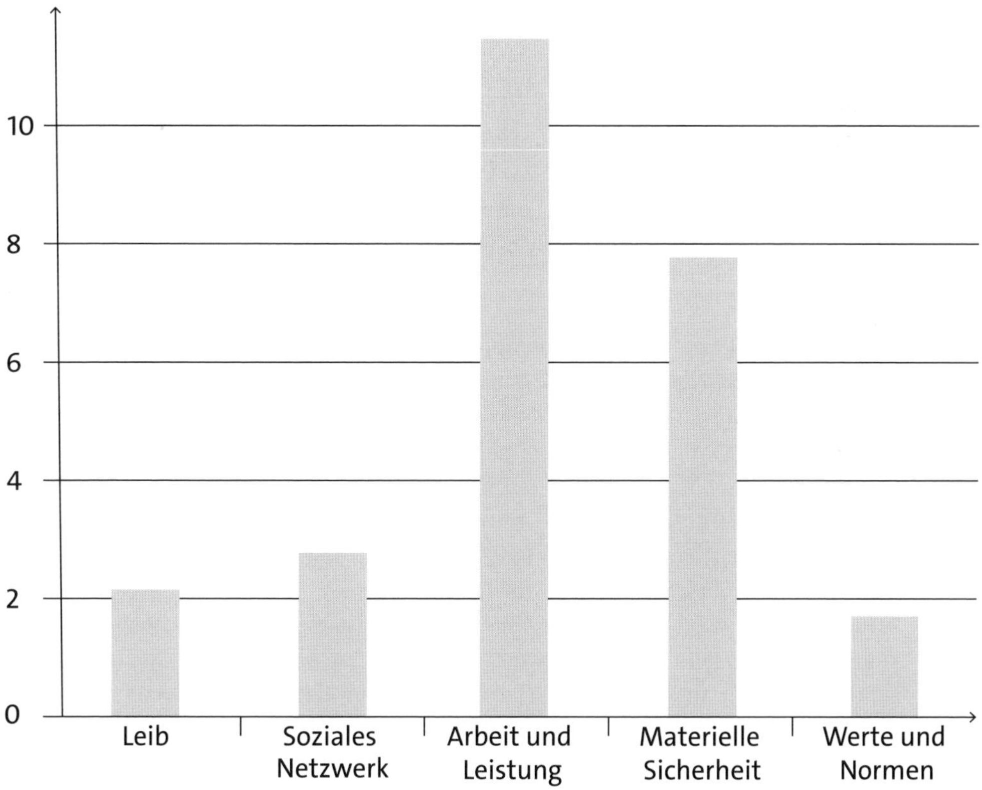

Abb. 6-3: Patientendarstellung »Fünf Säulen des Supports« (Waibel 2022).

In der nächsten Stunde meint er, schon beim Anfertigen der Grafik sei ihm klar geworden, dass die Bewertung von 1 bis 10 gar nicht ausreiche. In Bezug auf Arbeit und Leistung liege er immer über 10. Das würde ihm auch ausreichend materielle Sicherheit geben und darauf sei er stolz. Allerdings leide sein soziales Netzwerk darunter. Der Leib sei unbedeutend. In den folgenden Therapiestunden können wir seine und die Erkenntnisse der Gruppe (Diagnostik) immer mehr auf seine Leiblichkeit beziehen. Er beginnt zu spüren, wie stark der tägliche Stress seinen Körper beansprucht, dass er eigentlich nur noch funktioniere, aber keine Idee hat, aus diesem »Hamsterrad«, wie er sagt, herauszukommen. Zunehmend kann er sich auch körperlich auf die Therapie einlassen und beginnt, sich wieder mehr zu spüren. Die Frage eines Mitpatienten, was passieren würde, wenn die Arbeits- und Leistungssäule umkippen würde, macht ihn sehr nachdenklich. Danach meint er, vielleicht ist das gar nicht so schlecht mit dem Malen, denn jetzt würde er in seiner Arbeits- und Leistungssäule Risse einmalen und er merke, die sei auf keinen Fall so glatt und stabil, wie das in der Grafik zu sehen sei. Sehr viel später werden ihm die Zusammenhänge zwischen den Schmerzen (Leibsäule) und seiner Arbeit (Stress) sowie seinen geringen Sozialkontakten (Einsamkeit) deutlich.

Es gibt viele kreative und alternative Formen, mit den Ressourcensäulen zu arbeiten. Sie können mit Bauklötzen dargestellt werden, mit verschiedenen anderen Symbolen oder mit Seilen gelegt werden. Selbstverständlich können diese auch auf ein DIN-A1-Blatt aufgezeichnet werden. Es ist hierbei wichtig, dass die Patientinnen eine individuelle Ausdrucksform finden, um dann die symbolischen Darstellungen zu spüren, zu fühlen und schließlich zu besprechen. Implizite und verdrängte Erfahrungen werden sanft und sensibel angesprochen und können je nach Möglichkeit bearbeitet und integriert werden.

PROZESSBEISPIEL aus einer Therapieeinheit

Eine jüngere Patientin meint, für kreative Arbeiten sei sie nicht geeignet. Da sie sportlich sei, könne sie sich aber vorstellen, ihre persönlichen Ressourcensäulen mit Seilen zu legen. Das macht sie ganz elegant, leicht und beschwingt. Sie legt die Säulen in unterschiedlichen Größen mit farbigen Gymnastikseilen auf den Boden. Sie betrachtet diese kurz zufrieden und nimmt dann einen schweren Holzblock aus dem Bewegungstherapieraum, den sie auf die Leibsäule legt, sodass diese fast komplett darunter verschwindet. In der Gruppe entsteht bei dieser Gestaltung eine Atmosphäre, die von Erstaunen bis hin zu einer gewissen Niedergeschlagenheit, ja, sogar Entsetzen geht. »Was ist das denn?«, fragt eine Mitpatientin. Das sah alles so schön und leicht aus und jetzt ... Die Patientin steht da, betroffen von ihrer Gestaltung, spürt jedoch, dass diese stimmig sei. Das sei der Druck, der auf ihr laste, der manchmal unerträglich sei und sich in ihrem ganzen Körper ausbreite. Häufig erlebe sie ihren Körper dann nur noch als Schmerz. Damit gehe ihre ganze Leichtigkeit verloren, die sie als Kind gehabt habe. Wir belassen diesen symbolischen Ausdruck an diesem Tag in der Gruppe und besprechen ihre Gestaltung im Team. Wir kennen alle ihre Beschreibung der »Ganzkörperschmerzen« und haben zunächst aufgrund der Eingangsdiagnostik eine »gewisse Ahnung«. Später, in der fortgeschrittenen Therapie, werden die Hintergründe immer deutlicher: Die Patientin wurde als Kind von ihrem Reitlehrer mehrere Jahre sexuell missbraucht. Die Eltern haben es nicht gemerkt. Der Täter hatte eine unheilvolle Abhängigkeitsbeziehung zu seinem Opfer

aufgebaut. Sie genoss hierbei viele »Vorteile« gegenüber den anderen Kindern beim Reiten.
Nach und nach gelingt es ihr zunächst in der stationären und dann in einer weiteren ambulanten Behandlung, diesen schweren Holzblock allmählich zur Seite zu räumen. Er diente ihr, wie sie später sagt, als sicherer Schutz.

6.3.3 Der Ressourcenzukunftsraum (antizipierte Diagnostik und Therapie)

Leib-, Bewegungs- und Körperpsychotherapie darf sich nicht nur auf die Vergangenheit und die Gegenwart beschränken, sondern muss stets auch Zukunftsentwürfe integrieren. Ich sage zu meinen Patientinnen z. B. am Ende der Therapie oder in passenden Momenten: »Lassen Sie uns doch mal ein wenig in die Glaskugel schauen« oder »Lassen Sie uns ein wenig in die Zukunft blicken«. Das ist für die Ressourcenarbeit ebenfalls wichtig und kommt in der Therapie häufig zu kurz. Petzold betonte schon 1971, dass Therapie in eminenter Weise zukunftsgerichtet sein müsse. Das ergibt sich für die IBT aufgrund ihrer Ausrichtung an der Entwicklungspsychologie der Lebensspanne und ihrer Zeittheorie und Zeitphilosophie. Menschen gehen heute in die Therapie, um sich mit den aktuellen Problemen auseinanderzusetzen, die häufig ihren Ursprung in der Vergangenheit haben, damit sie morgen mit ihren Problemen besser umgehen können. Chronische Schmerzen haben die gleiche Zeitdimension: Schon das Wort besagt, dass sie in der Vergangenheit im Laufe der Zeit entstanden sind, dass sie die gegenwärtige Lebensqualität negativ beeinflussen, wobei die Hoffnung besteht, dass es in der Zukunft ein wenig besser wird. In jedem Moment unseres Seins ist der Zukunftshorizont anwesend. Die Hoffnung unserer Schmerzpatienten ist auf die Zukunft gerichtet, nicht auf das Hier und Jetzt. Auch unser Gehirn befasst sich nicht mit dem Hier und Jetzt. Wir wissen mittlerweile: Menschen sind antizipatorisch unterwegs, sie machen beständig Zukunftsentwürfe. Die Quelle »Hoffnung, dass der Schmerz etwas weniger wird oder sogar aufhört«, ist eine mächtige Ressource und diese wollen wir mit dem Ressourcenzukunftsraum unterstützen.

PRAXISTIPP

Stellen Sie sich Ihren Behandlungsraum (Bewegungstherapieraum) in drei Abschnitten vor. Sie sitzen mit ihren Patientinnen in der Mitte des Raumes. Wenn Sie in der Gruppe arbeiten, sitzen alle nebeneinander in der Mitte des Raumes. Dort, wo Sie augenblicklich sitzen, ist die **Gegenwart**. Dort, wohin Ihre Blicke gerichtet sind, ist der **Zukunftsraum** (Körpervorderseite, Blickrichtung). Hinter Ihnen (Körperrückenseite) liegt der **Vergangenheitsraum**.

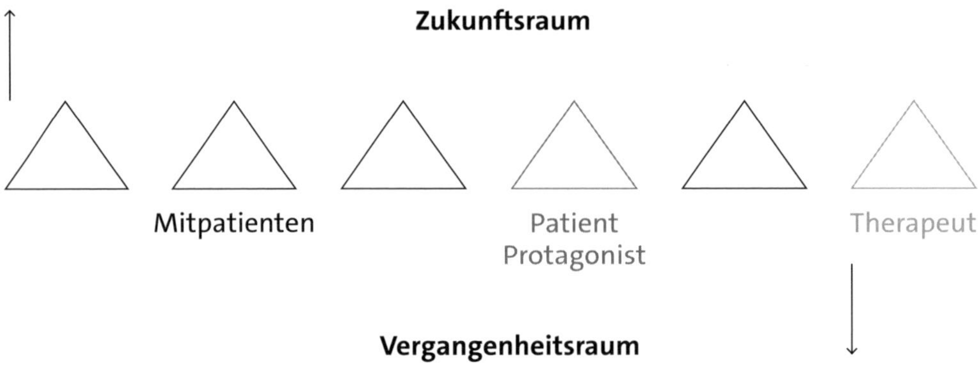

Abb. 6-4: Arbeit im ressourcenorientierten Zukunftsraum (Waibel 2022).

1. Schritt: Schlagen Sie Ihrer Patientin vor, sie möge einfach mal die Zukunft ausprobieren. In die Zukunft hineingehen, sich dort spüren, erleben, ausprobieren, sich bewegen und experimentieren. Welche Empfindungen und Stimmungen kommen auf?
2. Schritt: Was wäre wichtig für Ihre Patientin, in der Zukunft auszuprobieren? Was möchte sie sich vornehmen, was gestalten? Wenn sie etwas findet, soll sie dies mit einem Symbol in den zukünftigen Raum legen. Falls dies schwierig ist, gehen Sie mit Ihrer Patientin systematisch nach den Fünf Säulen vor: Was möchte sie leiblich verändern, für ihren Leib tun? Was möchte sie mit ihren sozialen Beziehungen machen? Wie soll eine zukünftige Betätigung oder Arbeit aussehen?
3. Schritt: Wenn die Gestaltung beendet ist, soll Ihre Patientin zwischen Exzentrizität (distanziertes Betrachten) und Zentrierung (Involvierung) wechseln, d. h. aus dem Zukunftsraum herausgehen und diesen von außen betrachten. Haben Sie einen Stuhl oder eine Erhöhung im Raum und kann sich Ihre Patientin draufstellen, kann sie ihn auch einmal von außen und oben betrachten. Dann wieder in den Raum hineingehen und Erlebtes bzw. Erfahrenes versuchen zu erleben und zu verbalisieren.
4. Schritt: Wenn Ihre Patientin das möchte (unbedingt vorher fragen!), können Sie die auftretenden Resonanzen (Wahrnehmungen) der Gruppe benennen lassen. Ebenso Ihre eigenen Resonanzen. Bitte nicht abstrakt kognitiv deuten oder gar bewerten, sondern immer betonen, dass dies eine eigenleibliche Resonanz sind. Das soll nur Anregungen liefern im Kontext von Resonanzen im intersubjektiven Raum. Der Patientin (Protagonistin) bietet sich hiermit die Möglichkeit, zukünftiges Geschehen atmosphärisch und erlebnishaft zu erfassen (apprehensive Resonanz, vgl. Kapitel 3.2.12). Ebenso ist es möglich, dass über das Erleben und Erfassen von Sinnzusammenhängen spezifische Bedeutungsgehalte sichtbar werden und verstanden werden können. Stimulierende Resonanzen können ebenso geäußert werden, weil Mitpatienten eine andere Leseart der Wirklichkeits- und Zukunftsexplikation

haben. Wenn diese in einem stabilen, freundlich unterstützenden Klima wechselseitiger Empathie gelingt, kann die Protagonistin wertvolle Erfahrungen, Perspektiven und Zukunftsentwürfe ausprobieren und für sich prüfen.

Wir ermöglichen unserem Patienten hierbei ein erlebnishaftes Erfassen zukünftiger Möglichkeitsräume: Atmosphären dürfen entstehen, Bewegung, Ausdruck, Haltung, Mimik und Gestik sind wichtig. Therapeut und Mitpatienten bewegen sich somit im Rahmen apprehensiver Deutungen (→Kapitel 3.2.12), die nicht auf kognitives Verstehen abzielen, sondern vielmehr Anregungen geben, zukünftige Lebensgestaltungen bewusster zu machen. Ebenso sind komprehensive Deutungserfahrungen, kontextuelle Deutungserfahrungen und Stimulusdeutungserfahrungen (ebd.) möglich.

PROZESSBEISPIEL Ausschnitt aus einer Therapiestunde

Frau M. (Hauptdiagnose: Fibromyalgie) ist zum letzten Mal in der Gruppe. Sie kennt schon die Arbeit mit dem Zukunftsraum. Sie lacht und sagt, sie möchte das gerne machen, »ein wenig in die Glaskugel blicken«, und hätte auch gern Resonanz aus der Gruppe. Sie geht sehr eifrig in den Zukunftsraum und gestaltet dort schnell mit mehreren Gegenständen unterschiedliche Dinge. Dann ist sie fertig und sagt: »Ja, eigentlich bin ich ganz zufrieden, was sagt ihr?«

Die anderen Gruppenmitglieder sind zunächst ganz still. Niemand sagt etwas. Dann meldet sich eine Mitpatientin und meint, sie habe das irgendwie irritiert, wie sie das gemacht habe. Sie sei herumgewirbelt, habe die Sachen hingelegt. Sie habe das Ganze in der Geschwindigkeit überhaupt nicht mitempfinden können (apprehensiv).

Eine andere Patientin sagt: »Bist du das wirklich, ist das dein Erleben oder machst du nur?«

Frau M. ist gerührt, sie merkt, dass sie bestimmte Verhaltensmuster, unter denen sie leidet (Perfektionismus, es den anderen recht machen wollen, nach Anerkennung suchen) und die sie in der Therapie schon bearbeitet hat, wiederholt hat und genau in die gleichen impliziten Muster rutscht (komprehensiv). Sie spürt nun auch die Anspannung und sagt, eigentlich hätte sie sich auf diese Arbeit gefreut und jetzt gehe es ihr schlecht.

Da es die letzte Stunde ist, bitte ich sie: »Probieren Sie es doch noch einmal und versuchen Sie, dabei ein wenig mehr sich selber zu spüren.« Sie fängt nochmals von vorn an, verlangsamt ihr Tempo und merkt, wie schwer es ihr fällt, ureigene Zukunftsvorstellungen zu gestalten. Die Mitpatienten geben ihr gute und hilfreiche Unterstützungen aus den bisherigen Therapieerfahrungen (»Mach doch einfach mal was Schönes für dich!«, »Probier doch mal aus, dich besser abzugrenzen«) (Kontextdeutung). Sie sucht sich hierzu einen flauschigen Teddybär. Dann ein Holzschwert. So geht es langsam weiter und nach ein paar weiteren Schritten ist die Patientin tief berührt.

Aus therapeutischer Sicht gebe ich ihr noch einen ressourcenorientierten Stimulus

(Stimulusdeutung), der bei dieser kreativen Zukunftsprojektion schon sichtbar geworden ist. »Ich glaube, Sie haben gespürt, wenn Sie aus dem Machen und der Geschwindigkeit herausgehen und vorsichtig und behutsam auf sich hören, sich selber spüren, dann sehen Sie, wie die Zukunftsgestaltung ganz anders aussieht. Vielleicht sind das gute Begleiter für die Zukunft: die Langsamkeit und das liebevolle eigenleibliche Spüren.«

6.3.4 »Ressourcen einleiben«

Bei gesunden Menschen ist die Arbeit mit diesen Erfahrungsangeboten zu eigenen Ressourcen in der Regel sehr schön, weil sich spontan Zufriedenheit, Sich-selbst-Gewahrwerden und tiefe leibliche Erkenntnisse zu persönlichen Ressourcen, die sich in den Gruppenprozessen und in der Gruppenatmosphäre intensiv einstellen, zeigen. Das kenne ich aus den Gruppen zur Ausbildung in Integrativer Leib- und Bewegungstherapie und aus Selbsterfahrungsgruppen. Über die verschiedenen Techniken ist in der Regel ein guter Zugang zu den eigenen Ressourcen möglich. Gesunde Menschen können nach einem systematischen *Resourcing* ihre Ressourcen erspüren, erfassen, verstehen und dauerhaft integrieren, und das manchmal sehr schnell. Bei schwereren Erkrankungen wie chronischen Schmerzerkrankungen, aber auch bei Depressionen und Traumafolgestörungen benötigen wir jedoch viel mehr Wiederholung und Prozesse der Verinnerlichung, damit die Ressourcen dauerhaft zur Verfügung stehen. Im tiefenpsychologischen Sinne würden wir hier von Internalisierung sprechen. Wir gehen in der Integrativen Leib- und Bewegungstherapie weiter und meinen hier die Interiorisierung bzw. Inkarnation von Ressourcen.

Damit bezeichnen wir Prozesse, in denen der Mensch durch wechselseitige Resonanzen mit anderen Menschen und der Umwelt Informationen aufnimmt. Diese werden zunächst internalisiert und schließlich interiorisiert. Interiorisierung bedeutet in diesem Zusammenhang, dass die Informationen weiter und tiefer lebensbestimmend verinnerlicht und somit eingeleibt werden.

Diese Einleibung ist vergleichbar mit einer Verkörperung, einem Embodiment bzw. einer dauerhaften Inkarnierung (vgl. Kapitel 5.6). Dies erfordert, dass Informationen nicht nur kognitiv gemerkt, sondern über sinnliche Erfahrungsangebote im informierten Leib dauerhaft gespeichert werden.

Zwei Techniken aus der Gruppenarbeit zur Interiorisierung über Fremdattribution (Ressourcennest) und Selbstattribution (Ressourcenbadewanne), die sich in der Praxis gut bewährt haben, möchte ich hier vorstellen.

Das Ressourcennest (Osternest)

Das »Osternest« ist eine sehr einfache Ressourcenübung, die auch in sehr schwierigen Gruppenkonstellationen gelingt. Haben gerade am Anfang der Therapie unsere Patientinnen große Probleme, Ressourcen für sich zu erkennen, zu benennen und anzunehmen, so gelingt es hingegen fast allen viel leichter, die Ressourcen der anderen Gruppenmitglieder zu erkennen.

Die ursprüngliche Bezeichnung »Ressourcennest« haben wir später im Alltagsgebrauch in »Osternest« umgetauft, weil eine Patientin einmal so berührt war von ihrem Erleben und sagte, »Das ist genau wie früher die Osternester, die wir als Kinder vor Ostern draußen aus Moos liebevoll gebaut haben. Über die Nacht zum Ostersonntag hat dann der Osterhase hier wunderschöne Sachen reingelegt. Und wir dachten, je schöner wir das machen, desto mehr legt der Osterhase rein.«

Bis heute wird dieser Brauch in verschiedenen Regionen Deutschlands gepflegt.

Ursprünglich war die Übung so aufgebaut, dass sich jede Patientin ihren eigenen Platz bzw. Raum baut, sich in diesen hineinlegt und dann nach einer ruhigen Einführung zum Selbstwertgefühl und persönlichen Ressourcen Symbole sucht, die sie als wertvoll erlebt. Diese Symbole sollte sie dann in ihren Raum legen. Das gelang zunächst vielen Patientinnen nur schwer bzw. scheiterte gerade am Anfang der Therapie oft. »Da brauch ich gar nicht mitmachen, da gibt es nichts« oder »An mir ist alles sowie nur sch.../schlecht«.

Im Sinne eines ressourcenorientierten Vorgehens wollte ich jedoch die Gruppe positiv auf diese Arbeit einstimmen und habe somit die Übung in eine Fremdattributionsübung umgewandelt. Deutlich zeigt sich in klinischen Gruppentherapieprozessen zumeist eine schnelle gegenseitige Wertschätzung. Diese fremdattributiven Zuschreibungen wollte ich im Kontext der Gruppe nutzen und arbeitete in der Folge so, dass nun jede Patientin sich wiederum einen Raum baut, der klar und deutlich als ihr Raum von den anderen Patientinnen erkannt wird. Diese Räume sollen liebevoll und ganz individuell gebaut werden, denn in einer Gruppe mit bis zu zwölf Teilnehmerinnen ist es nicht ganz einfach, alle elf Räume der anderen zu identifizieren. Der nächste Schritt ist dann, dass jede Teilnehmerin in die Räume der anderen Gruppenmitglieder wenigstens ein Symbol legt, das für sie eine wertvolle Eigenschaft dieses Gruppenmitglieds versinnbildlicht. Im Raum entsteht alsbald ein lebendiges Umhergehen mit dem Suchen und Zuordnen von Gegenständen (Symbolen).

Befinden sich dann die Gegenstände in den Osternestern, fordere ich die Patientinnen auf, sich in das eigene Nest zu stellen, zu setzen oder zu legen und die dortigen Symbole spürend zu erleben. Welche Körperreaktionen zeigen sich, welche Gefühle kommen auf? Welche Gedanken entstehen und wie erlebe ich das, was meine Gruppenmitglieder hier für mich hineingelegt haben? Diese Einstimmung für die folgende Arbeit ist wichtig, damit das eigene Spüren und Fühlen aktiviert wird. Natürlich sind die Patientinnen neugierig auf die Bedeutung der Symbole und warten gespannt auf die Lüftung der Geheimnisse.

Diese Phase der fremdattributiven Ressourcenarbeit kann unterschiedlich aufgearbeitet werden, je nach Zeit, Intensität und dem aktuellen Gruppengeschehen, z. B.:

- Die Patientinnen besuchen sich gegenseitig in den Osternestern, zeigen ihr Symbol und sagen der Osternestbesitzerin, warum sie dieses hineingelegt haben.
- Wir arbeiten das gemeinsam in der Gruppe auf, indem der Reihe nach eine Teilnehmerin zu einer anderen geht und erläutert, warum er dieses Symbol in das Osternest gelegt hat. Diese Form hat mehr Intensität und ist im Rahmen der phänomenologischen Diagnostik wertvoll, da ich hier als Therapeut mehr Informationen zu Ressourcen, Zuschreibungen und der Fähigkeit, Ressourcen aufzunehmen, erfahre.
- Damit die Ressourcen dauerhaft wahrgenommen bzw. erinnert werden können, ist auch eine weitere Variante möglich, dass nämlich jede Patientin ein größeres DIN-A1-Plakat bei sich liegen hat, auf das die Mitpatientin dann mit einem Wort oder einem kurzen Satz die positive Eigenschaft bzw. den Wert notiert, der durch den Gegenstand symbolisiert wird. Somit entsteht je nach Gruppengröße von sechs bis zwölf Patientinnen ein erstes Poster mit fünf bis elf positiven Selbstwertzuschreibungen. Dieses Poster hängt die Patientin in ihrem Zimmer auf, damit sie es ständig präsent hat.

Über diese Fremdzuschreibungen kommt der »Verinnerlichungsvorgang« (Interiorisierung) intensiv in Gang.

Die Ressourcenbadewanne

Bei der Ressourcenbadewanne geht es darum, sich der eigenen Ressourcen bewusst zu werden und diese dann intensiv leiblich zu erleben. Wie oben erwähnt ist das viel schwieriger, gelingt aber besser, wenn die vorherige Übung durchgeführt wurde. Diese Übung lässt sich gut vorbereiten durch Hausaufgaben wie z. B., am Abend ins Tagebuch schreiben, was mir heute gelungen ist, was ich Gutes gemacht habe etc.

PRAXISTIPP Durchführung

(Zunächst baut sich jede Patientin aus Decken oder Seilen, Matten usw. einen schönen eigenen Raum, in den sie sich bequem hineinlegen kann. Wir nennen diesen »Wohlfühlraum« die eigene Badewanne. Mit der Raumarbeit sind die Patientinnen in der Regel aufgrund anderer Erfahrungsangebote zumeist schon vertraut.)
Gehen Sie etwas im Raum umher und nehmen sich Zeit. Finden Sie einen guten Rhythmus. Ich möchte mit Ihnen nun eine kleine Wanderung zu Ihren Ressourcen unternehmen. Fortan werde ich hierfür den Begriff der »Quelle« verwenden. Die erste Quelle, die wir aufsuchen, ist unser **Leib**. Mit Leib meinen wir nicht nur unseren Körper, sondern wir meinen neben den Knochen, Muskeln, Organen auch unsere Emotionen, unsere Fähigkeit, zu denken, zu lieben, wertzuschätzen, wir meinen auch unsere Fähigkeit, andere zu lieben, und das angenehme Gefühl, geliebt zu werden. Ebenso können das aber

auch unsere schönen Erfahrungen in der Natur sein, die wir ganz leibhaftig aufnehmen, wenn wir z. B. nach einer langen Reise plötzlich am Meeresstrand stehen und auf die Weite des Meeres schauen, den Wind spüren und den salzigen Geruch schmecken. Der Leib ist unser ständiger Begleiter im Leben. Waren Sie schon einmal dankbar dafür, wie toll Ihre Füße Sie tragen, wie selbstverständlich Ihr Herz pocht und Ihnen Leben gibt, wie Ihre Lunge den Sauerstoff für Ihre Lebensenergie bereitstellt? Gehen Sie auch in Kontakt, wie Sie Ihren Leib fördern, z. B. durch Sport, durch Aktivität, durch gutes Essen oder durch berührende liebevolle Kontakte und Umarmungen. (Pause für das eigenleibliche Spüren, Reflektieren und Aufnehmen von Symbolen.)
Wann immer Sie nun eine gute Quelle für sich gefunden haben, legen Sie ein Symbol hierfür in Ihre Badewanne.
Wir gehen nun weiter auf unserer Wanderung und suchen die nächste Quelle auf. Es ist die Quelle der **sozialen Kontakte**. Sie kennen den Satz »Der Mensch lebt nicht gerne allein«. An welche Mitmenschen denken Sie, wenn Sie sich Ihre sozialen Kontakte vergegenwärtigen? An den Partner, die Partnerin, Familienmitglieder, Freunde und Bekannte, Arbeitskolleginnen oder Menschen aus den Vereinen? Suchen Sie ein wenig nach den tieferen Quellen dieser Beziehungen, und wenn Sie etwas Wichtiges finden, legen Sie eine solche Quelle mit einem Symbol in Ihre Ressourcenbadewanne.
Wenn wir nun wieder ein paar Schritte auf unserer Wanderung weitergehen, kommen wir zu den Ressourcen **der materiellen Sicherheit**. Zunächst denken wir hier sofort an das Geld, aber es ist wesentlich mehr: meine Kleidung, meine Wohnung, mein Zuhause, ein Balkon. Plätze, an denen ich lebe, vielleicht ein schönes Stück Natur, das ich immer wieder aufsuche, eine Bank, die mir lieb geworden ist, oder ein See, den ich betrachte oder in dem ich gern schwimmen gehe. Viel Materielles in unserem Leben kostet nichts und ist dennoch sehr wertvoll für uns. Auch hier suchen Sie wieder Symbole und legen diese in Ihre Badewanne.
Weiter geht es auf unserer Wanderung und wir begegnen nun gleich mehreren Quellen, die zusammengehören, wie die Arbeit, meine Leistung im Leben und meine Freizeit. Ich fasse diese Quellen gern mit dem Wort »**Betätigung**« zusammen, denn damit ist all das gemeint, was ich im Leben tue, eben nicht nur Geld verdienen, nicht nur was Besonderes leisten, sondern vielleicht auch schöne Bücher zu lesen, einen Kräutergarten zu pflegen, Konzerte hören, Fahrrad fahren usw. Damit ist also mein gesamtes Handeln gemeint. Suchen Sie auch hierzu passende Symbole, die Sie im Raum finden, und legen Sie diese in Ihre Badewanne.
Nun gelangen wir auf unserer Ressourcenwanderung zur letzten Station: unsere **Werte und Normen**. Woran glauben wir im Leben, was ist uns wichtig, welche Werte vertreten wir, auf welche Gesetze und Rechte der Menschen sind wir stolz, was begleitet uns an Werten und Normen in unserem

täglichen Handeln? Legen Sie nun zuletzt auch hierfür Symbole in Ihre Badewanne.
Gehen Sie abschließend noch einmal den Weg zurück, vielleicht haben Sie bei den anderen Quellen etwas vergessen.
(Wenn die Erfahrungsübung beendet ist, gebe ich den Patientinnen die Gelegenheit, diese eigenen Quellen nicht nur kognitiv zu erfassen, sondern auch in körperlichen und emotionalen Kontakt damit zu treten. Das ist immer wieder eine Besonderheit unserer körpertherapeutischen Arbeit, die wir vitale Evidenz nennen, eine intensive Begegnung mit persönlichen Ressourcen nicht nur auf der kognitiven Ebene zu ermöglichen.)
Erleben Sie nun die eigenen Quellen ganz nah, indem Sie mit ihnen baden gehen. Legen oder setzen Sie sich in Ihre Ressourcenbadewanne und nehmen Sie Kontakt zu den einzelnen Symbolen auf. Spüren Sie diese Symbole auf Ihrer Haut, an ihrem Körper, umfassen Sie diese oder legen Sie sich drauf. Gehen Sie intensiv zu Ihrer Ressource in Kontakt, erspüren Sie sie, nehmen Sie die auftretenden Gefühle wahr, lassen Sie die Gedanken spielen und verbleiben Sie eine Weile bei Ihren wohltuenden Quellen.
(Für das »Ressourcenbad« sollte man den Patientinnen genügend Zeit geben. Anschließend werden die vertieften Erfahrungen gemeinsam in der Gruppe verbalisiert. Kontaktstörungen können ggf. aufgegriffen und angesprochen werden als »Barrieren« zwischen dem eigenen Leib und der Ressource. Wie schon erwähnt arbeiten wir solche Phänomene im Rahmen der konfliktzentrierten Modalität auf. In der erlebniszentrierten Modalität werden diese Barrieren akzeptiert und können manchmal über regelmäßige Übung aufgelöst werden. Zur vertieften Auseinandersetzung mit solchen Barrieren verweise ich auf das nachfolgende Kapitel.)

Alternative Möglichkeiten zur Symbolisierung

Falls sich einzelne Patienten mit der Arbeit von Symbolen schwertun, können die Ressourcen auch auf DIN-A 4 Blätter einzeln gezeichnet oder notiert werden.
Wenn dieser Resourcingprozess dann im Laufe der Therapie eine gewisse Entwicklung, Kontinuität und Stabilität aufweist, arbeiten wir mehr und mehr in der konfliktzentrierten Modalität mit den alltäglichen oder lebensgeschichtlichen Stress- und Krisensituationen unserer Patientinnen. Kann ich schon meine Ressourcen nutzen? Finde ich einen Zugang und helfen mir diese in der emotionalen Selbstregulation? Wie spreche ich zu mir in solchen Situationen? Katastrophisierende innere Dialoge können dann in selbstwertorientierte oder lösungsorientierte Dialoge umgewandelt werden wie »Mensch, da kannste doch …« oder »Schließlich hast du das und das doch auch geschafft«. Die inneren guten Ressourcen sollen damit als Beistand genutzt werden, sie sollen ständig verfügbar sein und vor allem: Sie sollen ständig angewendet und geübt werden (übungszentrierte Modalität). Typi-

sche Hausaufgaben bei dieser Form emotionaler Selbstregulation: Situationen notieren, in denen sie ein positives Selbstwertgefühl hatten bzw. Lob von außen erhalten haben, oder Situationen, in denen sie sich gelobt haben, zufrieden mit sich waren. Die Patienten sollen sich stolz auf die eigene Schulter klopfen, Selbstlob als wichtige Ressource entdecken und lernen, katastrophisierende, unrealistische Gedanken und Gefühle zu stoppen. Dabei erspüren sie persönliche Ressourcen als »Freundin«, mit der sie in schöner Atmosphäre zusammensitzen bzw. an die sie sich anlehnen.

6.3.5 Kein Zugang zu den Ressourcen: Arbeit mit den Barrieren – ein kurzer Ausflug zur konfliktzentrierten Modalität

Rösing 2003 führte in der Ressourcenforschung einen wichtigen Begriff ein: die Barrieren. Auch aus praxeologischer Sicht stimme ich ihr zu, wenn sie betont, dass im Zuge der Coping-Forschung, aber auch der Ressourcenforschung die negative Seite zu sehr aus dem Blickfeld gerückt ist. Ressourcen seien, so Rösing, die Möglichkeiten, die ein Mensch zur Verfügung hat, um schwierige Situationen zu bewältigen. Die Barrieren hingegen hindern ihn an der Ressourcennutzung.

In der Praxis mit chronischen Schmerzerkrankungen zeigt sich dies oft und ich höre auch von Kollegen, dass zwar eine systematische Ressourcenerhebung möglich sei, die Patientin jedoch nicht an ihre »Ressourcen rankomme« bzw. »ihre eigenen Ressourcen nicht nutzen kann«. Immer wieder ist es unumgänglich, den Patientinnen nun über die konfliktzentrierte Modalität die »Barrieren zu den eigenen Ressourcen« bewusst zu machen, um Möglichkeiten zu finden, diese beiseitezuräumen. Wir wollen daher an dieser Stelle den Wechsel in die konfliktzentrierte Modalität, wie sie im folgenden Kapitel erläutert wird, gleich vorwegnehmen.

PROZESSBEISPIEL Ein Auszug aus einer Gruppenstunde

Zu Beginn der neuen Stunde arbeiten wir die Nachwirkungen der vorherigen Gruppenstunde in Bezug auf die Ressourcen auf. Die Patientinnen erhielten in der letzten Stunde die Aufgabe, sich an die eigenen Ressourcen zu erinnern und daran zu denken, diese im Alltag zu erleben und, wenn möglich, nutzbar zu machen bzw. in den Herausforderungen und Belastungen des klinikinternen Alltags anzuwenden. In der Aufarbeitungsrunde kommen folgende Aussagen:

- »Ich habe gar nicht mehr daran gedacht.«
- »Ich hatte Probleme im Alltag, wusste aber nicht so recht, wie ich da meine Ressourcen einsetzen kann.«
- »Im Telefonat mit meiner Mutter dachte ich an meine neue Ressource der Abgrenzung, und dass ich bei mir geblieben bin, das hat mir echt geholfen.«
- »Ich bin in der Auseinandersetzung mit meinem Mann richtig ärgerlich geworden, konnte mich aber nicht wehren.«

- »Ich war nach einem Gespräch mit einem Mitpatienten völlig verwirrt und hilflos und konnte nichts dagegen tun.«
- »Ich habe gespürt, wie ich in einer Situation verstärkte Schmerzen bekommen habe, und habe meinen Ärger ausgedrückt. Das war gut, aber irgendwie fühlte ich mich danach auch schuldig.«
- »Mir ging es zwei Tage einfach nur gut. Ich habe die Erfahrungen aus der Ressourcenbadewanne einfach mitgenommen und ließ mich nicht stören. Aber danach konnte ich es nicht mehr so richtig halten.«
- »Ich sprach mit meinem Mann über Nähe und Distanz, über Abgrenzung und Zuwendung, und ich war erstaunt, wie gut er mich verstehen konnte. Ich bin darüber ganz glücklich.«

Wie wir sehen, konnten in dieser Gruppe einzelne Gruppenmitglieder die Ressourcen für sich nicht nutzen, manche konnten sie nur teilweise nutzen und anderen wiederum standen sie hilfreich zur Verfügung. In dieser Phase der Ressourcenverinnerlichung bzw. -einleibung, erinnern wir uns an die heraklitische Spirale (Abb. 3-3), befinden wir uns nach dem ersten Zyklus des Wahrnehmens → Erfassens → Verstehens → Erklärens, den die Gruppe bereits durchlaufen hat, nun im Erinnern → Wiederholen → Durcharbeiten → Verändern, damit die Ressourcen im Alltag über ein Erinnern und Wiederholen und ggf. Durcharbeiten (Warum wende ich meine Ressourcen nicht an?) zu einem veränderten Handeln erfolgreich umgesetzt werden können. Hierzu ist übungszentrierte Arbeit (systematisches Wiederholen), erlebniszentrierte Arbeit (die Wirkungskraft der eigenen Ressourcen nochmals erleben) und konfliktzentrierte Arbeit (Was ist das, was mir den Zugang zu den eigenen Ressourcen verhindert? Wo sind die Barrieren? Warum kann ich es noch nicht anwenden?) notwendig. Es ist wichtig, darauf zu fokussieren, wo die individuellen Barrieren beim einzelnen Patienten sind. Das erfordert wie gesagt konfliktzentrierte Arbeit.

In dieser Stunde arbeite ich nun mit den »Barrieren in Bezug zur eigenen Ressource«.

Wir machen hierzu wieder eine kreative Gestaltung, eine Bewegung, einen Körperausdruck oder eine Skulpturierung zur entsprechenden Situation. Die Patientin visualisiert die konkrete Situation, wo sie ihre Ressource einsetzen wollte und es nicht gelang. Ebenso versuchen wir, die »Barriere« zu vergegenständlichen.

Beispielhaft erläutere ich die Arbeiten aus der oben beschriebenen Gruppe:

- »Ich habe gar nicht mehr daran gedacht.«
  Der Patient hat keine Gestaltung an diesem Tag und sagt, es sei ihm nichts eingefallen. Eine Mitpatientin spricht ihn an und meint: »Ich möchte dir nicht zu nahe treten, aber du scheinst die Therapie hier nicht ernst zu nehmen. Dir ist das einfach egal. Deine Barriere ist deine Gleichgültigkeit. Du lässt dich nur bedienen.« Diese Konfrontation führt tatsächlich dazu, dass der Patient in den folgenden Stunden beginnt, eingehender mit den eigenen Ressourcen zu arbeiten, und anfängt, diese zu nutzen. Die problematische Therapiemotivation war mehrfach Thema in der Teamsitzung.

- »Ich hatte Probleme im Alltag, wusste aber nicht so recht, wie ich da meine Ressourcen einsetzen kann.«
  Die Patientin legte viele verschiedene Gegenstände auf den Boden. Das sei ihr Alltag. Dann habe sie hier einen Stein »wie gefesselt« (umwickelt mit einem Seil). Das sei ihr Kraftsymbol, das sich aber irgendwie nicht entwickeln kann. Wir arbeiteten daraufhin in der Gruppe, wie sie diesen Stein entfesseln kann (Barriere beseitigen).
- »Im Telefonat mit meiner Mutter dachte ich an meine neue Ressource der Abgrenzung und dass ich bei mir geblieben bin. Das hat mir echt geholfen.«
  Die Patientin sagt, sie habe sich aufrecht hingesetzt und festen Bodenkontakt mit den Füßen aufgenommen. Wenn sie unsicher geworden sei, habe sie bei ihren Ausführungen mit der Hand auf den Tisch geklopft.
- »Ich bin in der Auseinandersetzung mit meinem Mann richtig ärgerlich geworden, konnte mich aber nicht wehren.«
  Die Patientin nimmt für sich eine kleine Puppe und für ihren Mann einen großen Bären. Vor der Puppe liegen Holzstäbchen, das seien ihre Stacheln, ihr Ärger. Tatsächlich hat das aber gegenüber diesem mächtigen, aber auch liebenswerten Partner nicht gereicht. Sie sei noch zu gehemmt, sich gut zu wehren und bei ihrer Meinung zu bleiben. Sich gut abzugrenzen auch von übermächtiger und vereinnahmender Liebe war noch lange ein Thema bei der Patientin.
- »Ich war nach einem Gespräch mit einem Mitpatienten völlig verwirrt und hilflos und konnte nichts dagegen tun.«
  Er legt einen kleinen Käfer auf den Rücken, der strampelte und nicht wegkonnte. In diesem Gespräch ging es um die Schmerzen und die Hilflosigkeit des Mitpatienten. Er mochte diesen, hörte sich dessen Geschichte an und war nicht fähig, sich abzugrenzen bzw. sich danach selber zu regulieren. Eine Mitpatientin sagt: »Die Lösung sieht man doch, du müsstest dich umdrehen, weggehen und laufen. Du weißt doch, dass das Laufen das Gehirn reinigt.«
- »Ich habe gespürt, wie ich in einer Situation echt verstärkte Schmerzen bekommen habe, und habe ich meinen Ärger ausgedrückt. Das war gut, aber irgendwie fühlte ich mich danach auch schuldig.«
  Diese Patientin legt einen Igelball auf den Boden, der den Schmerz, aber auch den Ärger ausdrückt. Diese seien noch nicht zu trennen. Das fühle sich irgendwie auch gut an. Daneben legte sie aber auch eine Figur, die in sich zusammengesunken war. In den weiteren Stunden differenziert sie zunehmend zwischen Schmerz, Ärger und Schuld. Die Schuld ist für sie die Barriere, die sie daran hindert, zur eigenen Kraft zu kommen.
- »Mir ging es zwei Tage einfach nur gut. Ich habe die Erfahrungen aus der Ressourcenbadewanne einfach mitgenommen und ließ mich nicht stören. Aber danach konnte ich es nicht mehr so richtig halten.«
  Der Patient malt eine Badewanne auf ein Stück Papier, die nicht ganz dicht war und langsam auslief. Die undichte Stelle bezeichnet er als langsamen Ressourcenverlust, es sei eigentlich keine Barriere, sondern die Unfähigkeit, gute Erfahrungen bei sich länger behalten zu können.

- »Ich sprach mit meinem Mann über Nähe und Distanz, über Abgrenzung und Zuwendung, und ich war erstaunt, wie gut er mich verstehen konnte. Ich bin darüber ganz glücklich.«
  Die Patientin ist kurz vor dem Ende ihres Aufenthalts und meint, sie möchte ihre Ressource selber darstellen. Sie nimmt sich selber als Skulptur, die sich öffnet und wieder verschließt. Dabei spüre sie schon, wie schwer es noch sei, sich zu öffnen (manchmal eine innere Barriere), und dass es auch nicht so leicht sei, sich zu schließen. Sie nimmt diese Selbstskulptur als Übung mit in einen Tanz des Öffnens und Schließens. Diese Darstellungen und Arbeiten mit den Barrieren sind fast idealtypisch für eine stationäre, halb offene Gruppe: Manche Patienten haben zu den Barrieren noch kaum Bezug, andere fühlen sich blockiert und einige Patienten können sich mit ihren Barrieren auseinandersetzen bzw. diese überwinden. Letzteres ist gerade für die neuen Patienten eine wichtige Erfahrung, um damit beginnen zu können, persönliche Ressourcen zu nutzen bzw. Hindernisse zu überwinden.

In verschiedenen Formen der Gruppenarbeit, z.B. in Einzelarbeiten in der Gruppe, kann vertieft mit den »Barrieren« in konfliktzentriertem Modus gearbeitet werden. Ebenso ist es möglich, in der Psychotherapie oder Einzel-Körperpsychotherapie an diesen Themen weiterzuarbeiten.

Rösing 2003 benennt eine ganze Reihe unterschiedlichster Barrieren, die den Zugang zu den eigenen Ressourcen verhindern. Interpersonale Barrieren sind Fatalismus, Hoffnungslosigkeit, Hilflosigkeit, Pessimismus, Depressivität und mangelndes Selbstvertrauen. Interpersonelle Barrieren sind mangelndes soziales Netzwerk, chronische Konflikte in den nahen Netzwerken wie Partnerschaft, Familie und Freunde.

Nonpersonelle Barrieren beziehen sich auf materielle Bedingungen wie schlechte Wohnverhältnisse und ungünstige Umweltbedingungen. Transpersonale Barrieren sind spirituelle Konzepte, die am Problemlösen, Handeln, Alternativen-Finden oder am flexiblen Ressourcenwechsel hindern. Bei chronischen Schmerzerkrankungen sind als übergreifende Barrieren insbesondere negative Kontrollüberzeugungen, katastrophisierendes Denken, mangelnde Krankheitseinsicht, biologistische Krankheitsüberzeugungen, unverhältnismäßige Heilserwartungen und maligne Regressionen zu benennen.

6.3.6 Embodiment: Den eigenen Körper wieder als Sicherheit erleben

> »Familienaufstellung und körpertherapeutische Methoden zählen mit zu den stärksten psychotherapeutischen Techniken und sind eine sehr starke und hoch dosierte Medizin sowie ein rasanter Weg zum Unbewussten.«

Diesen Satz äußerte Stephan Alexander Doering, ein deutscher Psychoanalytiker, Arzt, Universitätsprofessor und Vorstand der Universitätsklinik für Psychoanalyse und Psychotherapie am Allgemeinen Krankenhaus in Wien 2021 auf den Lindauer Psychotherapiewochen während des Seminars »Implizite Kommunikation, Beziehungserfahrung und Veränderung in der Psychotherapie«.

Ich glaube, dieser Satz ist sehr treffend und ich möchte beispielhaft hierfür eine der intensivsten Techniken aus den Körperpsychotherapien vorstellen: die Embodiment-Technik. Nun ist Embodiment weit mehr als eine Technik! Man kann Embodiment als Verkörperung oder Inkarnation definieren. Oder auch vereinfachend, dass Körper, Seele und Geist nicht zu trennen sind. Überlegungen zu diesem Begriff gehen bis in die Antike zurück. Heutzutage bezeichnet der Begriff Embodiment ein grundlegendes Konzept der neueren Kognitionswissenschaft, demzufolge Bewusstsein die Funktion und Aktivität eines lebendigen Organismus in seiner systemischen Gesamtheit darstellt und auf dessen fortwährender Interaktion mit der Umwelt beruht (Varela et al. 2016). Embodiment ist daher auf der einen Seite ein Metakonzept der modernen Kognitionswissenschaft, auf der anderen Seite wird heutzutage der Begriff gern auch im Rahmen einer Haltung, einer körpertherapeutischen Übung oder eines Tools verwendet (Storch et al. 2017). Die meisten von Ihnen werden einen alten Cartoon von Charly Brown aus dem Jahr 1960 kennen, in dem wunderbar beschrieben wird, wie Körperhaltung und Emotion nicht funktioniert und wie sie richtig funktioniert. Zutreffender und ironischer kann man die Wirkung des Embodiments kaum beschreiben.

Charly Brown steht mit gebücktem Rücken und gesenktem Kopf und sagt zu Lucy: »So stehe ich, wenn ich deprimiert bin.« Dann schaut er sie ernst mit aufrechter Hal-

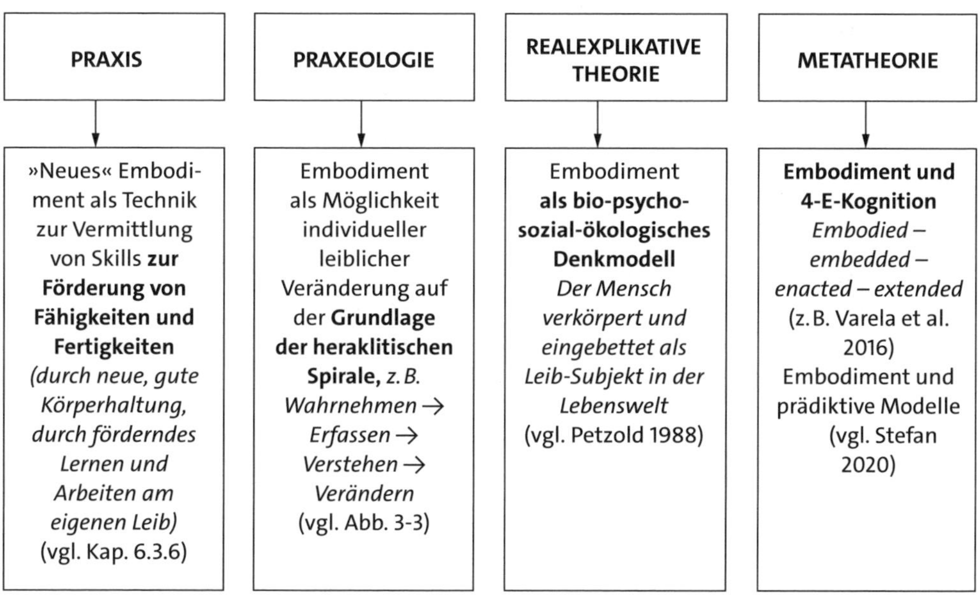

Abb. 6-5: Perspektiven des Embodiments für die therapeutische Praxis (Waibel 2023).

tung an und meint: »Wenn du deprimiert bist, ist es ungeheuer wichtig, eine ganz bestimmte Haltung einzunehmen.« Er richtet sich noch weiter auf, übertrieben in Kopf- und Wirbelsäulenhaltung, und meint: »Das Verkehrteste, was du tun kannst, ist, aufrecht und mit erhobenem Kopf dazustehen, weil du dich dann sofort besser fühlst.« Dann geht Charly Brown wieder in seine alte Haltung mit gebücktem Rücken und gesenktem Kopf zurück und meint: »Wenn du also etwas von deiner Niedergeschlagenheit haben willst, dann musst du so dastehen …«

Für diejenigen von Ihnen, die noch wenig vertraut sind mit dem Konzept des Embodiments, hier zunächst ein paar Bewegungsexperimente, die ich ab und zu auch mit Patientinnen mache, um die Kraft und die Wirksamkeit von Embodiments aufzuzeigen.

Wie kann man ein **gutes Embodiment** erzeugen?

1. Gehen Sie leicht und beschwingt im Raum umher, denken Sie an etwas Schönes und beobachten Sie, wie sich Ihre Stimmung und Befindlichkeit verändert.
2. Beobachten Sie sich bei der Ausdauerbewegung und skalieren Sie Ihre Stimmung am Anfang der Ausdauer, nach 15 Minuten, nach 30 Minuten und am Ende der Ausdauer auf einer Skala von 1 bis 10.
3. Kennen Sie die Aufregung vor einem Vortrag? Nehmen Sie die Haltung und den Gesichtsausdruck der Nachrichtensprecher Ingo Zamperoni oder Marietta Slomka ein. Bleiben Sie in diesem Bild und probieren den Vortrag zunächst nur für sich allein.

Es ist aber auch möglich, die Wirksamkeit von Embodiments zu erleben, indem man mit dem Körper Haltungen oder Bewegungen einnimmt, die im Gegensatz zur eigenen Befindlichkeit stehen. Hier erleben Sie besonders intensiv, wie stark Embodiments auf uns wirken. Probieren Sie folgende Beispiele aus:

1. Denken Sie an etwas, was Ihnen schlechte Laune macht. Dann hüpfen Sie wie ein Kind. Versuchen Sie, die schlechte Laune beizubehalten.
2. Stellen Sie sich stolz wie eine Königin hin, die auf ihr Reich blickt. Denken Sie nun: »Ich bin eine Bettlerin.«
3. Versuchen Sie mal, den Cartoon von Charlie Brown nachzuahmen.

Man spürt schnell: Embodiments haben eine starke Wirkmacht auf den Leib, insbesondere wenn diese bewusst und in allen leiblichen Dimensionen (körperlich, emotional, kognitiv und sozial) umgesetzt werden. Natürlich funktionieren Embodiments nicht in der einfachen Weise, dass ich meiner Schmerzpatientin sage, jetzt nehmen Sie eine andere Körperhaltung ein und der Schmerz wird sich verändern. Das wäre eine simplifizierende und nicht angebrachte Verdinglichung. Wie wir bei Schmerzpatientinnen das Embodiment vorsichtig und systematisch aufbauen können, zeige ich weiter unten anhand eines ausführlichen Beispiels.

Warum sind Embodiments so wirkmächtig? Als Menschen treten wir in Kontakt zu unserer Umgebung. Wir sind in diese eingebettet. Besonders intensiv erleben wir das mit unseren Mitmenschen und in der Natur. Letztendlich haben wir nicht, sondern

»wir sind Natur«, so formuliert es Böhme 2002. Damit sind wir uneingeschränkt leiblich in unsere ökologische Umgebung eingebunden und mit Mitmenschen verbunden (embedded). Viele Bilder und Erfahrungen verinnerlichen wir implizit durch unser Natur-Sein, indem wir Mitmenschen und die Umgebung einverleiben bzw. inkarnieren. Schauen Sie sich Fotoalben und Filme aus Ihrer Lebensgeschichte an, dann werden Sie entdecken, wie Sie Haltungen, Bewegungen, Gestik und Mimik aus Ihrer unmittelbaren Umgebung wie den Eltern, Geschwistern, Verwandten, Freunden aufgenommen und verinnerlicht haben (embodied). Besonders intensiv tritt dies in Zeiten der Pubertät auf, wo wir Vorbilder aktiv imitieren, Bilder von Stars in unser Zimmer hängen. Wer kennt nicht die Imitation des Moonwalk von Michael Jackson? Imitation und Lernen ist somit immer ein Lernen von der Welt, eine Verkörperung meiner unmittelbaren Umgebung, und wird dadurch ein Selbstlernen. Natürlich lernen wir nicht nur gute Erfahrungen unserer Umgebung, z. B., dass wir, wenn wir fleißig sind, Zuwendung und Anerkennung erhalten, sondern auch problematische Erfahrungen, die sich zu Verhalten, emotionalen Mustern und Stilen entwickeln und dysfunktionale Formen annehmen können. Wenn die Tochter erlebt, dass sich die völlig überforderte Mutter im Kleinunternehmen mit ihrem Mann völlig erschöpft und sich nur durch Krankheit und Schmerz Pausen gönnen kann, dann wird ein solches Verhalten möglicherweise von der Tochter schnell verinnerlicht (embodied). Und später dient womöglich Krankheit zum eigenen Schutz vor Überforderung. Wer kennt nicht die positiven Erfahrungen, die man bei Krankheit erfährt, wie Aufmerksamkeit, Zuwendung, Berührung, Liebe usw. Wenn solche Formen positiver zwischenmenschlicher Bezogenheit sich nur auf Krankheit beschränken, führt dies schnell zu problematischen Verkörperungen und Symptomverstärkungen im Alltagsverhalten.

PROZESSBEISPIEL

Eine 72-jährige Patientin kommt in die Krankengymnastik wegen verschiedenster chronischer Beschwerden. Sie erhält Massage, Fango und korrigierende Haltungs- und Kräftigungsübungen. Auf die Frage in der vorletzten Stunde, wie sich denn die Beschwerden entwickeln, antwortet sie, es sei wirklich schon besser geworden. »Dann sehen wir uns in vier Tagen zum letzten Mal und ich freue mich für Sie, dass es Ihnen nun wieder besser geht.« Beim letzten Termin klagt dann die Patientin, es sei alles wieder wie vorher, die Beschwerden seien nachts tatsächlich noch unerträglicher geworden, sie befürchte, sie müsse nochmals zum Arzt und ein weiteres Rezept holen.

Physiotherapeutinnen, Ärztinnen und andere Berufskolleginnen kennen diesen Effekt der Symptomverstärkung, wenn die Patientinnen unbewusst erleben, dass mit Verbesserung der Schmerzen ein Verlust einer positiven und zugewandten Beziehung verbunden ist.

Petzold 2020 betont, dass Embodiments zunächst durch kleinschrittige »Internalisierungen«, d. h. mentale Aufzeichnungen und vor allen Dingen darüber hinaus durch einleibende »Interiorisierungen« erfolgen, z. T. durch Imitationslernen von Modellen aus dem sozialen Raum, die »nach innen wandern« und in die personale Selbststeuerung eingehen. Wir verbinden dabei mentales Wissen (Mentalisierung) und leibliche Erfahrungen (Embodiments). Hierbei sprechen wir vom *embodied mind.*

Therapie ist eine zwischenleibliche Interaktion. Wesentliche Beziehungserfahrungen werden von unseren Patienten mitgeteilt, aber eben nicht nur verbal, sondern in vielschichtigen zwischenleiblichen impliziten Prozessen. In jeder intensiven therapeutischen Beziehung wird die Therapeutin zum »inneren Beistand« der Patientin. Auch umgekehrt findet eine »Bereicherung« statt. Das heißt, es findet ein komplexes Embodiment in der Therapie statt und wir können diese Embodiments wie innere Beistände und gute Vorbilder als Basis der Veränderungsarbeit durch kleinschrittige Embodiments über komplexes Lernen im Rahmen korrektiver kognitiver, emotionaler, volitionaler und sensumotorischer Erfahrungen nutzen. Die bisherigen problematischen und zum Schmerz führenden »Stile der Verkörperung« versuchen wir, in gute und lebendige, schmerzfreie Formen leibhaftiger Lebensführung zu verändern. Wenn dies gelingt, gehen sie buchstäblich »in Fleisch und Blut« über und bilden eine neue Haltung der Welt gegenüber. Dies kann bei eingeleibten schmerzhaften Mustern und Haltungen sehr hilfreich sein, weil bei impliziten Haltungs- und Bewegungsmustern eine rein verbale Vorgehensweise nur begrenzt wirksam ist. Es muss die tieferliegende eingeleibte Emotion verändert werden sowohl über eine sensumotorische Erfahrung, emotionales Gewahrsein, kognitive Einsicht und volitionale Arbeit. Hierzu ein Beispiel aus der Therapie.

PROZESSBEISPIEL

In einer Gruppe mit jungen Erwachsenen klagt eine 23-jährige Patientin über heftige Nackenbeschwerden, die sich auf Schultern und Arme ausbreiten und schließlich zu so starken Kopfschmerzen führen, dass sie kaum mehr arbeiten könne. Sie befürchte, ihren Berufsabschluss nicht hinzubekommen. Ich frage sie, wann diese Beschwerden besonders auftreten. Sie sagt, immer bei der Besprechung mit ihrer Vorgesetzten in der Ausbildung. Wie sei denn hier die Stimmung im Gespräch? Sie antwortet, die vorgesetzte Ausbildungsleiterin sei launisch und unzufrieden. Sie hält die jungen Leute für faul, bequem und meint, diese würden sich nicht mehr engagieren. Ob sie denn solche Aussagen aus früheren Zeiten kenne? Zunächst sagt sie nichts, dann fokussiere ich auf die Beziehung zur Mutter, weil ihre Schilderungen stimmungsmäßig nicht nur von Hilflosigkeit geprägt sind, sondern auch von einer ungewöhnlichen emotionalen Nähe und Vertrautheit. Ja, sagt sie, die Mutter sei sehr leistungsorientiert. Sie sei Lehrerin und habe nie verstanden, dass sie als Tochter gerade mal den Hauptschulabschluss geschafft habe. Dann sei sie in die Punk-Szene abgerutscht und das habe ihr die Mutter sehr übel genommen. Die Mutter habe doch so viel mit ihr vorgehabt und jetzt mit »all den Drogen, dem Alkohol und dem ganzen Scheiß« sei sie nur noch enttäuscht. Den Kontakt zur Mutter habe sie inzwischen abgebrochen und sie selber lebe in einer WG.

Da wir im Rahmen der klinischen Therapie nur die Möglichkeit der Kurzzeittherapie haben und die Patientin sehr unter den Schmerzen leidet, entscheide ich mich nicht

für einen vertiefenden konfliktzentrierten Ansatz, sondern will mit einem neuen verändernden Embodiment die Schmerzen erträglicher machen, damit die Patientin die Gesellenprüfung schafft.
Zunächst vergegenwärtigen wir in einer Realinszenierung der IBT-Gruppe die aktuelle Situation. Eine Mitpatientin spielt die Chefin. Sobald die Patientin den Dialog mit ihr beginnt, nimmt sie unbewusst eine leicht gebückte und sehr angespannte Haltung ein. Die Halswirbelsäule ist dabei stark lordosiert, sie schaut auf die wesentlich größere Chefin mit einem sowohl demütigenden als auch verächtlichen Blick. »Das ist der Punk-Blick«, meint ein Mitpatient. »Das provoziert die Chefin total, echt geil, wie du das machst.«
Die Sprache der Patientin wirkt auf mich nicht wie die einer 23-Jährigen, sondern ist hilflos und zugleich zornig wie die eines Kindes in der Vorpubertät. Trotz viel Zuspruch aus der Gruppe gelingt es der Patientin nicht, eine andere Haltung einzunehmen. Die Patientin ist erstaunt über die Realitätsnähe der nachgestellten Situation, aber auch verzagt, weil sie aus diesem Muster nicht rauskommt. Eine Mitpatientin sagt zu ihr: »Du bist wie festzementiert.«
Wir arbeiten nun in den folgenden Gruppenstunden zunächst an grundlegenden Basics (siehe unten) von guten Embodiments ohne konfliktzentrierten Bezug. Was ist eigentlich ein gutes Stehen oder ein stabiler Stand? Was passiert, wenn ich mich aufrichte? Wie bringt man seine Atmung und sein Becken in die Mitte? Wie kann man die Schultern stimmig korrigieren? Wie kann ich innerlich souverän einen anderen Menschen anschauen? Wie unterstützen mich meine Körperteile in meinem Sein? In vielen Übungen, die die jungen Erwachsenen als amüsant und zugleich sehr hilfreich erleben, kommt es nun zu einem intensiveren Körpererleben, zu neuen Formen des Körperausdrucks und in der dyadischen Arbeit zu einem Bewusstsein, wie der eigene Körperausdruck auf andere wirkt.
Dann berichtet die Patientin, dass die Ausbildungsleiterin während ihres Klinikaufenthalts ein Gespräch mit ihr wünsche. Die Gruppe findet das zu früh und meint, ob sie es nicht telefonisch probieren möchte, da die körperliche Macht und Ausstrahlung der Ausbildungsleiterin hier nicht so groß sei. Das gelingt der Patientin, sie kann ein Telefongespräch vereinbaren. Nun versuchen wir, in der Gruppe zu inszenieren, wie sie das Gespräch führen kann. Die Patientin schlägt vor, sich auf ihr Bett zu setzen und sich dort anzulehnen. »Nein«, sagt ein Gruppenmitglied, »da rutschst du doch sofort wieder in die alten Muster. Probier doch, was wir die letzten Wochen geübt haben. Mach es im Stehen. Stell dich mit beiden Beinen fest auf den Boden.« Gemeinsam erarbeiten wir mit der Gruppe und der Patientin eine Position, bei der die Patientin einen guten Stand hat, selbstbewusst in der Körperhaltung ist, sich einen guten Raum nimmt und eine klare Stimme zustande bringt. Sie nimmt sich als Vorbild eine Fernsehmoderatorin aus einer Jugendsendung, die ich nicht kenne. Ich schlage ihr vor, zu diesem Telefongespräch eine wichtige und stützende Person als Beistand aus der Gruppe mitzunehmen. Zuvor inszenieren wir das Gespräch einmal in der Gruppe. Das gelingt gut und wir machen hier noch kleine Korrekturen.
Im Telefongespräch am nächsten Tag kann sie »standhalten«. Erstaunlicherweise

erlebt sie auch ihre Ausbildungsleiterin als sehr unterstützend, was die ganze Sache erleichtert. Ich vermute, die Ausbildungsleiterin regierte zuvor auf die provokative (punkige) Resonanz der Patientin, die jetzt in der neuen Haltung nicht mehr spürbar ist. Bei einem kritischen Punkt (die Ausbildungsleiterin möchte die Ausbildung um ein Jahr verlängern) hält sie selbstbewusst »dagegen« und sagt, dass sie das nicht möchte und sich fähig fühle, die Ausbildung abzuschließen.
Später schreibt sie mir, dass sie die Prüfung erfolgreich absolviert habe und zum ersten Mal richtig stolz auf sich sei. Sie habe es ihrer Mutter noch nicht gesagt, denn sie habe immer noch Angst vor deren Entwertungen und deren Missgunst. Aber sie überlege, den Kontakt zu ihrer Mutter wiederaufzunehmen. Die Schmerzen treten hin und wieder auf, seien aber durch Tai-Chi und Qigong sowie physiotherapeutische Übungen gut zu lösen.

Befassen wir uns nun mit **fünf basalen Embodiment-Grundlagentechniken**, die ich auch mit der Gruppe der »jungen Erwachsenen« geübt habe.

Fünf basale Embodiment-Grundlagentechniken

1. Standpunkt (Stehen oder Grounding)
2. Finden der Mitte im Becken (Zentrierung)
3. Brustkorb-/Wirbelsäulenaufrichtung (Würde)
4. Schulterkorrektur (Gelassenheit)
5. Kopf und Mimik (souveräner Blick)

PRAXISTIPP Standpunkt (Stehen oder Grounding)

Auf die Bedeutung des Groundings bin ich bereits eingegangen. Damit Sie jedoch die vollständige Beschreibung der fünf Grundlagentechniken haben, folgt hier noch einmal die wesentliche Zusammenfassung. Zunächst sollte man einen bequemen Stand einnehmen. Dann sollen die unteren Körperteile geordnet werden. Die Beine stehen hierbei hüftbreit nebeneinander. Die Füße werden ca. 15 Grad nach außen gedreht. Die Kniegelenke werden nicht durchgedrückt, sondern leicht gelöst, damit stehen Oberschenkel und Unterschenkel im Gelenk optimal übereinander. Spielen Sie ein wenig mit dieser Bewegung, verlagern das Gleichgewicht, es ist wichtig, dass Sie einen dynamischen und elastischen, nicht harten Stand einnehmen. Der Kontakt der Füße zum Boden sollte deutlich und spürbar sein. Die Erde dient mir als Halt und Sicherheit. Eine unwillkürliche Lebenserfahrung könnte sein: »Ich stehe auf sicherem Boden.«

PRAXISTIPP Finden der Mitte im Becken (Zentrierung)

Das Becken wird in eine ausgeglichene Position gebracht. Man stellt sich hierbei eine Schale mit Wasser vor und kippt diese vorsichtig nach hinten oder vorn, bis man die Mitte findet. Spielen Sie ein wenig mit den Beckenbewegungen, bis Sie den Eindruck haben, jetzt hat das Becken eine optimale Position. Möglicherweise nehmen Sie hierzu am Anfang einen Spiegel zur Hilfe und betrachten sich von der Seite. Nun berühren die beiden Daumen und Zeigefinger sich jeweils an den Fingerkuppen und bilden damit einen Kreis. Sie kennen das aus der Herzchen-Symbolik. Legen Sie Ihre Hände mit dem Kreis um den Bauchnabel, die übrigen Finger liegen auf dem Unterleib. So haben Sie Kontakt zu Ihrer Mitte, dem *Hara*. Lassen Sie sanft die Atmung in Ihre Hände fließen. Das fördert das Bewusstsein für die eigene Mitte. Hilfreich sind Affirmationen wie »Ich bin ganz in meiner Mitte« oder »Mich bringt nichts aus der Ruhe«.

PRAXISTIPP Brustkorb-/Wirbelsäulenaufrichtung (Würde)

Das Brustbein erfährt eine leichte Vorwärts-aufwärts-Bewegung. Diese Bewegung ist sehr vorsichtig vorzunehmen. Manche Menschen empfinden diese Bewegung innerlich, als seien sie dann aufgeblasen, dominant oder arrogant. Das ist es nicht. Auch hier empfiehlt es sich, mit dieser Bewegung zu experimentieren und sie seitlich im Spiegel zu betrachten. Die Aufrichtung der Brustwirbelsäule vermittelt Status und Würde. Ihre Aufrichtung ist ein Ausdruck von Selbstachtung, kann aber schnell auch Ausdruck von Dominanz werden. In der Tierforschung hat Eibl-Eibesfeldt 1997 schon 1952 die Bedeutung der Rumpfaufrichtung bei Säugetieren (Walrössern) in Bezug auf (Sub-)Dominanz- und Territorialverhalten beschrieben. Mikroveränderungen im Brustkorbbereich werden von den artspezifischen Tiergenossen unmittelbar wahrgenommen und fordern eine Reaktion heraus. Ein innerer Satz könnte sein: »Ich bin wertvoll und stolz.«

PRAXISTIPP Schulterkorrektur (Gelassenheit)

Die Schultern lässt man sanft nach hinten unten fallen. Der Schulterbereich ist bei vielen Menschen angespannt, die Schultern hochgezogen. Diese Haltung kann schnell chronifizieren. Angst, Anspannung und Ärger sind häufige Ursachen. Indem man die Schultern fallen lässt, wird der Nacken frei und erfährt eine vorsichtige Rückwärts-aufwärts-Bewegung. Damit wächst der Scheitel ein wenig nach oben in den Himmel. Ein inneres Bild hierfür wäre eine Sonnenblume, die sich zur Sonne reckt. Die Arme werden hierbei locker und frei. Man kann mit den Schultern ein wenig spielen, z. B. diese kreisen lassen oder die Nackenbewegung des Rückwärts-Aufwärts sanft mehrmals wiederholen. Ein inneres Bild könnte sein: »Mein Hals ist voller Leichtigkeit, Gelassenheit und Grazie wie bei einem Schwan.«

PRAXISTIPP Kopf und Mimik (souveräner Blick)

Der Kopf ruht nun sanft und leicht auf Nacken und Schultern wie die Spitze eines Berges. Majestätisch, würdevoll mit weitem Blick, gerichtet nicht nach unten oder oben, sondern in die Horizontale. Das Gesicht hat die Tendenz

eines leichten, sanften Lächelns. Kiefermuskeln, Augenmuskeln und Stirnmuskeln sind entspannt. Hier helfen zu einer vertieften Entspannung die Jacobson-Entspannungsübungen auf einfache Weise. Der Unterkiefer ist gelockert. Der Blick ist achtsam auf die Umgebung (Panoramablick) oder die andere Person gerichtet. Der Blick in die Weite vermittelt eine vertiefte Entspannung. »Man kann Stress ausschalten, indem man die Umwelt anders betrachtet« (Huberman 2021).
Ein schönes inneres Bild ist der Blick auf die weite See oder das weite Meer bzw. in die Weite einer Landschaft. Auch die Vorstellung des Blicks von einem Berggipfel über die Bergketten ist hilfreich.
Im **Schattauer Medien-Archiv Nr. 8** Embodiment-Grundlagentechniken finden Sie hierzu einen Videofilm, wie man die fünf Embodiment-Grundlagentechniken systematisch aufbaut.

Diese allgemeinen Haltungsveränderungen können schon sehr viel bewirken, insbesondere wenn sie von den Patienten im Alltag praktisch genutzt werden, um sie dann unter schwierigeren Bedingungen bzw. Stressbedingungen einzusetzen. Aber: Der Mensch ist keine Maschine und Embodiments wirken sehr individuumsspezifisch und genderspezifisch! So verstärkt z. B. das typische »Fäusteballen« bei Männern die Selbstsicherheit, bei Frauen hingegen nicht! Feste Rezepte und Konzepte gibt es nicht. Die fünf Grundlagenembodiments sollen vielmehr nur Orientierung vermitteln.

Wirksam sind Embodiments besonders dann, wenn sie individuell und spezifisch auf die aktuelle Lebenssituation unserer Patienten in Bezug auf Person, Raum und Zeit eingesetzt werden und schließlich zu einer veränderten Lebenseinstellung und -haltung führen. Und wenn diese Veränderungen im Rahmen »vitaler Evidenz« vorgenommen werden. Ich werde das auch eingehend in der konfliktzentrierten Modalität beschreiben. Wir gehen davon aus, dass solche komplexen Embodiments den Patienten dazu verhelfen, leibhaftig besser und mit weniger Schmerzen leben zu können. Was versteht man unter »vitaler Evidenz«?

6.3.7 Aktivierung und Förderung des vitalen Evidenzerlebens

Viele Interventionen, die wir aus unserer bewegungs-, leib- und körpertherapeutischen Arbeit kennen, wie die Förderung des eigenleiblichen Spürens, Entspannungsangebote, Zentrierungserfahrungen, Atemregulierung, Aufrichtung (vgl. Geuter 2019, Höhmann-Kost 2018, Schreiber-Willnow 2016), aber auch aus den fernöstlichen Bewegungsverfahren (Tai-Chi, Qigong u. a.) sowie der Achtsamkeit, des Yoga und der Meditation verhelfen zu einer positiven Körperwahrnehmung und besserem Körpererleben. Sie ermöglichen teilweise die Aufarbeitung entfremdeter oder dissoziierter Leiblichkeit (Dekarnation) und tragen zur Stabilisierung der Gesundheit (Inkarnation) bei. Ich habe im vorigen Kapitel einige bewährte übungszentrierte Angebote beschrieben. Besonders wirksam und nachhaltig wirken solche Übungs- und Erfahrungsangebote, wenn die vitale Evidenz hierbei berücksichtigt wird. Vitaler Evidenz heißt, dass eine Übung, ein Erfahrungsangebot oder eine Technik nicht nur rein funktionalistisch bzw. kognitiv angeboten wird, sondern bio-psycho-sozial-ökologische Aspekte stets miteinbezogen werden. Wir sprechen hier von der vitalen Evidenz, wenn **körperliches Erleben** in Verbindung mit **emotionalem Gewahrsein** und **kognitivem Verstehen** in **sozialer Bezogenheit** zusammenkommt.

Ich habe immer wieder in der klinischen Arbeit erlebt, dass Körpertechniken funktional-mechanistisch als reine »Tools« eingesetzt werden ohne vitales Evidenzerleben und damit nur geringe oder gar keine Wirkung entfalten konnten. So kann z. B. die Ausdauertherapie rein körperlich durchgeführt werden und wirkt sich auf der biologischen Seite sicherlich gut in Bezug auf Kraft, Kondition und Leistungsfähigkeit aus. Wie viel mehr gewinnt jedoch die gleiche Therapie, wenn wir das emotionale Erleben in der Natur, das Wissen um Selbstfürsorge und auf das freudige Gehen in der Gruppe vertieft fokussieren. Damit führt die Ausdauertherapie auch auf diesen Ebenen zu einer intensiveren Erfahrung. Auch Yoga, Qigong und alle weiteren Methoden können letztendlich nur funktional-motorisch durchgeführt werden. Damit verlieren sie aber eine Menge an Wirkkraft am Leib. Das ist auch bei guten Embodiment-Übungen nicht anders. Ein negatives Beispiel aus der klinischen Arbeit soll dies veranschaulichen:

PROZESSBEISPIEL

Eine 37-jährige Patientin berichtet, dass sie die Tai-Chi-Übungen bereits kenne und täglich praktiziere. Es helfe ein wenig. Die Gruppe ist neugierig und fragt sie, ob sie die Übungen mal zeigen oder die Gruppe sogar anleiten könne. Daraufhin zeigt die Patientin die Übungen, die sie sehr genau und perfekt ausführt. Am Ende lächelt sie. Die Gruppe ist teilweise von der dargestellten Schönheit und Perfektion der Übungen beeindruckt, es schwingen aber auch Zweifel und eine gewisse Unbehaglichkeit mit. Dann fragt eine Mitpatientin, was sie denn dabei erlebe oder spüre. Die Patientin ist ein wenig irritiert über diese Frage und fragt zurück, wie sie das meine. Da wiederholt die Mitpatientin ihre Frage: Na, was sie fühle, was sie spüre, was in ihr vorgehe? Die Patientin antwortet: »Ach so, ja, da habe ich keine Zeit, drauf zu achten, ich möchte die Übung möglichst perfekt, schön und graziös durchführen, sodass sie auch gut aussehen.« Das sei anstrengend genug und sie könne dabei nicht noch auf sich selbst achten.

Für Schmerzpatientinnen ist das Konzept der vitalen Evidenz zunächst schwer verständlich. Der Schmerz ist selber die »unangenehme vitale Evidenz«, die den Körper, die Emotionen, das Denken und die sozialen Interaktionen im Griff hat.

Ich mache daher im Rahmen der Gruppenarbeit zunächst eine einfache Vorübung, die hilft, das Konzept besser zu verstehen und differenziert zu erleben. Die Übung heißt: **Richtig entscheiden.** Eine gute Entscheidung zu finden, damit sind wir im Alltag häufig konfrontiert. Doch wie machen wir das eigentlich? Jeder von uns kennt die Schwierigkeiten, wenn es um Entscheidungen im Leben geht. Wir müssen uns ständig entscheiden. Manchmal vermeiden wir es, manchmal denken wir lange über Vor- und Nachteile nach oder ärgern uns, dass wir uns falsch entschieden haben. Und doch wissen wir, dass es das Wichtigste ist, sich mit all seinen Sinnen zu einer guten Entscheidung zu bewegen und dann auch dazu zu stehen, selbst wenn die Entscheidung falsch war. Das spricht für ein starkes Selbstbewusstsein.

Leben ist eine ständige Herausforderung und bedeutet u.a., Verantwortung zu übernehmen und Entscheidungen für sich zu treffen. Damit ist unmittelbar unser Glücklichsein und Unglück verbunden. Ich habe mich für das falsche Kleid entschieden, für die falsche Aktie, für den falschen Mann ... Entscheidungen haben oft weitreichende Konsequenzen. Daher stellt sich umso mehr die Frage: Wie treffen wir gute Entscheidungen? Hier ist die vitale Evidenz sehr hilfreich. In der Gruppe bei meinen jungen Erwachsenen kam häufig die Frage auf: Können Sie uns nicht ein Rezept geben, wie man richtig entscheidet, wie man es richtig macht? Hinter dieser Frage steckt eine gewisse Unsicherheit und Hilflosigkeit. Im Laufe der Zeit habe ich begonnen, im Sinne der vitalen Evidenz eine Übung zu entwickeln, die den persönlichen Entscheidungsprozess mit all seinen Schwierigkeiten verdeutlicht, Schwächen und Stärken aufzeigt, Widersprüche offenbart und schließlich hilft, zu einer guten Entscheidung zu kommen. Ich habe die Übung »Entscheidung mit vitaler Evidenz« genannt. Sie nutzt alle Sinne, das gesamte Leib-Wissen in sozialer Bezogenheit. Allerdings ist diese Übung nicht ganz einfach und zeigt im Sinne der prozessualen Diagnostik auch Defizite und Konflikte unserer Patientinnen im eigenleiblichen Erleben auf. Bei starken Defiziten ist diese sogar kontraindiziert. Allerdings liegt hier wiederum die Stärke in der Übung: Die Patientin merkt recht schnell, woran es bei ihrer Unfähigkeit zu entscheiden mangelt. Nun zur Übung.

PRAXISTIPP

1. Schritt: Suchen Sie sich zunächst in Ihrem Leben eine Situation, wo Sie gut entschieden haben bzw. wo Sie mit Ihrer Entscheidung zufrieden waren. Nehmen Sie eine möglichst einfache Situation. Markieren Sie nun vier **Felder** mithilfe von vier unterschiedlich bunten Gymnastikreifen, vier Decken oder vier Stühlen. Sie können diese evtl. auch beschriften oder ein dazugehöriges Symbol hineinlegen: Das erste Feld ist das **Spürfeld**. Hier spüren Sie nur Ihre Atmung, Ihre Muskeln, ihre Organempfindungen, ja, Ihr gesamtes körperliches Empfinden. Denken Sie hier nichts, gehen Sie auch nicht zum Fühlen bzw. emotionalen Bewerten Ihrer Empfindungen über. Sie spüren sich und hören die Botschaften Ihres Körpers. Das zweite Feld ist das **Fühlfeld**. Hier sollen Sie nun fühlen: Welche Emotionen kommen bei Ihnen hoch, wenn Sie sich die Situation vorstellen? Welche Gefühle entstehen dabei, z. B. Freude, Angst, Traurigkeit, Neugier? Das dritte Feld ist das **Denkfeld**. Was denken Sie, wenn Sie sich die Situation vorstellen? Welche Gedanken kommen Ihnen? Achten Sie darauf, dass Sie nicht denken, was andere sagen könnten. Das kommt nun im letzten Feld. Das vierte Feld ist das **Feld der »Anderen**« oder der sozialen Bezogenheit. Wenn Sie sich die Situation vorstellen, wie wirkt sie sich aus auf die Beziehung zu den Anderen, z. B. zu Eltern, Freunden, Bekannten usw.? Nun haben Sie alle Felder und Sie gehen zunächst in das erste Feld, nehmen sich Zeit dafür, und dann in das nächste Feld. Ich werde Sie hier zunächst begleiten. Danach können Sie in Ihrem Zeitrhythmus etwas in den einzelnen Feldern verweilen und zwischen den Feldern umhergehen und ausprobieren.

2. Schritt (Reflexion): Nach einer Weile berichtet ein Patient: »Ich habe mir die Situation vorgestellt, als ich damals in der Ausbildung zum Installateur war. Ich wollte die Ausbildung abbrechen. Meine Eltern sagten zu mir, mach bloß die Ausbildung fertig! Damit war ich gar nicht einverstanden und ich habe mir eine Fachoberschule gesucht und bin weiter zur Schule gegangen. Beim Spüren habe ich gemerkt, dass ich irgendwie gut auf dem Boden stand, nicht so wie heute, wo ich manchmal gar keinen Kontakt zu mir habe. Ich hatte irgendwie einen guten Stand. Beim Fühlen merkte ich sofort Ärger und Wut, auch ein wenig Verzweiflung, aber dann auch irgendwie eine innere Zufriedenheit. Beim Denken dachte ich, ich will das einfach versuchen. Sofort kamen aber auch Zweifel, vielleicht hat meine Mutter ja recht ... Dann merkte ich aber, das gehört in das nächste Feld und wie gesagt, dieses Feld war voller Zweifel von außen. Und dann habe ich mich an einen Freund erinnert, der sagte, mach das. Ohne ihn wäre ich wahrscheinlich in der Ausbildung geblieben. Ich bin in den Zeiten immer wieder zwischen damals und heute hin- und hergewechselt ... Wenn ich aber heute daran denke, was ich damals getan habe, dann habe ich ein richtig gutes Gefühl und es geht mir richtig gut dabei. Es war eine gute Entscheidung.«

Diese **Vorübung** soll Orientierung und Sicherheit geben im eigenleiblichen Spüren, zur eigenen emotionalen Resonanz, zum eigenständigen Denken und in Bezug zur sozialen Umgebung. Sie vermittelt, dass eine gute Entscheidung, die wir leiblich als richtig erleben, aus einer Harmonie dieser vier Komponenten besteht. Stimmen alle überein, dann geht es uns häufig richtig gut. Gibt es in dem einen oder anderen Feld Konflikte oder Störungen bzw. stehen diese Felder konträr zueinander (z. B. gutes Körperspüren, aber Dissonanz im sozialen Umfeld), dann erleben wir das an unserem Leib: Es entsteht eine leibliche Dissonanz. Wie pflegen wir zu sagen: »Irgendwie stimmt's nicht!« Und wir sollten auf diese Stimmungen achten. Im therapeutischen Prozess vermitteln wir so den Schmerzpatientinnen die Fähigkeit, sich differenzierter wahrzunehmen, auf die eigenen Befindlichkeiten zu achten und diese womöglich zu entschlüsseln. Daraus kann sich die Kompetenz und Performanz entwickeln, gute Entscheidungen zu treffen. Diese Vorübung erfordert jedoch die Fähigkeit zum eigenleiblichen Spüren, zur eigenen emotionalen Resonanz, Bewusstwerdung der eigenen Gedanken und Differenzierung von der sozialen Umgebung, was diese dazu meint. Damit sind Schmerzpatientinnen gerade am Anfang der Therapie häufig überfordert und es sind viele Stunden übungszentrierter Therapie im Spüren, Fühlen, kognitiver Selbst- und Fremdreflexion sowie der Erarbeitung sozialer Wahrnehmung vonnöten. Sie merken schon:

Es ist eine fortgeschrittene Übung. Doch scheuen Sie sich nicht, diese Übung durchzuführen. Mit dieser Übung begeben wir uns auf den Weg leiblicher Differenzierung. Das ist gewinnbringend für die Patientin (»Jetzt merke ich, was mir fehlt ...«) als auch für die Therapeutin aus diagnostischer Sicht (Defizite, Störungen, Konflikte etc.).

PRAXISTIPP

3. Schritt: Die eigentliche **Hauptübung** sollte nicht vorher geübt werden, bevor nicht die eigenleibliche Selbstreflexivität wie oben beschrieben erarbeitet ist. Es ist wie gesagt eine sehr fortgeschrittene Übung für Schmerzpatientinnen. Jede Patientin wählt dazu eine aktuelle schwierigere Lebenssituation aus und wir arbeiten systematisch mit den vier Feldern. In dieser erlebniszentrierten Arbeit fokussieren wir also auf das Aktivieren des eigenleiblichen Spürens, auf die Achtsamkeit bzgl. eigener Gefühle, auf das Erkennen der damit verbundenen Kognitionen und auf die Resonanz des sozialen Umfeldes. Diese Erfahrungen werden dann in der gemeinsamen Gruppenarbeit aufgearbeitet.

Ein abschließendes Beispiel soll dies verdeutlichen.

PROZESSBEISPIEL

Frau C., Patientin mit Migrationshintergrund in der zweiten Generation, hat multilokuläre Schmerzen. Sie hat bis zu diesem Zeitpunkt in der stationären Therapie eine unerwartet gute Verbesserung der Symptomatik erreichen können. Ihre Aufgeschlossenheit und Therapiemotivation ist schon fast als außergewöhnlich zu bezeichnen. Für diese Übung hat sie sich eine sehr schwierige Entscheidung ausgesucht: die Frage, ob sie den Mann heiraten soll, den sie wirklich liebt. Sie meint salopp, »Ja, ich weiß, das ist eine schwierige Frage, aber wenn ich mich damit nicht in der Klinik konfrontiere, wann dann ...«

In der Aufarbeitung ist sie von ihren Erfahrungen tief beeindruckt und erzählt davon mit so starker Betroffenheit, dass sich in der Gruppe eine sehr dichte Atmosphäre entwickelt: »Ich habe im ersten Feld eine unglaubliche körperliche Zufriedenheit gespürt. Ich fühlte mich so wohl, so in mir drinnen, so glücklich (hier wechselt sie schon in das zweite Feld). Im zweiten Feld dann war einfach nur Liebe und Glück, körperlich fühlte ich mich auf den Wolken (wiederum Wechsel ins erste Feld). Dann begann ich zu denken und es begann schwierig zu werden. Ich dachte an meine Familie und meinen Vater.« Sie hält inne und sagt: »Sorry, das ist ja das vierte Feld.« Sie fängt noch einmal an und versucht, ihr Denken zu differenzieren, was aber schwierig ist. »Also, da flogen so viele Gedanken hin und her, der Kopf hat gedröhnt, ich kann das nicht klar sagen.« Im sozialen Feld sieht sie ihren mahnenden Vater, der gegen diese Heirat ist. Sie hört ihn in einer Szene laut schreien: »Und dann noch ein Ungläubiger ...«

In einer späteren IBT-Stunde berichtet die Patientin, das sei eine sehr intensive Übung gewesen. Sehr anstrengend, es habe sie fast zerrissen. Aber danach habe sie zum ersten Mal klar differenzieren können, wie sehr ihr Herz und ihre Familie in tiefstem Streit miteinander liegen. Schon allein das habe ihr sehr geholfen.

Wenn Schmerzpatientinnen mit der vitalen Evidenzerfahrung in Kontakt kommen, ist dies ein großer Schritt in Richtung Gesundung. Sie lernen hierbei, besser auf ihre Körperreaktionen zu hören, die eigenen Gefühle wahrzunehmen, Kognitionen zu reflektieren und verbessern ihre soziale Wahrnehmung in ihrem sozial-ökologischen Feld. Lassen Sie uns nun zur letzten Modalität kommen: zur konfliktzentrierten Modalität. Sie dient als Grundlagenarbeit in der körperpsychotherapeutischen Schmerztherapie zur Aufarbeitung impliziter Schmerzmuster. Das ist Körperpsychotherapie pur und erfordert eine solide Ausbildung und eine stabile therapeutische Beziehung.

6.4 Konfliktzentrierte Modalität

In der konfliktzentrierten Modalität kommen Szenen aus der Lebensgeschichte ins Bewusstsein, werden »leibhaftig« er- und durchlebt. Die stützende und schützende Präsenz der Therapeutin und der Gruppe ermöglicht korrigierende Erfahrungen. Diese sehr effektive Vorgehensweise kann jederzeit durch die vorangehend beschriebenen Modalitäten unterstützt oder ergänzt werden. Sie führen zu Veränderungen auf allen Leibebenen und in den verschiedenen Persönlichkeitsbereichen.

In den »Archiven des Leibes« werden die Lebenserfahrungen aufgenommen und gespeichert. Da der Leib in unserem Verständnis ein »informierter« ist, ist er zugleich Ort archivierter Konflikte, Entbehrungen, Defizite, Belastungen und kritischer Lebensereignisse. Aber natürlich auch aller positiven, protektiven, salutogenen Erfahrungen. Beide Erfahrungsströme zeigen Wirkungen im psychophysiologischen Funktionieren, in den neurohumoralen Prozessen und den damit einhergehenden seelischen und geistigen Regungen in den verschiedensten Formen chronischer Schmerzerkrankungen. Zunächst werde ich auf die herausragende Bedeutung der emotionalen Differenzierungsarbeit eingehen und hier insbesondere auf die Bedeutung der Grenze und Grenzerfahrungen. In der Lebensgeschichte vieler Patientinnen gab es Grenzverletzungen und Grenzübertritte, die den Leib tief beschädigt haben. Es macht Sinn, damit leibhaftig zu arbeiten. Die Arbeit mit Stress, impliziten Beziehungsmustern sowie Trauer- und Trostarbeit sind weitere Schwerpunkte.

6.4.1 Die Bedeutung der Emotionen in der konfliktzentrierten Modalität

Emotionen bestimmen den Weltbezug des Menschen, sein Verhalten in Situationen und Interaktionen. Wir Menschen versuchen, mithilfe unserer Emotionen nicht nur uns selbst zu regulieren, sondern Einfluss auf unsere Umwelt zu nehmen. Angst, Ärger, Liebe, Scham, Freude Neugierde und viele andere Emotionen sind hierbei unsere treuen Begleiter. Emotionen können sich, wenn sie unterdrückt und nicht reguliert werden, in vielfältigsten multilokulären Schmerzsymptomatiken zeigen, weil die Affektspannung zu anhaltender Erschöpfung und vegetativer Anspannung führt.

In der klinisch-bewegungstherapeutischen Arbeit zeigen sich die somatischen, psychischen und sozialen Symptome bei den Patientinnen häufig in direktem Zusammenhang mit negativen Emotionen und der mangelnden Fähigkeit, Emotionen differenziert wahrnehmen, ausdrücken und regulieren zu können. Viele chronische Schmerzpatienten haben Schwierigkeiten, in zwischenmenschlichen Interaktionen adäquat mit ihren Gefühlen zu interagieren, vor allem in den engeren Beziehungswelten wie in der Familie, bei der Arbeit und mit Freunden.

Ursachen sind hierfür Erfahrungen emotionaler Vernachlässigung in der Kindheit, traumatische Erlebnisse, Missbrauch, familiär problematische Sozialisationen u. v. m. Sehr treffend sprechen Bondo Lind et al. 2014 von einer »emotionalen Vermeidungskultur«.

Egle/Zentgraf (Egle/Zentgraf 2020, S. 11 ff.) sehen in ihrem neurobiologisches Stress-Emotionsregulationsmodell in der Therapie psychosomatischer Schmerzerkrankungen die Verbesserung der Emotionswahrnehmung und des Emotionsausdrucks sowie den Umgang mit Emotionen, spezifisch die Verbesserung der Schmerz-Affekt-Differenzierung, als zentral an. Dobersch et al. 2018 geht in der Praxis davon aus, dass in der interaktionellen Gruppentherapie entsprechende Interventionen zu korrigierenden emotionalen Erfahrungen führen und somit zur Linderung der Störung beitragen.

Petzold führte bereits 1993 aus, dass fehlende, negative oder misslungene emotionale Erfahrungen, Deprivationen durch Defizite an Zuwendung, Störungen und Konflikte durch emotionale *Mismatches,* traumatisierende Überflutungen mit toxischen Gefühlen und Gefühlsintensitäten, z. B. Stressgefühlen, Hauptfaktoren der Pathogenese sind. Sie machen es erforderlich, das Augenmerk nicht nur auf die Beziehung als solche zu richten, sondern wesentlich darauf, was in diesen Beziehungen an emotionaler Interaktion geschieht und geschehen ist. Um dies in der bewegungs- und körperpsychotherapeutischen Behandlung adäquat zu berücksichtigen, haben wir ein komplexes Modell emotionaler Befunderhebung entwickelt (vgl. hierzu Kapitel 4). Wir gehen dabei von den leiblichen Phänomenen der Patientin aus, die sich im therapeutischen Prozess in Körperausdruck, im Kontaktangebot, im Beziehungsverhalten, im emotionalen Ausdruck und in Formen der Symbolisierung zeigen. Ebenso wichtig sind unsere Resonanzen auf allen Leibebenen. Therapeutische Interventionen in Form emotionaler Resonanzangebote entstehen dadurch phänomenologisch und theoriegeleitet (hermeneutisch) in einem intersubjektiven Austauschprozess.

Ziel in der bewegungs- und körperpsychotherapeutischen Arbeit ist es, den Patientinnen eine gute und sichere emotionale Erfahrungskultur zu vermitteln. Es werden strukturell gute und sichere Erfahrungsmöglichkeiten angeboten, mit deren Hilfe sich die Patientinnen spielerisch wahrnehmen, erleben, ausdrücken und differenzieren können und somit Zugang zu der Vielfalt der eigenen Emotionswelt finden.

6.4.2 Emotionale Differenzierungsarbeit

In der emotionalen Differenzierungsarbeit arbeiten wir systematisch

- zunächst mit der Wahrnehmung und Klärung der Emotion,
- dann mit der Differenzierungsarbeit mit Feinabstimmung und Ausdruck und Regulation,
- was zu einer Deutung und Bewertung und damit Versprachlichung führt,
- und zuletzt mit Möglichkeiten der Veränderung von Emotionen.

Ein kurzer Behandlungsbericht aus einer fortgeschrittenen Therapiestunde soll dies verdeutlichen.

PROZESSBEISPIEL

Wir arbeiten mit dem **Erfahrungsangebot** »Arbeit an und mit Grenzen«. Nachdem wir im fortlaufenden Gruppenprozess in den vorhergehenden Wochen vorsichtig Erfahrungen, Kompetenzen und Performanzen zum Thema »eigener Raum und Erfahrungen mit persönlichen Grenzen« mit den Gruppenmitgliedern aufgebaut haben, wagen wir uns an das Thema »Grenzüberschreitung«. Bei vielen Gruppenmitgliedern sind das in der persönlichen Biografie einschneidende und sehr belastende Erfahrungen. Einige berichten von alltäglichen Grenzübertretungen in ihrem Leben, die sie inzwischen akzeptiert hätten, aber immer wieder schmerzhaft erleben würden. Dagegen könnten sie aber nichts tun. Andere verneinen dies wiederum. Das Interesse an dieser sensiblen, aber schwierigen Arbeit ist groß.

Ziel der bewegungstherapeutischen Arbeit ist es, im sicheren klinischen Setting mit Grenzen und Grenzüberschreitungen besser umzugehen zu lernen, die eigenen Emotionen hierzu differenziert erleben zu dürfen, um schließlich in Abgrenzung agieren zu können. In diesem fortgeschrittenen Erfahrungsangebot geht es darum, dass eine Patientin zu ihrer Mitpatientin mithilfe eines Holzstabs eine Grenze festsetzt, die die Mitpatientin dann aber langsam übertritt. Dieses Erfahrungsangebot ist unten genau beschrieben. Die Patientinnen sollen im sicheren Rahmen vorsichtig damit experimentieren, was sie bei sich erleben, wenn die Grenze vom Gegenüber überschritten wird, wie sie darauf reagieren und welche Handlungsmöglichkeiten sie sehen.

In der Aufarbeitung nach dem Erfahrungsangebot sprechen einige Patientinnen davon, dass diese Übung sehr schwierig für sie gewesen sei. Manche berichten, sie haben deutlich gespürt, wie die Spannung und der Schmerz stärker geworden seien. Das sei interessant gewesen, weil sie das so noch nie bewusst gespürt hätten. Manche hätten die Übung gern abgebrochen, andere haben einfach nur »ausgehalten«. Eine Patientin (Diagnose somatische Belastungsstörung) berichtet, sie hätte keine Empfindungen, Wahrnehmungen oder Gefühle dabei gehabt (**Wahrnehmung**). Wenn ihr jemand zu nahe komme, halte sie das aus oder versuche zu flüchten. Tatsächlich hat sie beim vorsichtigen Grenzübertritt einer Mitpatientin nur ein angespanntes, merkwürdig angepasstes Lächeln gezeigt, lange ausgehalten und ist dann aus der Übung ausgestiegen: Sie müsse auf die Toilette. Ihre Mitpatientin meint, sie würde nicht richtig mitmachen. Mit Einverständnis der Patientin wiederholen wir vorsichtig die Übung und ich bitte sie, auf ihre Körperreaktionen zu achten. Nun berichtet sie zu ihrem Erstaunen, nachdem sich die Mitpatientin langsam nähert, von einem Anhalten der Atmung und einer Anspannung in der Nacken- und Armmuskulatur. Als die Mitpatientin nur andeutet, die Grenze zu überschreiten, bricht sie die Übung ab.

Klärung: Auf die Frage, was passieren würde, wenn sie die Situation nicht abbricht, nicht aushält und nicht flüchtet, sagt sie: »Dann würde ich zuschlagen.« Sichtlich erschrocken von ihrer Aussage sagt sie: »Nein, nein, dann das ist doch verboten, strikt verboten.« Sie erklärt, bei den Zeugen Jehovas habe man habe immer freundlich, nett und zuvorkommend sein müssen, auch wenn einem was nicht gepasst habe. Das müsse man halt aushalten.

Andere Gruppenmitglieder berichten nun auch von ihren Erfahrungen und teilen ihre Empfindungen der Anspannung, Erstarrung, aber auch Emotionen wie Ärger, Wut, bisweilen sogar Hass mit. Es sei doch unmöglich, dass der andere die Grenzüberschreitung nicht bemerke.

Sie eröffnen damit der Patientin erste alternative emotionale Beziehungserfahrungen, die völlig normal sind: Das Übertreten von Grenzen führt automatisch zu Anspannung und Ärger beim Individuum. Das ist gut so, weil dadurch das eigene Ich geschützt wird.

Differenzierungsarbeit: Wir bearbeiten in den folgenden Gruppenstunden das Thema Ärger/- (ärgerlich zu sein war schon bei den distanzierten Eltern unerwünscht und erst recht in der Bibelgruppe). Durch die Aussagen der anderen Gruppenmitglieder, aber auch durch das Erleben, dass Ärger eine hilfreiche und positive Emotion sein kann (eigenes Spüren, dass etwas nicht stimmt, sichere Markierung der eigenen Grenze, ebenso dem anderen gegenüber auszudrücken, dass hier etwas nicht stimmt), kommt sie mit diesen Emotionen in einen anderen Kontextbezug. Sie lernt nachfolgend, durch **Feinabstimmung/Ausdruck (**Mimik/Gestik/Stimmmodulation) ihrer emotionalen Stimmung einen »echteren und stimmigen« Ausdruck zu verleihen. Das geschieht aber noch sehr vorsichtig. Im Weiteren erlebt sie dann, wie sie mehr »Bandbreite« in ihren Gefühlen entdeckt zwischen Zuwendung/echter Freundlichkeit und Ablehnung/Ärger bzw. Missstimmung, und beginnt, die **Regulation** in der Gruppe zu üben. Dies ist ihr sehr wichtig, weil die ursprüngliche Regulation (das darf nicht sein und der Impuls, zuzuschlagen) sie erheblich emotional verunsichert hat. Sie kann mehr in der Gruppe auch ihre Sprache zwischen sanft zugewandt und deutlicher Intonation (bei Unangenehmem) modellieren. In der **Deutung und Bewertung** die ihr teilweise die Gruppe vermittelt, aber auch sie selber leistet über die biografische Arbeit (strenges, distanziertes Elternhaus, wenig Liebe, die sie dann in der Sekte scheinbar gefunden hat), wird ihr bewusst, dass die restriktive religiöse Norm ihr einige Gefühle verboten hat (Kontextdeutung). Sie nennt diese die »dunklen Gefühle«. Auch in ihrer Familie seien diese Gefühle gleichsam verboten gewesen. Sie lacht, als sie die Parallelen entdeckt: Ärger, Neid und Wut durfte man weder in der Familie zeigen noch in der Sekte darüber sprechen. Dies führt im Therapieprozess zu einer **Versprachlichung,** sie kann besser über ihr Gefühlserleben, ihre inneren Impulse und Stimmungen sprechen, und nun kommt es schließlich zu einer Differenzierung und **Veränderung** in ihrem Verhalten. Sie beginnt, besser auf den eigenen Körper im Alltag zu hören. Sie achtet bei Telefonaten und in Gesprächen mit Familienmitgliedern besser auf das eigene Spüren, insbesondere die Atmung und die Nackenmuskulatur, die für sie inzwischen »treue Gefährten« sind. Sie bezeichnet diese auch als Leuchtturmwärter, da diese sie früh warnen: Achtung, hier stimmt was nicht! Sie beginnt, ihre eigenen Empfindungen deutlicher zu erfassen. Dabei erlebt sie immer wieder, wie die Schmerzen bei diesen unangenehmen zwischenmenschlichen Interaktionen zunehmen. Ganz allmählich lernt sie über ein besseres Abgrenzungsverhalten in Verbindung mit Entspannung (einfacher Atemregulierung) und Selbstzuspruch (»Ja, das darf ich, das ist nicht verboten«), ihre Schmerzen besser zu regulieren. Aber es ist erst der Anfang in einem langen Übungsprozess.

Und sie merkt, wie ihre soziale Umgebung nicht sehr erfreut auf ihre neue Form der emotionalen Regulation reagiert.

Methodische Reflexion: Das eigenleibliche Spüren in Form der extero- und interozeptiven Aufmerksamkeitsfokussierung, d.h. auf die eigenen Körperempfindungen genau zu achten, ist der erste Schritt in der emotionalen Differenzierungsarbeit. Das Konglomerat Schmerz bildet sich, weil im Laufe des Lebens durch Mängel, Störungen, Konflikte, Traumata und Verbote ein guter regulierender Ausdruck unmöglich geworden ist. Die Eindrücke des Lebens können nicht mehr adäquat über differenzierende Emotionsäußerungen ausgedrückt werden. Aber jeder Eindruck braucht auch einen Ausdruck und daher versuchen wir, in vorsichtigen kleinen Schritten der eigenleiblichen Wahrnehmung, der Differenzierung und des Ausdrucks zu arbeiten.

Über die Aufmerksamkeitslenkung und Förderung des Spürens mit unterschiedlichen Formen, Medien und Techniken können Patientinnen sich selber wieder in ihrem eigenen Leib erleben, und zwar abseits von Schmerz. Geuter (vgl. Geuter 2019) nennt das Spüren das erste wichtige Prinzip in der körpertherapeutischen Arbeit, in dem sich der Patient zu innerem Wissen öffnen und Beschwerden annehmen kann. Hierbei werden Körperempfindungen exploriert und somit wird die eigene Gefühlswelt ergründet. Schmitz 1992 nennt dies treffend »eigenleibliches Spüren« und meint damit das Aufspüren von bewussten, vorbewussten leiblichen Prozessen und Regungen bzw.

Leibatmosphären. Es handelt sich hierbei um das leibliche Bewusstwerden eigenleiblicher Resonanzen. In der IBT sprechen wir vom »Königsweg zu eigenleiblicher Bewusstheit« (Waibel/Jakob-Krieger 2009). Dieser findet in einem emotionalen Kontext, getragen von einer empathischen therapeutischen Beziehung (vgl. Kapitel 5.3) im Rahmen der Gruppenarbeit mit differenzierter Unterstützung und Verständnis statt.

Der Fundus körperpsychotherapeutischer Angebote (Petzold 1988, Waibel/Jakob-Krieger 2009, Geuter 2019) hierzu ist groß. Es sollen zwei Erfahrungsangebote eingehender beschrieben werden, die sich in der Systematik und Praxis besonders gut für eine entwicklungsorientierte und differenzierende klinisch-stationäre Arbeit mit Emotionen bewährt haben. Das erste Angebot dient zur Entdeckung und Entwicklung des eigenen Raumes. Es ist eine Hinführung zum Erleben der Unversehrtheit des eigenen Leibes. Das zweite Angebot ist eine spielerische Möglichkeit, um mit vergangenen Grenzverletzungen (Beschädigungen des Leibes) besser umgehen zu können und zu lernen, sich gegenwärtig und in Zukunft besser zu schützen.

6.4.3 Emotionale Entwicklungsförderung: Der eigene Raum

Ich denke, es ist für den Leser nachvollziehbar, dass das oben beschriebene Erfahrungsangebot der Grenzarbeit auf keinen Fall zu Beginn einer Therapie durchgeführt werden darf. Unsere Schmerzpatienten wären damit komplett überfordert. Bestenfalls würden sie die Übung nicht ernst nehmen. In einem entwicklungsorientierten Therapieansatz beginnen wir zunächst mit der Erfahrung und der Bemächtigung des eigenen Raumes (vgl. hierzu auch den übungszentrierten Ansatz in der Selbstregulationsgruppe in Kapitel 6.2.2). Der eigene erlebte Raum ist für Menschen eine grundlegende leibliche Erfahrung in ihrem gesamten Kontext und Kontinuum. Ein guter Raum vermittelt Sicherheit und Halt. Er erschließt sich im konkreten menschlichen Leben in seiner Zeitspanne und ist in seinem Ausdruck bis zur Gegenwart gelebter Raum. Dürckheim 2005 schreibt:

> »Der konkrete Raum des entwickelten Menschen ist ernst zu nehmen in der ganzen Fülle der in ihm erlebten Bedeutsamkeiten, denn in der Eigenart seiner Qualitäten, Gliederungen und Ordnungen ist er Ausdrucks-, Bewährungs- und Verwirklichungsform des in ihm lebenden und erlebenden und sich zu ihm verhaltenden Subjekts.«

Menschen sind verbunden/gefesselt, fühlen sich gehemmt/verwirklicht, werden ausgedrückt/unterdrückt, sind entwurzelt/verwurzelt in ihren eigenen Räumen.

Das Erfahrungsangebot »eigener Raum« wird in einzelnen Schritten beschrieben. Die Begriffe Raum und Platz werden hier umgangssprachlich für die praktische Arbeit verwendet. Häufig sind diese Begriffe für die Patienten gleichbedeutend. Mit Raum ist in dieser Übung gemeint, dass ein begrenzter Raum (der Bewegungstherapieraum) für alle zur Verfügung steht. Hier soll sich nun jeder einen eigenen Platz suchen »wie die Katze, die einen eigenen Platz hat, oder der Hund«. Oder der eigene Platz am Esstisch bzw. im Büro. Wie heißt es so schön: »Nehmen Sie Platz!«

PRAXISTIPP Anleitung: Erfahren des eigenen Raumes

1. Schritt: Nehmen Sie sich Zeit, den ganzen (Bewegungs-)Raum zu erfahren. Durchschreiten Sie den Raum, gehen Sie an verschiedene Orte. Sie können sich hinstellen, hinsetzen oder hinlegen bzw. sich anlehnen. Achten Sie auf Ihre Körperstimmungen, Anspannung/Entspannung, auf die Atmung und auf evtl. auftretende Gefühle, die sich hierbei einstellen.
2. Schritt: Nun beginnen Sie, auszuwählen, wo für Sie ein »guter Platz« im Bewegungstherapieraum ist. Spüren und fühlen Sie, wo es Ihnen gut geht. Möglicherweise können Sie auch von 1 bis 10 skalieren (1 ist nicht so gut, 10 ist richtig gut), wenn Sie sich nicht entscheiden können.
3. Schritt: Markieren Sie Ihren guten Platz im Raum mit einer Decke, mit Seilen, Stäben oder anderen Materialien, die Sie hier finden.
4. Schritt: Erspüren Sie den eigenen Platz, indem Sie in diesen hineingehen, sich dort etwas aufhalten, sich bewegen, ausdehnen, evtl. räkeln, die Grenzen abgehen ... und dann auch wieder außerhalb in den allgemeinen Raum treten. Fühlt sich dieser Platz gut an?
5. Schritt: Schauen Sie nun von außen auf Ihren Platz, ob Sie noch etwas verändern möchten.
6. Schritt: Gehen Sie zurück in Ihren Platz und spüren Sie nach, ob der Platz in der Ausdehnung für Sie ausreicht.
7. Schritt: Nun bemächtigen Sie sich Ihres Platzes durch Ausdehnen, Herumgehen, Grenzen abgehen, Hinsetzen, Hinlegen. Nehmen Sie Platz!

PROZESSBEISPIEL Beschreibung einer Gruppenarbeit

In der Gruppe sind acht Patientinnen. Zunächst bewegen sie sich sehr vorsichtig im Raum. Es entsteht eine gewisse Orientierungslosigkeit. »Was soll ich tun?«, fragt eine Patientin nach dem ersten Schritt. Ich wiederhole, dann probiert sie vorsichtig aus. Manche beginnen, sich anzulehnen, eine Patientin legt sich hin und bewegt sich nicht mehr. Ein Patient mit Rollstuhl wirbelt im Raum ein wenig umher und hat daran Gefallen. Das beängstigt eine Patientin, die teilweise auf den Rollator angewiesen ist. Nach dem dritten Schritt baut ein Patient seinen Platz mit vielen Materialien und wird damit kaum fertig. Zwei Patienten haben sich den gleichen Platz ausgesucht, ziehen sich aber sofort zurück, als sie es merken. Beide suchen sich einen anderen Platz. Am Ende der Übung finden sich erste Ansätze gestalteter Plätze. Ein leerer Platz ist andeutungsweise mit leichten Schwungtüchern markiert. Jemand sitzt auf seinem Stuhl und meint, das reicht. Eine Patientin sagt verzweifelt, sie könne das nicht. Ein Patient meint, er brauche überhaupt keinen Platz.

Phänomenologische Betrachtung, hermeneutische Überlegungen und therapeutische Vorgehensweise

Dieser Ausschnitt kennzeichnet den Anfang einer Gruppentherapie mit Patientinnen, denen es sehr schwerfällt, einen guten eigenen Platz für sich zu beanspruchen. Die auftretenden Phänomene in der Gruppe zeigen sich durch die Atmosphären, Szenen, Bewegung und Gestaltung und schließlich der kognitiven Bewertung der Beteiligten.

In der Aufarbeitung in den folgenden Stunden werden die lebensgeschichtlichen Hintergründe prägnanter: »Es war kein Platz für mich da.« »Mein Raum war nur bedrückend und schmerzhaft.« »Mein Platz wurde mir weggenommen.« »Ich habe meinen Platz für immer verloren.« »Es gab immer Konflikte.« »Ich war eingesperrt.« »Ich hatte das Gefühl, kein Recht auf einen eigenen Platz zu haben.«

Um aus diesen Engungen (Schmitz 2019) herauszukommen, ist die Entwicklung eines guten eigenen Platzes hin zu Weitung (ebd.) und Ausdruck ein wichtiger entwicklungs- und ressourcenorientierter Schritt. In der Aufarbeitung in der Gruppe werden diese lebensgeschichtlichen Erfahrungen benannt, teilweise mit Bezug zur Lebensgeschichte, jedoch ohne Vertiefungen. Ein Sinnverstehen ist in dieser Phase der Gruppenarbeit oft noch nicht möglich. Meist gibt es jedoch auch Patienten in der Gruppe, die ihr Erleben schon verbalisieren können: »Ich hatte keinen Plan, wo ich hinsoll. Ich dachte, Sie sagen mir das, was ich tun soll. Woran soll ich mich denn orientieren? Dann wurde mir klar: Es ist wie in meinem Leben, ich habe immer das Gefühl, noch nie einen richtigen Platz gehabt zu haben. Immer haben andere mir gesagt, was gut für mich ist!«

Jemand anderes sagt hingegen: »Ich weigere mich, einen Platz zu machen, das engt mich ein, ich war im Leben zu oft eingesperrt.«

Oder eine Patientin mit Migrationshintergrund: »Ich habe meinen Platz für immer verloren …«

Patienten versuchen, sich jedoch auch gegenseitig zu helfen, um Sinnzusammenhänge (Kontextdeutungen) herzustellen:

PROZESSBEISPIEL

In der Aufarbeitung sagt eine Patientin zu ihrem Mitpatienten, der in dieser Stunde noch keinen eigenen Platz gestalten konnte: »Weißt du, ich erlebe das hier wie im Klinikalltag, du bist nicht sichtbar, man spürt dich gar nicht. Du strahlst weder Nähe noch Ärger aus, wenn man dich provoziert.« Der Lebenshintergrund dieses Mitpatienten war geprägt vom frühen Tod der alleinerziehenden Mutter, er kam ins Heim, wurde körperlich diszipliniert und auch in seinem Lehrverhältnis kam es zu gewalttätigen Übergriffen. Er lebt allein und hatte nie eine Partnerschaft. Später sagt er, Überleben war für ihn nur möglich, indem er sich nicht gerührt habe, er habe sich buchstäblich für die Umgebung aufgelöst.

Je nach Entwicklungsstand der Gruppenmitglieder erfordert diese Übung Vor- oder Hilfsübungen mit mehr Strukturierung. Als Vorübungen sind die Erfahrungsangebote aus der übungszentrierten und erlebniszentrierten Modalität gut geeignet: Übungen zum eigenleiblichen Spüren, Entspannungsübungen und ressourcenorientierte Angebote, um das Bewusstsein für den eigenen Leib zu wecken und zu stärken.

Ist die offene Form wie oben beschrieben noch zu beängstigend, greift man zu Hilfsformen wie z. B. guter Platz/schlechter Platz, Skalierungstechnik (den Raum markieren von 1 bis 10) oder leitet sehr strukturiert an. Strukturelle Anleitungen sind dann sehr hilfreich, wenn die Patienten noch eine geringe Therapiemotivation haben, wenig oder keine Therapieerfahrung, Angst haben, sich zu bewegen oder wenig eigenleiblicher Bezug vorhanden ist. Hier geht man dann folgendermaßen vor:

PRAXISTIPP

1. Gehen Sie durch den Raum. Halten Sie an verschiedenen Plätzen an. Spüren Sie nach, wie der Platz auf Sie wirkt.
2. Wenn Sie keine Unterschiede im Raum für sich festmachen können, probieren Sie es mit Skalierung: 1 bis 3 sind Stellen im Raum, die ich gar nicht leiden kann. 7 bis 10 sind Stellen, an denen ich mich wohlfühle. Die Werte 4 bis 6 stehen für: Hier ist es okay, man kann es hier aushalten.
3. Jetzt nehmen Sie Seile und gestalten Ihren eigenen Platz im Raum, wo Sie sich besonders wohlfühlen. Dieser Platz ist wie ein Bauplatz oder ein eigenes Zimmer. Ziehen Sie Grenzen mithilfe von Seilen oder Stäben.

Manchmal ist es nötig, vorher den Sinn und Zweck der Übung zu erklären und beispielhaft einen eigenen beispielhaften Raum zu gestalten. Ergänzend hierzu sind auch psychoedukative *Mini Lectures* dazu, warum der Mensch einen Platz für sich braucht, sehr hilfreich.

Der eigene Platz ist eine Grundlagenübung im entwicklungsorientierten und ressourcenorientierten Ansatz. Wie wir gesehen haben, wird der Mensch nicht nur über seinen Leib, sondern auch über die Gestaltung seines eigenen Platzes sichtbar. Bei mehrfachen Wiederholungen dieses Angebots erleben die Patientinnen die Bedeutung und die Sinnhaftigkeit des eigenen Platzes und können Bezüge zu ihrem Lebensalltag herstellen. Erste emotionale Differenzierungen werden vorgenommen: »Ich fühle mich hier wohl.« (Zufriedenheit) »Das ängstigt mich, dass ich so viel Raum einnehme.« (Angst) »Habe ich dir deinen Platz weggenommen?« (Schuld) »Ich spürte Ärger, als du am gleichen Platz wie ich warst, bin aber schnell weggegangen.« (Wut?)

Ebenso treten aber auch Vermeidungen in Form von Rationalisierungen auf: »Wir haben den Platz redlich geteilt.« »Ich brauche kaum Platz.«

Diese Arbeit mit dem eigenen Platz wird auch in Form der übungszentrierten Modalität immer wieder erfahren, eingeübt und wiederholt. Dafür braucht man Zeit und unterschiedlichste Angebote zum gleichen Thema.

Wenn die Patienten die Fähigkeit erlernt haben, eigene Plätze zu entwickeln, diese eigenleiblich zu erleben, erste Grenzen als Schutz und zur Wahrnehmung für den Anderen (hier bin ich!) zu verdeutlichen, wenn die Patienten beginnen, hier ihre körperlichen Empfindungen abseits nur von Schmerz zu beschreiben und allmählich eigenes Gefühlserleben beschreiben können, dann gehen wir einen Schritt weiter ...

- zur emotionalen Differenzierungsarbeit an der Grenze,
- zur Erarbeitung der Fähigkeit der Grenzmarkierung und
- zum Umgang mit Grenzübertritten.

6.4.4 Emotionale Differenzierungsarbeit von Ärger: Grenzerfahrungen

Ein Satz von Paul Tillich (Tillich 1962) »Die Grenze ist der eigentlich fruchtbare Ort der Erkenntnis« hat meine körperpsychotherapeutische und bewegungstherapeutische Arbeit geprägt: Dies ist zu einem Leitgedanken meiner praktischen Arbeit geworden. Patienten mit psychosomatischen Schmerzerkrankungen haben häufig und wiederholt Grenzverletzungen in ihrem Leben erfahren. Und das in ganz unterschiedlicher Form: Gute eigene Grenzen konnten nicht aufgebaut werden, Körpergrenzen wurden überschritten durch Schläge und Gewalt, eigene Plätze und Grenzen waren gar nicht erst vorhanden, eigene Plätze und oft auch der eigene Leib wurden nicht akzeptiert oder einfach eingenommen, Grenzübertretungen waren an der Tagesordnung, Grenzen wurden missachtet oder gar zerstört. Aber es gibt auch körperliche grenzverletzende Erfahrungen, die unumgänglich waren, z. B. nach Operationen, die vom Organismus nicht verarbeitet werden konnten bzw. zu nachhaltigen körperlichen Veränderungen führten. Und die Grenzverletzungen z. B. durch Unfälle.

Die Patienten sind somit in stressreicher Umgebung bzw. Einzel- und Mehrerfahrungen aufgewachsen, nicht nur in konflikthaften Konstellationen, sondern auch geprägt durch defizitäre Umgebungen, multiple Traumatisierungen und Störungen der zwischenmenschlichen Beziehung. Diese vielfältigen Belastungserfahrungen im Lebenskontext, nicht nur in den frühen Jahren, führten im Laufe der Lebensspanne zu emotionaler Verflachung, aber auch zu heftigen Erregungszuständen. Ein Überleben war nur durch eine emotionale Selbstanästhetisierung des Leibes (Petzold 2003) möglich. Das bedeutet auf der einen Seite einen Mangel, eigene Gefühle differenziert wahrzunehmen, diese adäquat auszudrücken oder die Gefühle anderer zu erkennen. Lane et al. schlagen 2015 vor, diese Unfähigkeit als »affektive Agnosie« zu bezeichnen.

Die Patienten versuchen, diese Mängel durch dysfunktionale emotionale Verhaltensmuster zu bewältigen wie Nichtwahrnehmen, Vermeiden, Flüchten, Aushalten bis hin zur Dissoziation. Auf der anderen Seite kann dies aber auch zu verletzendem und selbstverletzendem Verhalten sowie aggressiven Durchbrüchen führen. Hier wird der Schmerz nun ein »guter Begleiter«, weil die dahinterliegenden Emotionen nicht mehr ausgedrückt werden »müssen«, sondern der Schmerz diese zum einen überdeckt und zum anderen nun die Funktion der Abgrenzung übernimmt.

Ziel in der Therapie ist es nun, die Wahrnehmung für die eigenen guten Grenzen zu entwickeln, zu fördern und einzuleiben. Im Weiteren geht es darum, die Emotionen zu differenzieren und ausdrücken zu lernen, wenn die Patientin sich mit ihrer Außenwelt auseinandersetzt. Wichtig hierbei ist das Erleben des Rechts auf eigene Grenzen und die Förderung eines adäquaten körperlichen und emotionalen Ausdrucks. An diesen Grenzen nun zu arbeiten setzt eine stabile therapeutische Beziehung voraus und erfordert eine äußerst vorsichtige und strukturierte entwicklungsorientierte Vorgehensweise neben einem geschützten Gruppensetting. Ggf. muss zunächst auf die Einzeltherapie (→ Kapitel 6.6) zurückgegriffen werden.

PRAXISTIPP Die Grenze als Orientierung

In diesem Erfahrungsangebot wird die Grenze als Orientierung für sich und den Anderen erlebt. Bereits im vorangegangenen Angebot des eigenen Raumes konnten die Patienten erleben, wie hilfreich es für die Orientierung ist, wenn die Mitpatienten ihre Plätze deutlich markieren. Damit können eigene Grenzen und die Grenzen des Anderen klar identifiziert werden und eine Nähe-Distanz-Regulierung wird möglich.

Jeder Patient gestaltet im großen Bewegungstherapieraum seinen eigenen Platz. Die Plätze aller werden sichtbar. Abwechselnd gehen einige Gruppenmitglieder im Bewegungstherapieraum in noch unbesetzten Bereichen umher. Sie erleben sich dabei in Nähe und Distanz zu den Plätzen der anderen Gruppenmitglieder. Ein näheres Herantreten an einzelne Plätze ist erlaubt. Keinesfalls dürfen Grenzen übertreten werden. Hierbei ist es möglich, dass einzelne Gruppenmitglieder ihre Grenze nachbessern bzw. verdeutlichen.

PROZESSBEISPIEL

Ein Gruppenmitglied sagt, es falle ihm schwer, die Grenze eines anderen Gruppenmitglieds zu erkennen. Dieser Patient hat in losen Abständen einen Platz für sich mit Seidentüchern gestaltet, die Möglichkeiten anbietet, dazwischen hindurchzugehen. Auf die Bedeutung dieser Raumgestaltung wird an dieser Stelle nicht eingegangen, vielmehr gibt es Gelegenheit, dass der Teilnehmer versucht, die Grenze mit den Seidentüchern prägnanter zu gestalten. Andererseits merkt auch das andere Gruppenmitglied, dass es sehr achtsam sein muss, um die Räume anderer nicht zu verletzen.

Im Anschluss an das Erfahrungsangebot fokussieren wir auf die leiblichen Resonanzen bei dieser Arbeit.

PRAXISTIPP Grenze als Schutz

Zunächst stehen alle Gruppenmitglieder in ihrem eigenen Platz. Bietet mir mein Platz genügend Schutz an? Ist er groß genug? Sind die Grenzen gut gewählt, sodass ich die anderen in ausreichend Abstand zu mir halten kann? Diese Erfahrungen sollen wie immer nicht nur aus kognitiver Sicht gemacht werden, sondern leiblich erlebt werden. Wir fokussieren also auf den Körper (Engung/Weitung) wie Atmung, Muskeln, Haltung, spezifisch auf die Interozeption (Bauchgefühl, was sagen mir meine Organe?), wir achten auf die Gefühle (Wie fühlt sich Sicherheit an? Bedroht mich irgendetwas?) Welche

Gefühle tauchen auf? Schützt mich die Grenze? Wiederum werden die Patienten aufgefordert, Verbesserungen bzw. Veränderungen vorzunehmen, um den eigenen Schutz zu entwickeln und zu stabilisieren.

PROZESSBEISPIEL

»Für mich ist es gut!«, sagt eine junge Patientin. Eine ältere Patientin teilt ihr jedoch ihre Wahrnehmung mit und meint: »Du ziehst dich sofort zusammen, wenn man in die Nähe deiner Grenze kommt. Du bist sogar einen Schritt zurückgegangen.« Die junge Patientin hat das gar nicht gemerkt (implizites Gedächtnismuster und Beziehungsmuster). »Probiere doch mal, deine Grenze und deinen Raum größer zu machen«, sagt die ältere Patientin zu ihr. Die jüngere Patientin probiert das aus und tatsächlich merkt sie jetzt, dass sie sich nun entspannter und gelöster in ihrem Raum aufhält.

In der Grenzarbeit zeigen sich lebensgeschichtliche Themen (Interiorisierungen), in denen sich die inneren Konflikte der Patienten widerspiegeln.

PROZESSBEISPIEL

Ein Gruppenmitglied sagt bei der Fokussierung auf die Gefühle, sie fühle sich schlecht und schuldig und habe das Gefühl, alle anderen hereinlassen zu müssen. Sich so abzugrenzen, das gehe einfach nicht. Sie verletze damit die anderen. In einer prozesshaften Gruppenarbeit muss die Therapeutin entscheiden, inwieweit es sinnvoll ist, solche Erfahrungen lebensgeschichtlich unmittelbar aufzuarbeiten, das Thema zu einem späteren Zeitpunkt aufzugreifen oder jetzt sofort mehr auf das Angebot »der korrigierenden Neuerfahrung« zu setzen.

Es gibt auch immer wieder evidente Erfahrungen, die Gruppenmitglieder in einer Schmerzgruppe machen:

PROZESSBEISPIEL

Ein Gruppenmitglied sagt., dass es ihm richtig gut gehe, nachdem er seine Grenzen ausgeweitet und verstärkt habe. Er spüre deutlich, wie er zuvor die Atmung angehalten habe und verkrampft dagestanden sei. Jetzt gehe es ihm besser, zu seinem Erstaunen seien seine Schmerzen aktuell gar nicht besonders intensiv.

Solche Erfahrungen sind in einer psychosomatischen Schmerzgruppe zunächst eher selten. Man hört davon eher in therapeutischen Ausbildungs- und Weiterbildungsgruppen. Diese Erfahrungen von vitaler Evidenz (Kapitel 6.3.7) sind für die körpertherapeutischen Interventionen nicht selten und sehr wirksam. Die Teilnehmerinnen in diesen Gruppen haben jedoch zumeist weder in der Intensität noch Dauer ähnlich intensive Grenzverletzungen erlebt. Daher braucht man gerade bei den psychosomatischen Schmerzpatientinnen viel Geduld, gute Strukturierung und viel Zeit in einem vertrauensvollen Setting, um gute Grenzen und deren leibliche Auswirkung zu erleben.

Ist es den Patienten möglich, einen guten Raum für sich zu gestalten und gute Grenzen für sich zu markieren, kommen wir zur eigentlichen Arbeit der emotionalen Differenzierung. Was passiert leiblich, wenn jemand mir zu nahetritt, nicht nur körperlich, sondern auch in Gestik, Mimik, in verschiedenen sozialen Verhaltensweisen? Was passiert, wenn jemand versucht, meine Grenze zu übertreten? Welche inneren Konflikte treten auf, wenn ich jemanden abweise oder auf meine Grenzen aufmerksam mache? Hier arbeiten wir mit einer sehr einfachen Übung, damit der Patient zwischen dem Konglomerat Schmerz und seinen Empfindungen, Gefühlen, seinem Denken und Handlungen zu differenzieren lernt.

PRAXISTIPP Schmerz als Grenzregulierung und die adäquate Emotion als Grenzsignal

Wir wechseln in der Gruppenarbeit nun in die Dyade. Es macht durchaus Sinn, wenn zwei Gruppenmitglieder über mehrere Stunden zusammenarbeiten, ebenso kann es sinnvoll sein, dass die Gruppenmitglieder pro Erfahrungseinheit wechseln. Vorweg sei gesagt, dass diese Übung emotional sehr anstrengend ist. Eine verbale Aufarbeitung ist regelmäßig in der gesamten Gruppe erforderlich, ebenso eine Nachbearbeitung der Erfahrungen am Anfang der nächsten Stunde. Die Übung wird unterschätzt, sie hat eine hohe Intensität!

Jedes Gruppenmitglied sucht sich im Bewegungstherapieraum ein gutes Symbol für die eigene Grenze (z. B. Stab, Seil, Steine, Tücher usw.).

Zwei Gruppenmitglieder sitzen oder stehen sich mit maximalem Abstand (5 bis 6 Meter) gegenüber. Ist der Gruppenraum zu eng, funktioniert die Übung häufig nicht, weil die Nähe schon viel zu bedrohlich ist. Patienten halten dann einfach aus, sind angespannt, bisweilen absorbiert oder leicht dissoziiert. Ich empfehle für diese Übung einen möglichst großen Raum, z. B. eine Turnhalle. Bei schweren Traumatisierungen mit chronischen Schmerzen sind Abstände bis zu 12 Meter erforderlich. Wenn das nicht möglich ist, sollte man diese Übung lieber nicht machen.

Erster Schritt: Grenzmarkierung

Ein Gruppenmitglied legt nun seine Grenze zum gegenübersitzenden Gruppenmitglied. Es versucht, für sich eine gute Grenze zu finden. Das Herausfinden soll anhand der eigenleiblichen Befindlichkeit vorgenommen werden: Fühle ich mich wohl? Was sagt mir aktuell meine Atmung, meine Muskeln, mein Bauchgefühl, mein Herzschlag? Welche Gefühle tauchen auf? Was kommen für Gedanken, was traue ich mir zu?

Die Grenze darf beliebig verändert werden, das gegenübersitzende Gruppenmitglied wartet ab, beobachtet aber die Bewegungen und den Körperausdruck und gibt später in der Aufarbeitung Resonanz.

Zweiter Schritt: Grenzprüfung

Ist die Grenze nach Ansicht des aktiven Gruppenmitgliedes gut gesetzt, dann setzt sich dieses hin. Das bislang gegenübersitzende Gruppenmitglied geht bis zur Grenze, überschreitet diese aber nicht. Die Erfahrungen werden nun zunächst von beiden Gruppenmitgliedern ausgetauscht.

PROZESSBEISPIEL

Ein Gruppenmitglied sagt, es sei ihm leichtgefallen, eine gute Grenze weit weg von sich zu legen, als er jedoch gesehen habe, wie das den anderen einenge, sei es ihm sehr schlecht gegangen. Er könne diese Grenze, die eigentlich gut für ihn sei, nicht aushalten.

Ein sitzendes Gruppenmitglied meint zu seinem Gegenüber, ob es ihm nicht aufgefallen sei, dass er, als er ihn angeschaut habe, seine Grenze sofort zurückgenommen und lächelnd gesagt habe, das sei eine gute Grenze für ihn. Das sitzende Gruppenmitglied meinte in nettem Schwäbisch: »Ich glaube, du bescheißt dich selber …«

Ein weiteres Gruppenmitglied bemerkt, dass ihre Schmerzen bei dieser Grenzlegung stärker geworden seien. Die Übung sei nicht gut! Im Rahmen der Therapie wird bei ihr allmählich dieses Phänomen verständlicher: Sie pflegt ihre Mutter, die sehr anspruchsvoll war. Das nimmt ihr buchstäblich die Luft weg, ein einigermaßen gutes Leben zu führen, weil diese sehr besitzergreifend war. Sobald sie sich etwas Raum nimmt (z. B. mit einer Freundin Kaffee zu trinken), bekommt sie Vorwürfe sowohl von ihrer Mutter als auch von den Geschwistern zu hören, die neidisch auf das Erbe sind, das ihr zugestanden wurde. An einem dieser Abende in der Kneipe verstirbt ihre Mutter alleine und die Geschwister geben ihr die Schuld daran.

In diesem zweiten Schritt können nun die auftretenden leiblichen Phänomene in unterschiedlichster Form bearbeitet werden (siehe unten). Oft sind die gemachten Erfahrungen schon selbsterklärend. Therapeutin und Gruppe unterstützen körperliche, emotionale und kognitive korrigierende Erfahrungen. Manchmal ist es jedoch notwendig, wie im letzten Behandlungsausschnitt dargestellt, die gesamte Geschichte zu kennen, um die schmerzhaften Reaktionen zu verstehen. Hier fließen die Erfahrungen in der Gruppe und im Team unterstützend zusammen.

PRAXISTIPP Dritter Schritt: Grenzübertritt

Dieser dritte Schritt ist für viele Patienten mit der schwierigste, weil es jetzt in die Alltagsrealität geht: Im Alltag werden Grenzen häufig übertreten, nicht so sehr körperlich, aber über Worte, Gesten, Mimik, entwertende Verhaltensweisen, atmosphärisch usw. Patientinnen sagen dann, wenn sie es wahrnehmen: »Das hat mich sehr verletzt, aber ich konnte nichts machen, ich war wie gelähmt.« Wenn die Patientinnen im Rahmen eines stationären Aufenthalts schon eine verbesserte leibliche Selbstwahrnehmung haben, können sie abseits der erlebten stärkeren oder schwächeren Schmerzen immer mehr differenzieren und erkennen die Zusammenhänge: »Meine Mutter war wieder völlig übergriffig am Telefon, ihre ständigen Vorwürfe ... Danach ging ich zum Pflegepersonal und bat um eine Tablette, weil ich die Schmerzen nicht mehr aushalten konnte.«

In diesem Schritt erleben die Patientinnen, wie es ist, wenn jemand eine Grenze übertritt. Wie erlebe ich das, was passiert bei mir? Dies wird in der Übung vorsichtig erarbeitet. Welche Emotionen treten auf? Was wäre eine gute Emotion, wenn jemand meine Grenze übertritt? Ich stelle dies wieder an drei kurzen Prozessbeispielen dar.

PROZESSBEISPIEL

»Ich lache nur«, sagt ein älteres Gruppenmitglied. Sein Gegenüber: »Du nimmst dich nicht ernst. Du hast keine Möglichkeit, dein unangenehmes Gefühl auszudrücken.«

»Ich bin schier geplatzt und fand das unverschämt, aber ich konnte nichts machen.«

Ihr Gegenüber: »Ja, du sitzt wie regungslos da und ich weiß nicht, ob das für dich okay ist oder nicht, wenn ich deine Grenze übertrete.«

»Ich spürte richtig Wut, richtig intensiven Ärger und Wut. Was nimmst du dir da heraus? Zeige ich nicht meine Grenzen klar? Ich hätte dich anschreien können.«

Dieser dritte Schritt ist für die Therapie bei Schmerzpatientinnen ein ganz wichtiger und zentraler Moment im Rahmen der Emotionsdifferenzierung. Nun sind wir bei einem wichtigen weiteren Punkt der Grenzerkenntnis angelangt: Grenzübertretungen führen normalerweise beim Individuum zu Anspannung (Engung), die sich dann in Ärger, Wut, Zorn oder Aggressivität ausdrücken. Das ist schon bei Säuglingen in ihren affektmotorischen Reaktionen deutlich sichtbar: Wenn ihnen was nicht passt, schieben sie den anderen weg, schlagen zu, zwicken. Im Kleinkindesalter kommt es dann auch zu Bissreaktionen. Ärger und Wut auf Einengung wird unmittelbar ausgedrückt. Dieser Ausdruck fehlt bei den Schmerzpatientinnen häufig oder er wird explosiv geäußert, er kann nicht gesteuert werden. Die Affekthemmung bzw. Affektimpulsstörung und deren Entwicklung, Differenzierung und Regulierung ist ein zentraler Gesichtspunkt in der körperpsychotherapeutischen Behandlung von Schmerzerkrankungen. Man könnte vereinfacht sagen: Wo der Affekt und der Körperausdruck fehlt, tritt der Schmerz an seine Stelle.

Exkurs zu den Begriffen Aggression, Ärger, Wut und Zorn

Oft habe ich in Teams und bei Supervisionen von Körpertherapeutinnen Sätze wie nachfolgend gehört, die von Teamkolleginnen geäußert werden: »Sie sind doch Körpertherapeut, können Sie nicht mal so richtig die Aggressionen der Patientin mobilisieren?« Oder die direkte Bitte bzw. Aufforderung, mit aggressiven Übungen zu arbeiten, damit sich die Patienten abreagieren, Katharsis erleben, ihre autoaggressiven Impulse besser kontrollieren können usw. Teilweise findet man in verschiedenen Institutionen auch Boxsäcke, die manchmal sogar ohne Anleitung von den Patientinnen genutzt werden sollen. Warum wir in unserem Verfahren diese Ideen nicht so gut finden, ja, sogar für kontraindiziert halten, soll hier kurz erläutert werden.

Obgleich der Begriff der Aggression sowohl im Duden als auch in fachspezifischen Lexika übereinstimmend negativ konnotiert ist (feindselige Haltung eines Menschen, teilweise mit Schädigungsabsichten), sprechen nach wie vor einige psychotherapeutische und therapeutische Verfahren von »kreativer Aggression«, »Aggressionsförderung« oder »Aggressionstraining«. Ich denke nicht, dass die Vertreterinnen dieser Verfahren wirklich Feindseligkeit und Schädigung des anderen damit meinen, obwohl die Begrifflichkeit dies ausdrückt, sondern vielmehr die Ausbildung guter Fähigkeiten wie Abgrenzung, Schutz, Selbstbehauptung, Selbstsicherheit, Durchsetzungsfähigkeit, Standhaftigkeit und ähnlicher Begriffe im Sinn haben.

Jedoch erhält dadurch die positive Bewertung von Aggression irritierenderweise eine »Doppelbotschaft«. Das ist dysfunktional, weil es Verwirrung stiftet, Grenzen verwischt, leicht zu einer Verwechslung mit Beherztheit, Selbstbehauptung oder Durchsetzungskraft führt und verhindert, dass Aggression die richtige Wertung erhält. Wir sehen die Notwendigkeit der Unterscheidung zwischen Aggression als destruktivem Verhalten und Assertivität als Durchsetzungsvermögen ohne Zerstörungsabsicht (Petzold 2003, Siegele/Höhmann-Kost 2008). Aggression ist für uns immer komplexes destruktives Verhalten! Aggression ist mit Gefühlen, Gedanken und Absichten verbunden, den anderen zu schädigen, und hat keine Kontaktfunktion.

Assertivität ist hingegen mit Durchsetzungskraft, Selbstbehauptung, Selbstschutz und Standhaftigkeit verbunden und ermöglicht Kontakt. Assertivität hat keine Beschädigung oder Zerstörung des anderen zum Ziel.

Wenn Schmerzpatientinnen unter den Aggressionen ihrer Täter gelitten haben, diesen hilflos ausgesetzt waren, so wäre es sicherlich fatal, wenn wir die gleiche Begrifflichkeit nun in der Therapie als etwas Gutes verwenden. Das führt nicht nur zu Missverständnissen, sondern womöglich sogar zu angeleitetem Fehlverhalten.

Wenden wir uns vertieft den Ergebnissen der Aggressionsforschung zu, so gibt es bemerkenswerte Ergebnisse: Die Katharsis-Hypothese (Spannung abgeben, auf Sandsäcke schlagen, Ärger ablassen etc.) ist schwer unter Druck geraten.

Bandura wies in seiner »Baby-Doll-Studie« bereits 1979 auf die Imitation problematischen aggressiven Verhaltens bei Kindern hin.

Bushman et al. 1999 konnten aufzeigen, dass Versuchspersonen, die ihre Wut abreagierten, indem sie auf einen Sandsack schlugen, danach eine erhöhte Aggression gegenüber der Person, auf die sie wütend waren, zeigten. Sie zeigten sogar eine erhöhte Aggression gegenüber einer unschuldigen dritten Person.

Aggression kann sogar einen suchtartigen »Kick« (Wahl 2013) auslösen, der neurobiologisch Lust und Zwang auf noch mehr Aggression macht, sogenannte appetitive Aggression. Maxon 1998 beschreibt nicht nur »Muster im Kopf«, sondern Aktivierungen des Gesamtsystems des Organismus, die sich einschleifen können. Das wird sogar in einer Brutalisierung der Mimik bei Gewalttätern erkennbar, die wiederum bei anderen Angst und Unterwürfigkeit auslöst, was das Gewaltmuster verstärkt. Weitere Beispiele für diesen Kick werden von Elbert et al. 2017 bei Kindersoldaten beschrieben und auch bei Diktatoren ist dieser »Kick« durchaus bekannt.

Diese Liste ließe sich nun aus neurobiologischer Sicht und Ergebnissen der Tierforschung zufolge ziemlich lang fortsetzen. Der interessierten Leserin seien die o. g. Quellen zur Vertiefung empfohlen bzw. ein Podcast, den ich zusammen mit Dr. Hermann Ludwig im Rahmen der POLYLOG_online-Reihe »Aggression in der Therapie – fördern oder unterbinden?« erstellt habe. Sie finden diesen unter www.ibt-verein.de.

Um es kurz zusammenzufassen: In der emotionsdifferenzierenden Arbeit bei unseren Schmerzpatientinnen arbeiten wir erstens mit Aggressionsregulationskompetenz, wenn es um schädigende Impulse, das Stoppen aggressiver Impulse als Ausdruck, Blick und Handlung geht. Wir bieten hier viele Möglichkeiten der Selbstregulation an: Atemtechnik, körperliche, emotionale und kognitive Techniken der Selbstberuhigung und Formen des besonnenen Handelns (vgl. Siegele/Höhmann-Kost 2008). In der assertiven Förderung geht es zweitens um die Entwicklung von Selbstschutz, gute Abgrenzung, Sicherheit des eigenen Raumes, Kraft und gute Durchsetzung der eigenen Bedürfnisse. Wir arbeiten dazu mit differenziertem eigenleiblichen Spüren, dem eigenen Raum, eigenen Grenzen und der eigenleiblichen Wahrnehmung von Engung → Ärger → Wut (Zorn) → Denken → Handlung. Ziel ist hier das Erlernen emotionaler Differenzierung und die Fähigkeit, einen guten Selbstschutz im Alltag zu verwirklichen.

Verlassen wir den Exkurs und gehen damit zum vierten Schritt. Die Patienten erfahren somit das affektive Erleben im eigenen Leibe beim Grenzübertritt in einem sicheren Setting. Selbstverständlich darf die Übung sofort abgebrochen werden, wenn sie als überfordernd erlebt wird. Der Mitpatient ist dabei zur Achtsamkeit für sein Gegenüber verpflichtet.

PRAXISTIPP Vierter Schritt: Selbstbemächtigung durch gute neue Embodiments der Abgrenzung (Inkarnierung guter Abgrenzungserfahrung)

Im letzten Schritt arbeiten wir an einem guten Körperausdruck und einer klaren Emotion, wenn es zu Grenzübertritten kommt. Gute Erfahrungen der Abgrenzung sollen nun »embodied« bzw. »inkarniert« werden. Damit stellen wir den Alltagsbezug zu den vielen kleinen Situationen her, in denen wir als Menschen aufgefordert sind, die Grenzen nach außen gut zu regulieren. Eine klare Mimik, Haltung, Gestik, ein eindeutiger Körperausdruck (vgl. Embodiment in Kapitel 6.3.6) und eine adäquate emotionale Reaktion sind wichtige Bestandteile guter Abgrenzungen. Wir sprechen hier von emotionaler Kompetenz (Fähigkeit) und Performanz (Fertigkeit). Dies führt zur Selbstbemächtigung und damit zu guten Formen der Beziehungsregulierung, indem wir dem anderen mitteilen, dass etwas für uns nicht passt. Die Wahrnehmung von Engung/Weitung im Leib (Extero-/Interozeptoren), Gefühle wie Ärger, Zorn und Unlust, wie im dritten Schritt erarbeitet, sind wichtige und sichere Anzeichen dafür, dass etwas nicht stimmig ist. Die Fähigkeit zur Selbstregulation mit leibhaftiger Intelligenz durch aktives Handeln (*Enactment*) über das eigenleibliche Spüren (*Embodiment*) in der Lebenswelt (*embedded*) wird nun in guter Form ausgedrückt (*extended*).

Schmerzpatientinnen haben häufig die überhöhte und unrealistische Erwartung an ihre Umwelt: Der andere müsse doch merken, dass etwas nicht stimme. Manchmal ist es nötig, vorab in *Mini Lectures* zu erklären, dass Grenzübertritte im Alltag ständig zustande kommen, weil die Interessen und Bedürfnisse von Menschen sehr unterschiedlich sind (Interessengegensätze), da Menschen ein ganz unterschiedliches Nähe-Distanz-Empfinden haben, oder dass nicht alle Menschen vorsichtig, rücksichtsvoll oder empathisch sind, sondern sich manche auch egoistisch oder egozentrisch verhalten. Nicht zu vergessen: Um einem Menschen näherzukommen, ist ein Kontakt an der Grenze und darüber hinaus Voraussetzung – natürlich in gegenseitiger Übereinstimmung. Insofern ist es völlig natürlich, dass es in der Kommunikation und besonders in der affektiven Kommunikation ständig zu Unstimmigkeiten, Unklarheiten und Missverständnissen kommt. So weist Tronick 1998 darauf hin, dass die affektive Kommunikation zwischen Mutter und Kind durch einen Wechsel zwischen Passungen (*Matches*) und Störungen (*Mismatches*) charakterisiert ist. Der Säugling »repariert« wie die Mutter durch entsprechenden affektbezogenen Ausdruck solche *Mismatches*.

Diese Regulierung erfolgt über Mimik, Körperhaltung, Gestik, Nähe-Distanz-Regulierung und durch Worte wie »Stopp«, »Halt«, »Nein«, »Das möchte ich nicht« usw. Wie schwierig das sein kann und wie die Motorik von Patienten hierbei eingeschränkt ist, zeigt folgender Behandlungsausschnitt.

PROZESSBEISPIEL

Ein Patientenpaar vereinbart, dass sie die Hand heben, wenn jemand die Grenze überschreitet. In der Übung übertritt der Patient die Grenze der Mitpatientin. Diese reagiert nicht wie vereinbart, sondern sitzt angespannt auf dem Stuhl. Der Patient, der auf sie zugegangen ist, bricht die Übung ab und sagt: »Aber du zeigst ja gar nichts, man sieht doch: Es geht dir nicht gut.« Die Mitpatientin meint: »Ich kann das nicht.« »Wie?«, fragt der Mitpatient, »hast du eine Lähmung in der Hand?« »Nein«, antwortet die Patientin, hebt die Hand und sagt »Stopp« in den leeren Raum. Beim direkten Gegenüber gelinge ihr das allerdings nicht und das sei auch im Alltag ihr Problem.

Im vierten Schritt werden sorgsam gute Embodiments der Abgrenzung individuell auf die Patienten bezogen erarbeitet. Einige Übungsangebote seien hier exemplarisch genannt.

PRAXISTIPP

Mimik: ein ernstes Gesicht machen, die Augen verengen, die Augenlider hochziehen, die Stirn runzeln, den Unterkiefer leicht anspannen, ein ernster abgrenzender Gesichtsausdruck, dem anderen direkt in die Augen schauen, klarer Blick

Haltung: Wie wirkt es auf das Gegenüber, wenn man in der Brustwirbelsäule leicht gebeugt dasteht, die Schultern nach vorn fallen lässt, sodass das Brustbein eingefallen ist? Und wie verändert sich die Wirkung, wenn man vorsichtig das Brustbein aufrichtet und die Schultern etwas zurücknimmt? Wie wirkt es, wenn man mit beiden Beinen fest am Boden steht, eine aufrechte Körperhaltung zeigt und in sich eine Zentrierung aufbaut?
Gestik: klare Abgrenzungsbewegung der Hände, z. B. indem man die Hand hebt, die Hand hebt und seitlich bewegt wie bei einem Nein
Worte: Stopp, nein, halt, nicht weiter, das möchte ich nicht, nein, das ist für mich nicht stimmig usw.

Diese neuen guten Embodimentangebote müssen geübt und wiederholt werden mit jeweils entsprechend emotionalem Ausdruck, damit es zu nachhaltigen Inkarnierungen kommt. Schmitz (Schmitz 2007, Schmitz 2015) spricht hier von der hohen Bedeutung affektiver Betroffenheit im Bewegungsausdruck. Ein rein funktionales Training wirkt nicht. Motorik und Affekt somit (wieder) zu verbinden zu einem stimmigen und echten Ausdrucksverhalten ist das Ziel guter leibhaftiger Inkarnierung. Das bedarf in aller Regel einer individuellen Feinabstimmung. Wenn es in der Gruppe gelingt, dann geht es zur Übung in den Alltag und diese Erfahrungen werden in den kommenden Gruppenstunden ausgetauscht und ggf. modifiziert.

Im heraklitischen Modell der Integrativen Therapie haben wir eine theoriegeleitete Grundlage für die phänomenologisch-hermeneutische emotionale Differenzierungsarbeit in vier Schritten (vgl. Abb. 3-3).

Wahrnehmen umfasst hier das sinnliche Erleben von Sicherheit, Ruhe, Halt, guter Grenze und dessen Auswirkungen auf das eigene Schmerzerleben. Die eigenleibliche Wahrnehmung abseits von Schmerz muss über das eigenleibliche Spüren gefördert werden. Das Wahrnehmen von (körperlichen, emotionalen, sozialen) Stressoren wirkt schmerzverstärkend.

Erfassen ist zunächst das Erfahren positiver Gefühle von Zufriedenheit (»Ich habe einen Platz für mich«, »Ich gehöre dazu«) im Sinne korrigierender emotionaler Neuerfahrungen. Außerdem ist das Differenzieren adäquater Gefühle (Ärger etc.) in konflikthaften Alltagssituationen bedeutsam.

Verstehen heißt: »Ich verstehe, ich muss besser für mich sorgen, weil ich hier in meinem Leben unangenehme Körpererfahrungen und Vernachlässigungen erfahren habe. Der Schmerz kommt, wenn ich zu wenig auf mich achte und meine Gefühle nicht ausdrücke.« (Versprachlichung, Deutung und Bewertung)

Verändern bedeutet, willentlich den Transfer in den Alltag vorzubereiten: »Ich werde mich jetzt nicht mehr so unterdrücken lassen«, »Ich werde nicht mehr alles aushalten, sondern was sagen.« Hier benötigt es Feinabstimmung, Regulation des Ausdrucks, damit die Alltagsregulation adäquat mit den auftretenden Folgen umgesetzt werden kann.

Haben die Patientinnen diese Form selbstregulatorischer Arbeit nicht nur kognitiv verstanden, sondern auch leiblich erspürt und emotional erlebt, gibt es erste positive

Neuerfahrungen im Alltagsleben. Dann verankert sich dies im Gehirn der Patientinnen als wichtige Erfahrung der Selbstkontrolle. Die bislang vorherrschenden Ohnmachtserfahrungen im und mit dem Körper, z. B. Schmerz, können besser reguliert und damit verändert werden.

Je früher und anhaltender sich diese dysfunktionalen Muster ausgebildet haben, desto schwieriger sind sie nach meiner Erfahrung im therapeutischen Kontext zu verändern. Man braucht genügend Zeit und viel freundliche Unterstützung, Hilfe und Halt seitens der Therapeuten und der Gruppe, um Veränderungen zu bewirken. In einem regulären klinischen Aufenthalt von sechs bis zehn Wochen können solche Muster zunächst einmal vom Team erkannt und erfasst werden. Sie benötigen jedoch erhebliche Zeit bzgl. des Ausdrückens und Regulierens und eines intensiven Durcharbeitens. Vorab: In der körperpsychotherapeutischen Praxis ist emotionale Differenzierungsarbeit mit viel Geduld und Wiederholung verbunden, die in den unterschiedlichen Modalitäten des Übens (übungszentriert), des Erlebens (erlebnis- und ressourcenzentriert) und in Konfliktsituationen (konfliktzentriert) erarbeitet wird.

Diese stationären Erfahrungen der Dauer für solche Veränderungsprozesse decken sich mit odernen neurowissenschaftlichen und kognitionstheoretischen Erkenntnissen, in denen Petzold et al. 2020 hinsichtlich des Erlernens neuer Embodiments und Mentalisierungen von einem hochfrequenten Üben über mehrere Monate – mindestens vier Monaten – sprechen. Dies verfolgen wir in einer emotionsdifferenzierenden und entwicklungsorientierte Therapiestrategie. Bereits beim zweiten und dritten klinischen Aufenthalt in der Klinik zeigen sich dann – bei unterstützenden ambulanten Therapiemaßnahmen – zunehmende gute Entwicklungen.

6.4.5 Emotionale Feinspürarbeit mit impliziten Beziehungsmustern: Der Corona-Stab

Mit Beginn der Coronapandemie im März 2020 standen viele Bewegungstherapeuten und Körperpsychotherapeuten vor einem großen Problem in ihrer klinisch-stationären und ambulanten Arbeit: Die unmittelbare Arbeit am Leibe, die viele Patienten neben der verbalen Therapie als besonders wichtig empfunden haben, war aufgrund der gesetzlichen Distanzrichtlinien nicht mehr möglich. Die Pflicht, Masken zu tragen, war ein weiteres Problem. Der Körperpsychotherapie, die gerade durch Konzepte wie Zwischenleiblichkeit, Leibzentrierung, Arbeit in Nähe-Distanz im intersubjektiven Dialog und Polylog über Haltung, Gestik und Mimik ihre Wirksamkeit entwickelt, waren über Nacht wichtige Möglichkeiten in der methodischen Arbeit, bei den Techniken und Medien genommen. Doch Menschen sind kreativ! Und in diesem Zusammenhang stellte sich für mich die Frage, wie es möglich ist, diese Konzepte im zwischenmenschlichen Kontakt, der ja eine Stärke der Körperpsychotherapie ist, fortzuführen. Im Baumarkt fand ich eine Lösung. Ich entdeckte den »Corona-Stab«: ein Fichtenrundstab mit einem Durchmesser von zweieinhalb Zentimeter und zwei Meter vierzig Länge.

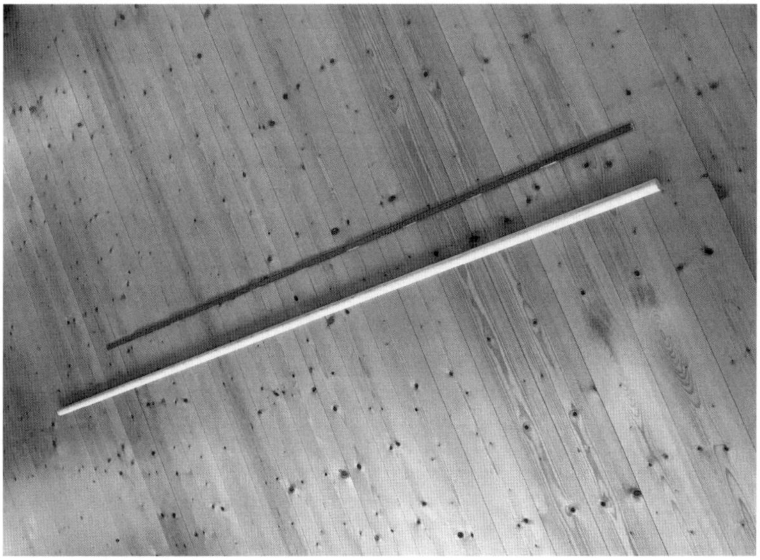

Abb. 6-6: Der Corona-Stab (farbige Darstellung im Schattauer Medien-Archiv Nr. 10).

Damit war es möglich, implizite Beziehungsarbeit in der Dyade in sicherem Abstand durchzuführen. Ich probierte diese Arbeit zunächst mit meinem Klienten (u.a. auch Schmerzpatienten) in der Praxis und später auch in größeren Gruppen bei Seminaren aus. Beides war auch unter strengen Corona-Auflagen sehr gut möglich. Die Arbeit mit dem Stab ist per se nichts Neues in der Körperpsychotherapie. Es gab schon immer spezifizierte Bewegungsarbeit mit Stäben (Gräff 2008, Hausmann/Neddermeyer 1996, Höhmann-Kost 2018), z.B. mit Gymnastikstäben oder dünnen Bambusstäben. Dieser Stab ist nur etwas länger (Distanz) und stärker (bessere Ausdrucksmöglichkeiten) als die bisherigen.

Die Arbeit mit dem »Corona-Stab« ermöglicht es, in sehr feinem Spüren die bewegte Eigenleiblichkeit als auch die impliziten Bewegungsbedürfnisse des Gegenübers wahrzunehmen. Unbewusste Regungen, Bedürfnisse, implizite Bewegungswünsche können damit in der Dyade bewusst gemacht werden. Der Corona-Stab überwindet die künstliche Distanz, den sicheren Abstand zum Anderen, ohne dass man dabei in eine »gefährliche Nähe« gerät, was diese Arbeit erheblich verfälschen und beeinflussen würde. Über den Stab entsteht eine gegenseitige Berührung und Verbindung, was implizite Dialoge ermöglicht, die ansonsten nur sehr körpernah zu erleben und zu erfassen wären. Zugleich ermutigt die große Distanz, sich im sicheren Abstand auszuprobieren und zu experimentieren.

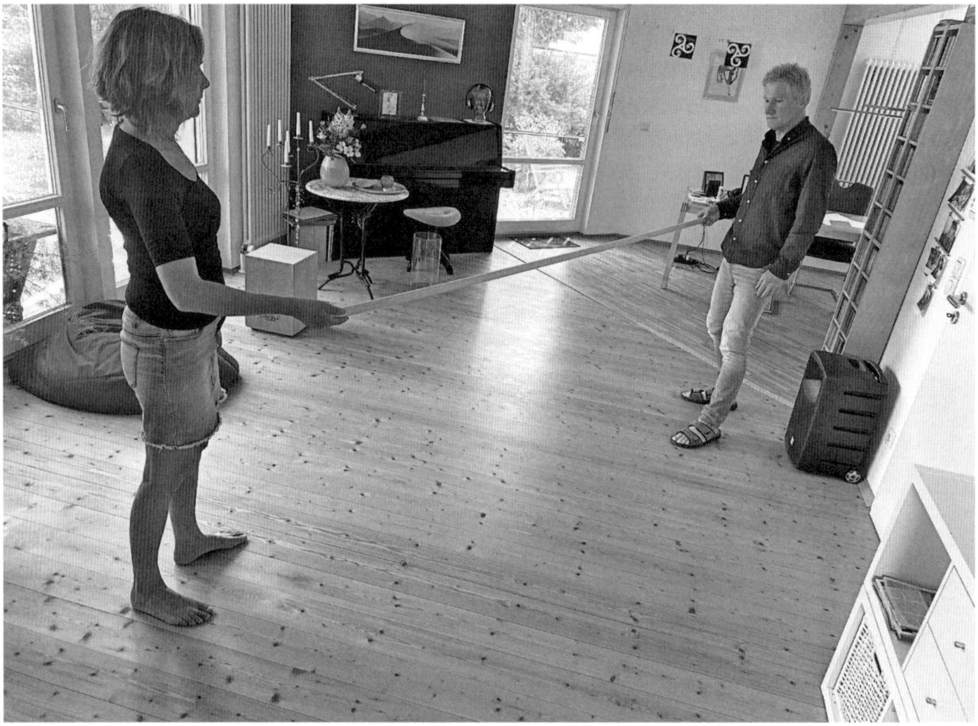

Abb. 6-7: Feinleibliche Spürarbeit in Bezogenheit mit dem Corona-Stab (farbige Darstellung im Schattauer Medien-Archiv Nr. 10).

Ich will dies anhand einiger zentraler Fragen für die Einzeltherapie und die Gruppenarbeit schildern.

1. Erfahrungsangebot (Kontaktaufnahme): Beide stehen im sicheren Abstand von ca. zweieinhalb Meter. Der Stab liegt zwischen ihnen. Wer nimmt den Stab zuerst? Wer nimmt und wer gibt Kontakt? Wie ist das im Leben?
2. Erfahrungsangebot (ruhiges Halten): Wie halte ich den Stab? Wie erlebe ich den Halt bei mir und beim anderen? Nehme ich sanfte Bewegungen wahr? Bei mir? Beim anderen? Was sagt mir mein Körper? Wie fühle ich mich? Wie ist meine Körperspannung? Welche Signale erhalte ich von meinem Gegenüber?

   Erfahrungsangebot (Zuneigung, Abneigung, Hinwendung, Abwendung): Welche *Mini-Movements* nehme ich zu meinem Gegenüber ein? Was passiert, wenn ich diesen *Movements* nachgebe?
3. Erfahrungsangebot (sanfte Bewegungsinteraktion): Welche Bewegungen entstehen? Werde ich bewegt? Bewegt mich der andere? Was erlebe ich in diese Bewegungen? Welche Gefühle treten auf?
4. Erfahrungsangebot (Halt nehmen, Halt geben): Wie erlebe ich das, wenn ich Halt gebe oder nehme?
5. Erfahrungsangebot (unter Druck setzen): Was erlebe ich, wenn ich unter Druck

gesetzt werde? Wie reagiere ich darauf? Was sagt mir mein Körper? Welche Gefühle und Gedanken tauchen auf? Kann ich den anderen unter Druck setzen?

6. Erfahrungsangebot (Loslassen): Was erlebe ich, wenn der andere loslässt oder wenn ich loslasse?
7. Experimentieren mit Gefühlen: Freude, Traurigkeit, Angst, Wut, Scham, Neugierde u.a.

Die sind nur einige Beispiele zur Anregung. Lebensthemen können so zunächst u.a. in einer spielerischen Form erlebt werden. In der Regel arbeite ich prozessorientiert mit den aufkommenden impliziten Beziehungsangeboten, mache diese bewusster oder verstärke sie. Dann werden diese lebensgeschichtlich aufgearbeitet. Zugleich kann versucht werden, Zukunft neu und anders zu gestalten bzw. damit zu experimentieren. Wenn das Symptom Schmerz im Vordergrund steht, kann man durch diese Arbeit die dahinter sich verbergenden impliziten Beziehungsthemen ergründen. Hier können verschiedene Stile von stützend, konfrontierend, direktiv/nondirektiv, aufdeckend usw. angewandt werden. Stets arbeiten wir in Zwischenleiblichkeit »von den Phänomenen zu den Strukturen hin zu den Entwürfen«. Je feiner die Arbeit mit dem Stab gestaltet wird, desto mehr zeigen sich die impliziten Beziehungsstile aus der Lebensgeschichte.

6.4.6 Die Stressampel: Emotionales Kurzzeit-Differenzierungsmodell von Stress

Die »Stressampel« ist ein sehr einfaches, aber wirksames und für die Patienten sehr anschauliches und nachvollziehbares Erfahrungsangebot, das gerade auch in Kurzzeittherapien in der Praxis bzw. in der Reha-Psychosomatik angewendet werden kann. Es kann ebenso als phänomenologisches Stress-Diagnostikum eingesetzt werden. Ich führte vor ca. 15 Jahren ein Seminar mit Körpertherapeutinnen in der Schweiz durch zum Thema Ressourcen. Als wir uns mit Barrieren zu den eigenen Ressourcen beschäftigten, fragte mich eine Teilnehmerin, die unter der Barriere »Stress« litt, ob es eine Übung gebe, die ihr den Umgang und die Differenzierung mit Stress leiblich bewusster machen könne. Ich kannte hierzu jedoch keine. Abends stand ich grübelnd an der Fußgängerampel in der Schweizer Kleinstadt, als bei dunkelgelb ein Fahrzeug vor mir gerade noch über die Kreuzung schoss, was mich sehr ärgerte. Da hatte ich eine Eingebung: Könnte man nicht die Ampelfarben benutzen, um Klientinnen/Patientinnen ihren aktuellen Zustand von Stress zu verdeutlichen?

Tags drauf machten wir zum ersten Mal die Übung »Stressampel«, die inzwischen als Kurzzeitübung für Diagnostik und Therapie Eingang in meine Arbeit nicht nur bei Schmerzpatientinnen gefunden hat. Die Übung ist einfach in der Durchführung und hat eine klar strukturierte Vorgehensweise.

PRAXISTIPP Stressampel

Man nimmt drei Seile und legt diese in einem Abstand von ca. einem Meter auseinander.

Zunächst das grüne, dann das gelbe und schließlich das rote Seil. Somit erhält man drei Räume, in die man eintreten kann: in den grünen Raum (Wohlfühlraum, sicherer Raum), den gelben Raum (Raum des Stresses) und den roten Raum (sehr gefährlich, Stress wird zum evtl. krank machenden oder schwer belastenden Begleiter).

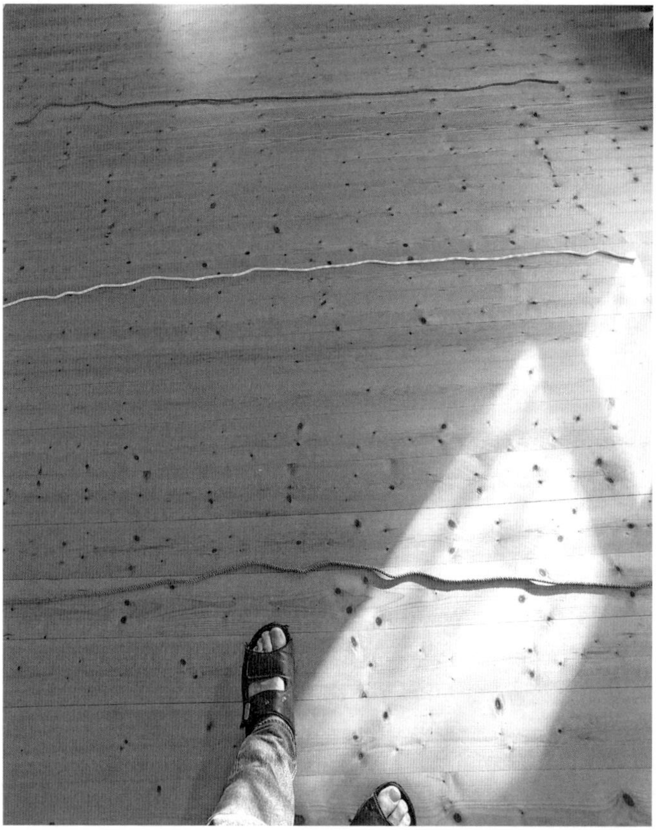

Abb. 6-8: Stressampel (farbige Darstellung im Schattauer Medien-Archiv Nr. 11).

Diagnostische Phase

Zunächst bittet man die Patientin, sich **dorthin zu stellen, wo sie ihrer Meinung nach gerade im Leben steht**. Der Auftrag kann je nach Fokus unterschiedlich formuliert werden: Welche Stressintensität herrscht an Ihrem Arbeitsplatz? Wie erleben Sie Stress in ihrer Beziehung?

Einspüren/Ausloten: Die Patientin bekommt genügend Zeit zur Orientierung, zum Ausprobieren und um sich in die Situation einzuloten. Die Selbstwahrnehmung wird gefördert durch eine einfühlsame, achtsame Anleitung zur Interozeption (Bauchgefühl, Herz, Atmung, Muskelspannung, Herzschlag, Wahrnehmen der Atmosphäre). Es wird zunächst auf das eigenleibliche Spüren fokussiert.

Nun erfolgt ein Bewusstmachen und Aufarbeiten **der aktuellen Position** durch Selbstbewusstheit des Patienten oder Fragen/Benennen der Phänomene durch den Therapeuten (z. B. »Ich sehe, Sie stehen in Gelb und schauen in Richtung Grün, was bedeutet das für Sie?« Oder: »Sie haben sich ganz schnell an die rote Grenze bewegt.«) Hier liegt ein besonderes Augenmerk auf den Mikrobewegungen. Der Körper drückt mehr und anderes aus als das Bewusstsein der Patientin.

Wünsche nach Veränderung sind dann wichtig, wenn dies momentan das Thema ist (z. B. »Ich möchte mich von Rot wegdrehen und Richtung Grün gehen«).

Abschließend geht es darum, den Veränderungswunsch in Form der leiblichen **Bewegtheit und Bewegung auf das konkrete Leben zu beziehen (Transfer)**. (»Wie machen Sie das in der Realität, sich von Rot wegzudrehen und sich in Richtung Grün zu bewegen? Was hat das für Konsequenzen?«)

Abschließend kann man zur **Ressourcenstärkung** den Patienten den Stand im grünen Bereich erleben lassen.

Mit der Stressampel ist es möglich, augenblickliche Situationen, Belastungen, Krisen, Konflikte vertieft zu bearbeiten. Für die Schmerzpatientinnen ist es auch eine Möglichkeit, mit dem vorhandenen Stress besser umgehen zu lernen, mit Stresssituationen zu experimentieren, erworbene Ressourcen gezielt einzusetzen oder Embodiments zu nutzen, um Situationen besser bewältigen zu können.

PROZESSBEISPIEL Behandlungsbeispiel

In einer Paartherapie zeigt sich nach einer kurzen Eingangsschilderung ein hoher Stresspegel. Der Mann sagt, seit seine Frau eine neue Tätigkeit angenommen habe, sei der Stress sehr groß. Hieraus ergeben sich mannigfache Probleme in der aktuellen Beziehung. Ganz nebenbei erzählt die Frau von ihrer Krebserkrankung vor zwei Jahren und dass sie auch aktuell unter verschiedenen Schmerzsymptomen leide. Ihr Mann wirkt bei der Schilderung sehr besorgt. Seine Frau bemerkt eher distanziert, dass dies der Preis für den aktuellen Wohlstand sei.

Ich schlage als Erfahrungsangebot die »Stressampel« vor.

Der Mann stellt sich in der diagnostischen Phase ziemlich schnell in den grünen Bereich und blickt raus zum gelben Bereich. Er wirkt, als wolle er am liebsten mit alldem nichts zu tun haben. Die Frau probiert einige Positionen auf dem gelben Feld aus und stellt sich schließlich in die rechte Ecke des gelben Feldes, ganz nah an die rote Linie. Eine farbige grafische Darstellung des Stressampel-Behandlungsbeispiels finden Sie im **Schattauer Medien-Archiv Nr. 11**.

Beide können sich nicht sehen. In der Vertiefung der Selbstwahrnehmung beschreibt der Mann, dass es ihm eigentlich gut gehe, er vermisse jedoch seine Frau. Er traut sich nicht, sich umzudrehen. Die Frau beschreibt, wie sie sich in ihrem Alltag fühle: gestresst, ganz dicht an Rot, am Limit. Es gehe ihr nicht gut, aber da müsse sie halt durch. Als ich das Paar auffordere, sich ihre Position bewusst zu machen, dreht der Mann sich um, sieht seine Frau, geht auf sie zu und zieht sie aus dem rot-gelben Bereich. Er nimmt sie am Arm. Es kommt zu einer emotional sehr bewegten Szene. Wir sprechen anschließend über die Übung und den Lebensalltag. Der Mann hat Schuldgefühle, dass er so sicher in Grün stehe und seine Frau »vor dem Abgrund«. Er hat das Gefühl, er müsse sie retten, fühle sich aber völlig hilflos. Die Frau nimmt diese Bedrohung als gar nicht so schlimm wahr. In den folgenden Stunden können über weitere bewegte Einheiten erste Lösungen gefunden werden.

Schmerz ist für das menschliche Gehirn eine besondere Variante von Stress. Ich habe dies in Kapitel 6.2.2 beschrieben. Die Schmerz- bzw. Stressregulierung ist bei chronischen Schmerzerkrankungen zumeist mit einer mangelnden bio-psycho-sozial-ökologischen Selbstregulierung verbunden. Die Ursachen hierfür sind in frühen und lebenslaufbezogenen überfordernden Stresserfahrungen der betroffenen Patientinnen zu suchen, deren leib- und lebensgeschichtlichen Erfahrungen sich unter anderem in epigenetischen Veränderungen manifestieren können. Daher ist auf die Entwicklung und Förderung einer individuell verbesserten alltäglichen Stressregulierung ein besonderes Augenmerk zu richten. In der konfliktzentrierten Modalität geht es hier zunächst darum, den Patientinnen die Stressursachen bewusst zu machen, sie diese wiedererleben zu lassen, möglicherweise durchzuarbeiten und neue wirksame Mittel der Stressregulierung auszuprobieren und schließlich zu inkarnieren in neuen guten Embodiments.

Problematische Trauerverarbeitung und mangelnde Resilienz sind zwei wichtige Faktoren in der Pathogenese von Schmerzerkrankungen. Ich werde daher in der konfliktzentrierten Arbeit abschließend auf die Trauer- und Trostarbeit aus einer modernen wissenschaftsgestützten Perspektive eingehen.

6.4.7 Emotionale Trauer- und Trostarbeit

Trauer ist nach Bonanno 2012 weder etwas Übermächtiges noch etwas extrem Langwieriges. So furchtbar der Verlustschmerz sein kann, die meisten Menschen sind widerstandsfähig. Manche Menschen gehen mit der Situation so erfolgreich um, dass kaum Auswirkungen auf das Alltagsleben zu spüren sind. Der Verlust macht den Einzelnen betroffen, erschüttert ihn sogar, doch ist er in der Lage, sein Gleichgewicht wiederherzustellen und weiterzuleben. Trauer geht mit Kummer und Schmerz umher. Trauer ist in erster Linie eine menschliche Erfahrung, etwas, wofür wir geschaffen sind, und sicherlich nichts, was uns überfordern soll, betont Bonanno (ebd.). Seine umfassenden Forschungen haben unser Denken darüber revolutioniert, wie Menschen auf Verlust und Traumata reagieren. Trauerreaktionen scheinen darauf ausgelegt zu sein, uns dabei zu helfen, Verluste relativ schnell zu akzeptieren und zu überwinden, um weiterhin ein erfülltes Leben führen zu können. Dabei spielt Resilienz eine wichtige Rolle. Resilienz ist die psychologische bzw. psychophysiologische Widerstandsfähigkeit, die dem Menschen ermöglicht, psychologische und psycho-physische Belastungen (Stress, Hyperstress, Strain) unbeschädigt auszuhalten und zu meistern. Resilienz bedeutet jedoch nicht, dass jeder einen Verlust vollständig verarbeiten oder zu einem »Abschluss« gelangen muss. Selbst die Robustesten scheinen zumindest ein Quäntchen stiller Wehmut zu bewahren. Doch wir sind in der Lage, unser Leben fortzusetzen und diejenigen zu lieben, die noch unter uns sind.

Bonnano betont (ebd.) dass einer der konstantesten Befunde aus seinen Forschungen lautet, dass Trauer keine eindimensionale Erfahrung ist. Sie sei weder für alle gleich, noch gebe es Anzeichen für bestimmte Stadien, die jeder durchlaufen müsse. Vielmehr weisen die Trauerreaktionen Hinterbliebener langfristig unterschiedliche Muster und Verläufe auf. Drei der häufigsten Verläufe beschreibt er: Resiliente Menschen bewältigen selbst schwere Verlusterfahrungen auf einer geringen Symptomebene. Einige Hinterbliebene leider jedoch unter einer chronischen Trauer. Der Verlustschmerz überwältigt sie schlicht und einfach und macht es ihnen unmöglich, zu ihrer Alltagsroutine zurückzukehren. Das kann sich über Jahre hinziehen. Eine dritte Gruppe hingegen leidet intensiv, fängt sich aber allmählich und bekommt ihr Leben dann langsam wieder in den Griff. Eine gute Übersicht findet sich hierzu in Abbildung 1 bei Bonnano auf Seite 17.

Diese Sichtweisen sind grundlegend, wenn wir uns in der klinischen Arbeit mit Verlust, Trauma und Trauer von Schmerzpatientinnen befassen.

Wir haben gesehen, dass Trauer- und Trostarbeit eine höchst individuelle therapeutische Vorgehensweise erfordern. Bonannos Erkenntnisse haben meine Trauerarbeit mit Schmerzpatientinnen grundlegend geändert. Die Trostarbeit ist äußerst bedeutsam, weil sie hilft, kritische, schwierigste und traumatische Lebensereignisse zu bewältigen.

Zur Trauer- und Trostarbeit im integrativen Verständnis führt Petzold 2020 aus:

> »Trauerarbeit ist die [bewusste und unbewusste] Arbeit des Subjekts mit seinen relevanten Mitmenschen, die belastenden Ereignisse und ihre Konsequenzen in das persönliche Sinn- und Wertesystem, das Selbst- und Identitätserleben zu integrieren und dabei seine emotionalen und leiblichen Regulationsprozesse zu stabilisieren, so dass Neuorientierungen möglich werden. Dieses Geschehen ist aufgrund der Komplexität der Trauerphänomene und der Trauerprozesse selbst ein höchst komplexer Vorgang der Verarbeitung des Verlustes bzw. der Beschädigung und ihrer Folgen auf einer biologischen, emotionalen, kognitiven, sozialen und ökologischen Ebene, weshalb wir auch von »komplexer Trauerarbeit« sprechen, die gewährleisten muss, dass es zu keinen pathologischen Trauerverläufen kommt (Schmerz, der in Somatisierungen, Leid, das in Depression, und Verzweiflung, die in Verbitterung chronifizieren). Ziele komplexer

Trauerarbeit sind: Beruhigung psychophysischer Übererregtheit durch Annahme von Trost und durch Strategien der Selbstberuhigung und Selbsttröstung, Reinstallierung der ordnenden Vernunft, Wiederherstellen eines breiten Spektrums emotionaler Schwingungs- und Ausdruckfähigkeit, Aussöhnung mit seinem Leben / seinem Schicksal, ggf. Versöhnung mit negativ involvierten Menschen, Abschiednehmen als Integrationsleistung, Eröffnung neuer Hoffnungshorizonte, Zielfindungen, Entscheidung zur erneuten Partizipation am Leben sowie Mut und Kraft, sein Leben wieder kreativ/kokreativ zu gestalten.«

Für die Gruppenarbeit mit Schmerzpatientinnen habe ich ein Erfahrungsangebot entwickelt, das sowohl der Patientin als auch der Therapeutin einen phänomenologisch-hermeneutischen Zugang bietet, woran die bisherige Bewältigung einer schlimmen oder schwierigen Lebenserfahrung bislang gescheitert sein könnte. Unbewältigte schmerzliche Erfahrungen können sich im Leib in vielfältigster Form äußern. Dieses Erfahrungsangebot geht zunächst von einer oder mehreren Vorübungen aus, vermittelt dadurch einen Zugang zu Trauer und Trauerkompetenz und nähert sich behutsam den Ursachen, warum die Bewältigung nur eingeschränkt oder nicht gelingt. Ich möchte vorweg betonen, dass dieses Erfahrungsangebot nur in fortgeschrittenen Gruppen bei guter Gruppenkohäsion und einer stabilen therapeutischen Beziehung durchgeführt werden soll. Andernfalls ist das Erfahrungsangebot kontraindiziert. Es muss dann ggf. auf die Einzeltherapie zurückgegriffen werden. Das Erfahrungsangebot wird in einzelnen Schritten beschrieben und sollte im ersten Durchgang mit einer gelungenen Trauerarbeit beginnen. Im zweiten Durchgang arbeiten wir dann mit einem Lebensereignis, das die Betroffene als schwierig und vielleicht ungelöst, aber nicht traumatisch empfindet (mittlere Intensität). Schließlich nähern wir uns im dritten Durchgang schwierigeren Lebensereignissen, die z.T. noch nicht bewältigt sind. Dadurch nähert sich die Patientin in einem sicheren Setting mit zuvor erworbener Trauerkompetenz unbewältigten kritischen Lebensereignisse und den damit verbundenen Problemen in den einzelnen Schritten an.

PRAXISTIPP

Schritt 1 (Der sichere Raum/Platz)

Bauen Sie sich aus den hier vorhandenen Materialien einen sicheren, abgegrenzten Platz. Nehmen Sie Stäbe oder Seile, um sichere Grenzen für sich zu erstellen.

Verwenden Sie Gegenstände und Materialien als Symbole für Menschen, Tiere, innere Überzeugungen usw., die Ihnen Sicherheit vermitteln (z.B. Mitmenschen, Tiere) und Halt geben (eigene Wohnung, Arbeit, Mitmenschen usw.).

Nehmen Sie sich Zeit und spüren Sie nach, ob dieser Platz Ihnen genügend Sicherheit und Halt bietet.

Schritt 2 (Ein Symbol für die Verabschiedung)
Nun nehmen Sie einen Gegenstand, der das symbolisiert, wovon Sie sich verabschieden möchten. Es kann eine Situation sein (Ungerechtigkeit), ein Mensch (durch Tod oder Trennung usw.) oder ein körperlich erlebtes Lebensschicksal. Nehmen Sie zunächst diesen Gegenstand zu Ihrem eigenen Platz.

Schritt 3 (Auseinandersetzung)
Beginnen Sie nun einen inneren Dialog mit diesem Gegenstand. Sie dürfen diesen dabei anfassen, drücken, festhalten, mit ihm schmusen usw., ihn aber auch beschimpfen, Ihrem Ärger freien Lauf lassen.
Dabei arbeiten wir zunächst mit den positiven Gefühlen, mit dem, was nie gesagt und ausgedrückt wurde, und schließlich mit den negativen Gefühlen. Dieser Dialog sollte so lange gehen, bis Sie merken, es ist nun »alles gesagt«.

Schritt 4 (Aufstehen und innere Entscheidung)
Sie sind bislang in Ihrem Raum auf dem Boden oder auf einem Stuhl gesessen. Es beginnt nun der aktive Teil, in dem Sie sich verabschieden. Es kommt zur inneren Entscheidung, dass der Mensch, die Situation zwar ein Teil ihres Lebens ist, aber aktuell keine lebensbestimmende Rolle mehr spielt. Sie beginnen nun, diesen Gegenstand loszulassen und ihm einen neuen Platz zuzuordnen außerhalb des realen Lebens. Überlegen Sie sich, wo dieser Platz sein könnte: auf dem Friedhof? Ist es ein Fantasieplatz? Ein Platz, zu dem es kein Zurück gibt (*point of no return*)? Oder ein Platz, den Sie letztlich sogar vergessen möchten?

Schritt 5 (Aktives Handeln)
Nun gehen Sie los an diesen Ort, wo Sie den Gegenstand buchstäblich »beerdigen und loslassen«. Gehen Sie bis zu diesem Ort. Die nun folgende Erfahrung des »Loslassens« ist sehr wichtig.
Sie halten noch den Gegenstand in Ihren Händen fest und beginnen nun ganz langsam und sehr bewusst, diesen Gegenstand loszulassen. Achtung, wenn Sie einen Gegenstand wie einen Stein haben. Dieser wird zum Boden fallen und Sie sollten auf Ihre Zehen aufpassen. Nun beginnen Sie immer mehr, die Muskelspannung der Finger und Hände zu lösen, der Gegenstand liegt nur noch leicht in Ihren Händen. Gehen Sie innerlich mit diesem Loslassen mit, seien Sie ganz beim Lebensereignis oder bei diesem Menschen, und dann irgendwann fällt der Gegenstand und ist nicht mehr bei Ihnen. Spüren Sie diesem intensiven Moment bewusst nach. Bleiben Sie so lange stehen, wie es für Sie gut ist. Dann verabschieden Sie sich auf Ihre individuelle Art und spüren, wie Ihre Beine Sie langsam von diesem Ort zu Ihrem sicheren Platz zurückbegleiten. Jeder Schritt entfernt sie immer mehr von dem belastenden Ereignis und ist ein Schritt »inneren Loslassens«.

Schritt 6 (Zurück im sicheren Raum → Willens- und Trostarbeit und Sinnverstehen)
Nun kommen Sie in Ihren sicheren Raum zurück. Spüren Sie nach, was fehlt, was Sie benötigen, z. B. Trost, Hilfe, Mitgefühl oder einen Sinn für das Ganze zu finden. Ist Aussöhnung oder Versöhnung möglich? Diese braucht Zeit. Irgendwann spüren Sie aber, jetzt ist es gut, und Sie können in die Zukunft blicken ohne dieses belastende Lebensereignis.

Petzold 2020 betont, dass sich gerade bei schweren Verletzungen und traumatischen Beschädigungen durch nahestehende Menschen (*man made desaster*) die Gefahr entgleisender Trauerprozesse erhöht. Daher kommt einer differenzierten Trauerarbeit in der Traumatherapie große Bedeutung zu. Wir unterscheiden in solchen Zusammenhängen **Versöhnung** und **Aussöhnung**. Aussöhnung sollte man in jedem Fall anstreben, um »in Frieden« mit dem unabänderlichen Geschehnis zu kommen. Es ist letztendlich eine radikale Akzeptanz, um mit dem Nicht-zu-Verändernden weiterleben zu können. Versöhnung indes ist nicht immer möglich und sollte nicht forciert werden. Es gibt schlimme Erfahrungen und Verbrechen, mit denen man sich nicht versöhnen sollte. Es ist aber gut, sich mit den schmerzlichen Fakten des Geschehenen auszusöhnen: »Gut, es ist passiert, aber es soll mein Leben nicht weiterbestimmen – ich will das nicht mehr!«

Diese Willensarbeit ist sehr wichtig, weil sie Trauerzustände begrenzen kann.

PROZESSBEISPIEL
Eine Patientin berichtet, wie sie sich nach dem Mittagessen immer hinlege und sich dann ganz einsam fühle und traurig werde (Tod des Mannes vor zwei Jahren). Das ziehe sie dann immer weiter runter und sie komme gar nicht mehr hoch und bleibe manchmal mehrere Stunden liegen. Ich vereinbare mit ihr, maximal eine Stunde an die guten Zeiten mit ihrem Mann zu denken, dann soll sie sich für heute verabschieden und anschließend einen Spaziergang mit moderater Gehintensität zu (vgl. Kapitel 6.2) machen. Sie berichtet nach kurzer Zeit, wie gut ihr das geholfen habe.

Trostarbeit ist ein vernachlässigtes Thema sowohl in der Trauerliteratur als auch in den psychotherapeutischen Schriften. Trost ist eine Handlung, eine Geste oder Gegebenheit, die zur Linderung von psychischen oder physischen Schmerzen beiträgt. Trost kann vom Mitmenschen gespendet werden, Trost kann durch Schriften erlebt werden, durch ein schönes Lied oder eine Musik, in der Natur gefunden werden usw. Schließlich sind auch Formen der Selbsttröstung im Trauerprozess sehr bedeutsam. Gleich zu Beginn des Buches habe ich am Beispiel meines Enkels aufgezeigt, wie Trost körperlichen Schmerz sofort lindern kann. Bei unseren Schmerzpatientinnen hat eine adäquate Tröstung häufig gefehlt. In einer stabilen Gruppentherapie kann es hierbei zu besonders schönen »emotionalen korrigierenden Erfahrungen kommen«. Trost kann helfen, besonders schmerzhafte und nicht zu korrigierende Lebenserfahrungen zu bewältigen.

PROZESSBEISPIEL

Eine Patientin berichtet bei der Übung in ihrem Platz sitzend, dass es ihr schwergefallen sei, einen guten eigenen Platz einzurichten. Aber alle anderen hätten das so schön gemacht und da wollte sie nicht zurückstehen. Also habe sie einfach was gebaut. Jetzt am Schluss habe sie dieser Platz sehr an das Bad erinnert, in das sie immer geflüchtet sei, wenn ihr Vater sie geschlagen habe. Das sei ihr Schutzraum, aber auch irgendwie ein Gefängnis gewesen. Bei diesem Bericht steht eine Mitpatientin auf, streckt die Hand aus und fragt, ob sie mit in ihren guten Raum kommen möchte. »Ja, gern«, sagt sie, »da sind so schöne Kuscheltiere«. Sie lässt es sogar zu, dass die Mitpatientin sie in den Arm nimmt und für sie da ist. Später berichtet sie, diese Erfahrung sei der entscheidende Moment gewesen, ihr Leben zu ändern.

In diesem Abschiedsritual erleben die Patientinnen immer deutlicher, wo sie gerade stehen. Ist es ihnen überhaupt möglich, einen sicheren Platz zu schaffen? Daran muss ich zunächst arbeiten, weil der Verlust ihre Identität (symbolisiert durch den eigenen Platz) bedroht. Das kommt übrigens sehr häufig in dieser Übung bei Schmerzpatientinnen vor, sodass wir über die Arbeit mit dem eigenen sicheren Platz zunächst gar nicht hinauskommen. Auch die distanzierte Auseinandersetzung mit dem Lebensereignis kann überfordernd sein und ist dann therapeutisch kontraindiziert. Daher ist es wichtig, mit den Patientinnen in der Gruppe zu besprechen, woran sie heute arbeiten möchten. Das aktive Losgehen ist für viele Patientinnen sehr schwierig, weil sie sich oft gefangen und gehemmt durch das Lebensereignis fühlen. Dann ist ein übungszentriertes Aufstehen, ein Aktivsein, eine aktive Probehandlung (Willensarbeit) sehr wichtig. Ebenso ist das Loslassen eine große Herausforderung. Manche Patientinnen sagen: »Nein, das will ich nicht« oder »Das kann ich nicht«. Schließlich ist die Rückkehr in den eigenen Platz und das Dortsein in der neuen Situation oft sehr schwierig (»Ich fühle mich sehr einsam«). Es kann aber auch hier zu Erfahrungen kommen wie »Ich fühle mich jetzt so leicht« oder »Selten habe ich mich so wohlgefühlt«, »Jetzt ist eine große Last weg«.

Die Leserin wird verstehen, dass dieses Erfahrungsangebot sehr behutsam, strukturiert und aufmerksam durchgeführt werden muss. Treten beginnende dissoziative Zustände auf, so ist die Übung sofort abzubrechen, dies vermittelt aber auch Hinweise zum Auslöser der Dissoziation. Die Patientinnen benötigen eine sorgsame und sehr aufmerksame Begleitung. Der Gewinn in diesem Erfahrungsangebot ist, dass die Patienten mehr Sicherheit in ihren Trauer- und Verlusterfahrungen erhalten (Trauerkompetenz), spüren, was fehlt oder gefehlt hat, und mit Trost und Trostarbeit neue Bewältigung möglich wird. Um es vereinfacht zu sagen: Sie wissen dann, wo sie stehen und was zu tun ist. Vermittelt wird die anthropologische Grundthese: »Wir Menschen können auch schwierigste Lebenserfahrungen durch Trauer bewältigen, das gehört zu unserer genetischen Ausstattung.« Insofern ist Trauer eines unserer wichtigsten Gefühle, weil es ein Weg zu innerer Freiheit und Unabhängigkeit ist.

Förderung von Resilienz in übungszentrierter und erlebniszentrierter Form

Die Arbeit mit Trauer und Bewältigung ist aber auch übungszentriert und erlebniszentriert in der Gruppe möglich, indem wir resilienzfördernde körperpsychotherapeutische Angebote vermitteln.

Wie wir gesehen haben, ist Resilienz eine bedeutsame Komponente, wenn Menschen in schwierigen Lebenssituationen und -ereignissen ihre alltägliche, normale Lebensgestaltung aufrechterhalten können. Das Fehlen von Resilienz bzw. eingeschränkte vorhandene Resilienzen scheinen hingegen pathologische Trauerprozesse, mangelnde Bewältigung kritischer Lebensereignisse, multiple Schmerzprozesse und ungenügenden Umgang mit traumatischen Erfahrungen zu begünstigen. Aber: Derzeit fehlt es uns an Instrumenten, die persönliche Resilienz zu messen bzw. nachweislich zu verbessern. Man wird auch in Zukunft nicht mit standardisierten Erhebungsinstrumenten und objektivierbaren Faktoren rechnen können. Resilienz scheint sehr individuell zu sein und fehlende Resilienz äußert sich u.a. durch Störungsbilder wie PTSD, chronifizierte Trauerreaktionen, somatoforme Erkrankungen, Depression.

Was wir tun können, ist, das zu fördern, was Bonanno 2012 als persönliche Fähigkeiten bei sogenannten resilienten Menschen gefunden hat. Diese sehr allgemeinen Fähigkeiten werden im Folgenden kurz dargestellt.

Die Fähigkeit, zwischen Kummer und positiven Gefühlen hin- und herzuwechseln

Darunter versteht man die Fähigkeit, zwar Kummer und Leid zu erleben, dies aber auch zu begrenzen und sich ebenso der anderen Seite des Lebens voller Freude und Spaß zuwenden zu dürfen. Trauernde unterwerfen sich oft inneren Verhaltensmustern, ständig traurig sein zu müssen, ein trauriges Gesicht zu haben, nicht lachen zu dürfen. Manchmal wird das sogar von den Angehörigen auferlegt, weil Lachen und Freude während vorgegebener Trauerzeiten als unpassend bzw. anstandslos sanktioniert wird. Fördern Sie daher in der körperpsychotherapeutischen Behandlung den Wechsel zwischen unterschiedlichen Gefühlen: »Sie haben sich nun eine Zeit lang einem schwierigen Thema gewidmet, genießen Sie nun auch Leichtigkeit und Unbeschwertheit«. Arbeiten Sie mit entsprechenden Bewegungen oder sogar mit einem Tanz.

Die Flexibilität im Umgang mit Gefühlen

Alle Gefühle, die ein Mensch erlebt, haben ihren Platz und ihre Berechtigung. Die unangenehmen Gefühle sollten ebenso Raum bekommen wie die angenehmen. Denken Sie an ein Kind: Es kann zwischen Ärger, Wut, Enttäuschung, Freude und intensivem Liebesausdruck oft ganz schnell hin- und herswitchen. Fördern Sie den Kontakt mit unterschiedlichen Gefühlen über Bewegung, Ausdruck sowie die Flexibilität im Umgang mit Gefühlen.

Die Förderung des Ausdrucks von Zorn als auch von Liebe und Zugewandtheit, von Trauer und Hass als auch Lachen und Unbeschwertheit

Eine gute Möglichkeit ist hier, diese Gefühle zunächst zu malen oder mit Gegenständen bzw. Naturmaterialien aufzulegen. Die Gesamtbreite menschlicher Emotionen soll Platz haben.

Die Symbole können dann mit dem eigenen Körper skulpturiert werden. Wie sieht Freude am Körper aus, welche Bewegung hat Freude? Wie sieht Zorn aus? Welche Bewegung hat Zorn? Kann ich von der einen Skulptur in eine andere wechseln, kann ich von der einen Bewegung in die andere wechseln?

Auch ein Trauerbild muss nicht nur dunkel sein. Farben von Freude und Unbeschwertheit haben darin ebenso Platz. Wir sollten uns nicht an die alten Trauerkonzepte der Schwere, des Verborgenen und des Leidens festhalten. Aus resilienztheoretischer Sicht ist es wichtig, dass der Klient/Patient Freude, Spaß im Wechsel mit Schmerz, Verlust und Zorn/Ärger erleben kann. Bonanno nennt dies Wellenbewegungen zwischen Kummer und Lachen, die geradezu typisch bei trauernden Menschen sind, die Verluste gut bewältigen.

Trost erleben

Resiliente Menschen können sich besser selber trösten, indem sie einen positiven Sinn im Verlust entdecken können. Sie können die positiven Seiten der Vergangenheit, z. B. die Erfahrungen mit dem Verstorbenen, in ein gutes Licht rücken.

Ebenso wichtig scheint zu sein, dass Menschen Trost erleben dürfen und diesen annehmen können. So hat die Forschung gezeigt, dass die Anwesenheit eines fürsorglichen Förderers und Helfers eine solch heilsame Wirkung auf ein benachteiligtes Kind hat, dass dadurch sogar sein genetisch bedingtes Depressionsrisiko sinkt. Auch Erwachsene, die verheerenden Ereignissen wie Krieg oder Naturkatastrophen ausgesetzt waren, kommen besser zurecht, wenn sie sich auf andere Menschen stützen können. Die Arbeit mit sozialen Netzwerken und Gefährten scheint daher immens wichtig. Die Bedeutung und Formen der Trostarbeit habe ich oben beschrieben.

Gute Verhaltensflexibilität und breites Verhaltensrepertoire

Die Fähigkeit, sich unterschiedlichen Umweltanforderungen anzupassen, flexibel auf schwierige Situationen reagieren zu können, ist ein weiteres Kennzeichen resilienter Menschen. Ist man dabei optimistisch und zuversichtlich (»Alles wird schon irgendwie wieder«), gelingt die Bewältigung leichter, als wenn man düstere Zukunftsaussichten hat. Optimismus und Selbstvertrauen sind demnach zwei wichtige Komponenten.

Menschen, die besser zurechtkommen, haben auch ein größeres Verhaltensrepertoire. Einfach gesagt: Sie haben mehr Werkzeuge in ihrer Kiste!

Die Vermittlung optimistischer Sichtweisen, ohne das Leid geringschätzig zu behandeln, scheint eine wichtig therapeutische Strategie. Ein gewisser Witz ist dabei sehr hilfreich. Eine meiner Patientinnen sagte mal: »Wissen Sie, mit Hartz IV zu leben ist ganz schön beschissen. Aber ich sage Ihnen eines: Ich kann in dieser Scheiße eigentlich ganz gut leben, weil ich gelernt habe, mit wenig auszukommen.«

Pragmatische Bewältigung

Eigentlich sagt man gesunden Menschen doch nach, dass sie eine realistische Einschätzung ihrer Schwächen und Defizite haben. Tatsächlich haben sich jedoch im Zusammenhang mit dem Trauervorgang selbstwertdienliche Verzerrungen als nützlich erwiesen, wenn Menschen mit extrem schmerzhaften oder schwierigen Ereignissen konfrontiert sind. Gerade wenn Selbstvorwürfe oder irrationale Zweifel einen zu überwältigen drohen, helfen dagegen oft einfache pragmatische Überzeugungen. Wir Schwaben sagen, »das ist halt so …« oder »gegen den Tod gibt es kein Kräutlein«. Einfache, pragmatische Sätze helfen oft gut gegen selbstquälerische Gedanken.

Sich nicht oder nicht zu lang mit dem Ereignis befassen

Wie wir oben gesehen haben, ist es nicht unbedingt dienlich, sich zu intensiv und zu lange mit dem Tod oder dem schwierigen Lebensereignis zu befassen. Es fördert nur die Erinnerung an das schmerzhafte Ereignis und durch Wiederholung wird das intensive Wiedererleben angebahnt, was die Verarbeitung und Bewältigung erschwert. Schmerzhafte Erfahrungen und Erinnerungen zu vermeiden ist oft besser und heilsamer, als immer wieder an das Ereignis zu denken.

Soziale Netzwerkarbeit

Menschen benötigen in ihrem Leben Mitmenschen, Begleiter auf ihren Lebenswegen, manchmal eben auch therapeutische Begleiter. Daher ist die Arbeitsform Gruppe bei Trauer, Verlusten und in schwierigen Lebenssituationen besonders geeignet, sofern genügend Beziehung und Altruismus in der Gruppe vorhanden ist. Vereinzelung, Rückzug und Isolierung scheinen mangelnde Trauerverarbeitung und pathologische Trauerprozesse zu befördern. Manchmal helfen einfache Gruppenerfahrungen: Auch gemeinsames Essen und Kaffeetrinken und gemeinsames Ausgehen wirkt. Die Erfahrung »Ich bin nicht allein« kann sehr heilsam sein. Resilienz wird vor allem durch soziale Interaktionen gefördert! Mit der Bedeutung der Netzwerkarbeit befassen sich die Kapitel 5.5 und 6.5.

6.4.8 Weitere konfliktzentrierte Ansätze

Integrative Leib- und Bewegungstherapie umfasst ein breites Spektrum an projektiven kreativen Verfahren zur Arbeit mit Schmerzpatientinnen. Auf die intensive Arbeit mit Tonfiguren/-gestaltungen, mit den Body Charts (Körperbilder) und den relationalen Körperbildern konnte hier nicht vertiefend eingegangen werden. Neugierig gewordene und interessierte Leserinnen und Leser verweise ich auf Band 3 der Integrativen Therapie (Petzold 2003), auf die verschiedenen Beiträge im Archiv der »POLYLOGE« unter https://www.fpi-publikation.de/polyloge, Stichworte: »Body Charts« »relationale Körperbilder«, sowie auf die Publikationen von Hildegund Heinl im Literaturverzeichnis.

6.5 Netzwerkzentrierte Modalität

»Grundsätzlich muss davon ausgegangen werden,
dass jede Form von Psychotherapie eine Form direkter
und indirekter Netzwerkintervention ist.«
(Hass/Petzold 1999)

In der netzwerkzentrierten Modalität geht es um die Solidaritätserfahrung in menschlicher Gemeinschaft. Ziele dieses Weges sind, dass die Patientinnen wieder Sicherheit und Halt in menschlichen Gruppen erleben können und korrigierende Neuerfahrungen auf allen Ebenen (körperlich, seelisch, kognitiv und sozial) ermöglicht werden. Weiter soll eine Metareflexivität, eine Überschau über das Leben, die die individualisierende Perspektive übersteigt, gefördert werden.

6.5.1 Einführung

Chronischer Schmerz ist häufig die Folge der Beschädigung menschlicher Integrität. Ich spreche hier von Dekarnationsprozessen. Die Geschichten unserer Patientinnen sind nicht nur individuelle Geschichten von Gewalt und Übergriffen, sondern u.a. auch von Unterdrückung, Folter, Vertreibung und Vernichtung, die weltweit in jedem Moment passieren. Es ist heutzutage eine Pflicht, für die Würde von Menschen und die Gewährleistung ihrer Integrität einzutreten.

6.5.2 Ein Beispiel

PROZESSBEISPIEL

Herr N. (58 Jahre) ist wegen einer schweren Depression in der Klinik. Seine Schmerzen (Rücken- und Kopfschmerzen) sind als ergänzende Diagnosen aufgeführt. Manchmal habe er suizidale Gedanken, nach der Scheidung von seiner Frau sei das Leben für ihn sinnlos geworden. Auch die Tochter habe sich von ihm zurückgezogen. Vor einem halben Jahr habe er, obwohl er ein guter Programmierer sei, auch noch den Job verloren, weil die Firma in Konkurs gegangen sei. Das habe ihm den Boden unter den Füßen weggerissen. Ein anderes Team hat Herrn N. aufgrund seiner komplexen Symptomatik und der Schwere seiner Erkrankung an mich überwiesen zur Einzel-Bewegungstherapie. In die Gruppen gehe er nur ungern, er habe z. T. Befreiungen. Es ist schwer, mit Herrn N. eine therapeutische Beziehung aufzubauen. Er vermeidet es, über seine persönliche Situation zu sprechen. Von psychosomatischer Therapie halte er auch nichts, meine Erklärungen zur Integrativen Bewegungstherapie hört er sich an. Aufgrund der schwierigen Beziehungsbildung entscheide ich mich, mit ihm ganz einfach ins Gehen zu kommen. Hier fragt er fast entwertend, was denn das bitte bringen soll. Meine Ausführungen hierzu hört er sich an, es scheint ihn jedoch kaum zu interessieren. Wir gehen in den Park. In den ersten Stunden werden nur wenige Sätze ausgetauscht. Irgendwann beginnt er, über das »Elend der Welt« zu sprechen, und daraus entwickelt sich ein erster Dialog. Ich lerne Herrn N. als sehr interessierten und engagierten Menschen kennen, der sich viele Gedanken unter anderem über die politische Situation von Flüchtlingen macht. Er schimpft über Folter, Krieg und ungerechte totalitäre Systeme. Hier erlebe ich ihn zum ersten Mal emotional präsenter. In einer Stunde weint er sogar ein bisschen und ich spüre nicht nur die Verzweiflung über die Situation anderer, es scheint auch eine starke innere Verzweiflung zu sein, die ihn im Griff hat. Da er sich als Einzelgänger bezeichnet, sprechen wir über seine Gruppenerfahrungen, die er als sehr schwierig, aber hier in der Klinik als »erträglich« bezeichnet. Mir kommt die Idee, seine engagierte Haltung mit Taten zu verbinden. Wir kommen auf Amnesty International zu sprechen. Ja, auch in seiner Stadt gebe es eine Gruppe. Kurz vor der Abreise wird es buchstäblich beim letzten Termin konkreter: Ich frage ihn, ob er sich nicht in der Gruppe engagieren möchte. Es sei doch wichtig, sich für andere zu engagieren. Er überlegt kurz und sagt: »Gut, darüber muss ich nachdenken.« Ich bin mit dem Verlauf der Therapie nicht besonders zufrieden. Was habe ich erreicht? Voller Zweifel berichte ich über Herrn N. in der Supervision. Mehr ist anscheinend nicht möglich …

Zwei Jahre später schlendere ich in der Altstadt einer beliebten Touristen-Stadt hier im Süden an einem Amnesty-International-Stand vorbei, als mich jemand anspricht: »Sind Sie nicht Herr Waibel?« Ich erkenne ihn zuerst gar nicht, aber er ist Herr N. Er beginnt sofort zu erzählen: »Ich kann mich noch gut an Sie erinnern.« Das habe ihm damals alles sehr geholfen, aber er habe nicht aus sich herausgekonnt. Er sei wie gefangen gewesen, tief verletzt. Aber die Sache mit Amnesty International habe ihn überzeugt. Es sei anfangs sehr schwer für ihn gewesen, dorthin zu gehen. »Ein chaotischer Laden«, er lacht. »Ja, dann haben die irgendwie gemerkt, dass die einen wie mich gut gebrauchen können, da ich doch als Systemprogrammierer einiges draufhabe. Und ich habe gemerkt, ich brauche die auch. Mein Leben hat sich verändert – total«, sagt Herr N. »Ich habe eine neue Familie.« Kein Wort verlor er über seine Schmerzen.

Altruismus ist im Integrativen Ansatz eine wichtige Grundhaltung in der netzwerkzentrierten Modalität im Rahmen des vierten Weges. Wir wollen hier nicht als naive Weltverbesserer auftreten, sondern es ist ein besonnener und kritischer Ansatz der Kulturarbeit. Es erfordert ein solidarisches Eintreten für Menschen, die Unterstützung benötigen. Im vierten Weg wird die individualisierende Perspektive überschritten. Ich habe immer wieder erlebt, dass von Gewalt, Missbrauch oder Vernachlässigung betroffene Patientinnen begonnen haben, sich sozial zu engagieren, sei es beim Kinderschutzbund, in der Unterstützung von Beratungsstellen gegen sexuellen Missbrauch, aber auch gegen Folter und Krieg oder gegen Umweltzerstörung z. B. bei Greenpeace. Solidaritätsarbeit hat gerade für chronische Schmerzpatientinnen nicht nur in der eigenen Selbsthilfegruppe, in aktiven Bewegungsgruppen, bei der Gymnastik oder Yoga und eben in politisch engagierten Gruppen einen hohen identitätsstiftenden Faktor. Engagement und Solidarität ist eine besondere Kraftquelle. Der vierte Weg der Heilung bildet sich insbesondere in der netzwerkzentrierten Modalität (Solidaritätserfahrung versus Vereinsamung) ab.

6.5.3 Wie hilfreich sind soziale Netzwerke bei chronischen Schmerzen?

Schaut man auf die Statistik (Statista 2021) zur Verbreitung von chronischen Krankheiten in Deutschland aus den Jahren 2013 bis 2021, so geben rund 45 Prozent der Befragten an, eine oder mehrere lang andauernde Erkrankungen zu haben, die regelmäßig behandelt werden müssen. Etwa 17 Prozent aller Deutschen sind von lang anhaltenden, chronischen Schmerzen betroffen (Deutsche Schmerzgesellschaft 2022).

Siegrist 2005 berichtet, dass das soziale Netzwerk eines Menschen durch eine chronische Erkrankung sowohl hinsichtlich der Qualität als auch der Quantität Einschränkungen erfährt. Netzwerke werden nach chronischen Erkrankungen sowohl in den qualitativen Interaktionen (Konflikte, Belastungen) schwieriger als auch in der Größe kleiner. Bedingt dadurch, dass man Freunde verliere, Vereinsaktivitäten aufgebe, durch den Verlust des Arbeitsplatzes, aber auch aufgrund der eingeschränkten Möglichkeit, gewisse Freizeitaktivitäten auszuüben. Der soziale Rückzug ist nicht selten eine Folge der Erkrankung.

Gut funktionierende Netzwerke sind jedoch für die Gesundheit und den Umgang mit Krankheit (Coping) äußerst wichtig. Das Schmerzverhalten, Attributionen und Glaubenssätze bezüglich der eigenen Erkrankung werden maßgeblich durch das soziale Umfeld geprägt. Soziale Unterstützung und die Stärkung der Selbstwirksamkeitserwartung steigern die Schmerzakzeptanz.

Johnson und Dunbar (Johnson/Dunbar 2016) konnten aufzeigen, dass die Schmerztoleranz mit der Größe des sozialen Netzwerks korreliert. Die Forscher stellten für Männer und Frauen gleichermaßen fest, dass größere soziale Netzwerke mit einer höheren Schmerztoleranz verbunden sind. Sie stellten die Hypothese auf, dass ein positiver Zusammenhang zwischen der Aktivität des µ-Opioid-Systems und der Anzahl der sozialen Beziehungen besteht, die ein Individuum pflegt.

Hass/Petzold 1999 zeigen in einer Übersicht zur Netzwerkforschung auf, dass in einer Reihe von Studien ein positiver Effekt zwischen der Netzwerkgröße und Variablen physischer und psychischer Gesundheit gefunden wurden. Jedoch zeige sich auch, dass dieser Effekt stark von Drittvariablen wie Alter, Geschlecht, sozialintegrativen Faktoren und von der Qualität und der jeweiligen Wahrnehmung der geleisteten Unterstützung abhängen. Zum anderen hat sich eine Zusammensetzung des Netzwerks aus sowohl starken als auch schwachen Beziehungen als günstig für das gesundheitliche Wohlbefinden erwiesen.

Der Verlust sozialer Rollen in der Gruppe, das Erleben von Unverständnis oder Stigmatisierung in der Gruppe führt dazu, dass sich Betroffene aus ihrem sozialen Netzwerk zurückziehen und soziale Aktivitäten aufgeben. Dies wirkt sich erheblich auf die Stimmung und die Lebensqualität und in Folge auf den Verlauf der Schmerzerkrankung aus. Es bestehen zahlreiche und komplexe Wechselwirkungen zwischen Schmerzerleben und sozialer Einbindung. Bereits zu Beginn des Buches habe ich kurz auf die Wirkung sozialer Zurückweisung und Ausgrenzung im Gehirn hingewiesen, die Eisenberger mit ihren Kollegen (2003) im bildgebenden Verfahren eindrucksvoll dargestellt hat: Die Muster im Gehirn haben große Ähnlichkeit mit der neuronalen Aktivität, die z. B. bei körperlichem Schmerzen hervorgerufen werden. Onoda et al. 2009 fanden heraus, dass emotionale Unterstützung hingegen zu einer erhöhten Aktivität in den linken lateralen/medialen präfrontalen Kortizes und einigen temporalen Regionen führe. Personen, die eine stärkere Abschwächung des sozialen Schmerzes erlebten, wiesen eine geringere ventrale ACC- und eine höhere linksseitige präfrontale Kortexaktivierung auf. Diese Ergebnisse deuten darauf hin, dass der ventrale ACC dem sozialen Schmerz zugrunde liegt und dass emotionale Unterstützung die Aktivität des präfrontalen Kortex erhöht, was wiederum zu einer abgeschwächten affektiven Reaktion führen kann.

6.5.4 Netzwerke können auch belastend und verhindernd sein

Das Erkenntnisinteresse, ob soziale Netzwerke per se nur positiv für die die Gesundheit sind, hat auch dazu geführt, dass Forschungsaktivitäten über belastende Auswirkungen durch das soziale Umfeld erst spät durchgeführt wurden. Denn auch ein Zuviel an Beziehungen, die nicht mehr handhabbar sind, kann sich belastend auswirken. Ebenso kann die Zusammensetzung eines Netzwerks ungünstig sein, z. B. bei zu dichten Netzwerken und der damit häufig verbundenen hohen sozialen Kontrolle und Abschirmung von der weiteren sozialen Umgebung. Dann ist die Möglichkeit des Austauschs mit der weiteren sozialen Umgebung infolge von Abschottungstendenzen eingeschränkt. So kann es im Fall von familiären Konflikten und Problemen zu destruktiven Entwicklungen wie Vermeidungsverhalten, verdeckter Feindseligkeit, emotionaler Anspannung, negativen Dependenzen und Anpassungsdruck kommen. Ergebnisse einer Studie von Walker et al. 1977 weisen darauf hin, dass kleine Netze hoher Dichte wohl die soziale Identität am stabilsten, aber eben auch am unverändertsten lassen. In Situationen wie bei einer chronischen Schmerzerkrankung, die Veränderungen von allen betroffenen Personen erfordert, kann es sowohl an adäquater Unterstützung mangeln als auch der Unfähigkeit, in der neuen Situation angemessene andere Wege zu gehen.

PROZESSBEISPIEL

Aussage eines Angehörigen: »Du hast Schmerzen, aber du bist doch nicht verrückt, warum solltest du in eine Klapse gehen?«

Die Deutsche Schmerzgesellschaft 2022 führt hierzu aus, dass Familienmitglieder, Freunde und Verwandte eine bedeutsame Rolle bzgl. der differenzierten Behandlung bei einer chronischen Schmerzerkrankung spielen. Netzwerke hoher Dichte könnten aufgrund eines abgeschotteten, weitgehend redundanten Informationsstandes und der hohen sozialen Kontrollfunktion auch dazu beitragen, dass bei mehr als der Hälfte aller Menschen mit chronischen Schmerzen es mehr als zwei Jahre dauert, bis sie eine wirksame Schmerzbehandlung erhalten, und nur ein Zehntel aller Patienten mit chronischen Schmerzen überhaupt einem Spezialisten vorgestellt werden.

Das sind nur einige Befunde dafür, warum die Arbeit mit Schmerzpatientinnen in der netzwerkzentrierten Modalität z. B. in der Gruppentherapie so wichtig ist und differenziert betrachtet werden muss.

6.5.5 Netzwerkarbeit ist beständiger Teil der körperpsychotherapeutischen Behandlung

Die netzwerkzentrierte Modalität findet direkt oder indirekt fast nebenbei in jeder Therapiesitzung statt, besonders in der Gruppentherapie. Bewährt haben sich am Anfang z. B. zur Begrüßung neuer Patientinnen »die Arbeit mit dem großen Tau bzw. Band« wie in Kapitel 5.5, Abb. 5-2 in der Gruppentherapie beschrieben, ebenso spielerische Aktivitäten im Sitzkreis mit Bällen und Tüchern, die auch für körperlich schwer eingeschränkte Patientinnen gut möglich sind. Sie machen nicht nur Spaß, Freude und sind belustigend, sondern haben für das Gehirn eine starke sozial integrierende Funktion. Diese können besonders gut mit Patientinnen im Rahmen der konservativ-stützenden Modalität am Anfang der Therapie durchgeführt werden. Sie wirken netzwerkaktivierend und kommunikationsverbindend und führen in der Regel immer zu einer impliziten Reintegration von Patientinnen in die soziale Gruppe.

Nachfolgend sollen aufbauend auf einem entwicklungsorientierten Ansatz einfache bewegungs- und körpertherapeutische netzwerkzentrierte Angebote kurz erläutert werden.

PRAXISTIPP

1. Am **Anfang** stehen das große Tau und einfache Bewegungsspiele mit Bällen oder Tüchern. Das kann mit Namensaustausch und Herkunft wie Ort kombiniert werden.
2. Falls **Berührung** möglich ist, kann der Rücken als Landkarte (Deutschlandkarte) genommen werden und jeweils eine Mitpatientin tippt auf den Rücken und zeigt, wo sie herkommt. Die andere Patientin muss dabei

raten. Sind Patientinnen mit Migrationshintergrund in der Gruppe, kann die Europa- oder Weltkarte genommen werden.

3. Ist die Gruppe ein wenig fortgeschritten, können Netzwerke mit **Seilen** und **Gegenständen** dargestellt werden. **Quantität** zeigt sich im sozialen Netzwerk durch die Anzahl der Personen, mit denen die Patientin im Kontakt steht. Nähe und Distanz zeigt sich durch den Abstand, wie die Patientin sich und andere Personen in dem Netzwerk darstellt. Man erhält somit eine aktuelle Querschnittperspektive über den gegenwärtigen Zustand des Netzwerks unserer Patientinnen. Will man auch auf die **Qualität** der Beziehung (gut/stabil, ambivalent und schwierig/belastend) eingehen, empfiehlt es sich, in den konfliktzentrierten Modus zu wechseln.
4. Im **konfliktzentrierten Modus** können die Seile mit qualitativer Farbe besetzt werden. Grüne Seile stellen gute, harmonische, stabile Beziehungen dar, gelbe Seile stehen für ambivalente positiv und negativ getönte Beziehungen und **rote** Seile symbolisieren konflikthafte, belastende Beziehungen. Hierbei ist eine konfliktzentrierte narrative Aufarbeitung in der Gruppe möglich. Die im Kapitel der konfliktzentrierten Modalität dargestellten neu entwickelten Kompetenzen (Abgrenzung, guter Körperausdruck usw.) helfen, diese Beziehungen besser zu regulieren. Die Selbstregulation hingegen wird über die übungszentrierte und erlebniszentrierte Modalität verbessert.
5. Will man die Veränderung von Netzwerken darstellen, dann macht es Sinn, diese durch eine Reihung in **longitudinaler Folge** zu betrachten. Lassen Sie hierzu die Patientin eine Netzwerkkarte oder Darstellung an zwei verschiedenen Zeitpunkten erstellen: a) vor dem Auftreten der Schmerzen und b) zum jetzigen Zeitpunkt. Die Veränderungen werden hierdurch sichtbar.
6. Ebenso wichtig ist jedoch der **prospektive Blick**, der Blick in die Zukunft: Wie soll mein zukünftiges Netzwerk aussehen? Was möchte ich aktivieren, was neu entwickeln? Will ich mich einem Verein anschließen, zur Selbsthilfegruppe? Will ich regelmäßig Gymnastik-/Yoga-/Tai-Chi-Kurse besuchen? Möchte ich in eine Laufgruppe? Will ich mich engagieren? Oder möchte ich in die Nachbarschaftshilfe? Was will ich qualitativ entwickeln? Wie kann ich mich mehr abgrenzen oder sicherstellen, dass man mich nicht mehr ausnutzt usw. Dazu kann mit lebendigen Materialien und Seilen Zukunft gebildet werden. In der narrativen Aufarbeitung in der Gruppe werden Möglichkeitsräume mit Mitpatientinnen sichtbar, die manche Patientinnen für sich gar nicht gesehen haben. Man kann auf dieser Grundlage mit der Patientin Ziele für eine Netzwerkentwicklung erarbeiten und sie zu einer bewussten und aktiven »Netzwerkpflege« ermutigen.

Diese »Entdeckungen auf der sozialen Netzwerkkarte« vermitteln den Patientinnen Einsichten über die salutogene Qualität gesunder Netzwerke, über protektive Faktoren, nützliche Ressourcen, gute Beistände und die identitätsstiftende Funktion von Beziehungen. Außerdem lassen sich die verschiedenen Sinn- und Wertewelten erfassen, die in sozialen Netzwerken vorhanden sein können und oftmals Ursachen schwerer Konflikte sind.

PROZESSBEISPIEL

Ein Patient berichtet, der Sohn rennt nur noch in Punkklamotten rum mit violetten Haaren und hat überall Ringe und Tattoos. Er schäme sich als Vater so, er sei doch Bankvorstand und sie wohnen in einer Kleinstadt. Ich weiß nicht, was ich da machen soll ...

Wir sehen aus dieser Netzwerkperspektive, wie wichtig es ist, die Kerngruppe (Schmerzgruppe) in der Klinik bei den verschiedensten Therapieformen zusammen zu lassen, z.B. auch bei der Ausdauertherapie. Nicht nur die richtige Belastungsintensität ist für einen guten Behandlungserfolg entscheidend, sondern auch die Entwicklung von Gruppenkohäsion, gutem Gruppenerleben, hilfreicher Unterstützung, aber auch der Mut, auf andere Menschen wieder zugehen zu können. Gegenseitige Hilfe, vielfältige Beziehungserfahrungen und emotionale Unterstützung wird hierdurch ermöglicht.

Damit beende ich die Arbeit der verschiedenen Modalitäten in der Gruppe und widme mich dem Thema der körpertherapeutischen Einzeltherapie. Wir sprechen von der leibtherapeutischen oder bewegungstherapeutischen Einzeltherapie.

6.6 Bewegungstherapeutische/körpertherapeutische Einzeltherapie bei chronischen Schmerzerkrankungen (Leibtherapie)

Die bewegungstherapeutische/körperpsychotherapeutische Einzeltherapie (Leibtherapie) ist neben der Gruppentherapie eine wichtige Säule in der Behandlung chronischer Schmerzpatientinnen. Der besondere Wert der Einzeltherapie spezifisch auf der Grundlage einer phänomenologisch-tiefenhermeneutischen Vorgehensweise wird in Abgrenzung zu einem rein störungsspezifischen Ansatz beschrieben. Verschiedenste Indikationen werden aufgezeigt.

6.6.1 Vorbemerkung

Es war vorgesehen, in diesem Buch auch störungsspezifische Ansätze gerade für die »großen« chronischen Schmerzkrankheitsbilder wie die stressinduzierte Hyperalgesie, das Fibromyalgie-Syndrom, den unspezifischen Rückenschmerz, die craniomandibuläre Dysfunktion, den ideopathischen Gesichtsschmerz, den chronischen primären Kopfschmerz u. a. zu beschreiben. Wir haben unsere störungsspezifische Vorgehensweise für einige Krankheitsbilder bereits in Waibel/Jakob-Krieger 2009 beschrieben.

Eine ausführliche Darstellung hätte zum einen den Rahmen dieses Buches gesprengt, zum anderen gewinnen wir gerade in der Einzeltherapie mit unserer phänomenologisch-tiefenhermeneutischen Arbeitsweise ein erstes Verständnis darüber, was die Schmerzen verursacht, wie Patientinnen ihre Schmerzen erleben, wie sich die Schmerzen in der Lebensgeschichte entwickelt haben und was der Schmerz möglicherweise stellvertretend ausdrückt, ohne sich schon vorher in klassifikatorischen oder deutenden Bewertungsmustern festzulegen. Die störungsspezifische und die phänomenologisch-hermeneutische Sichtweise stehen hier in einem Spannungsfeld. Ich will diese Problematik anhand eines Behandlungsprozesses beschreiben.

6.6.2 Ein Behandlungsprozess

PROZESSBEISPIEL

Der 42-jährige Patient Herr W. wird u. a. mit den Diagnosen unspezifischer Rückenschmerz, nicht eindeutige Borderline-Persönlichkeitsstörung, multipler Substanzgebrauch, mittelgradige depressive Episode, Verdacht auf akute vorübergehende psychotische Störung und weiteren neun Diagnosen von der Ärztin und Psychotherapeutin zu mir in die bewegungstherapeutische Einzeltherapie geschickt, mit dem Auftrag, seine aggressiven Verhaltensweisen in den Griff zu bekommen, da diese auch im Kontext der klinischen Gruppenarbeit kaum aushaltbar seien. Die verordnende Kollegin sagt zu dem Patienten: »Da gehen Sie hin, da habe ich mit anderen Patienten auch schon oft gute Erfahrungen gemacht.«

Der Auftrag im Überweisungsbogen ist klar, den Patienten kenne ich bislang nicht, da er nicht in meiner Gruppe ist. Ich spreche das kurz mit meiner Kollegin telefonisch durch und habe auch schon eine Idee, wie wir mit einem körperlich abgestuften »Verhaltenstraining« bezüglich seiner Aggressionen arbeiten können.

Bei mir erscheint in der Stunde ein leicht gebückter und etwas adipöser Herr, ca. ein Meter sechzig groß. Im ersten Moment denke ich, da hat jemand die falsche Tür erwischt. Mein »inneres Bild« ist ein ganz anderes, so wie er mir auf dem Überweisungsbogen erscheint und in unserem kurzen Gespräch beschrieben wurde. Ich frage ihn: »Sind Sie Herr W.?« »Ja, wieso?« Ich zögere kurz. Er spürt wohl meine Verwunderung wegen der Vorannahmen und des inneren Bildes, das ich mir aufgrund der Zuweisungsdaten gemacht habe, ich finde aber schnell meine »Orientierung«

und bespreche mit ihm die Behandlung. Auf die »beeindruckenden Phänomene« im Erstkontakt achte ich nicht. Wir kommen zu einer guten Vereinbarung. Er schildert mir seine aggressiven Verhaltensweisen und im Laufe der nächsten Stunden machen wir einige gute Fortschritte. Er lernt Körpertechniken wie gezielte Ausatmung, Zentrierung, Bodenkontakt, aber auch mentale Techniken wie Gedankenstopp und kann zunehmend besser mit seinen Aggressionen umgehen. Er ist zufrieden, die Ärztin berichtet von seinen Fortschritten in der Gruppe und ist zufrieden mit der bewegungstherapeutischen Behandlung. Auch ich bin mit den Entwicklungen in der Therapie zufrieden.

Doch dann verliert Herr W. in einer Gruppenpsychotherapiestunde bei der Psychologin die Beherrschung, nachdem ihn eine Mitpatientin als distanzlos, übergriffig und hochaggressiv beschrieben hat. Der Patient wird wütend, geht in Drohgebärden gegenüber der Mitpatientin und rennt schließlich aus der Gruppe und aus der Klinik. Die Krankenschwester findet ihn im Wald »völlig aufgelöst« unter Tränen und stärksten Schmerzen. Das Team diskutiert, ob er in der Klinik bleiben kann oder entlassen werden muss, und entscheidet, dass er bleiben kann. Solche Ausraster dürften allerdings nicht mehr passieren, und wenn, dann müsse er sich bei der Pflege melden. Das ist auch schließlich der Auftrag, mit dem er schließlich wieder in die Bewegungstherapie kommt, und er bittet flehentlich: »Helfen Sie mir, dass ich nicht mehr so ausraste, ich mache sonst alles kaputt.«

An dieser Stelle wird mir klar, dass ich nicht den Menschen Herrn W. behandelt habe, sondern seine Symptome, und mit ihm versucht habe, »einen einfacheren Weg« in der Therapie zu gehen.

Da ich inzwischen eine stabile Therapiebeziehung zu Herrn W. entwickelt habe, frage ich ihn, ob er bereit ist, sich diese Situation noch einmal genauer anzuschauen im Hinblick darauf, welche »Trigger« in ihm solche Eskalationen auslösen. Er willigt ein, und als wir uns szenisch dieser Situation vorsichtig nähern, meint er, dieser Vorwurf der Mitpatientin habe bei ihm eine tiefe Hilflosigkeit ausgelöst: Er fühlte sich total ausgeliefert und »ausgesetzt«. Er merkte, dass er wieder mal völlig falsch gesehen wurde, fühlte sich ungerecht behandelt und darauf folgte auch noch eine ungerechte Bestrafung. Doch er könne sich inzwischen davor retten, was jedoch sehr starke aggressive Gefühle in ihm auslöse. Diese seien aber unkontrollierbar. Er verliere dabei komplett das Gefühl für Zeit und Raum. Die Außenwelt und auch seine Grenzen beginnen dann vollkommen zu verschwimmen. Später treten dann heftige Schmerzen am ganzen Körper auf und tiefste Schuldgefühle. Während der aggressiven Gefühle und Handlungen spüre er gar keinen Schmerz.

Wir arbeiten uns in den folgenden Stunden sehr vorsichtig und langsam phänomenologisch-hermeneutisch an die kritische Situation heran. Handlungsleitend sind dabei immer wieder die auftauchenden Phänomene, die wir versuchen zu verstehen. Deutlich wird mir dabei, dass das Phänomen »nicht gesehen oder übersehen werden« sich schon im Erstkontakt gezeigt hatte. Auch dass »man etwas mit ihm macht oder ihn korrigiert in seinem Verhalten« kannte er aus früheren Erfahrungen in seinem Leben und aus der Therapie. Ich bin buchstäblich in die »gleiche Falle«

getappt und arbeitete in der gleichen Weise bis zu seinem Ausraster. Ich hielt dieses erste Sekundenphänomen einfach nicht für bedeutsam, da wir einen klaren anderen störungsspezifischen Fokus (Umgang mit der Aggression) verfolgten. Die Aggression hatte jedoch, so fanden wir heraus, eine selbstermächtigende Wirksamkeit. Hier spürte er, dass andere ihn wahrnähmen, dass er überhaupt da sei. Das gebe ihm zum einen das Gefühl, auch »Macht zu haben«, andererseits sei er dann über seine Handlungen entsetzt und tief beschämt. Ist die aggressive Handlung vorbei, stellten sich rasende Schmerzen in der Wirbelsäule und teilweise am ganzen Körper ein.

Ich will diesen Prozessbericht mit einer kurzen Schilderung der weiteren Arbeit abschließen. Wir arbeiteten uns mit einem trauma- und entwicklungsorientierten Fokus vorsichtig langsam an sein Leiberleben heran, die auftretenden Phänomene (starke Schmerzen, Kälte, Orientierungslosigkeit, Vernichtungsempfindungen, tiefes Schreien u. a.) konnten narrativ noch nicht eingeordnet werden, da die szenischen Erinnerungen fehlten. Ich ging in meiner Arbeitshypothese von einem frühen Entwicklungstrauma aus, das sich möglicherweise in den ersten Lebensjahren entwickelt hatte und präverbal bzw. nur in Teilen periverbal zugänglich war. Über ressourcenorientierte leib- und raumstrukturierende Neuerfahrungen gelang es Herrn W. in den folgenden Stunden, mehr eigenleibliche Sicherheit zu erleben und zu erfahren. Wir arbeiteten systematisch mit dem zweiten Weg der Heilung (Nachnährung). Natürlich war dies erst ein Anfang im Rahmen des klinischen Aufenthalts. Ich konnte Herrn W. jedoch an einen Körperpsychotherapeuten in seiner Wohnraumnähe weitervermitteln. Er bezahlte diese Behandlung selber, was für ihn wohl sehr wichtig war. Jahre später berichtete mir mein Kollege unter Einwilligung von Herrn W. die weitere Entwicklung: Die begonnene körperpsychotherapeutische Arbeit konnte fortgeführt werden. Aus diesen frühen Szenen wurde Folgendes narrativ deutlich: Er fragte seine Pflegemutter und spätere Adoptivmutter nach seiner Geschichte. Sie berichtete, dass sie ihn als Pflegekind aus einer völlig verwahrlosten Situation aufgenommen hätten. Die Jugendamtsmitarbeiterin habe wohl mehrfach Angst gehabt, dass er sterben würde, und die Entscheidung, ihn seiner Mutter wegzunehmen, sei sehr schwer gewesen. Es habe Gerichtsprozesse gegeben. Die Sozialarbeiterin berichtete sogar der Pflegemutter, wie sie immer wieder das hilflose und durchdringende Schreien des Säuglings gehört habe und nicht mehr habe schlafen können.

Diese archaischen Szenen, die schon in meiner Therapie auftauchten, konnten natürlich noch nicht narrativ aufgearbeitet und eingeordnet werden, aber jetzt ergab das alles Sinn.

Mittlerweile hat Herr W. einen guten Job und eine Partnerin. Er kann nun seine Aggressivität besser regulieren, z. B. durch Kontaktvermeidung und Distanzierung in kritischen Situationen. Die Rückenschmerzen »flammen« allerdings in sozialen Stresssituationen immer wieder auf. Er meinte zu meinem Kollegen einmal lachend: »Mein Rückenschmerz ist mein Druckluftmesser. Der zeigt mir, wann es wieder mal zu viel ist.«

»Von den Phänomenen zu den Strukturen hin zu den Entwürfen« – dieser Satz ist in der IBT handlungsleitend für die gesamte bewegungstherapeutische Einzeltherapie, da hier zumeist im klinisch-stationären Kontext schwierige und teilweise verbal nur begrenzt erreichbare Patientinnen überwiesen werden. Körper- und Bewegungstherapien sind dafür bekannt, mit sogenannten präverbalen Störungen gut arbeiten zu können. Allerdings ist dies keine rein nonverbale Therapie, sondern das subjektive Leiberleben, »die Archive des Leibes«, soll möglichst eine narrative Einbettung in den Lebenskontext erfahren. Atmosphärische, leibhaftige Erinnerungen z. B. an Kälte und Schmerz können durch eine sichere und wärmende haltende Hand relativiert und verändert werden. Sie können nicht unmittelbar »verstanden« werden, da die Szenen nicht erinnerbar sind. Aber mögliche Erklärungen von Drittpersonen (Zeitzeugen) oder Kontextentwürfe können helfen, zu verstehen, was damals geschehen ist. Besonders wichtig dabei ist die Erfahrung, dem jetzt nicht mehr hilflos ausgesetzt zu sein, sondern in der Therapie die eigene Handlungs- und Wirkfähigkeit leibhaftig erleben zu dürfen.

6.6.3 Wege der Heilung in der Einzeltherapie

Die Einzeltherapie findet in verschiedenen »Wegen der Heilung« (vgl. Kapitel 5.1) statt. Auf dem ersten Weg der Heilung geht es um Exzentrizität, Einsicht und Erfahrungen der Biografie, Übersicht über den Lebenskontext, die Voraussicht auf weitere Entwicklungen und vitale Evidenzerfahrungen. Dieser Weg ist besonders bei Störungen ab einem Lebensalter von 30 bis 36 Monate geeignet, da narrative Einordnungen erst ab diesem Zeitpunkt im Gedächtnis möglich sind.

Der zweite Weg der Heilung (ebd.) ist die Entwicklungsförderung und Nachsozialisation durch perzeptive, emotionale, und volitionale Förderung und Differenzierungsarbeit im Beziehungserleben. Es findet u. a. ein differentielles Parenting/Reparenting im zwischenmenschlichen Raum auch über Berührung und Halt statt im Sinne einer guten Regressionsförderung. Die Leiblichkeit der Patientin ist oft schon früh beschädigt worden, Patientinnen haben den Abersinn von Gewalt und Missbrauch erfahren müssen, was tiefe Spuren im Leiberleben hinterlassen hat. Hier helfen korrigierende körperliche, emotionale und auch kognitive Erfahrungen. Für diesen Weg braucht man über einen gewissen Zeitraum den Nahraum des »Anderen«, um ein vertieftes persönlichkeitskonstituierendes Wissen und Erleben über sich selbst zu gewinnen. In solchen zwischenleiblichen Austauschprozessen wird Grundvertrauen gebildet. Wenn die Patientin therapeutisch vielfältige gute emotionale Ströme spürt, vor allem Liebe, und auf diese Liebe mit eigener Liebe zu antworten lernt, wird sie beziehungsfähig und es entsteht ein guter Selbstbezug. Dadurch kann ein Mensch sich selbst zum Freund werden, weil er nicht abgelehnt wird. Das oben beschriebene Behandlungsbeispiel beschreibt einen solchen Prozess. Der zweite Weg benötigt jedoch Zeit und eine gute zwischenleibliche und fundierte Behandlungstechnik. Leider ist diese Zeit im stationären Aufenthalt begrenzt. Intervallbehandlungen machen jedoch eine abschnittsweise Behandlung möglich. Und es ist hier sehr wichtig, dass die Patientin ihre Therapie ambulant weiterführen kann.

Im dritten Weg der Heilung geht es um die ressourcenorientierte Erlebnisaktivierung. Ich hatte diesen Weg zunächst in dem oben beschriebenen Therapieprozess gewählt. Hier sind die Ziele, den Erlebens- und Ausdrucksspielraum der Patientinnen u.a. durch multiple Stimulierung zu erweitern, das Ressourcenpotenzial zu vergrößern und die Ressourcennutzung zu verbessern sowie zu lernen, mit dysfunktionalen Beziehungsmustern umzugehen. Dieser Weg wird vor allem in der erlebniszentrierten Modalität (→Kapitel 6.3), in Teilen der übungszentrierten Modalität und der konservativ-stützenden Modalität beschritten. Der Vorteil dieses Weges ist, dass die damit verbundenen Maßnahmen gleich begonnen werden können, auch wenn Therapiebeziehung und Therapiemotivation erst erarbeitet werden müssen. Durch die guten Erfahrungen, zunehmendes Vertrauen und die gewonnenen Sicherheiten auf diesem Weg bekommen die Patientinnen allmählich einen anderen Zugang zu sich selber und eine vorsichtige Öffnung findet statt, die dann möglicherweise auch ein Begehen des ersten und zweiten Weges möglich machen.

Im vierten Weg geht es um die Förderung von Solidaritätserfahrungen und von exzentrischer Überschau. Dieser vierte Weg findet in der Einzeltherapie weniger statt, da die Erfahrung mit anderen Patientinnen hierbei sehr bedeutsam ist. Allerdings ist es durchaus möglich, dass Patientinnen in ihrem sozialen Umfeld sehr isoliert bzw. kaum gruppenfähig sind. Dann ist die Einzeltherapie für die Reintegration der Patientin in die soziale Gruppe eine wichtige Indikation im Rahmen dieses Weges.

6.6.4 Warum eine körpertherapeutische Behandlung nicht durch eine verbale Therapie ersetzt werden kann

Gute körperpsychotherapeutische Erfahrungen (Leibtherapie) für die gesamte leibliche Resonanz (Blickkontakt, Halt, gute Nähe und Distanz, Sicherheit, Geborgenheit, schützende Atmosphären, gute Resonanz u.v.m.) sind zur Nachsozialisation bzgl. erlebter Defizite besonders wichtig und durch sprachliche Interventionen nicht zu ersetzen, da die Defizite keine kognitiven Mängel darstellen, sondern sich in der averbalen, präverbalen und periverbalen Entwicklung gebildet haben. Eine Nachreifung scheint daher auch an ein sensomotorisches therapeutisches Setting guter körperlicher und emotionaler Erfahrungen (Berührung, Blick, Spiel) gebunden. Das Attunement (Stern 1985) der differenzierten Einfühlung und emotionalen Begleitung vonseiten der Therapeutin in intersubjektiver Korrespondenz spielt hier eine herausragende Rolle. Dazu ein weiteres Behandlungsbeispiel.

PROZESSBEISPIEL

Frau M. ist schon längere Zeit in der Gruppe. Hin und wieder hat sie auch Einzelstunden in Integrativer Leib- und Bewegungstherapie. Unser Ziel im Team ist, dass Frau M. ihr rein medizinisches Krankheitsverständnis der vielen schmerzhaften Beschwerden, die sie schildert, etwas erweitert. Sie sucht noch immer nach den medizinischen Ursachen. Bisweilen schimpft sie auf die vielen Mediziner, die sie schon gehabt habe und die nichts bei ihr gefunden hätten. Sie sei doch keine Simulantin. Die psychoedukativen Einheiten zum Thema Schmerz hat sie angehört. Sie ist nicht mehr so abwehrend gegenüber dem Denken, dass auch seelische und soziale Ursachen etwas mit dem Schmerz zu tun haben könnten. Heute schimpft sie über die Physiotherapeutin, die nur aktive Sachen mit ihr machen wolle, dabei brauche sie doch Massagen. »Nein – die Chemie stimmt hier ganz und gar nicht«, sagt sie kopfschüttelnd. Phänomenologisch erlebe ich sowohl in ihrer Form der Kontaktaufnahme als auch in meiner leiblichen Resonanz, dass Frau M. kaum Kontakt zu ihrem Gegenüber aufnimmt. Sie redet oder entwertet oder ist abwesend. »Was wäre denn eine gute Chemie?«, frage ich Frau M. »Na, dass sie mich akzeptiert, meinen Wunsch nach Massage.« Ich frage: »Wie fühlt sich das denn an, wenn Sie akzeptiert würden?« »Na, schön«, antwortet sie ganz schnell. Ich schlage ihr vor, dass wir das gemeinsam erleben, wenn ich sie als Gegenüber akzeptiere. Sie ist etwas verwundert: »Wie meinen Sie das?« Ich erläutere ihr eine kleine Übungserfahrung, in der ich mich neben sie setze in einem für sie guten Abstand und ich würde dann einfach mal da sein und versuchen, sie zu akzeptieren. Sie zögert, wirkt aber neugierig. »Gut, machen wir das!« Ich erkläre ihr, sie solle genau prüfen, wie weit weg ich von ihr sitzen soll, damit es angenehm für sie ist. Wir vereinbaren auch ein Zeichen des Handhebens, wenn etwas für sie nicht stimmig sei. Das findet sie komisch. Sie würde das schon sagen. »Und überhaupt, setzen Sie sich hin, das passt schon.« Ich merke deutlich, wie wenig Frau M. auf sich aufpasst, ob etwas für sie stimmig ist, geschweige denn hinspürt. Also setze ich mich in einem Meter Abstand neben sie. Frau M. lacht, bewegt sich unruhig und sagt: »Und jetzt …« »Ja, jetzt spüren Sie mal einfach hin, wie Sie das so erleben. Und könnten Sie sich vorstellen, eine Minute zunächst mal nichts dazu zu sagen.« Frau M. setzt sich hin, atmet etwas kräftig aus, innerlich kommen in mir die Worte hoch: »Na gut, wenn's sein muss …« Nach kurzer Zeit hält sie die Atmung an, ihre Körperspannung nimmt zu, sie verschränkt die Arme. Ich erlebe, dass sie zu mir dabei jedoch keinen Kontakt aufnimmt. Nach einer Minute schnaubt sie kräftig aus und sagt: »Mein Gott, ist das aber lang und anstrengend, ich habe mich richtig verspannt.« Sie redet daraufhin ununterbrochen weiter. Ich unterbreche sie. »Frau M., haben Sie denn gespürt, dass ich da war und Sie akzeptiere?« »Oh nein«, sagt sie, »ich habe mich so angespannt und versucht, das auszuhalten. Das hat mich echt Kraft gekostet, und die Schmerzen sind jetzt auch stärker.«

Ich merke, dass eine leib- und bewegungstherapeutische Arbeit auch in vorsichtigster Form noch nicht möglich ist, und wir arbeiten in den folgenden Stunden mit übungszentrierten Techniken der Entspannung und Stressregulierung.

Dann nimmt sie in einer der folgenden Stunden das Thema wieder auf. »Das hat mich noch lange beschäftigt«, sagt sie. »Meinen Sie denn, ich kann das gar nicht annehmen, wenn für mich jemand da ist oder mich akzeptiert?« Ich antworte ihr: »Das weiß ich nicht.« Ich könne ihr nur mal anbieten, das auszuprobieren. Sie schaut mich an: »Meinen Sie das ernst?« »Ja.« »Gut, dann probieren wir es aus.« Ich schlage ihr vor, sie solle sich einen guten Platz im Raum mit ihrem Stuhl suchen und mich dann in entsprechendem Abstand platzieren. Sie sagt: »Ja, das passt schon, und wo sitzen Sie jetzt?« »Das sollen Sie entscheiden«, sage ich zu ihr. Nein, nein, das könne sie nicht. Daraufhin schlage ich ihr vor, dass ich ein wenig auf sie achte und versuche, einen Platz in Bezug zu ihr zu finden, wo ich spüre, das könnte gut sein. Wiederum vereinbaren wir das Handzeichen, von dem sie aber nichts hält. Ein Meter neben ihr ist ihr viel zu nah, ihre leiblichen Regungen sind Anspannung, Festigkeit, sie absorbiert sich ein wenig von mir. Ich gehe vorsichtig und zunehmend von ihr weiter weg. Ihre Anspannung löst sich. In fünf Meter Abstand von ihr versuche ich, mich hinzusetzen, und habe immer noch das Gefühl, ich bin ihr zu nah. »Was«, sagt sie, »Sie sind ja so weit von mir weg.« »Ja, ich denke, ich bin Ihnen zu nah, weil Sie sich immer noch anspannen.« Die Stimmung im Raum ändert sich vollkommen. Frau M. schaut mich mit großen, traurigen Augen an, sie wirkt sehr berührt und ich merke, wie es ihr peinlich ist, dass sie sich selber in diesem Zustand erlebt. Ich breche die Übung an dieser Stelle ab, damit sie ihre Fassung behält. Sie ist dankbar dafür.

Die Schilderung der gesamten Therapieeinheit würde den Rahmen dieses Buches sprengen. In den folgenden Stunden, die geprägt sind von einem Auf und Ab zunehmender Beziehungsarbeit in Nähe und Distanz in vorsichtigster und sehr sanfter Vorgehensweise, werden Frau M.s Defizite durch eine Vernachlässigung in der Kindheit zunehmend deutlich. An ihre Mutter, die gestorben ist, als sie sechs Jahre war, kann sie sich nicht erinnern. Sie habe kaum ein Bild von ihr. Ihr Vater habe versucht, sie und ihre vier Geschwister irgendwie durchzubringen. Er sei völlig überfordert gewesen. Erst über die Fremdanamnese erfahren wir, dass ihre Mutter chronisch erkrankt war und dann gestorben ist. In der laufenden Leibarbeit wurde deutlich, wie Frau M. als jüngstes Kind unter dem fehlenden Kontakt zur Mutter, den diese schon gar nicht mehr leisten konnte, schwer gelitten hat. Nähe und gute Berührung sind ihr nahezu fremd. Dass sich jemand um sie sorgt, ist für sie weder zu glauben noch zu spüren. Über eine vorsichtige leib- und bewegungstherapeutische Arbeit kann sie immer mehr bewusste Nähe und Halt auch von ihren Mitpatientinnen in der Gruppentherapie zulassen.

Die Schilderung von Frau M. zeigt, dass eine leibliche Vernachlässigung in der frühen Kindheit und den folgenden Lebensjahren schicksalhaft mit kritischen Lebensereignissen der betreuenden Eltern verbunden sein kann. Die weitere Erziehung war geprägt von Schlägen und Wutausbrüchen einer völlig überforderten Stiefmutter, doch wurde in der leibtherapeutischen Arbeit vor allem der frühe Mangel an Zuwendung und Halt und die damit mangelhafte Ausbildung innerer Repräsentanzen vorrangig deutlich. Durch ihre Tüchtigkeit in der Schule wurde eine Lehrerin auf sie aufmerksam, die sie sehr förderte. Daran kann sie sich gut erinnern. Das schmerzhafte Defizit, den Verlust der Mutter, konnte sie jedoch nicht bewältigen. Statt Nähe, die sie dringend gebraucht hätte, erhielt sie körperliche Zuwendung nur über Schläge. Eine bewusste Anwesenheit und Nähe des Anderen wurde von ihr entweder absorbiert oder in multilokalen Schmerzen auf der Körperebene verarbeitet, so meine Arbeitsthese aufgrund der wahrnehmbaren Phänomene. Als es möglich wird, dass die Patientin erste Formen des Halts und der Nähe emotional in der Leibtherapie, dann sogar körperlich in der Massage bei der Physiotherapeutin und schließlich auch im sozialen Kontakt mit den Pflegekräften zulassen kann, gehen die Schmerzen im gesamten Körper etwas zurück. Eine solche Arbeit erfordert viel Feingefühl, viele kleine Schritte und viel Zeit, Dinge, die in der Akutklinik zumeist nur begrenzt zur Verfügung stehen und im ambulanten Setting nicht immer weitergeführt werden können.

6.6.5 Leibtherapeutische Inkarnation bei schweren körperlichen Schädigungen

PROZESSBEISPIEL

Meine erste leibtherapeutische Inkarnationsbehandlung machte ich bereits als sehr junger Therapeut und damals war mir das überhaupt nicht bewusst. Ich arbeitete erst seit kurzer Zeit in der psychosomatischen Klinik, in der ich dann 41 Jahre bleiben sollte. Damals war dies eine Klinik, in der sowohl psychosomatische Reha-Patienten mit teilweise sehr langen Aufenthaltsdauern verweilten, es gab außerdem eine kardiologische Reha, einen Bereich der Onkologie/Gastroenterologie und Psychoonkologie und eine Ambulanz. Heute würde man sagen: traumhafte Arbeitsbedingungen, um viel zu lernen. Ich hatte schon recht früh einen guten Ruf in Bezug auf Narbenbehandlungen und war mit der Technik der Bindegewebsmassage vertraut. Eines Tages fragte mich der Leiter der Massageabteilung, ob ich mir eine Narbenbehandlung zutrauen würde nach einer Mammae ablatio (Brustamputation nach Brustkrebserkrankung). Die Patientin leide aufgrund mehrerer OPs unter Bindegewebs-Narbenschmerzen. Er meinte: »Lassen Sie sich nichts anmerken, das sieht furchtbar aus.«

Ich begrüße die 44-jährige Patientin und erläutere ihr die medizinische Behandlung. Schon beim Ausziehen bemerke ich ihre starken Bewegungseinschränkungen im Bereich der Schulter. Die Vernarbungen in Brust und im Oberkörper sehen wirklich schlimm aus. Ich nehme jedoch die fachmännische Perspektive ein und beginne sogleich ganz selbstverständlich, die besonders großen Vernarbungen zu behandeln. Da ich spüre, dass die intensive Behandlung der Patientin auch etwas wehtut, mache ich mit ihr einfache Entspannungs- und Atemübungen in Kontakt durch meine Hände, die sie als sehr wohltuend empfindet. Die Behandlung wird täglich über drei Wochen durchgeführt und es gibt aus medizinischer Sicht einige Fortschritte. Eines Tages meint die Patientin nach der Behandlung zu mir: »Ihre Hände tun mir einfach gut.« Ich antworte: »Ja, diese Bindegewebstechnik ist wirklich eine gute medizinische Methode.« Wieder einige Stunden später berichtet sie, dass etwas Neues passiere. Sie habe nach der OP den ganzen linken Brustkorb nur noch schmerzhaft oder gar nicht mehr gespürt. Sie habe ihn total abgelehnt, sie sei ohnehin keine Frau mehr. Hier habe sie auf einmal wieder ihren Körper besser, ja, sogar positiv erlebt. Diese offenen Worte überfordern mich etwas zu diesem Zeitpunkt und ich lenke das Gespräch auf medizinische Aspekte.

Doch ihre Aussage geht mir nicht aus dem Kopf.

In den späten 1970er-Jahren befasste ich mich auch viel mit Körpermethoden. Ich praktizierte Hatha-Yoga, als das noch jeder für eine sektiererische indische Meditationsform hielt, und besuchte Eutonie-Kursen nach Gerda Alexander, die Mariann Kjellrup immer wieder in unserer Stadt gab. Das war für mich noch mal ein neues Körpererleben. In der Eutoniegruppe schildere ich meine Erfahrungen und die Leiterin meint, meine medizinischen Interventionen seien sicher gut, noch wertvoller seien aber meine Hände, die der Patientin wieder langsam ihren Körper zurückgeben würden. Das sei eine intensive Form der Kontakttechnik.

Sowohl die Patientin als auch die Eutoniegruppe ebneten mir den Weg zu einem anderen Körperverständnis, heute würde ich sagen, Leibverständnis. Die Eutonie arbeitet viel mit körperlichen Kontakterfahrungen, mit leiblicher Beziehungsarbeit und befasst sich mit der Frage, wie Kontakt in der Berührung entsteht und herbeigeführt werden kann.

Als meine Patientin eines Tages sagt: »Können Sie weiter so sanft mit Ihren Händen an meinem Körper bleiben und die Atembewegungen spüren?«, schlage ich ihr eine eutonische Behandlung vor. Wir geben die bindegewebstechnische Arbeit auf und ich arbeite mit ihrem Leib zunächst an den »guten Stellen« (Leibinseln) und schließlich auch an den schwierigen. Das klappt immer besser. Eines Tages meint sie zu mir, sich auszuziehen vor anderen sei ihr lange Zeit nicht möglich gewesen, nicht einmal vor ihrem Mann. Doch gestern Abend sei sie in der gemischten Sauna gewesen. Manche hätten zwar blöd geguckt, aber sie habe sich wohlgefühlt. Und eine Frau habe zu ihr gesagt: »Ich möchte Ihren Mut haben ...«

Heute bin ich mir sicher – es war die erste Inkarnationsbehandlung in meinem Leben. Einem Menschen, der durch schwere Operationen den Bezug zu Teilen seines Leibes verloren hat, seinen Leib über Kontakt, Lebendigkeit und Berührung zurückzugeben, war eine für mich eine neue Erfahrung und prägend für meine weitere berufliche Entwicklung.

Ich beobachtete diese Phänomene der Leibesdekarnation auch in der ambulanten physikalischen Therapie und Krankengymnastik. Kinder, die zu uns in die Praxis kamen und unter den Folgen schwerer Trümmerfrakturen litten, wollten z.B. nicht mehr auf ihren Beinen stehen. Adoleszente Patientinnen mit Skoliose (seitliche Verbiegung der Wirbelsäule) fühlten sich fremd in »ihrem Rücken« und lehnten sich teilweise ab. Frauen berichteten nach Krebserkrankungen, wie sie ihren Körper nicht mehr spüren oder nur noch als unangenehm erleben würden. Und Männer berichteten, falls sie überhaupt darüber sprachen, von ihrer Distanz zum eigenen Körper nach Krebserkrankungen oder schweren Autounfällen. Das waren alles keine psychosomatischen Patientinnen, sondern Menschen, die in die Klinikambulanz einer Massage- und Krankengymnastikpraxis kamen.

Mitte der 1980er-Jahre begann ich durch die Methode der Bobath-Therapie über die intensive neurophysiologische Arbeit mit Schlaganfallpatientinnen und anderen neurologischen Störungen, etwas mehr zu verstehen, was in den Patientinnen vorging. Insbesondere die jahrelange ambulante Begleitung einer Patientin mit zerebellärer Heredoataxie (Morbus Friedreich), einer progredienten Kleinhirnerkrankung, vermittelte mir ganz neue Behandlungserkenntnisse.

Oliver Sacks' Buch »Der Tag, an dem mein Bein fortging« (1989/2016) las ich leider erst viele Jahre später. Es hätte mir sicherlich sehr in meinem Krankheitsverständnis geholfen.

Ich verfeinerte in dieser Zeit meine eutonische Behandlungspraxis, die den Menschen wieder einen Zugang zu ihrem eigenen Leib verschaffte. Damals wandte ich verschiedene Techniken der Kontaktarbeit mit den Händen an. Heutzutage würden wir neben der neurophysiologischen Technik von Leibtherapie bzw. Thymopraktik sprechen. In der Integrativen Leib- und Bewegungstherapie nennen wir das »die Förderung des eigenleiblichen Spürens« (vgl. Kapitel 3.2.8).

Hier besteht in der Einzeltherapie gerade bei schweren Dekarnationen (Beschädigungen, Entfremdungen und Anästhesierungen des Leibes) der Vorteil, dass sehr patientenspezifisch gearbeitet werden kann, es möglich ist, sich auch schambesetzten körperlichen Themen behutsam zu nähern, die in der Gruppe nicht ausgesprochen würden, und in vorsichtigen Schritten den Patientinnen ihr Leiberleben zum einen zu erklären und im Weiteren dieses zu verändern. Diese Patientengruppen profitieren besonders von der Einzeltherapie und würden in der Gruppe vermutlich weniger Fortschritte machen. Dekarnationen – daher wähle ich diesen Begriff aus der französischen Phänomenologie – können auf der körperlichen, emotionalen und geistigen Ebene bzw. in Verbindung zueinander stattfinden. Man denke nur an schwere Unfälle, fortschreitende Erkrankungen, seelische Verletzungen durch Vernachlässigung und Trauma und fremdattributive Zuschreibungen der Entwertung und Beschämung. Ich habe bisher keinen Begriff gefunden, der diese Komplexität an Krankheitsursachen auf der Leibebene besser beschreiben könnte.

6.6.6 Berührung – Die Rolle der Leibtherapie im Team

Der Wunsch nach Massage ist bei Schmerzpatientinnen groß. Dass der Schmerz sich durch die berührende Hand der Masseurin oder der Physiotherapeutin lindert, wünschen sich nahezu alle Schmerzpatientinnen impliziert. Und dies passiert ja auch häufig für einen begrenzten Zeitraum, weswegen Patientinnen oft strikt Massagen fordern. Nicht selten wird dies damit begründet, dass sie auch bislang regelmäßig Massage bekommen hätten. In der Klinik hatte ich Patientinnen, die 50 bis 100 Massagen allein in einem Jahr verordnet bekommen haben. Die verweigernde Haltung der Ärztin, statt Massage aktivierende Bewegungstherapie zu verschreiben, kann zu schweren, manchmal z.T. unlösbaren Konflikten zwischen Patientin und Behandlerteam bzw. auch im Behandlerteam führen. Und wenn es keine Massage gibt, geht die Patientin zur Thai-Massage vor Ort.

Was steckt hinter diesem drängenden Wunsch, dass ein anderer Mensch mich berührt? Gewiss zunächst die Hoffnung auf medizinische Linderung der Schmerzen. Sicherlich aber auch das Bedürfnis, den eigenen Körper anders als nur schmerzhaft zu erleben. In der Massage herrscht zwischen Behandlerin und Patientin ein intimes und vertrautes Klima: Ich darf mich in einem sicheren Rahmen »entblößen«, habe einen sichereren Raum, ich werde legal berührt, jemand ist nur für mich da ... Das sind nur einige Aspekte. In verschiedenen Kapiteln wurde deutlich, wie wichtig diese Beziehungserfahrungen sind. Nur – es ist der kurz erlebte Moment, der von den meisten Patientinnen nicht bewusst integriert werden kann, um aus diesem regressiven, unterstützenden Setting in eine gute Progression zu kommen.

Hierzu empfehle ich, dass ein Team sich durchaus der Bedeutung des impliziten Wunsches nach Berührung, Halt und Nähe bewusst ist. Wenn eine Kollegin aus der Integrativen Leib- und Bewegungstherapie oder der Konzentrativen Bewegungstherapie bzw. anderer bewegungspsychotherapeutischer Methoden auch Kompetenz in »berührender Therapie« mitbringt, weil sie z.B. ausgebildete Physiotherapeutin hat, dann ist das schon ideal. Allerdings ist es wichtig, dass diese Kollegin den Weg von der medizinischen zur menschlich-berührenden heilsamen Berührung kennengelernt hat, z.B. über die Ausbildung in leibtherapeutischen Methoden wie der Eutonie nach Gerda Alexander 2012, der Eutonie nach Volkmar Glaser 1980, Thymopraktik nach Petzold 1988 und Petzold/Orth 1993 oder atemtherapeutischer Methoden mit ganzheitlich-leibbezogener Fokussierung. Sie seien nur stellvertretend genannt, denn viele weitere körperpsychotherapeutische Methoden setzen ebenso gezielt Berührung in unterschiedlichen Modalitäten ein. Dann ist es möglich, dass hierdurch, nicht unbedingt konfliktzentriert, sondern auch funktional-übungszentriert, der Weg für die Patientin von der medizinischen Berührung zu leiblich-bezogenem Berührtsein geebnet wird. Hier können auch ohne sprachliche Integration schwierige Leibinseln und problematisches Körpererleben in guter Form inkarniert werden. Das Ziel ist die Wiederaneignung des Leibes, indem die Patientin die passive Haltung als Empfängerin guter Berührung verlässt und damit beginnt, Kontakt aufzunehmen, um eine gute aktive leibliche Selbstfürsorge in der dyadischen Beziehung zu entwickeln.

In der Integrativen Leib- und Bewegungstherapie finden Berührungen in vielfältiger Form statt. Ich habe dies im Kapitel 3.2.14 beschrieben. Hier nochmals kurz die Differenzierung der unterschiedlichsten Berührungsinterventionen:

- non-touching-approach,
- self-touching approach und
- touching approach.

Im **non-touching-approach** berühren wir den Patienten über Blicke, Stimme, Gestik, Körperhaltung, Raum und Sprache. Sobald Kontakt entsteht, befinden wir uns im non-touching-approach. Hierbei findet keine taktile Berührung statt.

Der **self-touching-approach** bezieht die eigenleibliche Berührung ein, die Patientin wird ermutigt, den eigenen Leib selbst zu berühren und zu erkunden. Das Abklopfen des eigenen Körpers zum Wachwerden und Bewusstwerden ist eine Standardübung aus der Bewegungstherapie. Der Patient kann sich ebenso von seiner materiellen Umgebung (Boden, Natur, Bäume, Luft, Wasser) berühren lassen.

Im **touching-approach** berührt die Therapeutin den Patienten körperlich in unterschiedlicher Absicht und Intensität. Das kann eine stützende Berührung sein (z.B. Geste des Trostes, der Zuwendung und des Halts), Berührungen als Aufmerksamkeitsfokussierung (z.B. sich Atembewegung bewusst machen oder diese lenken) und Berührung als Konfrontation (Konfliktaktivierung).

Der touching-approach erfordert von der Therapeutin Berührungskompetenz und Berührungssicherheit. Wie gesagt, wenn Leib-, Körper- und Bewegungstherapeutinnen über einen Grundbegriff verfügen, da Berührung zu ihrem Handwerkszeug gehört (etwa bei einer Ärztin, Masseurin, Physio- oder Ergotherapeutin), dann ist ein grundlegendes anatomisches und physiologisches Wissen darüber vorhanden, wo und wie man berührt. Das erleichtert den Zugang zu der – allerdings anderen Form der zwischenmenschlichen – Berührung. Der touching-approach muss auf jeden Fall im sicheren Setting einer Ausbildung in Selbsterfahrung erlernt und geübt werden.

Berührung und Nicht-Berührung können sowohl heilsam als auch störend sein. Der Arzt und Leibpsychotherapeut Otto Hofer-Moser 2018 betont, dass beides für unsere Patientinnen schädlich sein kann: die Berührung, die an einer Stelle der Therapie einfach nicht stimmig oder passend ist, aber auch die fehlende Berührung des Trostes, des Mitgefühls und der stützenden Zuwendung durch die Therapeutin, die die Patientin damit alleinlässt.

6.6.7 Indikationen für die bewegungs-/körperpsychotherapeutische Einzeltherapie

Diese Behandlungsbeispiele sollen der Leserin einen Eindruck vermitteln, wie vielfältig und vielschichtig die bewegungs-/körperpsychotherapeutische Einzeltherapie ist. Es können hier nur kleine Ausschnitte und einige Aspekte dieser reichhaltigen Arbeit dargestellt werden. Sie als Leserin haben aber sicherlich bereits auch durch die vielen gruppentherapeutischen Beschreibungen eine Vorstellung davon bekommen, was noch differenzierter und intensiver in der Einzeltherapie angewendet werden kann.

Abschließend seien einige Indikationen für die körperpsychotherapeutische Einzeltherapie bei Schmerzerkrankungen aufgeführt. Einzeltherapie ist besonders indiziert bei ...

- verbal nur schwer erreichbaren Patientinnen,
- Patientinnen mit negativem körperliche Selbsterleben,
- Patientinnen ohne oder mit begrenztem Zugang zum eigenleiblichen Spüren,
- sehr kognitiv strukturierten Patientinnen,
- Patienten, die keinen Zugang zu ihrem Körper haben (mangelnder körperlicher Selbstbezug),
- Patientinnen, die unter einem hohen chronischen Stresslevel leiden,
- Patientinnen mit Körperbild- und Körperschemastörungen,
- leiblichen Dekarnationen (vgl. Kapitel 5.6) nach schweren Unfällen, Operationen oder Krebserkrankungen,
- Patientinnen, bei denen eine Gruppentherapie (noch) nicht möglich ist,
- Patientinnen, bei denen eine leibliche Nachsozialisation (zweiter Weg der Heilung) indiziert ist,
- Patientinnen mit somatoformen Störungsbildern mit dem Leitsymptom Schmerz (somatische Belastungsstörung) und
- Schmerzstörungen mit dissoziativer Symptomatik.

Wenden wir uns nun den klinisch-stationären Rahmenbedingungen für eine wirksame Körperpsychotherapie zu.

7 Rahmenbedingungen

Dieses Kapitel ist für diejenigen Kolleginnen geschrieben, die im klinisch-stationären Rahmen bzw. in Teams arbeiten. Hier sind einige Besonderheiten im Rahmen der körperpsychotherapeutischen Behandlung bei chronischen Schmerzerkrankungen zu beachten.

Um den Rahmen zu klären, in dem wir arbeiten, sollten wir z. B. die gesellschaftliche Funktion der Institution, die Klinikstrategie, die klinikinterne Machtstruktur, die Dynamiken zwischen den Berufsgruppen und den Stellenwert der eigenen Gruppe im Gesamtkonzept betrachten. So können wir unsere Grenzen, Spielräume und Rechte herausfinden und versuchen zu erweitern. Wir können die richtigen Ansprechpartner für unsere Interessen herausfinden und Unterstützung suchen. So können Frustrationen vermieden werden. Wo der institutionelle Schutz fehlt, ist keine gute Arbeit machbar, wo Teams inkonsequent und gegeneinander arbeiten, ist Frustration vorprogrammiert und ein Ausbrennen wahrscheinlich. Hier müssen wir in allen erdenklichen Gremien (Leitungsebene, Hausordnung, Betriebsrat usw.) institutionell arbeiten und können uns den Versuch sparen, durch besonders intelligente körper- und bewegungstherapeutische Übungen irgendetwas zu bewirken.

Hölzer/Fricke-Neef 2018 (S. 366) betonen die Wichtigkeit des institutionellen Rahmens nicht nur für ein stabiles Arbeitsbündnis, sondern für jede Form therapeutischen Arbeitens. Die Grenzen und damit die »Aus-Linien« des gemeinsam bespielten Feldes müssen in der Schmerztherapie eindeutig bestimmt werden. Diese werden vor allem dann erreicht, wenn Patientinnen sich willentlich oder krankheitsbedingt in selbst- oder fremdgefährdender Weise nicht an vereinbarte Regelungen halten oder in pathologische Zustände geraten, die innerhalb des Settings nicht mehr therapierbar sind.

7.1 Das therapeutische Team

Das therapeutische Schmerzteam besteht auf vielen psychosomatischen/psychotherapeutischen Schmerzstationen bzw. auf Stationen in der Psychiatrie aus der Chefärztin und/oder der Oberärztin, der somatischen Ärztin, der Psychotherapeutin (Psychologin), dem Pflegepersonal, der Kunsttherapeutin (Ergotherapeutin) und/oder Musiktherapeutin, der Bewegungs- oder Körpertherapeutin, der Physiotherapeutin und/oder Sporttherapeutin und der Sozialarbeiterin. Viele Stationen haben je nach eigenen Vorlieben ihre ganz spezifischen Zusammensetzungen bzw. sind vom aktuellen Stellenmarkt in ihren Besetzungen abhängig. Wir sprechen von multiprofessionellen, interdisziplinären stationären Behandlungsteams.

Bewegungs-, Leib und Körper(psycho)therapeutinnen sind häufig in diese Teams integriert. Methodisch haben die Therapeutinnen neben ganz unterschiedlichen Grundberufen (Physiotherapeutinnen, Motopädinnen, Sportwissenschaftlerinnen, Sozialarbeiterinnen u. v. m.) vielfach die Konzentrative Bewegungstherapie, die Integrative Bewegungstherapie oder eine andere körpertherapeutische oder tanztherapeutische Weiterbildung durchlaufen.

Bei allen Professionen ergibt sich das gleiche Bild, nämlich dass fachliches Spezialwissen zumeist von weiterem zusätzlichen Personal ergänzt werden muss. So ist es üblich, für die medikamentöse Einstellung bzw. bei Opiatentzug zuständige Liaisondienste in Form von Fachärztinnen für Anästhesie zu haben. Andererseits benötigen Einrichtungen der speziellen Schmerztherapie, die vornehmlich von Anästhesisten oder Neurologinnen betrieben werden, psychosomatisch-psychotherapeutisch orientierte Konsiliar- und Liaisondienste (Hölzer et al. 2018).

Ausrichtungen in Schmerzteams werden daher von vornherein hinsichtlich Fachlichkeit und professionelle Zusammensetzung oft sehr unterschiedlich vorgenommen. Verfahrensorientierungen, Vorlieben der Chefärztinnen und Hierarchien spielen häufig hierbei eine wichtige Rolle.

Nicht weniger »bunt« sieht es bei den **Spezialtherapien** (Kunst-, Musik-, Bewegungs-/Tanztherapie, zumeist sind aber auch weitere Bereiche wie Sozialarbeit, Physiotherapie, Ergotherapie gemeint) aus. Die, so kann man inzwischen sicherlich konstatieren, leisten heutzutage einen wichtigen Beitrag zu einer gelingenden multidisziplinären Therapie im Gesamtrahmen. Hatten früher diese Methoden eine vornehmlich tiefenpsychologische Ausrichtung, so gibt es heute Tendenzen zu mehr integrativen Ausrichtungen. Eine Besonderheit ist, dass gerade an Kliniken, die vornehmlich verhaltenstherapeutisch ausgerichtet sind, häufig Kolleginnen mit einem spezialtherapeutisch tiefenpsychologischen Ansatz arbeiten. Diese Vielfalt wird sich, so meine Auffassung, auch in den nächsten Jahren kaum ändern.

Für das Team bedeutet dies, dass es sich sowohl in seiner Kommunikationssprache bzgl. diagnostischer Auffassung, Fokusbildung, als auch Interventionswahl und in der Dokumentation auf eine gemeinsame »Kultur« einigen sollte. Ansonsten gehen vielfältige Energien durch ideologisch gefärbte Diskussionen verloren. Hier empfehle ich nebst einer bio-psycho-sozial-ökologischen Ausrichtung, sich zum einen auf Evidenzbasierung und neurobiologische Erkenntnisse zu stützen, aber sich ebenso an den beobachtbaren Phänomenen, an der Zwischenleiblichkeit und den sozialen Interaktionen mit unseren Patientinnen zu orientieren. Mit einer guten Wahrnehmung erzielt man bessere Behandlungsergebnisse als durch eine distanzierte Klassifikation von Krankheit.

7.2 Die Rolle der Körpertherapie

Allein in der Körpertherapie arbeiten häufig im Team unterschiedliche Berufsgruppen (von der Masseurin über Physiotherapeutin, Sporttherapeutin bis hin zu IBT-/KBT-Therapeuten) und »teilen den Körper« manchmal noch einmal unter sich auf. Daher ist es wichtig, dass man über die therapeutischen Maßnahmen der Kolleginnen Bescheid weiß, Wirkfaktoren und Gefahren kennt und einander unterstützt. Ich habe bereits Anfang der 1990er-Jahre dieses Problem thematisiert und verschiedene Lösungsmöglichkeiten dargestellt (Waibel 1991). Dieses Buch soll weitere Hilfe zur gegenseitigen Unterstützung anbieten.

So sind Hilfen für die »biologischen Probleme des Schmerzes« durch eine versierte Physiotherapeutin (alternativ durch eine auch krankengymnastisch arbeitende Masseurin) gerade bei somatischen Fixierungen bzw. in der Anfangsphase sehr wertvoll, da die Kollegin viel Druck aus dem Team nimmt. Das Bedürfnis nach Massage ist auch in der ganz normalen physiotherapeutischen Praxis sehr hoch, wie Physiotherapeuten zu berichten wissen. Immer wieder legen Patienten ein Rezept mit Krankengymnastik auf den Tisch, betonen aber direkt, dass sie Massage brauchen (Pfülb 2022). Der Bedarf nach passiver Zuwendung und Schmerzlinderung ist immens. Ich spreche hier von einem Bedürfnis nach guter Leibinkarnation (vgl. Kapitel 5.6). Als Supervisor begegne ich solchen alltäglichen Problemen in allen Bereichen des Medizinsystems.

Die Patientin von der Massage zur selbstfürsorgenden körperlichen guten Aktivität bzw. zu selbstwirksamen eigenständigen Übungen zu führen ist oft ein steiniger, langer Weg und erfordert gute Unterstützung aus dem Team und ein entsprechendes Konzept.

Die körperliche Aktivierung, deren Bedeutung in diversen Kapiteln hervorgehoben wurde, stellt eine weitere Herausforderung dar, die vom gesamten Team geleistet werden muss. Schmerzpatientinnen zu einem aktiven und bewegungsbewussten Lebensstil zu motivieren, erfordert Ausdauer, Energie und viel Überzeugungsarbeit.

Gegenseitiger Halt, lebendige (nicht unkritische) Zusammenarbeit mit überzeugenden Argumenten für die Therapiemaßnahmen, Unterstützung und Supervision sind daher wichtige Faktoren für eine gelingende Teamarbeit. Leider ist es heute auch üblich, dass man sich – gerade bei kleinen Teams – die entsprechenden Leistungen »hinzukauft«. Die zuständigen Fachkräfte wie Kunsttherapeutinnen und Körpertherapeutinnen sind dann meist nicht wirklich in die Teamarbeit integriert. Davon rate ich ab, weil auch die Patienten schnell den Unterschied zwischen dem »Kernteam« und den Kolleginnen kennen, die »zuarbeiten«. In der Regel verfügen dann die Kolleginnen auch kaum über fachspezifische Weiterbildungen. Dies führt zu zahlreichen Konfliktkonstellationen bzw. dazu, dass die Wirksamkeit der verabreichten Maßnahmen »verpufft«, weil sie nicht in ein Gesamtkonzept eingebunden sind.

7.3 Supervision und Intervision

Als Supervisand und Dipl. Supervisor kenne ich Supervision aus beiden Rollen: Supervision und Intervision sind sehr hilfreiche Instrumente für das therapeutische Schmerzteam. Supervision wird hierbei von einer externen Fachkraft geleistet, die über entsprechende Fachkompetenz (medizinisch-psychologisches Wissen) und Feldkompetenz (Arbeit mit Schmerzpatientinnen) verfügt. Vierwöchentlich sollte mindestens eine Supervisionseinheit von zweimal 45 Minuten angeboten werden. Ich kenne sogar Teams, die wöchentlich Supervision haben (z. B. 30 bis 45 Minuten). Unterstützend und ergänzend sind auch Intervisionssitzungen im gesamten Team oder in Teilen (z. B. bei den Spezialtherapeuten), die sich methodisch und praktisch kollegial austauschen. Voraussetzung ist hier allerdings eine gute Interaktions- und Kommunikationsstruktur aller Beteiligten. Junge und neue Kolleginnen können so von der Arbeit der »alten Hasen« profitieren und finden sich damit schneller ins Team ein. Voneinander lernen wird hier optimiert. Sich spezifisch nur auf Fallsupervision oder Teamsupervision zu spezialisieren, hat sich in der Praxis nicht bewährt. Patientinnen und Team sind eine Einheit und beeinflussen einander. Diese Prozesse gilt es in den Supervisionen zu beleuchten.

7.4 Therapiepläne und Gruppenteilnahme

In den meisten Institutionen gibt es aus pragmatischen Gründen feste Therapiepläne. Diese lassen einem außer in der Einzeltherapie wenig Spielraum, geben aber der Teamarbeit und den Patienten eine stabile Struktur. Ich stand dem anfangs kritisch gegenüber, schätze aber inzwischen die klare Struktur für unsere Patientinnen. Ein Großteil der Therapien findet im klinischen Bereich inzwischen in Gruppen statt. Wie auch in diesem Buch beschrieben, haben wir stets mit den gleichen Gruppenmitgliedern aus dem Schmerzteam die dazugehörige Ausdauertherapiegruppe gebildet. Die Belastungsunterschiede sind hierbei riesig und jede Sporttherapeutin würde dies als ineffektiv und zu unspezifisch ablehnen. Tatsächlich können schon allein zwei Therapeutinnen eine solche Gruppe gut durchführen und die Wirkungen der Gruppendynamik, das Gruppenerleben der Teilnehmerinnen, sind denen eines verbesserten Aktivitätstrainings unter biologischen Gesichtspunkten weit überlegen. Ich habe dies in den entsprechenden Kapiteln begründet. Daher empfehle ich, die »Schmerzgruppe« keinesfalls auseinanderzureißen und die Patientinnen auf einzelne Gruppen zu verteilen. Bei uns war die Gruppenteilnahme immer verpflichtend. Nur in Ausnahmefällen wie bei Erkältung bzw. bei besonderer Ansteckungsgefahr durften Teilnehmer fehlen. Motivierende Hilfen aller Teammitglieder gerade für die aktiven Gruppenangebote sind äußerst wichtig. Hier sollten alle Teammitglieder über Sinn und Ziele, Inhalte und Wirkung der Gruppen Bescheid wissen und möglichst mehrfach teilgenommen haben.

7.5 Kurzzeit-, Langzeit-, Intervall- und ambulante Therapie

In diesem Buch werden viele Formen körpertherapeutischer Praxis beschrieben, die sowohl für die Kurzzeittherapie, die teilstationäre Therapie, die Langzeittherapie, die Intervalltherapie als auch für die ambulante Einzeltherapie und evtl. für die Gruppe geeignet sind. Durch meine eigene Arbeit in ganz unterschiedlichen Settings (von Drei-Wochen-Rehas über Therapien auf der Akutstation, die bis zu zwölf Wochen dauern, bis hin zu ambulanten Therapien) sind die unterschiedlichsten Erfahrungen eingeflossen. Die meisten dargestellten Übungen und Vorgehensweisen sind für unterschiedliche Settings geeignet, müssen aber ggf. modifiziert werden. Für mich war die Umsetzbarkeit auch in kurzen Therapieeinheiten besonders wichtig. Hinweisen möchte ich aber auf den Umstand, dass Patientinnen von manchen Angeboten oft erst in sogenannten Intervalltherapien (mehreren Aufenthalten) profitieren können. Das trifft auf die Entspannung, auf die Ressourcenarbeit und die konfliktzentrierte Arbeit zu. Oft lassen sich die Patientinnen erst nach dem zweiten oder dritten Aufenthalt auf die Therapie ein und verändern ihren Alltag nach und nach entsprechend. Hier ist viel Geduld nötig.

7.6 Ambulante Schmerztherapie

Eine gute bio-psycho-soziale ambulante Schmerztherapie ist ebenso wie eine stationäre Psychotherapie nicht einfach zu finden. Für die stationäre erfolgreiche Therapie sind aber gerade die ambulante Weiterführung und die stationär-ambulante Vernetzung sehr wichtig. Integrative Leib- und Bewegungstherapie wird wie alle anderen spezialtherapeutischen Methoden (bis auf Physio- und Ergotherapie) von der Krankenkasse nicht übernommen. Es gibt immer mehr Psychotherapeutinnen, die mit Physio- und Körpertherapeutinnen zusammenarbeiten. Das sind gute Entwicklungen. Zunehmend gibt es zudem mehr und mehr Patientinnen, denen ihre Gesundheit so wichtig ist, dass sie z. B. Körperpsychotherapie selber bezahlen, weil sie einfach sehr hilfreich ist. Ohnehin haben nicht wenige Patientinnen für sogenannte alternative Heilmethoden vorher auch schon erhebliche Geldbeträge ausgegeben.

Im letzten Kapitel finden Sie noch ein paar Hinweise zur Aus-, Fort- und Weiterbildung, die erfahrungsgemäß immer wieder angefragt werden.

8 Aus-, Fort- und Weiterbildung

Die Arbeit mit chronischen Schmerzpatientinnen erfordert ein enormes fachspezifisches Wissen. Für mich war dies im Laufe meiner beruflichen Karriere neben der Arbeit mit Essstörungen die größte Herausforderung. Neue Kolleginnen, gleich welcher Berufsgruppe, sind daher am Anfang zumeist überfordert und nicht besonders glücklich in ihrer Arbeit. Sie bedürfen einer guten kollegialen Unterstützung, Fort- und Weiterbildung sowie Supervision. Einarbeitungszeiten bis zu einem halben Jahr, häufig auch ein Jahr, sind normal! Wird man diesem Umstand nicht gerecht, kommt es häufig zu Kündigungen gerade auch bei begabten Kolleginnen, die der großen Anfangsherausforderung inhaltlich, persönlich und menschlich noch nicht gewachsen sind. Ein Team sollte daher seine neuen Kolleginnen besonders behutsam und intensiv begleiten.

Im Internet werden zahlreiche körperpsychotherapeutische Weiterbildungen angeboten. Wichtig ist, dass diese gewisse Standards erfüllen. Das ist in der Regel gewährleistet, wenn der Fachverband Mitglied bei der Deutschen Gesellschaft für Körperpsychotherapie e. V. (https://koerperpsychotherapie-dgk.de/) ist.

Vieles von dem, was Sie in diesem Buch gelesen haben, finden und erlernen Sie in der Ausbildung der Integrativen Leib- und Bewegungstherapie (IBT). Gerade für Bewegungstherapeutinnen, Sportwissenschaftlerinnen, Sport- und Gymnastiklehrerinnen, Physiotherapeutinnen, Sporttherapeutinnen, Motopädagoginnen und verwandten Berufsgruppen, die zunächst auf einer soliden funktional-motorischen und medizinischen Grundlage ausgebildet wurden, empfehle ich zur Weiterentwicklung die Ausbildung zur Integrativen Leib- und Bewegungstherapeutin an der Europäischen Akademie für psychosoziale Gesundheit (EAG/FPI), die in Hückeswagen (https://www.eag-fpi.com/) angeboten wird. Sie entwickeln hier Ihr biologisches Verständnis von Körper und Bewegung zu einer bio-psycho-sozial-ökologischen Grundhaltung weiter. Ihr Verständnis für die komplexen Erkrankungen und Zusammenhänge nicht nur bei chronischem Schmerz wird in Selbstverfahrung und Anwendung für die klinische Praxis dabei zu einem phänomenologisch-tiefenhermeneutischen Grundverständnis.

Für Ärztinnen und Psychologinnen sowie fortgeschrittene Körpertherapeutinnen (HPG) gibt es ein Curriculum »Körperpsychotherapie« an der EAG, das sich in einer Kompaktweiterbildung u. a. mit Trauma und Schmerz unter körperpsychotherapeutischen Gesichtspunkten auseinandersetzt (https://www.eag-fpi.com/kurzzeitausbildungen/bewegungs-koerpertherapie/weiterbildung-koerpertherapie/). Hier vermittle ich mit meiner Kollegin Cornelia Jakob-Krieger das notwendige Wissen spezifisch für die klinische Arbeit in Einzel- und Gruppentherapie als auch für die eigene Praxis.

Auch führen wir regelmäßig ein- bis zweimal im Jahr für körperpsychotherapeutische Kolleginnen, die an der Kompaktweiterbildung teilgenommen haben, bzw. für facherfahrene Kolleginnen, die in diesem Bereich arbeiten, prozessbegleitende Supervisionen in der Gruppe durch. Ziel ist es, die körpertherapeutische Praxis in der Einzelarbeit als auch in der Gruppe zu verfeinern, den eigenen Behandlungsstil zu reflektieren und zu verbessern und neue Methoden und Techniken kennenzulernen. Dies kann auch störungsspezifisch ausgerichtet sein. Das Seminar ist ebenso offen für Therapeutinnen, die über eine angemessene körpertherapeutische Ausbildung und Praxis verfügen und ihre Prozesse in einem sicheren und vertrauensvollen Gruppensetting dauerhaft begleitend vertiefen möchten. Zum Einsatz kommen kreative Medien, Leibarbeit, Embodiment, Realinszenierung u. v. m. Das Seminar wird offen angeboten. Weitere Informationen und Teilnahmevoraussetzungen sind über Herrn Waibel (07525-7449), info@mjwaibel.de zu erhalten.

Weitere spezifische Seminare z. B. zur Naturtherapie, Atemtherapie usw. können ebenso an der EAG gebucht werden.

Kontakt:
Europäische Akademie EAG/FPI gGmbH
Wefelsen 5
42499 Hückeswagen
Telefon: 02192 / 858-416
Telefax: -22
E-Mail: info@eag-fpi.de

Literatur

Ärzteblatt (2022) WHO: Milliarden Menschen vonLuftverschmutzung betroffen, 4. April [Preprint]. https://www.aerzteblatt.de/nachrichten/133139/WHO-Milliarden-Menschen-von-Luftverschmutzung-betroffen.

AerzteZeitung.de (2006) Lieber den Boxsack prügeln als den Mitschüler. https://www.aerztezeitung.de/Medizin/Lieber-den-Boxsack-pruegeln-als-den-Mitschueler-389376.html (Zugriff: 24. März 2022).

Afari, N., Ahumada, S. M., Wright, L. J. (2013) Psychological trauma and functional somatic syndromes: a systematic review and meta-analysis, Pubmed Review Psychosom Med. 2014 Jan; 76 (1):2–11. doi: 10.1097/PSY.0000000000000010. Epub 2013 Dec 12. [Preprint]. https://pubmed.ncbi.nlm.nih.gov/24336429/.

Alexander, G. (2012) Eutonie: ein Weg der körperlichen Selbsterfahrung. 10., erg. Aufl. hg. v. K. Schaefer. Bern.

Al-Harthy, M. et al. (2016) The effect of culture on pain sensitivity, J Oral Rehabil. 2016, Feb.; 43 (2): 81–8.

Andritzky, W. (1996) Unkonventionelle Heilweisen an psychiatrischen und psychotherapeutischen Einrichtungen in Deutschland, Gesundheitswesen 58, 21–30.

Angerer, P. (Hg.) (2014) Psychische und psychosomatische Gesundheit in der Arbeit: Wissenschaft, Erfahrungen, Lösungen aus Arbeitsmedizin, Arbeitspsychologie und Psychosomatischer Medizin; [Thema Jahrestagung DGAUM 2013], in: Handbuch der Arbeitsmedizin. Landsberg am Lech.

Antonovsky, A. (1979) Health, stress, and coping. 1. Aufl. San Francisco: Jossey-Bass Publishers (The Jossey-Bass social and behavioral science series).

Antons, K. (2018) Das kollektive Böse – Destruktive Kräfte in Gruppen, PiD – Psychotherapie im Dialog 19, 42–46.

Apfalter, I., Stefan, R., Höfner, C. (2021) Grundbegriffe der Integrativen Therapie: ein Nachschlagewerk. Wien.

Ärzteblatt, D. Ä. G., Redaktion Deutsches (2020) Schmerztherapie: Wie sich Opioide einsparen lassen, Deutsches Ärzteblatt. https://www.aerzteblatt.de/archiv/212689/Schmerztherapie-Wie-sich-Opioide-einsparen-lassen (Zugriff: 20. März 2022).

Asay, T. P., Lambert, M. J. (2001) Empirische Argumente für die allen Therapien gemeinsamen Faktoren: Quantitative Ergebnisse, in: Hubble, M. A., Duncan, B. L., Miller, S. D. (Hg.): So wirkt Psychotherapie. Empirische Ergebnisse mit praktischen Folgerungen. Dortmund.

Backmann, U., Waibel, M. J. (2019) Trauma und Schmerz. https://www.fpi-publikation.de/integrative-bewegungstherapie/01-2019-waibel-martin-j-in-bewegung-integrative-humantherapie-auf-dem-wege-liber-amicorum-festgabe-fuer-univ-prof-dr-mult-hilarion-g-petzold-zum-75-geburtstag-ein-beweg/.

Balint, E., Balint, M. (1972) Angstlust und Regression: Beitrag zur psychologischen Typenlehre. Reinbek b. Hamburg.

Bandura, A. (1977) Self-efficacy, Psychological Review, 84, 191–215.

Bandura, A., Olligschläger, U. (1979) Aggression: Eine soziallerntheoret. Analyse. [Übers. v. Uwe Olligschläger]. Stuttgart.

Bartmann, U. (2009) Joggen und Laufen für die Psyche: ein Weg zur seelischen Ausgeglichenheit. 5., überarb. und erw. Aufl. Tübingen.

Bateson, G. (1972) Schizophrenie und Familie. Beiträge zu einer neuen Theorie. Frankfurt am Main.

Bauder, M. (1998) Naturerleben Integrative Bewegungstherapie in Gruppen im klinischen Kontext mit einem ressourcenorientierten Ansatz, https://www.fpi-publikation.de/integrative-bewegungstherapie/.
Bauder, M. and Waibel, M. J. (2009) Somatoforme Schmerzstörungen, in: Integrative Bewegungstherapie. Stuttgart.
Bauer, M. (2007) Die Seele läuft mit: die meditative Laufschule für Fitness und innere Harmonie. 1. Aufl. München.
Bayerischer Landespsychotherapeutentag (2017) Die Embodiment Perspektive in der Psychotherapie: theoretische Hintergründe und praktische Anwendungen, Bayerischer Landespsychotherapeutentag 2017. https://www.ptk-bayern.de/ptk/web.nsf/gfx/DFB67646AB78DBFBC12581B7003CB01B/$file/LPT-2017-Flyer.pdf.
Beerthuizen, A. et al. (2012) The association between psychological factors and the development of complex regional pain syndrome type 1 (CRPS1) – A prospective multicenter study, European Journal of Pain 15: 971–5.
Beutel, M., Lausberg, H., Subic-Wrana, C. (2006) Warum Zurückweisung schmerzt Neuere neurobiologische Ergebnisse, in: Psychotherapeut 51: 245–247 DOI 10.1007/s00278-006-0490-1 Online publiziert: 8. April 2006 © Springer Medizin Verlag 2006, 245–247.
Böhme, G. (2002) Die Natur vor uns: Naturphilosophie in pragmatischer Hinsicht. Kusterdingen.
Bold, R. M. (Hg.) (1987) Stemmführung nach R. Brunkow: eine krankengymnastische Behandlungsmethode bei neuromuskulären Störungen. 4., durchges. Aufl. Stuttgart.
Bonanno, G. A., Halfbrodt, M., Petzold, H. G. (2012) Die andere Seite der Trauer: Verlustschmerz und Trauma aus eigener Kraft überwinden. Bielefeld.
Bondo Lind, A., Delmar, C., Nielsen, K. (2014) »Struggling in an emotional avoidance culture: A qualitative study of stress as a predisposing factor for somatoform disorders«, Journal of Psychosomatic Research Volume 76, Issue 2, Februar, 94–98.
Braunbarth, I. (2018) Umfrage und Auswertung unter Bewegungstherapeuten in schwierigen Behandlungsbedingungen, in: Waldkappel: persönliches Archiv und Aufzeichnung. https://ibt-verein.de/wp-content/uploads/2022/01/Groups-impossible_vers202105121waibel-braunbarth.pdf.
Breil-Weiss, A. (2008) Aspekte einer Integrativen Therapie von Schmerzstörungen. Die Bedeutung von Selbstregulation und Selbstbeziehung in der Therapie mit Schmerzpatienten. http://www.fpi-publikation.de/images/stories/downloads/polyloge/Breil-Weiss-Polyloge-09-2008.pdf (Zugriff: 02. November 2018).
Brumund, L., Märtens, M. (1998) Die 14 Heilfaktoren der Integrativen Therapie und ihre Bedeutung im Urteil der Therapeuten, in: Gestalt und Integration, 2, 448–466.
Brunner, J. (2017) Psychotherapie und Neurobiologie: neurowissenschaftliche Erkenntnisse für die psychotherapeutische Praxis. 1. Aufl. Stuttgart.
Buchheim, P., Bergmann, M. S. (Hg.) (1992) Liebe und Psychotherapie. Berlin, Heidelberg.
Bushmann, B. J., Baumeister, R. F., Stack, A. D. (1999) Cartharsis, Aggression, and Persuative Influence: Self-Fulfilling or Self-Defeating Prophecies. Journal of Personality and Social Psychology 3, 367–376.
Buytendijk, F. J. (1961) Pain: Its modes and functions. Chicago.
Cierpka, M., Arbeitskreis zur Operationalisierung Psychodynamischer Diagnostik (Hg.) (2014) Operationalisierte Psychodynamische Diagnostik OPD-2: das Manual für Diagnostik und Therapieplanung. 3., überarb. Aufl. Bern.
Craig, A. D. (2017) How do you feel? An interoceptive moment with your neurobiological self.
Csikszentmihalyi, M. (1985) Flow: das Geheimnis des Glücks. Übers. v. A. Charpentier. Stuttgart.
Damasio, A. R. (2018) Der Spinoza-Effekt: wie Gefühle unser Leben bestimmen. 9. Aufl. übers. v. H. Kober. Berlin.
Deisseroth, K. (2021) Der Stoff, aus dem Gefühle sind: über den Ursprung menschlicher Emotionen. Übers. v. J. Neubauer. München.

Derra, C. (2003) Entspannungsverfahren und Hypnose, in: Handbuch chronischer Schmerz. Stuttgart, 392–403.
Derra, C. (2020) Entspannungsverfahren, in: Psychosomatik. Neurobiologisch fundiert und evidenzbasiert, 719–730.
Derra C., Schilling, C. (2022) Achtsamkeit und Schmerz. Stuttgart: Klett-Cotta.
Destatis (2022) Migration und Integration, Statistisches Bundesamt. https://www.destatis.de/DE/Themen/Gesellschaft-Umwelt/Bevoelkerung/Migration-Integration/_inhalt.html.
Deutsche Schmerzgesellschaft (2022) Herausforderung chronischer Schmerz. https://www.schmerzgesellschaft.de/patienteninformationen/herausforderung-schmerz.
Diogenes, L. O. A., Reich, K. (1968) Epikur Diogenes Laertius, X. Buch; griechisch – deutsch. Hamburg.
Dobersch, J., Holtforth, M., Egle, U. T. (2018) Interaktionelle Gruppentherapie bei stressinduzierten Schmerzstörungen Funktion und Aufgaben des Therapeuten, Psychotherapeut 63, 226–234.
Doering, S. A. (2021) Implizite Kommunikation, Beziehungserfahrung und Veränderung in der Psychotherapie. Londauer Psychotherapiewochen 2021, Lindau.
Dubos, R. J. (1987) Mirage of health: utopias, progress and biological change. New Brunswick.
Dürckheim, K. (2001) Der Alltag als Übung: vom Weg zur Verwandlung. 10. Aufl. Bern.
Dürckheim, K. (2005) Untersuchungen zum gelebten Raum. Hg. v. J. Hasse. Frankfurt am Main.
Dürckheim, K. G. (1996) Hara: die Erdmitte des Menschen. 19. Aufl. München.
Egger, J. W. (2015) Integrative Verhaltenstherapie und psychotherapeutische Medizin: ein biopsychosoziales Modell. Wiesbaden.
Egle, U. T., Zentgraf, B. (2021) Psychosomatische Schmerztherapie. Grundlagen, Diagnostik, Therapie und Begutachtung. 3. Aufl.
Egle, U. T. et al. (Hg.) (2003) Handbuch chronischer Schmerz: Grundlagen, Pathogenese, Klinik und Therapie aus bio-psycho-sozialer Sicht, mit 106 Tabellen. Stuttgart.
Egle, U. T. (Hg.) (2020): Neurobiologische Grundlagen und Risikofaktoren bei stressinduzierten Schmerzzuständen, in: Psychosomatik – neurobiologisch fundiert und evidenzbasiert: ein Lehr- und Handbuch. 1. Aufl. Stuttgart, 393–401.
Egle, U. T. et al. (Hg.) (2020) Psychosomatik – neurobiologisch fundiert und evidenzbasiert: ein Lehr- und Handbuch. 1. Aufl. Stuttgart.
Egle, U. T., Egloff, N., Känle, v. R. (2016) Stressinduzierte Hyperalgesie (SIH) als Folge von emotionaler Deprivation und psychischer Traumatisierung in der Kindheit Konsequenzen für die Schmerztherapie, Schmerz DOI 10.1007/s00482-016-0107-8 Published by, © Deutsche Schmerzgesellschaft e. V.
Eibl-Eibesfeldt, I. (1997) Die Biologie des menschlichen Verhaltens: Grundriß der Humanethologie. 3., überarb. u. erw. Aufl. Weyarn.
Eichler, J., Peseschkian, H. (1991) Psychosomatische Aspekte beim lumbalen Bandscheibenvorfall, in: Psychosomatik in der Orthopädie. Bern, Stuttgart, Toronto, 135–143.
Eisenberger, N. I., Lieberman, M. D., Williams, K. D. (2003) Does rejection hurt? An fMRI study of social exclusion., in: Science 302, 290–292.
Elbert, T., Moran, J., Schauer, M. (2017) Lust an Gewalt: appetitive Aggression als Teil der menschlichen Natur, in: Neuroforum 2017; 23 (2), 96–104.
Enders, D. (2017) Vorannahmen und Psychopathologisierungen – Arbeit mit Schmerzpatienten, FPI-Publikation, 30, https://www.fpi-publikation.de/polyloge/30-2017-enders-d-vorannahmen-und-psychopathologisierungen-arbeit-mit-schmerzpatienten/ (Zugriff: 20. März 2022).
Engel, G. (1977) The need for a new medical model: a challenge for biomedicine. In: Science 196.
Engel, G. L. (1959) Psychogenic pain and the pain-prone patient, in: American Journal of Medicine 26 (6), 899–918.
Entwicklungen der Gruppenpsychotherapie – Psychotherapie im Umbruch (2021). Lindau: Vortragsreihe auf den Lindauer Psychotherapiewochen.

Fischer, G. (Hg.) (2008) Psychodynamische Psycho- und Traumatherapie: Konzepte, Praxis, Perspektiven [Fachtag »Alles Trauma – oder?« am 29. 09. 2007 in Köln]. 1. Aufl. Wiesbaden.
Flammer, A. (1990) Erfahrung der eigenen Wirksamkeit: Einführung in die Psychologie der Kontrollmeinung. Bern.
Flückiger, C., Wüsten, G., Wampold, B. E. (2021) Ressourcenaktivierung: ein Manual für Psychotherapie, Coaching und Beratung. 3., überarb. Aufl. Bern.
Fonagy, P., Bateman, A. W. (2016) Mentalisieren in der psychotherapeutischen Praxis. 2. Druckaufl. Übers. v. E. Vorspohl. Stuttgart.
Forschung EAG (2018) Interview Hilarion Petzold, Symposium Integration, Möglichkeiten und Grenzen, Donau Universität Krems. https://www.youtube.com/watch?v=H3P6qlcCnOI (Zugriff: 19. März 2022).
Forstmeier, S., Rüddel, H. (2004) Volitionale Kompetenzen als Prädiktoren des Therapieerfolgs von Psychotherapien und psychosomatischer Rehabilitation. (Praxis der Klinischen Verhaltensmedizin und Rehabilitation, 17, Heft 67).
Foucault, M. (1986) Die Sorge um sich. o. O.
Frances, A. et al. (2013) Normal: gegen die Inflation psychiatrischer Diagnosen. Köln.
Frank, M., Weidtmann, N. (Hg.) (2010) Husserl und die Philosophie des Geistes. 1. Aufl. Berlin 1980.
Franzkowiak, P. (2018) Biomedizinisches Krankheitsmodell, Bundeszentrale für gesundheitliche Aufklärung [Preprint]. https://leitbegriffe.bzga.de/alphabetisches-verzeichnis/biomedizinische-perspektive/ vom 02. 01. 2022.
Freud, S. (1912) Gesammelte Werke: chronologisch geordnet. Frankfurt am Main.
Freud, S., Fliess, W. (1975) Aus den Anfängen der Psychoanalyse: Briefe an Wilhelm Fliess, Abhandlungen und Notizen aus den Jahren 1887–1902. Frankfurt am Main.
Freyberger, H. C., Spitzer, C. (2014) Risiken, Nebenwirkungen und das Abbruchproblem in der Gruppentherapie, in: Staats, H., Dally, A., Bolm, T. (Hg.): Gruppenpsychotherapie und Gruppenanalyse. Ein Lehrbuch für Klinik und Praxis. Risiken, Nebenwirkungen und das Abbruchproblem in der Gruppentherapie. Göttingen, 85–89. https://doi.org/10.13109/9783666402302.85.
Freyberger, H. J. (2016) Indikation zur Gruppenpsychotherapie, in: Der Psychotherapeut 61 (4), 314–317.
Fuchs, T. (2000a) Das Gedächtnis des Leibes, in: Phänomenologische Forschungen, Bd. 5. Nr. 1, 71–89.
Fuchs, T. (2000b) Psychopathologie von Leib und Raum. Darmstadt.
Fuchs, T. (2008) Zur Phänomenologie des Schmerzgedächtnisses, in: Sinn und Form 60, 319–328.
Fuchs, T. (2018) Leib, Raum, Person: Entwurf einer phänomenologischen Anthropologie. 2. Aufl. Stuttgart.
Fuchs, T. (2020) Verteidigung des Menschen: Grundfragen einer verkörperten Anthropologie. Originalausgabe. Berlin.
Fuchs, T. (2021) Das Gehirn – ein Beziehungsorgan: eine phänomenologisch-ökologische Konzeption. 6., erw. und aktual. Aufl. Stuttgart.
Fuchs, T. (2022) Zwischenleibliche Diagnostik, in: PSYCHOTHERAPEUTISCHE DIAGNOSTIK Kompendium für alle in Österreich anerkannten Therapieverfahren. 63–73.
Fürstenau, P. (1994) Entwicklungsförderung durch Therapie: Grundlagen psychoanalytisch-systemischer Psychotherapie. 2. Aufl. München.
Geil, D. et al. (2019) Schmerzchronifizierung nach operativen Eingriffen, in: Deutsches Ärzteblatt Int. 261–266. DOI: 10.3238/arztebl.2019.0261 [Preprint]. https://www.aerzteblatt.de/archiv/206671/Schmerzchronifizierung-nach-operativen-Eingriffen#:~:text=Nach%20Operationen%20entwickeln%20etwa%2010,als%20chronisch%20eingestuft%20zu%20werden.
Geniusas, S. (2015) Phänomenologie chronischen Schmerzes und ihre Auswirkungen auf die Medizin, in: Leid und Schmerz. Freiburg, München, 180–201.

Geuter, U. (2013) Körperpsychotherapie und Körpertherapie Versuch einer Definition, in: körper – tanz – bewegung, 1. Jg., 162–169.
Geuter, U. (2015) Körperpsychotherapie: Grundriss einer Theorie für die klinische Praxis. Berlin, Heidelberg.
Geuter, U. (2019a) Aktivieren und Ausdrücken – Das vierte Prinzip, in: ders. (Hg.) Praxis Körperpsychotherapie: 10 Prinzipien der Arbeit im therapeutischen Prozess. Berlin, Heidelberg, 157–191. https://doi.org/10.1007/978-3-662-56596-4_9.
Geuter, U. (2019b) Praxis Körperpsychotherapie: 10 Prinzipien der Arbeit im therapeutischen Prozess. Berlin.
Geuter, U. (2020) Stichwort: Grounding, in: körper, tanz, bewegung – Zeitschrift für Körperpsychotherapie und Kreativtherapie 1/2020, München, 26–29.
Glaser, V. (1980) Eutonie: das Verhaltensmuster des menschlichen Wohlbefindens. Lehr- und Übungsbuch für Psychotonik. Mit 2 Tabellen. Heidelberg.
Gleichgerrcht, E., Decety, J. (2013) Empathy in clinical practice: how individual dispositions, gender, and experience moderate empathic concern, burnout, and emotional distress in physicians, in: PLoS One. 19. April 8 (4): e61526. doi: 10.1371/journal.pone.0061526. Print 2013. [Preprint]. https://pubmed.ncbi.nlm.nih.gov/23620760/.
Gräff, C. (2008) Konzentrative Bewegungstherapie in der Praxis. 4. Aufl. Stuttgart.
Grawe, K. (1998) Psychologische Therapie. Göttingen, Bern.
Grawe, K. (2004) Neuropsychotherapie. Göttingen.
Grawe, K., Grawe-Gerber, M. (1999) Ressourcenaktivierung, ein primäres Wirkprinzip in der Psychotherapie, in: Psychotherapeut, 63–73.
Grunwald, M. (2020) Homo hapticus: Warum wir ohne Tastsinn nicht leben können. 1. Aufl. München.
Hadot, P. et al. (1991) Philosophie als Lebensform: geistige Übungen in der Antike. 2. Aufl. Berlin.
Hartmann, T., Hartmann, T. (2007) Nimm dein Problem und geh los! = Walking your blues away. Kirchzarten bei Freiburg.
Hass, W., Petzold, H. G. (1999) Die Bedeutung der Forschung über soziale Netzwerke, Netzwerktherapie und soziale Unterstützung für die Psychotherapie — diagnostische und therapeutische Perspektiven, in: Wege zu effektiven Psychotherapien, Bd. 1, Modelle, Konzepte, Settings: Psychotherapieforschung und Praxis Band 1: Modelle, Konzepte, Settings. Leverkusen, 193–272. https://link.springer.com/chapter/10.1007/978-3-663-01468-3_11.
Häuser, W. et al. (2009) Prävalenz und Prädiktoren von Schmerzen in mehreren Körperregionen. Ergebnisse einer repräsentativen deutschen Bevölkerungsstichprobe, in: Schmerz 23, 461–470 [Preprint].
Hausmann, B., Neddermeyer, R. (1996) BewegtSein: integrative Bewegungs- und Leibtherapie in der Praxis. Erlebnisaktivierung und Persönlichkeitsentwicklung. Wiesbaden.
Heedt, T. (2020) Somatoformer Störungsbilder und der Nutzen körperzentrierter Psychotherpien, in: Körper, Tanz, Bewegung. Zeitschrift für Körperpsychotherapie und Kreativtherapie 1, München, 3–15.
Heider, F. et al. (2004) Das Leben eines Psychologen: eine Autobiographie. Weinheim, Basel.
Heimann, P., Bohleber, W. (2016) Gegenübertragung und andere Schriften zur Psychoanalyse: Vorträge und Aufsätze aus den Jahren 1942–1980. Stuttgart.
Heinl, H. (1998) Die Behandlung chronischer Rückenschmerzen – Grundlagen – Therapiekonzept – offene Fragen, in: Riedel, H., Hennigsen, P. Blieskastel (Hg.): Stiftung Psychosomatik der Wirbelsäule. Blieskastel.
Heinl, H., Heinl, P. (2004) Körperschmerz – Seelenschmerz: die Psychosomatik des Bewegungssystems, ein Leitfaden. 3. Aufl. München.
Heinl, H., Spiegel-Rösing, I.-S. (1978) Integrative Gestalttherapie und Orthopädie, in: Integrative Therapie, 58–65.

Heinrichs, M. (2004) Sport und Depression. Behandlungsstrategien und Methoden durch die Sporttherapie. https://nbn-resolving.org/urn:nbn:de:101:1-2019021405523563725688 (Zugriff: 23. August 2021).

Heise, T., Schuler, J. (Hg.) (2002) Transkulturelle Beratung, Psychotherapie und Psychiatrie in Deutschland. 2. Aufl. Berlin.

Herkert, J. (2021) Integrative Regulation von Spannung/Entspannung (IDR) in der Arbeit mit Schmerzpatient:innen im Bereich der Psychoonkologie. FPI-Publikation 30 https://www.fpi-publikation.de/polyloge/30-2021-herkert-j-integrative-regulation-von-spannung-entspannung-idr-in-der-arbeit-mit-schmerzpatientinnen-im-bereich-der-psychoonkologie/ (Zugriff: 20. März 2022).

Hermann Schmitz im Gespräch [Video] (2010). https://www.youtube.com/watch?v=Ujm8gQDTqPI.

Hofer-Moser, O. (2018) Leibtherapie: eine neue Perspektive auf Körper und Seele. Gießen.

Höfner, C., Hochgerner, M. (2020) PSYCHOTHERAPEUTISCHE DIAGNOSTIK Kompendium für alle in Österreich anerkannten Therapieverfahren. o. O.

Höhmann, A. (1994) Das Ko-respondenzmodell der Integrativen Bewegungstherapie, in: Integrative Bewegungstherapie 1, 27–34.

Höhmann-Kost, A., Siegele, F., Waibel, M. J. (Hg.) (2018) Integrative Leib- und Bewegungstherapie (IBT): Theorie und Praxis. 3., aktual. u. erw. Aufl. Bern.

Hollmann, W., Strüder, H. K. (2009) Sportmedizin: Grundlagen für körperliche Aktivität, Training und Präventivmedizin, mit 91 Tabellen. 5., völlig neu bearb. u. erw. Aufl. Stuttgart.

Hölzer, M., Fricke-Neef, C. (2018). Mehr als nur Spielregeln - Der Rahmen in der stationären Psychotherapie., in: Hölzer, M., Wöller, W., Berberich, G. (Hg.): Stationäre Psychotherapie. Von der Anmeldung bis zur Entlassung. Stuttgart.

Hölzer, M., Wöller, W., Berberich, G. (2018) Stationäre Psychotherapie: von der Anmeldung bis zur Entlassung. Stuttgart.

Huang, A. C. (1994) Lebensschwung durch T'ai-chi: ein chinesischer Meister der Rhythmik lehrt die Meditation in der Bewegung. 7. Aufl. München.

Huber, G. (1990) Sport und Depression: ein bewegungstherapeutisches Modell. Frankfurt am Main.

Huber, M., Plassmann, R., Deutsche Gesellschaft für Trauma und Dissoziation (Hg.) (2012) Transgenerationale Traumatisierung: Tagungsband zur DGTD-Tagung im September 2011 in Bad Mergentheim. 1. Aufl. Paderborn.

Huberman, A. (2021) Man kann Stress ausschalten, indem man die Umwelt anders betrachtet. https://www.spektrum.de/news/mit-der-richtigen-atmung-und-weitem-blick-stress-abbauen/1813064.

Hübner, L., Petzold, H. G. (2018) Integrative Bewegungs-Therapie und Körperbilder/Body Charts bei der Behandlung von TraumapatientInnen in der Psychosomatik – Der »Informierte Leib« öffnet seine Archive (2001/2017), in: POLYLOGE 23. https://www.fpi-publikation.de/downloads/?doc=polyloge_huebner-petzold-2001-2017-integrative-bewegungs-therapie-koerperbilder-body-charts-polyloge-23-2018.pdf.

Hunter, M. R., Chen, S. Y.-P., Gillespie, B. W. (2019) Urban Nature Experiences Reduce Stress in the Context of Daily Life Based on Salivary Biomarkers, in: Front. Psychol., 4. April Environmental Psychology https://doi.org/10.3389/fpsyg.2019.00722 [Preprint].

Husserl, E. (1952) Ideen zu einer reinen Phänomenologie und phänomenologischen Philosophie. Zweites Buch. Husserlianan Bd. IV, Tübingen.

Hüther, G. (2016) Bedienungsanleitung für ein menschliches Gehirn. 12., unveränd. Aufl. Göttingen.

Interview Hilarion Petzold, Symposium Integration, Möglichkeiten und Grenzen, Donau Universität Krems (2018). https://www.youtube.com/watch?v=H3P6qIcCnOI (Zugriff: 19. März 2022).

Johnson, K. V. A., Dunbar, J. M. (2016) Pain tolerance predicts human social network size, in: Scientific Reports 6.

Jonas, K., Brodbeck, F. C. (Hg.) (2014) Sozialpsychologie: mit … 25 Tabellen. 6., vollst. überarb. Aufl. Berlin.

Känel, R. von et al. (2016) Die somatische Belastungsstörung: Stress durch Körpersymptome, in: PRIMARY AND HOSPITAL CARE – ALLGEMEINE INNERE MEDIZIN 16 (10), 192–195.

Kanfer, F. H., Reinecker, H., Schmelzer, D. (1991) Selbstmanagement-Therapie: ein Lehrbuch für die klinische Praxis. Berlin.

Kelly, J. M., et al. (2014) The influence of the patient-clinician relationship on healthcare outcomes: a systematic review and meta-analysis of randomized controlled trials, in: PLoS One 9 (6): e101191 [Preprint]. https://pubmed.ncbi.nlm.nih.gov/24718585/.

Kizilhan, J. I. (2016) Kulturelle Deutungen des Schmerzes in familienorientierten Gesellschaften, in: Schmerz DOI 10.1007/s00482-016-0127-4 © Deutsche Schmerzgesellschaft e. V. Published by – all rights reserved 2016 [Preprint].

Kizilhan, J. I. (2009) Interkulturelle Aspekte bei der Behandlung somatoformer Störungen, in: Psychotherapeut 54: DOI 10.1007/s00278-009-0656-8, online publiziert: 26. Februar, 281–288.

Kizilhan, J. I. (2011) Zum psychotherapeutischen Arbeiten mit Migrantinnen und Migranten in psychosomatischpsychiatrischen Kliniken, in: Psychotherapeutenjournal 1 [Preprint]. https://www.academia.edu/989656/Zum_psychotherapeutischen_Arbeiten_mit_Migrantinnen_und_Migranten_in_psycho_somatischpsychiatrischen_Kliniken.

Kjellrup, M. (2000) Eutonie: bewußt mit dem Körper leben. Neuausg. München.

Klärner, A. et al. (Hg.) (2020) Soziale Netzwerke und gesundheitliche Ungleichheiten: eine neue Perspektive für die Forschung. Wiesbaden.

Klauer, T., Schneider (2016) Behandlungsmotivation und Indikation von Psychotherapie, in: Psychotherapeut 61 (4), 318–326.

Klein-Vogelbach, S. (1993) Funktionelle Bewegungslehre. 4., überarb. Aufl., 2., korr. Nachdr. Berlin, Heidelberg.

Kohnen, N. (2003) Von der Schmerzlichkeit des Schmerzerlebens: wie fremde Kulturen Schmerzen wahrnehmen, erleben und bewältigen. 1. Aufl. Ratingen.

Krankheitsbilder im Umbruch: Die somatische Belastungstörung. Ein Konzept für den Umbruch? (2021). Lindau: Lindauer Psychotherapiewochen.

Kröner-Herwig, B. et al. (2011) Schmerzpsychotherapie: Grundlagen – Diagnostik – Krankheitsbilder – Behandlung. 7., vollst. aktual. u. überarb. Aufl. Berlin, Heidelberg.

Kysely, H. (2022) Trauma-Erfahrung Krebs, in: Schmerz. Therapie, Juli Nr. 3, 5. Jg.

Lambert, M. J. (Hg.) (2013) Bergin and Garfield's handbook of psychotherapy and behavior change. 6. Aufl. New York.

Lane, R. D. et al. (2015) Affective agnosia: Expansion of the alexithymia construct and a new opportunity to integrate and extend Freud's legacy, 594–611.

Lazarus, R. S., Folkman, S. (1984) Stress, appraisal, and coping. 11. [print.]. New York.

LeDoux, J. E., LeDoux, J. E. (2012) Das Netz der Gefühle: wie Emotionen entstehen. 6. Aufl. München.

Leff, J., Vaughn, C. (1985) Expressed Emotion in Families. Guilford Press, New York.

Leitner, A. (2010) Handbuch der Integrativen Therapie. Wien.

Leuzinger-Bohleber, M., Emde, R. N., Pfeifer, R. (2013) Embodiment ein innovatives Konzept für Entwicklungsforschung und Psychoanalyse. Göttingen.

Leymann, H. (1993) Mobbing: Psychoterror am Arbeitsplatz und wie man sich dagegen wehren kann. 1. Aufla. Reinbek bei Hamburg.

Litke, C. et al. (2022) Organic anion transporter 1 is an HDAC4-regulated mediator of nociceptive hypersensitivity in mice, in: Nature Communications (15. Februar).

Loew, T. H. et al. (2006) Körperpsychotherapien – wissenschaftlich begründet? Eine Übersicht über empirisch evaluierte Körperpsychotherapieverfahren, in: Handbuch der Körperpsychotherapie. Stuttgart.

Ludwig, H. (2009) Chronische Schmerzen, in: Integrative Bewegungstherapie. Störungsspezifische und ressourcenorientierte Praxis. Stuttgart, 167–186.

Ludwig, H. (2013) Bewegungstherapie bei chronischen Schmerzen im Rahmen der ... FPI-Publikation 04 [Preprint]. https://www.fpi-publikation.de/supervision/04-2013-ludwig-hermann-bewegungstherapie-bei-chronischen-schmerzen-im-rahmen-der/ (Zugriff: 20. März 2022).

Lüttich, H. (2020) Seniorenparadiese in Mittelstädten, Studie Seniorenparadiese. https://www.contor.org/studien/kommual/senioren/.

Maier, C., Hoffmann, D. (2020) Chronischer Schmerz bei Versicherten der GUV nach Arbeitsunfällen und Berufskrankheiten Stand 04/2020. Hamburg. https://www.bgw-online.de/resource/blob/20898/a84671ac9fa24d18099c48a13f5fb995/chronischer-schmerz-bei-versicherten-der-guv-data.pdf.

Maio, G., Bozzaro, C., Eichinger, T. (Hg.) (2015) Leid und Schmerz: konzeptionelle Annäherungen und medizinethische Implikationen. Originalausgabe. Freiburg, München.

Marcel, G. (1992) Werkauswahl. 2: Metaphysisches Tagebuch, 1915 – 1943 / ausgew. und hg. mit einer Einl. von Siegfried Foelz. Paderborn.

Marlock, G., Weiss, H. (2006) Handbuch der Körperpsychotherapie. Stuttgart.

Mattke, D., Strauß, B. M. (2012) Indikation, Prognose und Zusammensetzung von Therapiegruppen, in: Strauß, B. M., Mattke, D. (Hg.): Gruppenpsychotherapie. Lehrbuch für die Praxis. Berlin, 59–67.

Maxon, S. C. (1998) Homologous Genes, Aggression, and Animal Models, in: Developmental Neuropsychology 14, 143–156.

Meier Köhler, U. (2016) Behandlungsansatz für die Integrative Bewegungstherapie und Sporttherapie mit chronischen SchmerzpatientInnen im Rahmen eines stationären Aufenthalts in einer Psychiatrischen Klinik, in: POLYLOGE 29, 83.

Merleau-Ponty, M., Böhm, R., Merleau-Ponty, M. (2010) Phänomenologie der Wahrnehmung. 6. Aufl., photomechan. Nachdr. d. Ausg. 1966; Reprint 2010. Berlin.

Müller von, I., Czogalik, D. (1996) Auszug aus der Evaluationsstudie über die therapeutische Arbeit von Hildegund Heinl, in: Leitner, T. (2003): Entwicklungsdynamiken in der Psychotherapie. Wien, 477–598.

Nickel, H. (1975) Entwicklungspsychologie des Kindes- und Jugendalters: ein Lehrbuch für Studierende der Psychologie, Erziehungs- und Sozialwissenschaften. 3., durchges. und erg. Aufl. Bern, Stuttgart, Wien.

Nickel, H. (1975) Schulkind und Jugendlicher. Bern.

Nijenhuis, E. et al. (2019) Die Trauma-Trinität: Ignoranz – Fragilität – Kontrolle. Die Entwicklung des Traumabegriffs/Traumabedingte Dissoziation: Konzept und Fakten. Enaktive Traumatherapie. Göttingen.

Nix, W. A., Houdenhove van, B. (2003) Komplexes regionales Schmerzsyndrom, in: Egle et al.: Handbuch chronischer Schmerz. Schattauer.

Norcross, J. C. (Hg.) (2019) Psychotherapy relationships that work. 3. Aufl. New York.

O'Mara, S. (2021) Das Glück des Gehens: was die Wissenschaft darüber weiß und warum es uns so guttut. Übers. v. H. Kober. Hamburg.

Onoda, K. et al. (2009) Decreased ventral anterior cingulate cortex activity is associated with reduced social pain during emotional support, in: Social Neuroscience 4 (5), doi: 10.1080/17470910902955884. Epub 26. Juni, 443–454.

Orth, I. (1994) Der »domestizierte Körper« – Die Behandlung »beschädigter Leiblichkeit« in der Integrativen Therapie, in: Integrative Bewegungstherapie 02. https://www.fpi-publikation.de/integrative-bewegungstherapie/02-1994-orth-i-der-domestizierte-koerper-die-behandlung-beschaedigter-leiblichkeit-in/.

Orth, I. (2011) Weibliche Identität und Leiblichkeit – Prozesse »konvivialer« Veränderung und Entwicklung – Überlegungen für die Praxis, in: Gewissensarbeit, Weisheitstherapie, geistiges Leben: Werte und Themen moderner Psychotherapie, 245–278.

Osten, P. (2000) Die Anamnese in der Psychotherapie: klinische Entwicklungspsychologie in der Praxis. 2., völlig neu bearb. und erw. Aufl. München.

Osten, P. (2019) Integrative Psychotherapeutische Diagnostik (IPD). Wien.

Papoušek, M. (2001) Vom ersten Schrei zum ersten Wort: Anfänge der Sprachentwicklung in der vorsprachlichen Kommunikation. 3. Nachdr. der 1. Aufl. 1994. Bern.

Papoušek, M. et al. (Hg.) (2010) Regulationsstörungen der frühen Kindheit: frühe Risiken und Hilfen im Entwicklungskontext der Eltern-Kind-Beziehungen. 2. Nachdr. Bern, Göttingen.

Pawlik, V. (2021) Statistiken zu den Auswirkungen des Coronavirus (COVID-19) auf die Psyche. https://de.statista.com/themen/8237/auswirkungen-der-corona-pandemie-auf-die-psyche/#dossierKeyfigures (Zugriff: 22. November 2021).

Peseschkian, N. (2002) Die Notwendigkeit eines transkulturellen Austausches, in: Heise, T. Transkulturelle Beratung, Psychotherapie und Psychiatrie in Deutschland, 2. Aufl. Berlin.

Petzold, H. (Hg.) (1985) Widerstand – ein strittiges Konzept in der Psychotherapie. 2. Aufl. Paderborn.

Petzold, H. (Hg.) (1986) Leiblichkeit: philosophische, gesellschaftliche und therapeutische Perspektiven. 2. Aufl. Paderborn.

Petzold, H. (1988a) Integrative Bewegungs-und Leibtherapie. Ein ganzheitlicher Weg leibbezogener Psychotherapie (2 Bände). 1. Aufl. Paderborn.

Petzold, H. (1988b) Thymopraktik als Verfahren Integrativer Therapie, in: Integrative Leib- und Bewegungstherapie, 341–407.

Petzold, H. (1991) »Leben ist Bewegung« – Überlegungen zum »komplexen Bewegungsbegriff« und zum Konzept der »Kommotilität« in der Integrativen Bewegungstherapie, in: Integrative Bewegungstherapie [Preprint]. https://www.fpi-publikation.de/integrative-bewegungstherapie/01-1991-petzold-h-g-1989 h-leben-ist-bewegung-ueberlegungen-zum-komplexen-bewegungsbegriff/.

Petzold, H. (Hg.) (1995) Die Kraft liebevoller Blicke: Säuglingsbeobachtungen revolutionieren die Psychotherapie. Paderborn.

Petzold, H. (Hg.) (2001) Integrative Therapie – das ›biopsychosoziale‹ Modell kritischer Humantherapie und Kulturarbeit: ein ›lifespan developmental approach‹, Theorie, Praxis, Wirksamkeit, Jubiläumsausgabe zum 25-jährigen Bestehen der Zeitschrift ›Integrative Therapie‹. Paderborn.

Petzold, H. (2007) Integrative Supervision, Meta-Consulting, Organisationsentwicklung: ein Handbuch für Modelle und Methoden reflexiver Praxis. 2., überarb. und erw. Aufl. Wiesbaden.

Petzold, H. (2008a) Der Wille, die Neurobiologie und die Psychotherapie. Bd. 1: Zwischen Freiheit und Determination. Bielefeld.

Petzold, H. (2008b) Der Wille, die Neurobiologie und die Psychotherapie. Bd. 2: Psychotherapie des Willens. Theorie, Methoden und Praxis. Bielefeld.

Petzold, H. et al. (Hg.) (2018) Wenn Sprache heilt: Handbuch für Poesie- und Bibliotherapie, Biographiearbeit und Kreatives Schreiben: Festschrift für Ilse Orth. Bielefeld.

Petzold, H., Bösel, B. (Hg.) (2011) Gewissensarbeit, Weisheitstherapie, geistiges Leben: Werte und Themen moderner Psychotherapie. 1. Aufl. Wien.

Petzold, H. G. (1993) Grundorientierungen, Verfahren, Methoden Berufspolitische, konzeptuelle und praxeologische Anmerkungen zu Strukturfragen des psychotherapeutischen Feldes und psychotherapeutischer Verfahren aus integrativer Perspektive, in: Integrative Therapie 4, 341–379.

Petzold, H. (1992) Bemerkungen zur Bedeutung frühkindlicher Gedächtnisentwicklung für die Theorie der Pathogenese und die Praxis regressionsorientierter Leib- und Psychotherapie, in: Gestalt und Integration 1, 100–109.

Petzold H. (2022) Einführung in die Integrative Biographiearbeit, https://www.youtube com/watch?v=i938cMBbxUA (Zugriff: 19. März 2022).

Petzold, H., Orth, I. (Hg.) (2005) Sinn, Sinnerfahrung, Lebenssinn in Psychologie und Psychotherapie. Bielefeld.

Petzold, H., Orth, I., Sieper, J. (2016) »14 plus 3« – Einflussfaktoren und Heilprozesse im Entwicklungsgeschehen: Belastungs-, Schutz- und Resilienzfaktoren – Die 17 Wirk- und Heilfaktoren in den Prozessen der Integrativen Therapie – A preliminary report 2016. https://www.fpi-publikation.de/polyloge/31-2016-petzold-h-g-orth-i-sieper-j-2014d-2016n-14-plus-3-einflussfaktoren-und-heilprozesse-im-entwicklungsgeschehen-belastungs-schutz-und-resilienzfaktoren/.

Petzold, H., Orth, I., Sieper, J. (2016) »14 plus 3« Einflussfaktoren und Heilprozesse im Entwicklungsgeschehen: Belastungs-, Schutz- und Resilienzfaktoren – Die 17 Wirk- und Heilfaktoren in den Prozessen der Integrativen Therapie, in: POLYLOGE, Internetzeitschrift für Integrative Therapie 31. https://www.fpi-publikation.de/downloads/?doc=petzold-orth-sieper-2014d-2016n-14-plus-3-einflussfaktoren-integrative-therapie-polyoge-31-2016pdf.pdf.

Petzold, H. (2003) Klinische Praxeologie: lifespan developmental therapy. 2., überarb. und erw. Aufl. Paderborn.

Petzold, H., Ramin, G. (Hg.) (1987) Schulen der Kinderpsychotherapie. 1. Aufl. Paderborn.

Petzold, H. G. (1971) Die Technik der Zukunftsprojektion – Zur Zeitstrukturierung im Psychodrama (1971j/2019). https://www.fpi-publikation.de/polyloge/31-2019-petzold-h-g-1971j-2019-die-technik-der-zukunftsprojektion-zur-zeitstrukturierung-im-psychodrama/.

Petzold, H. G. (Hg.) (1974) Psychotherapie & Körperdynamik: Verfahren psycho-phys. Bewegungs- u. Körpertherapie. 2., überarb. u. erw. Aufl. Paderborn.

Petzold, H. G. (1993) Integrative fokale Kurzzeittherapie (IFK) und Fokaldiagnostik – Prinzipien, Methoden, Techniken, in: Integration und Kreation. https://www.fpi-publikation.de/downloads/?doc=textarchiv-petzold_petzold-1993p-integrative-fokale-kurzzeittherapie-ifk-fokaldiagnostik-prinzipien-methode-techniken.pdf.

Petzold, H. G. (1997) Frühe Schädigungen – späte Folgen? Die Herausforderung der Längsschnittforschung. 2. Aufl. o. O.

Petzold, H. G. (1999) Einige Überlegungen zum Thema Regression und Perenting/Reparenting in der Integrativen Therapie, in: Petzold, H. G., Orth, I. (1999a): Die Mythen der Psychotherapie. Ideologien, Machtstrukturen und Wege kritischer Praxis.

Petzold, H. G. (2000) Wissenschaftsbegriff, Erkenntnistheorie und Theorienbildung in der »IntegrativenTherapie« für ihre biopsychosoziale Praxis der Hilfe in »komplexen Lebenslagen« (Chartacolloquium III), https://www.fpi-publikation.de/polyloge/. Available at: https://www.fpi-publikation.de/downloads/?doc=textarchiv-petzold_petzold-2002h-2011i-klinische-philosophie-menschen-zugewandtes-lebenswissen-textarchiv-2011.pdf.

Petzold, H. G. (2002) Der »informierte Leib« – »embodied and embedded« als Grundlage der Integrativen Leibtherapie, https://www.fpi-publikation.de/polyloge/. Available at: https://www.fpi-publikation.de/downloads/?doc=polyloge_Petzold-InformierterLeib-Polyloge-07-2002.pdf.

Petzold, H. G. (2003) Aggression Perspektiven Integrativer Therapie – Impulse zu Diskursen, Zeitschrift für Integrative Therapie 5. https://www.fpi-publikation.de/downloads/?doc=polyloge_Petzold-Aggression-Polyloge-05-2003.pdf.

Petzold, H. G. (2003) Integrative Therapie (3 Bände). 2., überarb. und erw. Aufl. Paderborn.

Petzold, H. G. (2004) Integrative Traumatherapie und Trostarbeit, https://www.fpi-publikation.de/. https://www.fpi-publikation.de/polyloge/03-2004-2004 l-pezold-h-g-integrative-traumatherapie-und-trostarbeit/.

Petzold, H. G. et al. (2018) Die Neuen Naturtherapien Handbuch der Garten-, Landschafts-, Wald- und Tiergestützten Therapie, Green Care und Green Meditation. Band I: Grundlagen. Garten- und Landschaftstherapie. Hückeswagen.

Petzold, H. G. (2018) POLYLOGE IN DER INTEGRATIVEN THERAPIE: »Mentalisierungen und Empathie«, »Verkörperungen und Interozeption« – Grundkonzepte für »komplexes Lernen« in einem intermethodischen Verfahren »kokreativen Denkens und Schreibens« in: Petzold 2018.

Petzold, H. G. (2019) Green Meditation als Hilfe in belastenden Lebenssituationen und bei schwierigen Wegerfahrungen. Bielefeld.

Petzold, H. G. et al. (2021) Integrative Traumatherapie – Modelle und Konzepte für die Behandlung von Patienten mit »posttraumatischer Belastungsstörung«, in: POLYLOGE, https://www.fpi-publikation.de/polyloge/22-2021-petzold-h-g-wolff-u-landgrebe-b-josic-z-steffan-a-2000-integrative-traumatherapie-modelle-und-konzepte-fuer-die-behandlung-von-patienten-mit-posttraumatischer-b/.

Petzold, H. G. (2022) Ökologische Bedrohungen und die heilende Kraft von Natur und Gärten – 50 Jahre »ökopsychosomatischer« Sicht der Integrativen Therapie auf ikeiotische »Orte und Prozesse des Wachsens«, in: POLYLOGE.

Petzold, H. G., Märtens, M. (Hg.) (1999) Wege zu effektiven Psychotherapien. Leverkusen.

Petzold, H. G., Orth, I. (1991) Integrative Leib- und Bewegungstherapie mit erwachsenen Patienten, in: Integrative Therapie (3 Bände), Petzold 1993, 851–884.

Petzold, H. G., Orth, I. (1993) Therapietagebücher, Lebenspanorama, Gesundheits-/Krankheitspanorama als Instrumente der Symbolisierung und karrierebezogenen Arbeit in der Integrativen Therapie, in: Integration und Kreation, 125–171. https://www.fpi-publikation.de/downloads/?doc=polyloge_hp_orth_1993a_therapietageb_gesamt150113.pdf.

Petzold, H. G., Orth, I., Sieper, J. (2020) Zwischen Embodiment, Embeddedness und Mentalisierung, innovative Impulse für das Feld Integrativer Psychotherapie und Humantherapie – die 4E-Perspektiven, in: Stefan Robert: Zukunftentwürfe des Leibes. Wiesbaden, 139–167.

Petzold, H. G., Sieper, J. (1993) Integration und Kreation. Paderborn. https://www.fpi-publikation.de/downloads/?doc=polyloge_hp_orth_1993a_therapietageb_gesamt150113.pdf.

Petzold, H. G., Sieper, J. (1993) Integration und Kreation: Bd. 2. Strukturen, Methoden, Organisation. New York.

Pfammater, M., Junghan, U. M., Tschacher, W. (2012) Allgemeine Wirkfaktoren der Psychotherapie: Konzepte, Widersprüche und eine Synthese, in: Psychotherapie 17. Jg. 2012, Bd. 17, Heft 1 © CIP-Medien, München, 17–31.

Pfülb, M. (2022) Bundesrahmenvertrag im Fokus. Evidenzbasierte Praxiskonzepte hben es immer noch schwer., in: pt – Zeitschrift für Physiotherapeuten 5, 74. Jg. München, 13–14.

Plassmann, R. (2019) Psychotherapie der Emotionen: die Bedeutung von Emotionen für die Entstehung und Behandlung von Krankheiten. Gießen.

Premack, D., Woodruff, G. (1978) Does the chimpanzee have a theory of mind? in: THE BEHAVIORAL AND BRAIN SCIENCES 49, 515–526 [Preprint]. file:///C:/Users/mjw/Downloads/does-the-chimpanzee-have-a-theory-of-mind.pdf (Zugriff: 19. September 2021).

Pschyrembel, W. (Hg.) (2020) Pschyrembel: klinisches wörterbuch. 268. Aufl. Boston.

Radebold, H. et al. (Hg.) (2008) Transgenerationale Weitergabe kriegsbelasteter Kindheiten: interdisziplinäre Studien zur Nachhaltigkeit historischer Erfahrungen über vier Generationen. Weinheim.

Rahim-Williams, B. et al. (2012) A quantitative review of ethnic group differences in experimental pain response: do biology, psychology, and culture matter?, in: Pain Med. 13. April (4), 522–540.

Rahm, D. (Hg.) (1999) Einführung in die integrative Therapie: Grundlagen und Praxis. 4. Aufl. Paderborn.

Rahm, D., Waibel, M. J. (2002) Namensschöpfung in einer klinischen Leitungssitzung, in: Ausdauertherapie. Leitungssitzung – Brain Storming Prozess. Aulendorf, Protokollnotiz.
Ramin, G., Petzold, H. G. (1987) Integrative Therapie mit Kindern, in: Schulen der Kinderpsychotherapie. Paderborn, 359–426. https://www.fpi-publikation.de/downloads/?doc=textarchiv-petzold_ramin-petzold-1987-integrative-therapie-mit-kindern.pdf.
Reddemann, L., Wöller, W. (2019) Komplexe posttraumatische Belastungsstörung. https://elibrary.hogrefe.com/book/10.1026/02961-000 (Zugriff: 21. Juni 2020).
Rischko, E., Froböse, I. (2022) Für Fitness ist es nie zu spät: aktiv und beweglich bis ins hohe Alter. 1. Aufl. München.
Röhricht, F., Gässler, R. (2020) Manualisierte Gruppen-Körperpsychotherapie bei Somatisierungsstörungen, in: Körper, Tanz, Bewegung. Zeitschrift für Körperpsychotherapie und Kreativtherapie 2, München, 51–60.
Röhricht, F., Geuter, U. (2020) Klinische Körperpsychotherapie, in: Psychosomatik. Neurobiologisch fundiert und evidenzbasiert., 735–742.
Rosa, H. (2019) Resonanz: eine Soziologie der Weltbeziehung. 1. Aufl. Berlin.
Rösing, I. (2003) Ist die Burnout-Forschung ausgebrannt? Analyse und Kritik der internationalen Burnout-Forschung. Heidelberg.
Roszak, T. (1971) Gegenkultur: Gedanken über die technokratische Gesellschaft und die Opposition der Jugend. Düsseldorf, Wien.
Rüegg, J. C. (2018) Gehirn, Psyche und Körper: Neurobiologie von Psychosomatik und Psychotherapie: Neurobiologie von Psychosomatik und Psychotherapie. Stuttgart.
Rutter, M. (1989) Intergenerational Continuties and Discontinuities in Serious Parenting Difficulties, in: Ciccetti, D., Carlson, V., Child Maitreatment. Cambridge, 317–348.
Sack, M., Gromes, B. (2020). Schonende Traumatherapie. Ressourcenorientierte Behandlung von Traumafolgestörungen, 2., überarb. Aufl. Stuttgart.
Sacks, O. W. (2016) Der Tag, an dem mein Bein fortging. 20. Aufl. Übers. v. D. van Gunsteren. Reinbek bei Hamburg.
Sacks, O. W. (2019) Alles an seinem Platz: erste Lieben und letzte Fälle. Dt. Erstausgabe. Übers. v. H. Kober. Hamburg.
Schäfer, A., Laekeman, M., Egan Moog, M., Dieterich, A. V. (2021) »On the Move«. Prävention chronischer Schmerzen durch körperliche Aktivität und Bewegung, in: Der Schmerz. 35 (1), 14–20. Schiepek, G., Basar-Eroglu, C. (Hg.) (2003) Neurobiologie der Psychotherapie: mit 15 Tabellen. Stuttgart.
Schmid, W. (1998) Philosophie der Lebenskunst: eine Grundlegung. 1. Aufl. Frankfurt am Main.
Schmitz, H. (2007) Der Leib, der Raum und die Gefühle. um eine Vorrede vermehrte und aktual. Neuaufl. Bielefeld.
Schmitz, H. (2019) System der Philosophie. 3 Bde.
Schreiber-Willnow, K. (2016) Konzentrative Bewegungstherapie. München, Basel.
Seligman, M. E. P., Rockstroh, B. (1979) Erlernte Hilflosigkeit. München.
Shafir, T. (2013) How Your Body Affects Your Happiness. https://www.youtube.com/watch?v=ljmoldxgkcE (Zugriff: 09. Februar 2023).
Shafir, T. (2016) Using movement to regulate emotion. Neurophysiological Findings and their application in Psychotherapy, in: Frontiers in Psychology [Preprint].
Shine a light [DVD] (2008). Arthaus, Leipzig.
Siegele, F., Höhmann-Kost, A. (2008) Auf dem Weg zur Aggressionsregulationskompetenz. Perspektiven und Praxis aus Sicht der Integrativen Leib- und Bewegungstherapie, in: Integrative Leib- und Bewegungstherapie 1. https://www.fpi-publikation.de/downloads/?doc=hoehmann-kost-siegele-auf-dem-weg-zur-aggressionsregulationskompetenz-perspektiven-praxis-IBT-02-2008.pdf.
Siegrist, J. (2005) Medizinische Soziologie: mit … 18 Tabellen. 6., neu bearb. und erw. Aufl. München, Jena.

Statista (2021) Sind Sie von einer chronischen Krankheit betroffen?, Umfrage zur Verbreitung von chronischen Krankheiten in Deutschland bis 2021. https://de.statista.com/statistik/daten/studie/707617/umfrage/umfrage-zur-verbreitung-von-chronischen-krankheiten-in-deutschland/#statisticContainer.

Stefan, R. (2020) Zukunftsentwürfe des Leibes: Integrative Psychotherapiewissenschaft und kognitive Neurowissenschaften im 21. Jahrhundert. Wiesbaden, Heidelberg.

Stern, D. N. (2003) Die Lebenserfahrung des Säuglings. 8. Aufl. Stuttgart.

Stern, D. N. (2013) Tagebuch eines Babys: was ein Kind sieht, spürt, fühlt und denkt. Ungekürzte Taschenbuchausg., 21. Aufl. München.

Storch, M. et al. (2017) Embodiment: die Wechselwirkung von Körper und Psyche verstehen und nutzen. 3., unveränd. Aufl. Bern.

Strauß, B. (2022) Gruppenpsychotherapie: Grundlagen und integrative Konzepte. 1. Aufl. Stuttgart.

Strotzka, H. (Hg.) (1975) Psychotherapie: Grundlagen, Verfahren, Indikationen. München, Berlin, Wien.

Suls, J. M., Wheeler, L. (2000) Handbook of Social Comparism Process. Theory and Research. New York.

Sulz, S. K. D. (Hg.) (2005) Die Psychotherapie entdeckt den Körper – oder: Keine Psychotherapie ohne Körperarbeit? 1. Aufl. München.

Tagay, S. (2022) Yeziden in Deutschland. Traumatisierungen und ihre Auswirkungen auf das Individuum und die Gesellschaft, http://www.yeziden-colloquium.de/index.htm. http://www.yeziden-colloquium.de/inhalt/wissenschaft/Tagay_Traumatisierung_Yeziden.pdf.

Tillich, P. (1962) Auf der Grenze – Aus dem Lebenswerk Paul Tillichs. 1. Aufl. Stuttgart.

Tronick, E. Z. (1998) Dyadically expanded states of consciousness and the process of therapeutic change, in: Infant Mental health Journal 19, 290–299.

Uexküll, T. von (Hg.) (1981) Lehrbuch der psychosomatischen Medizin: Hg. von Thure von Uexküll. 2., durchges. Aufl. München, Wien.

Van der Kolk, B. A. (Hg.) (2000) Traumatic stress: Grundlagen und Behandlungsansätze. Theorie, Praxis und Forschungen zu posttraumatischem Streß sowie Traumatherapie. Paderborn.

Van der Mei, S. H., Petzold, H. G., Bosscheer, R. J. (1997) Runningtherapie, Streß, Depression – ein übungszentrierter Ansatz in der integrativen Leib- und bewegungsorientierten Psychotherapie, in: Integrative Therapie 23, 374–428.

Varela, F. J., Thompson, E., Rosch, E. (2016) The embodied mind: cognitive science and human experience. revised edition. Cambridge, London.

Venkat, S. (2021) Kultursensible Schmerztherapie türkischer Migrantinnen. Kultur- und genderspezifische Aspekte berücksichtigen, in: Der Allgemeinarzt 15, 20–23.

Wachter, M., von, Hendrischke, A. (2021) Psychoedukation bei chronischen Schmerzen: Manual und Materialien. 2. Aufl. Berlin, Heidelberg.

Wahl, K. (2013) Aggression und Gewalt: ein biologischer, psychologischer und sozialwissenschaftlicher Überblick. Heidelberg.

Waibel, M. J. (1991) Gemeinsamkeiten statt Trennung – Integrative Ansätze von Gymnastik, Krankengymnastik und psychophysischer Bewegungstherapie in der Klinik, in: Zeitschrift für Integrative Bewegungstherapie 2. https://www.fpi-publikation.de/integrative-bewegungstherapie/02-1991-waibel-m-j-1991-gymnastik-krankengymnastik-psychophysisch-in-der-klinik/.

Waibel, M. J. (1993) Integrative Bewegungstherapie bei Wirbelsäulenbeschwerden, in: Praxis der Psychotherapie und Psychosomatik 38, 303–310.

Waibel, M. J. (1994) Rückenbeschwerden: ganzheitliche Hilfe. Orig.-Ausg. Düsseldorf.

Waibel, M. J. (1995) Integrative Bewegungstherapie als Kurzzeittherapie bei chronischen Wirbelsäulenerkrankungen, Krankengymnastik, Sonderdruck 47 (6), 815–822.

Waibel, M. J. (2009) Ausdauertherapie als übungszentrierte Modalität im Rahmen der IBT zur kognitiven, emotionalen und körperlichen Spannungsregulation/Selbstregulation, https://www.fpi-publikation.de/integrative-bewegungstherapie/. https://www.fpi-publikation.de/integrative-bewegungstherapie/04-2009-waibel-m-j-ausdauertherapie-als-uebungszentrierte-modalitaet-kognitive-emotionale/.

Waibel, M. J. (2022) Integrative Leib- und Bewegungstherapie, in: Schmerz.Therapie, Das Fachmagazin für die therapeutische Schmerzbehandlung, Juli 3, 5. Jg., 122–127.

Waibel, M. J., Jakob-Krieger, C. (Hg.) (2009) Integrative Bewegungstherapie: störungsspezifische und ressourcenorientierte Praxis, mit 2 Tabellen. Stuttgart.

Waibel, M. J., Petzold (2009) Integrative Ausdauertherapie bei depressiven Erkrankungen, in: Integrative Leib- und Bewegungstherapie. Stuttgart, 81–97.

Waibel, M. J., Petzold, H. G. (2007) Mobbing und Integrative Supervision – Materialien, Modelle, Perspektiven und eine Befragung zu Mobbingberatung und Supervision, in: EAG-FPI Publikationen [Preprint]. https://www.fpi-publikation.de/downloads/?doc=supervision_Waibel_Petzold_Mobbing_Supervision-09-2007.pdf.

Walker, K. N., MacBride, A., Vachon, M. L. S. (1977) Social Support Networks and the Crisis of Bereavement, in: Social Science Medicine 11, 35–41.

Wampold, B. E., Imel, Z. E., Flückiger, C. (2018) Die Psychotherapie-Debatte: was Psychotherapie wirksam macht. 1. Aufl. Übers. v. M. Ackert et al. Bern.

Wang, C., Schmid, C. et al. (2018) Effect of tai chi versus aerobic exercise for fibromyalgia: comparative effectiveness randomized controlled trial. BMJ. 2018, 360: k851., Pub Med. [Preprint].

Weber, A. (Hg.) (1999) Hilf dir selbst: laufe! das Paderborner Modell der Lauftherapie und andere Konzepte für langfristig gesundes und erfolgreiches Laufen. Paderborn.

Wendland, K., Fuchs, T. (2020) Ohne Leben kein Bewusstsein. Im Gespräch mit Thomas Fuchs (Podcast Selbstbewusste KI #01), https://www.ki-bewusstsein.de/podcast. https://doi.org/10.5445/IR/1000123619.

WHO (2020) Verfassung der Weltgesundheitsorganisation. https://fedlex.data.admin.ch/filestore/fedlex.data.admin.ch/eli/cc/1948/1015_1002_976/20200706/de/pdf-a/fedlex-data-admin-ch-eli-cc-1948-1015_1002_976-20200706-de-pdf-a.pdf.

Wikipedia (2022) Körperpsychotherapie, Körperpsychotherapie. https://de.wikipedia.org/wiki/K%C3%B6rperpsychotherapie.

Willert, H.-G., Wetzel-Willert, G. (1991) Psychosomatik in der Orthopädie. Bern, Stuttgart, Toronto.

Wöller, W. (2018) Orientierung – Theorien und Modelle, in: Stationäre Psychotherapie. Von der Anmeldung bis zur Entlassung, 63.

Wöller, W., Berberich, G., Thiele, C. (2018) »Muss ich wirklich in die Gruppe?« – Einzel- und Gruppentherapie als sich ergänzende Elemente des Settings, in: Stationäre Psychotherapie. Von der Anmeldung bis zur Entlassung. Stuttgart, 171–192.

Wöller, W., Kress, D. (2018) Gegen blinde Flecken – Supervision, in: Hölzer, M., Wöller, W., Berberich, G. (Hg.): Stationäre Psychotherapie. Von der Anmeldung bis zur Entlassung. Schattauer.

Wöller, W., Kruse, J. (2007) Tiefenpsychologisch fundierte Psychotherapie: Basisbuch und Praxisleitfaden. 2., aktual. Aufl, 1. Nachdruck 2020. Stuttgart.

Wolynn, M. (2020) Dieser Schmerz ist nicht meiner: wie wir uns mit dem seelischen Erbe unserer Familie aussöhnen. 5. Aufl., dt. Erstausga. Übers. v. S. Autenrieth. München.

Yalom, I. D., Leszcz, M., Yalom, I. D. (2012) Theorie und Praxis der Gruppenpsychotherapie: ein Lehrbuch. 11. Aufl. Stuttgart.

Sachverzeichnis